Das Pneumoperitoneum

Springer
Berlin
Heidelberg
New York
Barcelona
Hongkong
London
Mailand
Paris
Singapur
Tokio

B. Böhm · W. Schwenk · T. Junghans (Hrsg.)

Das Pneumoperitoneum

Auswirkungen der Laparoskopie auf die Organsysteme

Mit 39 Abbildungen

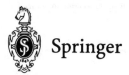 Springer

Priv.-Doz. Dr. med. Dr. phil. Bartholomäus Böhm
Priv.-Doz. Dr. med. Wolfgang Schwenk
Dr. med. Tido Junghaus

Klinik für Allgemein-, Viszeral-, Gefäß- und Thoraxchirurgie
Universitätsklinikum Charité
Campus Mitte
Schumannstraße 20–21
10117 Berlin

ISBN 3-540-66740-7 Springer-Verlag Berlin Heidelberg New York

Die Deutsche Bibliothek – CIP-Einheitsaufnahme
Das Pneumoperitoneum: Auswirkungen der Laparoskopie auf die Organsysteme / Hrsg.: B. Boehm. –
Berlin; Heidelberg; New York; Barcelona; Hongkong; London; Mailand; Paris; Singapur; Tokio: Springer,
2000
   ISBN 3-540-66740-7

Springer-Verlag ist ein Unternehmen der Fachverlagsgruppe BertelsmannSpringer.
© Springer-Verlag Berlin Heidelberg 2000
Printed in Germany

Umschlaggestaltung: Design & Production, Heidelberg

SPIN 10751077   22/3136xz-5 4 3 2 1 0 – Gedruckt auf säurefreiem Papier

Gewidmet in Dankbarkeit für die „verlorene" Zeit
für
Anke, Annika und Stefanie
Stefanie
und Petra

Vorwort

Die Abhandlung „Das Pneumoperitoneum" ist das Ergebnis einer systematischen wissenschaftlichen Auseinandersetzung der letzten Jahre. Nach intensiver Forschungstätigkeit wurde der Versuch unternommen, einen Überblick über die pathophysiologischen Abläufe während und nach dem Aufbau eines Pneumoperitoneums zu entwerfen.

Dazu wurden zunächst die relevanten physiologischen Zusammenhänge dargestellt, wie sie aus der konventionellen Chirurgie bekannt sind, und danach die durch das Pneumoperitoneum bedingten Veränderungen beschrieben. Auf diese Weise sollte der Übergang vom Bekannten zum Unbekannten gelingen und es dem interessierten Leser erleichtern, sich die neuen Informationen über die Pathophysiologie des Pneumoperitoneums anzueignen und ihre klinische Relevanz zu begreifen.

Allen Mitautoren dieser Abhandlung sei ausdrücklich für ihr Engagement bei der Durchführung der Studien und Niederschrift ihrer Erkenntnisse gedankt. Der besondere Dank der Herausgeber gilt Herrn Professor Dr. med. J. M. Müller für die außergewöhnliche Förderung der wissenschaftlichen Tätigkeit, dem Ansporn und der Geduld.

Bartholomäus Böhm   Wolfgang Schwenk   Tido Junghans

Inhaltsangabe

Autorenverzeichnis

Priv.Doz. Dr. med. Dr. phil. Bartholomäus Böhm

Dr. med. Susanne Grebe

Dr. med. Kerstin Gründel

Oliver Haase

Dr. med. Tido Junghans

Dr. med. Jens Neudecker

Priv.Doz. Dr. med. Wolfgang Schwenk

Klinik für Allgemein-, Viszeral-, Gefäß- und Thoraxchirurgie
Universitätsklinikum Charité, Campus Mitte
Schumannstr, 20-21
10117 Berlin

Abkürzungsverzeichnis

ACTH	Adrenocorticotropes Hormon
ADH	Antidiuretisches Hormon, Adiuretin
AF	Atemfrequenz
ANP	Atriales Natriuretisches Peptid
AMV	Atemminutenvolumen
APR	Akute-Phase-Reaktion
ATIII	Antithrombin III
ATG	Antithymozytenglobulin
AUC	Area Under the Curve
ASA	American Society of Anaesthesiologists
AZV	Atemzugvolumen
BE	Base Excess
BER	Basaler Elektrischer Rhythmus
CC	Closing Capacity
CD	Cluster of Differentiation
CERA	Continuous Electrical Response Activity
COPD	Chronic Obstructive Pulmonary Disease
CRH	Corticotropin Releasing Hormon
CRP	C-reaktives Protein
CSD	Cross Sectional Diameter
CSF	Colony Stimulating Factors
dc	double chain
DERA	Discrete Electrical Response Activity
DTH	Delayed Hypersensitivity Reaction
EF	Ejektionsfraktion
ELCT	Euglobulin-Clot-Lysezeit
ELISA	Enzyme Linked Immunosorbent Assay
ERA	Electrical Response Activity
ERV	Exspiratorisches Reservevolumen
ERPF	Effektiver Renaler Plasma Fluß
$ETCO_2$	End Tidal CO_2
FAO_2	Sauerstoff der exspirierten Luft
FEV1	Forciertes Exspiratorisches 1 Sekunden Volumen
F_IO_2	Sauerstoff der inspirierten Luft
FITC	Fluoreszinisothiocyanat
FRC	Funktionelle Residualkapazität

G-CSF	Granulozyten koloniestimulierender Faktor
GFR	Glomeruläre Filtrations Rate
Glu	Glutamin
GM-CSF	Granulozyten Makrophagen koloniestimulierender Faktor
HF	Herzfrequenz
HGH	Human Growth Hormon
HMV	Herzminutenvolumen
IAP	Intra Abdominal Pressure
ICP	Intra Cranial Pressure
IGF	Insulin-like-Growth-Factor
IL	Interleukin
IPC	Intermittent Pneumatic Compression
IRV	Inspiratorisches Reservevolumen
LCE	Laparoskopische Cholecystektomie
LPS	Lipopolysaccharid
Lys	Lysin
MAP	Mean Arterial Pressure
MEF	Mean Exspiratory Flow
MCE	Minilaparotomie Cholecystektomie
MFD	Mittlerer Füllungsdruck
MHC	Major Histocompatibility Complex
MLC	Mixed Lymphozyte Culture
MMC	Migrating Motor Complex
NK-Zellen	Natürliche Killerzellen
NPF	Nierenplasmafluß
NYHA	New York Heart Association
Pa	Arterieller Partialdruck
PAA	Plasminogen-Aktivator-Aktivität
$PACO_2$	Alveolärer CO_2 Partialdruck
$PaCO_2$	Arterieller CO_2 Partialdruck
PAH	p-Aminohippurat
PAI	Plasminogen-Aktivator-Inhibitor
PaO_2	Arterieller Sauerstoffpartialdruck
PAO_2	Alveolärer Sauerstoffpartialdruck
$PA\text{-}aO_2$	Alveolo-arterielle Sauerstoffdifferenz
PAP	pulmonalarterieller Druck
PAP-K	KomplexPlasmin-Antiplasmin-Komplex
PCWP	Pulmonary Capillary Wedge Pressure
PEF	Peak Exspiratory Flow
PFV	Peak Flow Velocity
PG	Prostaglandin
PHA	Phytohämagglutinin
PMN	Polymorphonukleäre Zellen
RA	Rezeptor Antagonist

RBF	Renaler Blutfluß
RIA	Radio Immunosorbent Assay
RV	Residualvolumen
RVEN	Widerstand im venösen System
SaO_2	arterielle Sauerstoffsättigung
sc	Single chain
SIPC	Sequential Intermittent Pneumatic Compression
SV	Schlagvolumen
SVR	Systemic Vascular Resistance
TC	Totalkapazität
TEE	transösophageale Echokardiographie
Th-Zellen	T-Helfer Zellen
TNF	Tumor-Nekrose-Faktor
t-PA	tissue-Plasminogen-Aktivator
TRH	Thyreotropes Releasing Hormon
TSH	Thyroidea Stimulierendes Hormon
VA	Alveoläre Ventilation
VC	Vitalkapazität
VCO_2	Pulmonal abgegebene CO_2 Menge
VEN	Venöser Rückstrom
VO_2	In das Blut abgegebene O_2 Menge
V/Q-Quotient	Ventilations/Perfusions Quotient
ZVD	Zentralvenöser Druck

1 Das Pneumoperitoneum
B. Böhm, W. Schwenk, T. Junghans

Unter dem Begriff „Pneumoperitoneum" wird eine Ansammlung von Luft in der Bauchhöhle verstanden, die als pathognomonisch für die Eröffnung eines intraabdominellen luftgefüllten Hohlorgans gilt und somit Symptom eines lebensbedrohlichen Zustandes ist. Obwohl diesem Zustand allein eine umfassende wissenschaftliche Abhandlung hätte gewidmet werden können, ist er nicht der Gegenstand des vorliegenden Buches. Wenn heute vom Pneumoperitoneum gesprochen wird, wird zuerst an ein artifizielles, zu diagnostischen und therapeutischen Zwecken angelegtes Pneumoperitoneum gedacht, wie es zur laparoskopischen Behandlung intraabdomineller Erkrankungen angelegt wird. Die Auswirkungen dieses artifiziellen Pneumoperitoneums auf verschiedene Organe bzw. Organfunktionen des menschlichen Organismus sind das Thema der vorliegenden Abhandlung. Dem Leser werden die klinisch relevanten Forschungsergebnisse übersichtlich und systematisch präsentiert, um ihn in die Lage zu versetzen, die Folgen des Pneumoperitoneums für den Patienten besser einzuschätzen.

Bereits 1901 etablierte Kelling[5] erstmalig ein Pneumoperitoneum und führte anschließend eine Laparoskopie beim Hund durch. Jacobeus[3,4] berichtete 10 Jahre später über die ersten Laparoskopien beim Menschen. Danach wurde ein Pneumoperitoneum zunächst ausschließlich zu diagnostischen Zwecken angelegt, da die eingesetzten Apparaturen und Instrumente noch keine umfangreichen Interventionen erlaubten. Erst nachdem der endoskopische Befund durch die Videochipkamera auch auf Monitore übertragen werden konnte, war der Grundstein für die Einführung größerer laparoskopischer Eingriffe gelegt, die heute bereits zur Behandlung der meisten intraabdominellen Erkrankungen eingesetzt werden.

Diese erfolgreiche Entwicklung war auch von Irrtümern und Missgeschicken begleitet. Von einem solchen Ereignis berichtete z.B. Fervers aus Solingen[2], der während einer laparoskopischen Bridendurchtrennung Sauerstoff zur Etablierung des Pneumoperitoneums verwendet hatte und im Detail eine intraperitoneale Explosion beschrieb: „Wir hatten das Pneumoperitoneum mit Sauerstoff angelegt, plötzlich kam es durch das Glimmen der verkohlenden Strangstümpfe zu einer regulären kleinen „Explosion" in der Bauchhöhle, wobei eine durch die geblähte Bauchwand durchscheinende Flamme nicht nur lokal an der Brandstelle, sondern durch den ganzen Bauchraum flackernd zu sehen war. Diese Explosion, die auch mit geringen, aber gut hörbaren „Detonationen" ablief, jagte uns begreiflicherweise im ersten Augenblick einen großen Schreck ein. Sie wurde aber von dem Peritoneum gut vertragen und zeitigte nur geringfügige Beschwerden, die nach einigen Tagen folgenlos verschwanden." Durch solche Ereignisse wurden die laparoskopierenden Ärzte immer wieder von der Natur belehrt, welche unbedachten Risiken die neue Technik mit sich bringen kann. Es schien daher erforderlich, die möglichen Konsequenzen, die mit der Anlage eines Pneumoperitoneums einhergehen, systematisch zu evaluieren und zusammenzufassen.

Nach intensiver und koordinierter Forschungstätigkeit einer chirurgischen Arbeitsgruppe wurde der Versuch unternommen, die vielfältigen pathophysiologischen Zusammenhänge des Pneumoperitoneums übersichtlich und umfassend darzustellen. Dabei wurde nicht nur auf die eigenen Erfahrungen aus tierexperimentellen und klinischen Studien zurückgegriffen, sondern es wurden zugleich die publizierten Erkenntnisse über diese Zusammenhänge aufgearbeitet. Dieses Buch erhebt nicht den Anspruch, alle jemals publizierten Studien zum Thema zu diskutieren. Die Verwirklichung eines solchen Anliegens wäre nicht nur unüberschaubar geworden, sondern wäre auch der Sache weniger dienlich als die vorliegende sorgfältige Auswahl repräsentativer Studien, durch die die relevanten und „gesicherten" Erkenntnisse zusammenfassend vorgetragen werden. Es wurde versucht, die pathophysiologischen Abläufe, wie sie sich heute der wissenschaftlichen Gemeinschaft präsentieren, so kohärent und konsistent wie möglich darzustellen.

Wer immer versucht, Ergebnisse und Erklärungen verschiedener Studien zu einem kohärenten Bild zusammenzufügen, steht vor dem schwierigen Problem, unterschiedliche Konzepte und Modelle der einzelnen Studien vergleichen und bewerten zu müssen. Es war deshalb eine besonders herausfordernde und kreative Aufgabe aller Autoren, trotz der z.T. erheblichen Widersprüche zwischen einigen Publikationen, die pathophysiologischen Abläufe konsistent zusammenzustellen. Diese Synopsis ist weder das Resultat einer einfachen Mittelung der Ergebnisse oder purer Spekulation, sondern das Produkt kritischer Abwägung unter Beachtung der methodischen Anforderungen an wissenschaftliche Untersuchungen und unter Einbeziehung anerkannter physiologischer Grundprinzipien.

1.1
Methodologie

Die Methodologie ist die Lehre von den wissenschaftlichen Methoden, die zum Ziel haben, gesicherte Erkenntnisse zu gewinnen. Methoden sind Leitlinien, Vorschriften oder Regeln, die festlegen, auf welche Weise man zu gesichertem, wissenschaftlich akzeptiertem Wissen gelangt. Diese Methoden sind von entscheidender Bedeutung, weil die Resultate wissenschaftlicher Studien nur deshalb als gültig und verlässlich gelten, weil sich die Wissenschaftler an die gegenwärtig akzeptierten Methoden halten. Da die Aussagekraft von Studien an die Erfüllung bestimmter methodischer Voraussetzungen geknüpft wird, sollen die Vor- und Nachteile der wissenschaftlichen Methodologie kurz skizziert und die Anforderungen an wissenschaftliche Studien präzisiert werden.

Der Ausgangspunkt einer wissenschaftlichen Studie ist normalerweise das Bewusstwerden eines Problems oder die natürliche Neugierde, kausale Zusammenhänge zu erkennen. Das erkenntnisleitende Interesse wendet sich erst dann einem

Problem zu, wenn es als Problem wahrgenommen wurde, wenn eine Diskrepanz zwischen unseren Erwartungen und den tatsächlichen Gegebenheiten auftritt. Diese Diskrepanz wird als unangenehm empfunden, sie bedarf einer Aufklärung. Dazu wird dann eine Frage formuliert, die durch die Studie beantwortet werden soll, - allerdings mit der Einschränkung, dass auch erwartet wird, die Fragestellung durch die Studie tatsächlich beantworten zu können. Mit einer wissenschaftlichen Frage wird also ein Problem beschrieben, das durch eine gezielte Untersuchung einer Lösung zugeführt werden soll. Allerdings treten im wissenschaftlichen Alltag nicht selten die Lösungen zuerst auf und die Wissenschaftler suchen dann verzweifelt nach dem dazu passenden Problem[6].

Wenn die notwendigen wissenschaftlichen und logistischen Voraussetzungen geschaffen sind, um sich im Rahmen eines Forschungsprojektes mit einem solchen Problem zu beschäftigen, dann wird die Frage konkretisiert und möglichst präzise formuliert, denn ungenaue Fragen rufen häufig falsche oder vieldeutige Antworten hervor, die zur Lösung der Problematik nicht beitragen. Ist man sich über die Frage im Klaren, so wird eine Hypothese aufgestellt, die eine Vermutung über die Lösung des Problems artikuliert. Es werden Zielkriterien ausgewählt, die festlegen, wie die Hypothese überprüft werden soll. Es wird ein Modell bzw. Experiment entwickelt, das es gestattet, die Hypothese zu überprüfen. Das Modell bzw. Experiment ist dabei nur ein begrenzter Ausschnitt der Realität, der durch vorher festgelegte Eigenschaften und Randbedingungen genau definiert ist. Ein Modell ist immer eine Idealisierung und reduziert die Wirklichkeit auf wenige Parameter. Diese Abweichung von der Realität hat den Zweck, den Einfluss von Wechselwirkungen und von Störgrößen auf die Zielvariablen zu minimieren, und somit die mathematische Beschreibung der Vorgänge zu erleichtern, um prinzipielle Zusammenhänge quantitativ abzubilden. Sind aber die Abweichungen zwischen den gemessenen Resultaten und den Voraussagen zu groß, werden sie zum Anlass genommen, die Studie zu wiederholen, das Modell zu verbessern oder ein neues Modell zu entwerfen[1].

Unsere wissenschaftliche Frage wird also nicht dadurch beantwortet, dass die Welt darauf hin überprüft wird, ob etwas zutrifft oder nicht, sondern indem artifizielle Bedingungen geschaffen werden. Das Studium an einem Modell oder in einem Experiment ist demnach eine Form der wissenschaftlichen Untersuchung, die letztlich nur bezweckt, unter definierten Bedingungen eine bestimmte Erscheinung hervorzurufen, um sie dann beobachten zu können, - wobei die Erscheinung in dieser Form unter natürlichen Bedingungen häufig überhaupt nicht vorkommt. Wenn man auf diese Weise Antworten auf dringliche Fragen zu finden trachtet, ist es deshalb immer wichtig, sich vor Augen zu halten, unter welchen experimentellen Bedingungen die Ergebnisse entstanden sind, denn sie können nur im Lichte dieser Versuchsbedingungen interpretiert werden.

1.2
Interpretation der Studien

In der vorliegenden Abhandlung wurden zu den einzelnen Themenkomplexen nicht alle vorhandenen Publikationen berücksichtigt, sondern es wurde eine Auswahl getroffen und vorrangig experimentelle Arbeiten und kontrollierte klinische Studien berücksichtigt. Da experimentelle Studien unter definierten artifiziellen Bedingungen durchgeführt werden, sind ihre Ergebnisse in gleichen oder zumindest ähnlichen Modellen reproduzierbar, überprüfbar und können eine Einsicht in grundlegende Zusammenhänge vermitteln - allerdings mit der genannten Einschränkung, dass sie auf das Modell bezogen werden müssen.Werden Studien von anderen Untersuchern wiederholt, - was selten genug vorkommt -, dann sind die Ergebnisse häufig unverträglich zwischen den Studien[6].

In kontrollierten randomisierten Studien werden verschiedene Behandlungsverfahren unter definierten Rahmenbedingungen miteinander verglichen. Sie zeichnen sich dadurch aus, dass durch eine Randomisierung die Verzerrung der Studienergebnisse durch eine Patientenselektion vermieden oder zumindest vermindert wird. Sie werden so konzipiert, dass vergleichbare Gruppen entstehen und der nachgewiesene Effekt am ehesten auf dem geprüften Behandlungsverfahren beruht, denn die Behandlungsmethoden sind theoretisch die einzigen Unterschiede zwischen beiden Gruppen. Auch wenn es keine absolute Gewissheit darüber gibt, dass der nachgewiesene Unterschied nicht doch auf anderen als den überprüften Faktoren beruht, sind die kontrollierten randomisierten Studie am wenigsten anfällig für Verzerrungsmöglichkeiten (Bias) und sie wurden deshalb bevorzugt zur Interpretation klinischer Daten ausgewählt. Prospektive Beobachtungsstudien, die nicht-randomisiert waren und keinem strikten Protokoll folgten, wurden aufgrund der schwächeren Aussagekraft und erhöhten Biasmöglichkeiten seltener berücksichtigt.

Eine Synthese von tierexperimentellen und klinischen Ergebnissen ist häufig gewagt. Selbst wenn sich eine sehr gute Übereinstimmung zwischen den Studien zeigt, sollte sie nicht als sicherer Beweis gewertet werden, sondern nur als starkes Indiz dafür, dass die Annahmen über bestimmte Zusammenhänge korrekt sind. Der entscheidende Maßstab für den Kliniker wird immer die kontrollierte klinische Erprobung und praktische Verwertbarkeit der Erkenntnisse sein. Effekte, die sich nur unter definierten Bedingungen bei Nagetieren zeigen, sind für ihn zunächst wertlos. Sie können aber als Ausgangspunkt verwendet werden, um Hypothesen über Zusammenhänge aufzustellen und diese dann in klinischen Studien zu überprüfen.

Wenn also am Ende jedes Kapitels der Versuch unternommen wird, die gegenwärtig verfügbaren Daten zu einem konsistenten Bild zusammenzufügen, so wurde dieses mit der Absicht unternommen, dem Leser eine verständliche Zusammenfassung des aktuellen Wissensstandes zu vermitteln. Es wird weder beansprucht, dass die Synopsis vollständig ist, noch dass sie einer zukünftigen Prüfung sicher standhält. Da nicht alle Zusammenhänge eindeutig aufgeklärt sind, enthält sie auch einige Vermutungen. Deshalb wurden die Ergebnisse der einzelnen Studien nicht einfach als pure Feststellungen angeführt, sondern kurz skizziert und zusammengefasst. Dies erlaubt dem interessierten Leser einerseits, sich selbst von der Wertigkeit der Ergebnisse zu überzeugen, und gibt ihm anderseits bei bestehenden Diskrepanzen die Möglichkeit, eigene Schlussfolgerungen zu ziehen.

1.3
Struktur der Abhandlung

Das Buch ist in drei große Abschnitte gegliedert. Im ersten Abschnitt werden die Einflüsse des Pneumoperitoneums auf die wichtigsten Organssysteme abgehandelt. Im zweiten Abschnitt wurden die systemischen Zusammenhänge diskutiert und im dritten Teil wurden ausgewählte Problembereiche näher beleuchtet.

Die einzelnen Kapitel wiederholen zunächst die physiologischen Zusammenhänge, die für das Verständnis der Problemfelder notwendig sind. Danach werden die speziellen Veränderungen während einer abdominellen Operation vorgestellt und darauf aufbauend deren zusätzliche Modifikation durch das Pneumoperitoneum. Am Ende eines Kapitels wurde dann eine Synopsis der Abläufe gewagt und gelegentlich Empfehlungen zur klinischen Behandlung gegeben.

Auch wenn das Verständnis der Kapitel nicht unbedingt davon abhängt, dass sie sukzessive gelesen werden, wird das Erfassen der komplexen Zusammenhänge durch ein systematisches Vorgehen sicherlich erleichtert. Sollte ein interessierter Arzt Fragen über die Pathophysiologie des Pneumoperitoneums haben, so sollte die Abhandlung in der vorliegenden Form viele Antworten für ihn bereithalten.

1.4
Literatur

1.   Böhm B. (1998) Wissenschaft und Medizin. Über die Grundlagen der Wissenschaft. Springer, Wien
2.   Fervers C. (1933) Die Laparoskopie mit dem Cystoskop. Med Klinik 31:1042-1045.
3.   Jacobeus HC. (1910) Ueber die Möglichkeit die Zystoskopie bei Untersuchung seröser Höhlungen anzuwenden. Münch Med Wochenschr 57:2090-2092.
4.   Jacobeus HC. (1911) Kurze Uebersicht über meine Erfahrungen mit der Laparo-thoraskopie. Münch Med Wochenschr 58:2017-2019.
5.   Kelling G. (1902) Ueber Oesophagoskopie, Gastroskopie und Kölioskopie. Münch Med Wochenschr 49:21-24.
6.   Knorr-Cetina K (1991) Die Fabrikation von Erkenntnis: zur Anthropologie der Naturwissenschaft. Suhrkamp, Frankfurt

I.Organsysteme

2 Das Herz-Kreislaufsystem
B. Böhm, T. Junghans

Beim Aufbau eines Pneumoperitoneums mit Kohlendioxid (Kapnoperitoneum) ist zu erwarten, dass sich der erhöhte intraabdominelle Druck (intraabdominal pressure bzw. IAP) auf das Herzkreislaufsystem auswirkt. Seit der Einführung der laparoskopischen Operationstechnik wurde deshalb der Einfluss eines Kapnoperitoneums auf das Herzkreislaufsystem in experimentellen und klinischen Studien erforscht. Diese pathophysiologischen Erkenntnisse sind von großer Bedeutung, weil sie bei Patienten mit Herz-Kreislauferkrankungen möglicherweise die Indikation zum laparoskopischen Vorgehen einschränken oder ein intensives Monitoring des Herz-Kreislaufsystems während eines laparoskopischen Eingriffes erforderlich machen. Aufgrund der nachgewiesenen Vorteile der laparoskopischen Operationstechnik wird einerseits angestrebt, möglichst viele Patienten von dem neuen Verfahren profitieren zu lassen, andererseits muss bei der Indikationsstellung auch berücksichtigt werden, dass das Herz-Kreislaufsystem durch den IAP beeinträchtigt wird und bei Patienten mit Vorerkrankungen die kardiovaskuläre Funktion entscheidend kompromittiert werden könnte. Zur Abschätzung des allgemeinen Risikos ist es deshalb notwendig, sich mit den speziellen pathophysiologischen Auswirkungen des Kapnoperitoneums auf das Herz-Kreislaufsystem vertraut zu machen.

2.1
Physiologie der Herz-Kreislaufregulation

Das Herz-Kreislaufsystem hält den Blutfluss durch den Organismus aufrecht und versorgt die einzelnen Organe mit einer bestimmten Menge an Blut. Um die Organe ausreichend zu perfundieren, wird die Pumpleistung des Herzens, die Gefäßweite und das intravasale Volumen optimal an die jeweiligen Bedingungen angepasst.

2.1.1
Physiologie des Herzens

Die Aufgabe des Herzens besteht darin, genügend Blutvolumen in den Kreislauf zu pumpen, damit das Gewebe ausreichend mit Nährstoffen und Sauerstoff versorgt wird. Dazu muss vom Herzen ein genügend hoher Druck aufgebaut werden, um die Widerstände im Pulmonal- und Körperkreislauf zu überwinden. Die benötigte Herzauswurfleistung bzw. das Herzminutenvolumen (HMV) wird erreicht, indem sich der Herzmuskel zyklisch kontrahiert und entspannt, dabei Blut in den Kreislauf pumpt und somit den kontinuierlichen Blutstrom aufrechterhält. Die Herzfunktion kann beeinträchtigt werden, indem der zyklische Rhythmus im Reizleitungssystem gestört wird (Arrhythmien), indem das Herz sich nicht ausreichend entspannt und mit Blut füllt (diastolisches Herzversagen), oder indem es sich nicht genügend kontrahiert, um das Blut auszuwerfen (systolisches Herzversagen). Da ein Pneumoperitoneum sich nur geringgradig auf das Reizleitungssystem des Herzens auswirkt und selten Arrhythmien hervorruft, wird im Folgenden vorrangig die Mechanik der Herzaktion vorgestellt, um die physiologischen Abläufe der Herzaktionen und die pathophysiologischen Zusammenhänge zu verdeutlichen.

Zur globalen Abschätzung der kardialen Pumpfunktion werden der arterielle Mitteldruck (MAP), das Herzminutenvolumen (HMV) und die Schlagarbeit herangezogen. Der MAP ist aber für die Abschätzung des globalen Blutflusses ungeeignet, weil er lediglich Auskunft über die regionalen Verhältnisse am Ort der Druckmessung gibt und keine Aussage über das tatsächlich ausgeworfene Blutvolumen gestattet. Das Herzminutenvolumen (HMV) ist der entscheidende Parameter, der als dasjenige Blutvolumen definiert ist, das innerhalb einer Minute vom Herzen gepumpt wird. Es ist für beide Ventrikel gleich groß und beträgt beim gesunden erwachsenen Herzen etwa 5-6 $l*min^{-1}$. Der Herzindex bezeichnet das HMV bezogen auf die Körperoberfläche und beträgt normalerweise 3,0-4,4 $l*min^{-1}*m^{-2}$. Das HMV wird dem gesamten Sauerstoffbedarf des Organismus, den Sauerstofftransportmöglichkeiten im Blut und der tatsächlichen Sauerstoffaufnahme des Gewebes angepasst. Dazu werden das Schlagvolumen (SV) und die Herzfrequenz (HF) verändert. Die Herzfrequenz beträgt in Ruhe 60-80 min^{-1} und das Schlagvolumen 60-90 ml. Das Schlagvolumen ist die Differenz zwischen dem enddiastolischen und endsystolischen Volumen im Ventrikel und kann aus dem HMV und der Herzfrequenz berechnet werden: SV=HMV/HF. Der Schlagvolumenindex bezeichnet das Schlagvolumen bezogen auf die Körperoberfläche und beträgt 30-65 $ml*m^{-2}$. Die linksventrikuläre Schlagarbeit wird aus dem Schlagvolumen, MAP und dem linksventrikulären Verschlussdruck (PCWP) berechnet: SV*(MAP-PCWP)*0,0136 [gm]. Der Schlagarbeitsindex drückt die Schlagarbeit bezogen auf die Körperoberfläche aus und beträgt normalerweise 50-85 $g*m^{-1}$.

Die Herzfunktion wird hauptsächlich über das autonome, vegetative Nervensystem beeinflusst, den Sympathikus und Parasympathikus. Die Transmittersubstanz des Sympathikus, das Noradrenalin, wirkt positiv-chronotrop, indem die Erregungsbildung der Schrittmacherzellen in der langsamen diastolischen Depolarisationsphase beschleunigt wird. Die Transmittersubstanz des Parasympathikus, das Acetylcholin, wirkt genau entgegengesetzt, so dass die Herzfrequenz herabgesetzt wird. Der N. vagus vermittelt die negativ-inotrope Wirkung des Parasympathikus, indem er die Kontraktionskraft vor allem in den Vorhöfen vermindert, während der Sympathikus seine positiv-inotrope Wirkung in den Vorhöfen und Ventrikeln entfaltet. Die dromotrope Wirkung des vegetativen Nervensystems greift an der atrioventrikulären Region des Herzens an, wobei der Sympathikus die atrioventrikuläre Leitung beschleunigt und der N. vagus sie verlangsamt. Diese Wirkungen werden auf zellulärer Ebene durch Acetylcholin und Noradrenalin vermittelt. Acetylcholin vermindert vor allem die Kalziumleitfähigkeit, während Noradrenalin die Kalziumleitfähigkeit und die intrazelluläre Kalziumspeicherung erhöht und so den Schrittmacherstrom verstärkt. Der Einfluss des Sympathikus auf die Herzleistung umfasst also alle Dimensionen. Er erhöht die Herzfrequenz, beschleunigt die Reizleitungsgeschwindigkeit, verkürzt die Dauer der Aktionspotentiale sowie der Systole und erhöht die Kontraktilität.

Die Funktion und Strukturintegrität des Myokards sind von einer ausreichenden Zufuhr von Nährstoffen und Sauerstoff abhängig. Unter normalen Bedingungen wird der Energiebedarf ausschließlich durch den aeroben Stoffwechsel gedeckt und durch Laktat, Pyruvat, Glukose und freie Fettsäuren sichergestellt. Der durchschnittliche Sauerstoffverbrauch in Ruhe beträgt 9 ± 2 ml$*$min$^{-1}*$100g^{-1}. Bei einem Herzen mit einem Gewicht von 300 g sind das 24-30 ml O_2*min^{-1}, was 10 % des gesamten O_2-Verbrauches in Ruhe entspricht. Der Sauerstoffbedarf des Herzens wird primär durch die Herzfrequenz, Kontraktilität und intrakardiale Wandspannung festgelegt. Eine Zunahme der Herzfrequenz und Anstieg der Kontraktilität steigern die Herzarbeit und damit den Sauerstoffverbrauch. Eine Zunahme der Wandspannung tritt dann auf, wenn das Ventrikelvolumen oder der Ventrikeldruck zunehmen. Dementsprechend steigt auch der O_2-Verbrauch. Da die Sauerstoffextraktion in Ruhe bereits sehr hoch ist, kann eine ausreichende Sauerstoffversorgung nur durch eine adäquate Zunahme der Koronardurchblutung sichergestellt werden. Die durchschnittliche Koronardurchblutung beträgt 82 ± 10 ml$*$min$^{-1}*$100g^{-1}. Der Sauerstoffbedarf und die Koronardurchblutung sind durch eine Autoregulation miteinander gekoppelt.

Die Herzfunktion passt sich den unterschiedlichen Anforderungen des Kreislaufes bei wechselnden Belastungen dadurch an, indem es das Herzminutenvolumen verändert. Das Herzminutenvolumen kann von 5-6 l$*$min^{-1} in Ruhe bis auf 25-30 l$*$min^{-1} bei schwerer körperlicher Belastung zunehmen. Diese herausragende Pumpleistung des Herzmuskels wird erreicht, indem die Kontraktilität, der Erregungsablauf, die Durchblutung und das Klappenspiel optimal aufeinander abgestimmt werden. Das HMV nimmt besonders mit der Herzfrequenz zu, die durch den Sympathikus erhöht wird. Normalerweise liegt die Herzfrequenz bei 60-100 min^{-1} und wird primär vom Sinusknoten gesteuert. Der Sinusknoten erhält seine parasympathischen Signale vorwiegend vom rechten N. vagus. Die cholinerge Stimulation der muskarinartigen Rezeptoren hyperpolarisiert die Schrittmacherzellen und verlangsamt so die Depolarisation. Der Sympathikus (Ganglion stellatum) stimuliert die kardialen β-Rezeptoren und beschleunigt die Depolarisation. In den Vorhöfen, Ventrikeln und großen Blutgefäßen wurden Rezeptoren nachgewiesen, die allesamt die sympathische und parasympathische Aktivität des Herzens und damit auch die Herzfrequenz beeinflussen. Die Verkürzung der einzelnen Herzphasen geschieht vorwiegend auf Kosten der Diastole. Da die Ventrikel besonders zu Beginn der Diastole gefüllt werden und ein erhöhter Sympathikotonus sowohl die Erschlaffung des Herzmuskels beschleunigt als auch die Vorhofsystole verstärkt, wirkt sich eine Frequenzsteigerung bis zu 150 min^{-1} nur geringgradig auf die Pumpleistung aus. Ab einer Frequenz von mehr als 160 min^{-1} werden die Ventrikel in der Diastole aber nicht mehr ausreichend mit Blut gefüllt, so dass das HMV dann abfällt.

2.1.1.1
Mechanik des Herzens

Um die Leistung des Herzens zu verstehen, ist es zunächst notwendig, sich mit den Phasen eines Herzschlages und den dabei auftretenden Druck- und Volumenänderungen vertraut zu machen. Der Kontraktionszyklus des Herzens läuft in vier Phasen ab, der Anspannungs- und Austreibungsphase der Systole und der Entspannungs- und Füllungsphase der Diastole. Die Phasen können übersichtlich in einem Druck-Volumen-Diagramm als Schleifenfigur bzw. Arbeitsdiagramm für den linken Ventrikel dargestellt werden (Abb. 2-1): In der Anspannungsphase (Strecke AB) der Systole (60 ms Dauer) nimmt die Spannung der Muskelzellen rasch zu und es wird ein hoher intrakardialer Druck aufgebaut, so dass sich die AV-Klappen schließen. Es entwickelt sich eine isovolumetrische Spannungszunahme, d.h. die Herzmuskelzellen verkürzen sich nur geringgradig um das inkompressible Ventrikelvolumen. Das Herz nimmt eine kugelförmige Gestalt an. Diese isovolumetrische Spannung nimmt so lange zu, bis der enddiastolische Aortendruck erreicht ist (Punkt B). Erst zu diesem Zeitpunkt beginnt die Austreibungsphase und die Aortenklappe öffnet sich. In dieser Austreibungsphase kontrahieren sich die Herzmuskelzellen isotonisch (Strecke BC), d.h. die Zellen verkürzen sich bei weitgehend konstanter Spannung und das Blut wird in die Aorta ausgeworfen. In der Austreibungsphase nimmt der intrakardiale Druck zunächst noch weiter zu und erreicht sein Maximum erst in der späten Systole. Der Druck steigt nicht durch eine weitere Zunahme der Wandspannung des Herzens an, denn diese ist am Punkt B am größten, wenn der Ventrikel noch voll gefüllt ist. Die Drucksteigerung beruht vielmehr auf der Verkleinerung des Herzens in der Auswurfphase. Gemäß dem Gesetz von Laplace (T=P*r) ist die Muskelspannung der Herzwand (T) proportional zum intrakardialen Druck (P) und dem Radius (r) des Herzens. Wenn sich bei konstanter Wandspannung der Radius vermindert, steigt der Druck weiter an.

Am Ende der Systole entspannt sich der Herzmuskel isovolumetrisch (Strecke CD) innerhalb von ungefähr 50 ms bis auf einen Druck von fast 0 mm Hg. Wenn der Ventrikeldruck den Vorhofdruck unterschreitet, öffnen sich die AV-Klappen und die Ventrikel füllen sich mit Blut (Strecke DA). Die Volumenzunahme ist zu Beginn der Diastole am größten und wird durch den Ventilebenen-Mechanismus erleichtert. Auch die Vorhofkontraktion am Ende der Diastole erhöht bei einer normalen Herzfrequenz das Ventrikelvolumen um ungefähr 10 %. Bei einer Tachykardie trägt die Vorhofkontraktion so zunehmend zur Blutfüllung bei. Wenn sich die Herzkammern ausreichend mit Blut gefüllt haben (Punkt A) beginnt die nächste Systole. Grundsätzlich unterscheiden sich die Abläufe und das Schlagvolumen nicht zwischen dem rechten und linken Ventrikel. Allerdings stimmen die

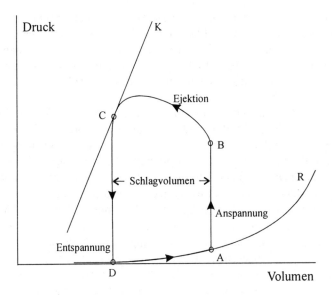

Abb. 2-1 Der Kontraktionszyklus des Herzens im Druck-Volumen-Diagramm als Schleifenfigur bzw. Arbeitsdiagramm für den linken Ventrikel. Systolische Anspannungsphase (AB), systolische Ejektionsphase (BC), diastolische Entspannungsphase (CD) und diastolische Füllungsphase (DA). Die Ruhe-Dehnungs-Kurve (R) ist ein Maß für die Compliance des Herzmuskels und die endsystolische Druck-Volumen-Beziehung (K) für die Kontraktilität.

Phasen zeitlich nicht exakt überein, weil die Anspannungsphase im rechten Ventrikel aufgrund des geringeren Druckes in der A. pulmonalis kürzer ist.

Im Druck-Volumen-Diagramm können einige wichtige Begriffe graphisch dargestellt werden. Das Schlagvolumen ist das ausgeworfene Blutvolumen bei jeder Herzkontraktion und beträgt in Ruhe etwa 80 ml. Der Punkt A gibt das enddiastolische Volumen an, das etwa 120-130 ml beträgt. Der Punkt C zeigt das endsystolische Volumen mit etwa 50-60 ml. Das Verhältnis zwischen dem endsystolischen Volumen und dem enddiastolischen Volumen ist die Ejektionsfraktion, die etwa 50-70 % beträgt. Die von der Druck-Volumen-Schleife umschlossene Fläche ist ein Maß für die Arbeit des Ventrikels beim Auswurf eines Schlagvolumens. Die Strecke DA befindet sich auf der Ruhe-Dehnungs-Kurve (R) des Herzens, die ein Maß für die passive Dehnbarkeit bzw. Compliance des Ventrikels ist. Außerdem endet jede Systole an einer Kurve K, die die endsystolische Druck-Volumen-Beziehung des Herzmuskels darstellt. Sie ist ein Maß für die Kontraktilität des Muskels. Je steiler die Kurve verläuft, desto größer ist auch die Kontraktilität des Muskels.

Für die weiteren Betrachtungen ist es wichtig, sich daran zu erinnern, dass sich jede Muskelkontraktion zwischen den beiden Kurven R und K abbilden lässt. Beide Kurven sind Grenzbereiche, die durch die Eigenschaften des Herzmuskels (Kontraktilität und Compliance) festgelegt sind.

Das Schlagvolumen wird außer der Herzfrequenz von drei weiteren Faktoren beeinflusst: der Vorlast, der Nachlast und der Kontraktilität des Herzmuskels. Obgleich die Effekte einzelner Faktoren nicht losgelöst von den anderen betrachtet werden können, weil sie allesamt interagieren, werden zunächst die grundlegenden Effekte der einzelnen Faktoren vorgestellt, um das spätere Verständnis der Zusammenhänge zu erleichtern.

Die Vorlast gilt allgemein als ein wichtiger Parameter, der den Füllungszustand des Ventrikels angibt. Während der Kliniker die Vorlast weitgehend mit dem enddiastolischen Füllungsdruck gleichsetzt, verstehen die Physiologen darunter das enddiastolische Volumen. Die Beziehung zwischen beiden Parametern, dem enddiastolischen Druck und dem Volumen, ist aber komplex und nicht immer linear, so dass aus dem Druck nicht immer sicher auf das Volumen geschlossen werden kann. Im linken Ventrikel beträgt der enddiastolische Druck in der Regel unter 12 mm Hg und im rechten Ventrikel um 2-7 mm Hg. Klinisch wird der linksventrikuläre enddiastolische Druck annäherungsweise durch den pulmonalkapillären Verschlussdruck abgeschätzt. Der enddiastolische Druck im rechten Ventrikel wird klinisch mit dem zentralvenösen Druck gleichgesetzt.

Eine besondere Eigenschaft des Herzmuskels ist, dass die Zunahme der Herzmuskelfaserlänge zu einer Zunahme der Kontraktionskraft führt (Abb. 2-2). Nimmt bei konstanter Kontraktilität (K) und gleichem enddiastolischem Druck (B') das enddiastolische Volumen zu (A'), so erhöht sich das Schlagvolumen. Bei

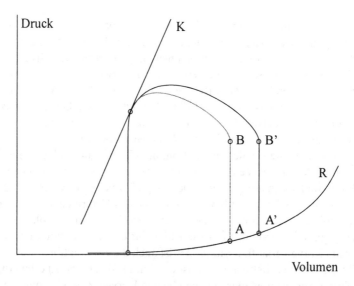

Abb. 2-2 Das ursprüngliche Druck-Volumen-Diagramm gestrichelt und nach Zunahme des enddiastolischen Volumens (A') bei konstanter Kontraktilität (K) und Compliance (R). Das Schlagvolumen und die Ejektionsfraktion (EF) nehmen zu.

der normalen Belastung werden von 130 ml ungefähr 70 ml als Schlagvolumen ausgeworfen, so dass 60 ml als endsystolisches Restvolumen verbleiben (Punkt D). Wenn der venöse Zustrom erhöht wird, dann steigt auch der enddiastolische Füllungsdruck (A'). Da sich die Kontraktilität des Muskels (K) und der diastolische Aortendruck in diesem Modell nicht ändern, nimmt das Schlagvolumen zu und das endsystolische Volumen bleibt gleich. Damit nimmt die Ejektionsfraktion zu. Das Herz scheint ein vermehrtes Volumen durch den Auswurf eines größeren Schlagvolumens bewältigen zu können, wobei die Schlagarbeit ebenfalls zunimmt. Die bei jeder Kontraktion geleistete Arbeit (ungefähr 1 Nm) ist proportional zur Fläche der Druck-Volumen-Schleife und lässt sich deshalb bei Veränderungen gut abschätzen. Sie ist genau genommen nicht hinreichend durch das einfache Produkt aus Druck und Volumen beschreibbar, denn das Herz muss auch noch eine Beschleunigungsarbeit des Blutes leisten. Diese ist allerdings so gering, dass die in der Systole zu leistende Arbeit überwiegend vom Schlagvolumen und dem diastolischen Blutdruck abhängt.

Die Beziehung zwischen dem Ausmaß der Vordehnung des Herzmuskels und der Zunahme des Schlagvolumens kann auch als Herzfunktionskurve oder Frank-Starling-Kurve (A) abgebildet werden (Abb. 2-3). Offensichtlich steigt das Schlagvolumen mit dem enddiastolischen Volumen bis zu einem Maximum. Auf diese Weise kann sich das Herz autonom an eine veränderte Volumen- oder Druckbelastung anpassen. Durch den Frank-Starling-Effekt kann bei Patienten mit einer Dysfunktion des linken Ventrikels ein erhöhtes enddiastolisches Volumen helfen,

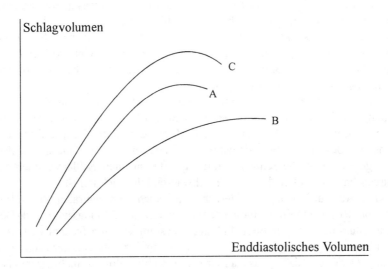

Abb. 2-3 Herzfunktionskurve bzw. Frank-Starling-Kurve. Mit zunehmendem enddiastolischen Volumen steigt beim gesunden Herzen (A) das Schlagvolumen bis zu einem Maximum, danach fällt es wieder ab. Bei einem geschädigten Muskel ist die Kurve deutlich flacher (B). Durch positiv inotrope Substanzen kann die Kontraktilität und damit die Steigung erhöht werden (C).

das Schlagvolumen zu erhalten, indem die Vordehnung der Muskelzelle erhöht wird. Beim herzkranken Patienten ist diese Kurve (B) aber deutlich abgeflacht, so dass die Kraftentfaltung nicht in demselben Maße von der Dehnung beeinflussbar ist. Das Schlagvolumen kann durch vegetative Reize oder Medikamente verbessert werden, indem die Inotropie des Muskels erhöht wird. Dadurch wird die Herzfunktionskurve steiler (C).

Die physiologische Grundlage für den Frank-Starling-Mechanismus ist der Zusammenhang zwischen der Länge der Herzmuskelzelle im Bereich von 1,6-2,4 μm und der Kraftentwicklung. Während früher vermutet wurde, dass der Zusammenhang in erster Linie durch die optimale Überlagerung der kontraktilen Elemente bestand, konnte in jüngster Zeit belegt werden, dass die intrazelluläre Ca^{++}-Konzentration mit der Dehnung zunimmt und sich die Empfindlichkeit des Proponin C für Ca^{++} verändert. Sowohl die Änderung der Kontraktilität (s.u.) als auch die längenabhängige Veränderung des Schlagvolumens werden somit durch eine Modifikation der elektromechanischen Koppelung erklärt. Die Abnahme der Kraftentwicklung in der Herzfunktionskurve nach Überschreitung des Maximums wird vermutlich durch eine mechanische oder ischämische Zellschädigung hervorgerufen.

Ein weiterer Vorlastparameter ist die diastolische Compliance, die die elastischen Eigenschaften des Ventrikels beschreibt und den wesentlichen Teil des Widerstandes bestimmt, den ein Ventrikel der diastolischen Füllung entgegensetzt. Sie wird durch das Verhältnis des enddiastolischen Volumens zum enddiastolischen Druck ausgedrückt und entspricht der Ruhe-Dehnungskurve. Wenn ein fibrosierter oder hypertrophierter Herzmuskel oder der eines älteren Patienten betrachtet wird, so verschiebt sich hier die Ruhe-Dehnungs-Kurve. Wenn die Compliance des Muskels abnimmt, kann das Schlagvolumen aber noch bewahrt werden, wenn der enddiastolische Füllungsdruck zunimmt. Unter dieser Bedingung nimmt die Ejektionsfraktion nicht ab, weil sich die systolische Funktion nicht geändert hat, sondern nur die diastolische.

Die genannten Vorlastparameter sind hilfreich, um die Pumpleistung in Abhängigkeit von der Vorlast zu beschreiben. Dabei bleibt die Nachlast unberücksichtigt. Bei Patienten mit einer Herzinsuffizienz wird die Pumpfunktion des Herzens aber besser durch die Beziehung zwischen der Vorlast und der Schlagarbeit angegeben, wobei die Schlagarbeit das Produkt aus dem Schlagvolumen und dem durchschnittlichen Druck im Ventrikel während der Ejektion ist.

Die Auswurfleistung des Herzens wird auch vom zentralen Venendruck bestimmt, der gemeinhin als Indikator für den venösen Füllungsstatus gilt. Der statische Blutdruck bzw. mittlere Füllungsdruck im venösen System beträgt durchschnittlich 6-7 mm Hg und ist damit um 2-4 mm Hg höher als der zentrale Venendruck. Der Grund dafür, dass der Druck im rechten Vorhof niedriger ist als im venösen System, liegt in der Pumpfunktion des rechten Ventrikels, denn mit jedem Herzschlag wird ein Teil des Blutvolumens auf der rechten Seite abgepumpt und zur linken Seite transportiert. Der rechte Ventrikel schöpft also kontinuierlich Blut aus dem venösen System und stellt es dem linken Ventrikel zur Verfügung. Da die

Kapazität im venösen System sehr hoch ist, wird der venöse Druck dabei nur wenig gesenkt und es finden sich auch keine zyklusabhängigen hohen Druckschwankungen. Ein niedriger zentralvenöser Druck ist mithin das Ergebnis einer ausreichenden Pumpfunktion des rechten Ventrikels.

Die Nachlast des Herzens ist ebenfalls ein wichtiger Parameter, der das HMV beeinflusst. Die Nachlast ist definiert als die Kraft, die das Herz zur Ejektion überwinden muss. Sie entspricht weitgehend der Wandspannung des Ventrikels zum Zeitpunkt der isometrischen Kontraktion und der Ejektionsphase in der Systole (B). Die Nachlast entspricht nicht dem systolischen Blutdruck, weil sich die maximale systolische Wandspannung bereits kurz vor der Öffnung der Aortenklappe entwickelt. Sie ist linksseitig sowohl vom systemischen Gefäßwiderstand als auch von der Compliance der Aorta und der Größe des Ventrikels abhängig. Unter der Nachlast wird häufig nur der intrakardiale Druck zur Überwindung des diastolischen Aortendruckes verstanden, so dass die Nachlast auf die Resistance (MAP/HMV) reduziert wird. Eine umfassende Beschreibung der Nachlast müsste aber die Compliance der Aorta, die kinetische und potentielle Energie zur Ejektion berücksichtigen. Es wäre also nicht nur die Arbeit des linken Ventrikels zu betrachten, sondern der linke Ventrikel gemeinsam mit dem anschließenden arteriellen System.

Die Nachlast wird klinisch am einfachsten durch den diastolischen Blutdruck oder den Gefäßwiderstand abgeschätzt. Obwohl der totale periphere Widerstand (MAP/HMV) besser geeignet ist, um die Nachlast abzuschätzen, werden häufig der systemische periphere Gefäßwiderstand (SVR), der 900-1300 $dyn*s*cm^{-5}$ beträgt, und der pulmonale Gesamtgefäßwiderstand angegeben, der nur 120-270 $dyn*s*cm^{-5}$ beträgt. Der SVR ist eine rechnerische Größe und wird aus dem MAP, dem zentralvenösen Druck (ZVD) und dem HMV nach folgender Formel errechnet: (MAP-ZVD)*79,9/HMV in $[dyn*s*cm^{-5}]$. Der pulmonale Widerstand errechnet sich aus dem pulmonalarteriellen Druck (PAP), pulmonalkapillären Verschlussdruck (PCWP) und dem HMV: (PAP-PCWP)*79,9/HMV in $[dyn*s*cm^{-5}]$. Eine erhöhte Nachlast bedeutet also, dass der Widerstand gegen die Ejektion des Ventrikels zunimmt und damit auch der Kraftaufwand, der notwendig ist, um die Kammer zu entleeren.

Die Auswirkung einer erhöhten Nachlast lässt sich einfach an einem Druck-Volumen-Diagramm erklären (Abb. 2-4). Wenn die Nachlast erhöht wird (B') und wenn bei konstanter Kontraktilität (K) dasselbe Schlagvolumen ausgeworfen werden soll, dann wird dieses Ziel innerhalb weniger Herzschläge erreicht, indem das enddiastolische Volumen (A') zunimmt. Zunächst nimmt aufgrund der erhöhten Nachlast das Schlagvolumen ab, so dass sich das endsystolische Volumen erhöht und damit auch das enddiastolische Volumen. Durch das erhöhte enddiastolische Volumen steigt dann auch das Schlagvolumen, so dass sich dasselbe Schlagvolumen auch bei einem erhöhten Aortendruck aufrechterhalten lässt. Allerdings nimmt dabei die Ejektionsfraktion ab. Bei einer Zunahme der Nachlast bzw. des diastolischen Aortendruckes von 80 auf 100 mm Hg erhöht sich also die Pumpfunktion innerhalb weniger Herzzyklen schrittweise.

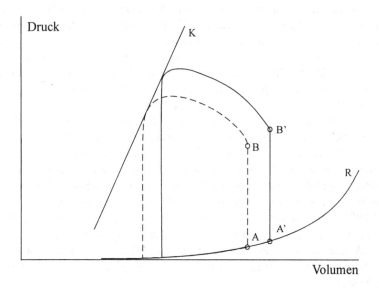

Abb. 2-4 Das ursprüngliche Druck-Volumen-Diagramm gestrichelt. Nach Zunahme der Nachlast (B') nimmt das enddiastolische Volumen (A') bei konstanter Kontraktilität (K) und Compliance (R) zu, um das gleiche Schlagvolumen auszuwerfen. Die Schlagarbeit steigt und die Ejektionsfraktion nimmt ab.

Je größer die Nachlast ist, desto mehr Energie muss aufgewendet werden, um den intrakardialen Druck so zu erhöhen, dass der enddiastolische Druck überwunden wird und das Blutvolumen ausgeworfen werden kann. Die Schlagarbeit, die der Fläche der Druck-Volumen-Schleife entspricht ist, ist deshalb auch größer, wenn dasselbe Schlagvolumen bei erhöhter Nachlast ausgeworfen werden muss.

Neben der Vor- und Nachlast wird das HMV entscheidend von der Kontraktilität des Herzmuskels bestimmt. Die Kontraktiliät des Herzens ist die Stärke, mit der sich der Muskel kontrahiert. Sie ist in situ schwer einzuschätzen, weil die Pumpfunktion des Herzens zugleich von der Vorlast und der Nachlast abhängt. Die einfachste Form, die Kontraktilität darzustellen, ist sicherlich die Herzfunktionskurve (Abb. 2-3), die bei konstanter Herzfrequenz und Nachlast aufzeigt, wie das Schlagvolumen bei erhöhter Kontraktilität zunimmt. Auch die Ejektionsfraktion (EF) hat sich als ein Maß für die Kontraktilität bewährt. Sie beträgt normalerweise 50-70 % des enddddiastolischen Volumens. Klinisch kann die Ejektionsfraktion durch eine Echokardiographie ermittelt werden, indem die Kammern in den verschiedenen Phasen der Herzaktion vermessen und daraus die intrakavitären Volumina bestimmt werden. Eine Ejektionsfraktion von weniger als 40 % weist auf eine ernste Dysfunktion des Herzmuskels hin.

Die Steigung der endsystolischen Druck-Volumen-Beziehung (Kurve K) gilt als verlässlicher Wert für die Kontraktilität. Der beste verfügbare Maßstab für die Kontraktilität scheint aber die Beziehung zwischen der Vorlast und der Schlagarbeit zu sein. Wird das enddiastolische Volumen gegen die Schlagarbeit graphisch aufgetragen, so entsteht eine lineare Beziehung, deren Steigung ebenfalls als Maß für die Kontraktilität gilt. Bei Herzkatheteruntersuchungen hat sich auch die maximale Druckanstiegsgeschwindigkeit in der isovolumetrischen Anspannungsphase (D.P./dt max) bewährt, die beim Gesunden um 200-333 $kPa*s^{-1}$ beträgt.

Die Erhöhung der Kontraktilität ermöglicht es dem Herzen, ohne Vergrößerung des enddiastolischen Volumens entweder ein größeres Schlagvolumen auszuwerfen oder einen höheren Druck zu überwinden. Wird bei erhöhter Kontraktilität das gleiche Schlagvolumen ausgeworfen, dann nimmt die enddiastolische Füllung ab und die Ejektionsfraktion nimmt zu (Abb. 2-5). Das Herz kann sich an eine zunehmende Volumen- oder Druckbelastung adaptieren, indem es seine Kontraktilität ändert. Dadurch kann es bei gleicher enddiastolischer Füllung ein höheres Schlagvolumen auswerfen oder einen höheren Druck überwinden. Verantwortlich für die erhöhte Kontraktilität bzw. positive Inotropie ist eine Zunahme der Sympathikusaktivität mit einem vermehrten Ca^{++}-Einstrom.

Die Druck-Volumen-Schleifen können zur Verdeutlichung weiterer pathophysiologischer Zusammenhänge herangezogen werden. Bei der Erhöhung der Nachlast bewegt sich die Schleife etwas nach rechts und nach oben. Das Schlagvolumen

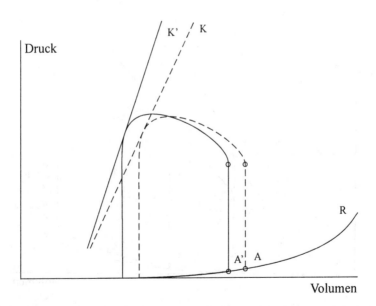

Abb. 2-5 Das ursprüngliche Druck-Volumen-Diagramm gestrichelt. Nach Zunahme der Kontraktilität (K') nimmt das enddiastolische Volumen (A') ab, um das gleiche Schlagvolumen auszuwerfen. Die Ejektionsfraktion steigt.

kann aufrechterhalten werden, ohne dass die Kontraktilität zunehmen muss
(Abb. 2-4). Allerdings nimmt die Ejektionsfraktion dabei geringgradig ab und die
Schlagarbeit zu.

Bei einem geschädigten Herzen ist nicht selten die Compliance und Kontraktilität betroffen. Ein „krankes" Herz mit verminderter Kontraktilität (K') und erhöhter Compliance (C') kann das gleiche Schlagvolumen bei gleicher Nachlast nur
auswerfen, wenn das enddiastolische Füllungsvolumen deutlich zunimmt. Die
Ejektionsfraktion nimmt dabei deutlich ab und die zu leistende Schlagarbeit zu
(Abb. 2-6).

Eine Zunahme der Nachlast würde die Situation noch weiter verschlechtern.
Leidet ein Patient an einer Herzerkrankung mit einer erniedrigten Kontraktilität
bzw. Herzauswurfleistung, so sind seine Kompensationsmöglichkeiten also deutlich reduziert. Selbst bei einer Zunahme des linksventrikulären enddiastolischen
Druckes wird das Schlagvolumen kaum erhöht. Dagegen nimmt die Herzarbeit zu,
um den erhöhten Widerstand zu überwinden, was zu einer erhöhten Belastung des
Herzmuskels führt.

Auch der Sauerstoffverbrauch des Ventrikels kann aus dem Druck-Volumen-
Diagramm indirekt abgelesen werden. Die Schlagarbeit, d.h. die Fläche der Druck-

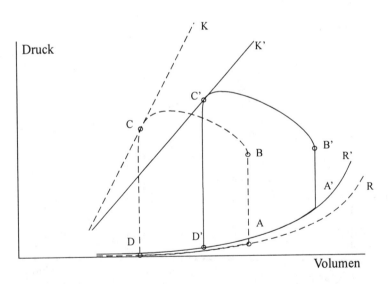

Abb. 2-6 Das ursprüngliche Druck-Volumen-Diagramm gestrichelt. Bei einem „kranken" Herzen
mit verminderter Kontraktilität (K') und erhöhter Compliance (C') kann dasselbe Schlagvolumen
bei gleicher Nachlast nur ausgeworfen werden, wenn das enddiastolische Füllungsvolumen deutlich
zunimmt. Die Ejektionsfraktion nimmt ab.

Volumen-Schleife (E_K) ist nämlich proportional zum Sauerstoffverbrauch (Abb. 2-7). Die Fläche zwischen der Ruhe-Dehnungs-Kurve, der endsystolischen Kurve K und der Druckvolumenschleife entspricht grob gesagt der „potentiell" verbrauchten Energie (E_p), die auch ohne Schlagarbeit zum Erhalt der Funktion und Struktur des Herzmuskels eingesetzt werden muss. Die Summe beider Flächen ist ein Maß für den Sauerstoffbedarf. Es ist leicht erkennbar, dass mit zunehmender Nachlast der Sauerstoffbedarf stärker ansteigt als mit zunehmender Vorlast. Energetisch gesehen ist die „Druckarbeit" teurer als die „Volumenarbeit".

2.1.2
Die Regulation der Durchblutung

Das Herz besteht funktionell aus zwei hintereinander geschalteten Pumpen, dem rechten und dem linken Ventrikel, die im Lungen- und Körperkreislauf eine gerichtete Blutströmung aufrechterhalten, damit der Organismus ausreichend mit Sauerstoff und Nährstoffen versorgt wird. Dazu ist eine ausreichende Organperfusion erforderlich, die in jedem einzelnen Organ unterschiedlich hoch ist.

Funktionell und morphologisch besteht das Gefäßsystem aus einem Hochdrucksystem, dem ausgehend vom linken Ventrikel Arterien, Arteriolen und Kapillaren

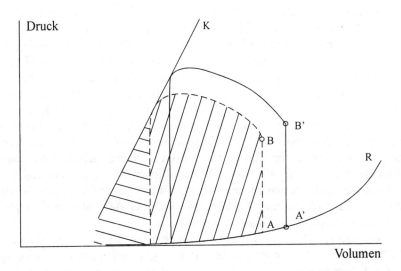

Abb. 2-7 Der Energieverbrauch des Herzens ist proportional zur Fläche der grauen Druck-Volumen-Schleife (E_K) und des imaginären Dreiecks zwischen der Kurve K, der Kurve R und der Druck-Volumen-Schleife (E_p). Der gesamte Energieverbauch nimmt beim Auswurf des gleichen Schlagvolumens zu, wenn die Nachlast erhöht wird.

nachgeschaltet sind, und einem Niederdrucksystem bestehend aus Kapillaren, Venolen, Venen, dem rechten Ventrikel und dem pulmonalen Kreislauf. Die beiden Systeme unterscheiden sich hinsichtlich der Drücke, der Druckgradienten und der Gefäßwiderstände, der Blutvolumina und der Druck-Volumen-Beziehungen. Vereinfacht gesagt fungiert das arterielle Gefäßsystem als Widerstandssystem und das venöse als Kapazitätssystem.

Der Hauptwiderstand im arteriellen Gefäßsystem ist in den Arteriolen lokalisiert. Durch den rhythmischen Blutauswurf des Herzens wird in der Aorta und in der A. pulmonalis eine Pulswelle erzeugt, die bis zu den Kapillaren fortläuft. In den peripheren Arterien reflektiert sich an Gefäßabzweigungen oder bei Änderungen des Gefäßquerschnittes die Pulswelle, so dass die Druckpulsamplitude an den herzfernen Arterien zunimmt. Der Blutdruck beträgt in der Aorta ascendens normalerweise in Ruhe 120/80 mm Hg und steigt in der A. tibialis anterior unter gleichen Bedingungen auf 160/80 mm Hg an.

Sauerstoff, Kohlendioxid, Flüssigkeit und Nährstoffe werden zwischen Blut und Gewebe im Kapillarbereich ausgetauscht. Der Flüssigkeitstransport aus dem Gefäß in das Interstitium hängt in erster Linie von der hydrostatischen Druckdifferenz in der Kapillare ab, während der Transport vom Interstitium in das Blut primär von der kolloid-osmotischen Druckdifferenz bestimmt wird. Pro Tag passieren etwa 20 l Flüssigkeit die Kapillarwand, und 18 l werden resorbiert. Die verbliebene Flüssigkeit im Interstitium von 2 $l*d^{-1}$ wird über die Lymphgefäße abtransportiert.

Die Durchblutung der lebenswichtigen Organe Gehirn, Herz und Niere wird durch regulative Mechanismen weitgehend konstant gehalten, während die Durchblutung der Organe mit stark variierenden funktionellen Anforderungen, wie der Skelettmuskulatur, des Gastrointestinaltraktes, der Leber und der Haut, relativ großen Änderungen unterliegt. Die Durchblutung der einzelnen Organe wird im Ruhezustand von der speziellen Gefäßarchitektur des Organes und der Höhe des Ruhetonus der Gefäße bestimmt, die den regionalen Strömungswiderstand festlegen. Der Ruhetonus der Gefäßmuskulatur setzt sich wiederum aus einem basalen Tonus und einem neurogenen Tonus zusammen. Der basale Tonus unterliegt lokalen Einflüssen in der Gefäßwand oder der unmittelbaren Umgebung. Je höher der basale Tonus eines Gefäßes ist, desto größer ist auch das vasodilatatorische Potential. Zusätzlich zum Basistonus wirkt die Innervation sympathisch-adrenerger Nervenfasern vasokonstriktorisch. Die lebenswichtigen Organe Gehirn, Herz und Niere zeichnen sich dadurch aus, dass sie einen hohen Basistonus mit einem relativ schwachen additiven neurogenen Tonus aufweisen, während in den Organsystemen mit stark wechselnder Funktion ein niedriger Basistonus mit entsprechend höherem sympathischen Tonus vorherrscht.

Sympathische Nervenfasern setzen Noradrenalin frei, das an der Gefäßmuskelzelle über α_1- und α_2-adrenerge Rezeptoren wirkt, wobei präsynaptische α_2-adrenerge Rezeptoren eine weitere Noradrenalinfreisetzung hemmen. Eine Erregung der α_1-adrenergen Rezeptoren durch Noradrenalin führt stets zu einer Vasokonstriktion mit Erhöhung des Strömungswiderstandes in dem Gefäß (Abb 2-8). Eine Vasodilatation wird dagegen bei einem Anstieg des $PaCO_2$, der Wasserstoff- und

Kaliumionen oder bei einer Abnahme des PaO_2 induziert, wobei die meisten Substanzen (wie Acetylcholin, Bradykinin, ATP, ADP, Histamin, Noradrenalin über α_2-adrenerge Rezeptoren, Serotonin, Thrombin) endothelial NO freisetzen, das dann die Vasodilatation auslöst.

Da sich Durchblutungsanforderungen unter verschiedenen Funktionszuständen ändern, passt sich der Organismus durch eine übergeordnete Koordination an die jeweilige Situation an, wobei zwischen kurzfristigen und langfristigen Regulationsmechanismen unterschieden wird. Auf diese Weise wird sichergestellt, dass ein adäquater Perfusionsdruck aufrechterhalten bleibt und das Herzzeitvolumen bedarfsgerecht auf die jeweiligen Organsysteme verteilt wird. Dazu wird das Herzkreislaufsystem primär auf nervalem und humoralem Weg beeinflusst, während die glatte Gefäßmuskulatur lokal durch metabolische, endotheliale und myogene Mechanismen moduliert wird. Die Rezeptoren des kardiovaskulären Regulationssystems senden ihre afferenten Impulse über den Nucleus tractus solitarii zur dorsomedialen Medulla oblongata, von wo aus weitere Bahnen zum Hirnstamm und höheren Regionen laufen. In dem neuronalen Netz der Formatio reticularis, der Medulla oblongata, wird letztlich die efferente Aktivität präganglionärer sympathischer und vagaler Neurone gesteuert.

An der kurzfristigen Druckregulation sind unter anderem die Druck- und Dehnungsrezeptoren im Bereich des Aortenbogens und im Carotissinus beteiligt. Bei einer Aktivierung senden sie Impulse über den N. vagus in die übergeordneten Strukturen des ZNS, so dass die zentralen Neurone gehemmt werden, die für die erhöhte Sympathikusgrundaktivität verantwortlich sind. Außerdem werden die präganglionären Neurone des N. vagus im Nucleus ambiguus aktiviert, wodurch der periphere Widerstand in den Gefäßen und das Herzzeitvolumen abnehmen,

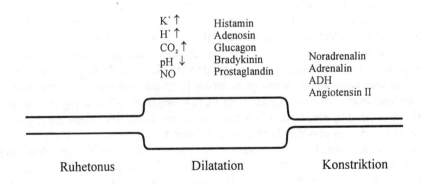

$K^+ \uparrow$	Histamin	
$H^+ \uparrow$	Adenosin	
$CO_2 \uparrow$	Glucagon	Noradrenalin
$pH \downarrow$	Bradykinin	Adrenalin
NO	Prostaglandin	ADH
		Angiotensin II

Ruhetonus   Dilatation   Konstriktion

Abb. 2-8 Änderung der Gefäßweite durch verschiedene Faktoren

während das Blutvolumen in den venösen Kapazitätsgefäßen zunimmt. Die in den beiden Vorhöfen des Herzens lokalisierten Dehnungsrezeptoren sind ebenfalls an der kurzfristigen Kreislaufregulation beteiligt. Sie entladen sich bei passiver Dehnung, die durch ein erhöhtes Blutvolumen entsteht, und hemmen so die Sympathikusaktivität. Eine Hypoxie wie auch die Zunahme des $PaCO_2$ und pH aktivieren die arteriellen Chemorezeptoren im Glomus caroticum und aorticum, die wiederum sympathoexzitatorische Neurone in der ventrolateralen Medulla oblongata und auch ganglionäre parasympathische Neurone im Nucleus ambiguus stimulieren. Dadurch erhöht sich der periphere Widerstand mit konsekutiver Blutdrucksteigerung, während die Herzfrequenz sinkt. Präganglionäre sympathische Neurone stimulieren außerdem das Nebennierenmark, so dass Adrenalin und Noradrenalin freigesetzt werden. Das freigesetzte Adrenalin induziert über β-adrenerge Rezeptoren eine Vasodilatation der Skelettmuskelgefäße und über α-adrenerge Rezeptoren eine Konstriktion der Haut- und Splanchnikusgefäße. Dadurch wird das Herzzeitvolumen umverteilt. Noradrenalin erhöht dagegen über die α-adrenergen Rezeptoren den peripheren Strömungswiderstand.

Für das spätere Verständnis der pathophysiologischen Zusammenhänge ist es wichtig, darauf hinzuweisen, dass die Regulation des HMV letztlich durch das gemeinsame Zusammenspiel zwischen dem Herzen und Gefäßsystem bestimmt wird. Das Herz kann nämlich nicht mehr Blut auswerfen, als es aus dem venösen System erhält. Und das Gefäßsystem kann nicht mehr Blut zum Herzen transportieren, als vom Herzen ausgeworfen wird. Deshalb muss das HMV zwangsläufig dem venösen Rückstrom entsprechen.

Der venöse Rückstrom (VR) zum Herzen ist also ein sehr entscheidender Parameter für das HMV. Er ist abhängig von der Druckdifferenz, die zwischen dem Druck im venösen Gefäßsystem und dem rechten Vorhof herrscht. Je größer die Druckdifferenz, desto größer ist der Rückfluss. Außerdem wird der venöse Fluss auch von dem Gefäßwiderstand im venösen System beeinflusst. Die mathematische Beziehung des venösen Rückflusses zum so genannten mittleren Füllungsdruck (MFD), dem Druck im rechten Vorhof, der klinisch mit dem zentralvenösen Druck (ZVD) gleichgesetzt wird, sowie dem Widerstand im venösen Gefäßsystem (VEN) lässt sich folgendermaßen ausdrücken: VR=(MFD-ZVD)*VEN.

Der mittlere Füllungsdruck ist ein Maß für den Füllungszustand des Gefäßsystems und entspricht demjenigen intravasalen Druck, der sich im gesamten Gefäßsystem einstellen würde, wenn es zu einem Herzstillstand käme. Er wird deshalb auch statischer Blutdruck genannt. Er beträgt ungefähr 6-7 mm Hg und ist vom Blutvolumen und dem Gefäßtonus bzw. der Compliance der Venen abhängig. Da das venöse System im Vergleich zum arteriellen System primär ein Kapazitätssystem ist, kann es graphisch als Reservoir mit einem bestimmten Füllungsdruck dargestellt werden, aus dem über die großen Venen der Rückstrom für das Herz bereitgestellt wird (Abb. 2-9). Der mittlere Füllungsdruck (MFD) hängt nun davon ab, wie viel Blut sich in diesem imaginären Behälter befindet (V), wie groß die Compliance des Behälters ist (C) und wie hoch der Anteil am Volumen des Blutes ist, der bei einem atmosphärischen Füllungsdruck im Behälter verbleibt, das so

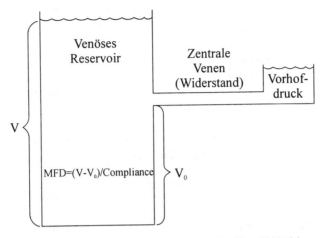

Venöser Rückstrom=(MFD-Vorhofdruck)*Widerstand

Abb. 2-9 Der venöse Rückstrom hängt vom mittleren Füllungsdruck, dem Widerstand in den großen Venen und dem Druck im rechten Vorhof ab. Der mittlere Füllungsdruck (MFD) hängt davon ab, wie viel Blut sich im Behälter befindet (V), wie groß die Compliance des Behälters ist und wie hoch der Anteil am Volumen des Blutes (V_0) ist, das bei einem atmosphärischen Füllungsdruck im Behälter verbleibt.

genannte „unstressed" Volumen (V_0). Der MFD lässt sich dann berechnen: $MFD=(V-V_0)/C$. Der mittlere Füllungsdruck ist somit eine Funktion des Blutvolumens und der elastischen Bedingungen im venösen Gefäßsystem. Da der Füllungsdruck vom Blutvolumen abhängt, kann ein zunehmendes Blutvolumen den Druck anheben. Nimmt die Compliance des Systems ab, d.h., dass das System rigider wird und auf eine geringe Volumenerhöhung bereits eine zunehmende Druckerhöhung folgt, so steigt der Füllungsdruck an. Nimmt die Compliance des venösen Gefäßsystems dagegen zu, so kann es ein höheres Blutvolumen aufnehmen, ohne dass der mittlere Füllungsdruck ansteigt.

Die Abhängigkeit des venösen Rückstromes vom Füllungsdruck und dem Druck im rechten Vorhof kann graphisch dargestellt werden (Abb. 2-10). Aus dem Schnittpunkt der Kurve mit der x-Achse kann der mittlere Füllungsdruck direkt abgelesen werden. Mit zunehmendem Druck im Vorhof nimmt gemäß dem Kurvenverlauf der venöse Rückfluss ab, denn die Kurve fällt. Wenn der Vorhofdruck kleiner als 0 mm Hg wird, dann steigt der venöse Rückstrom nicht weiter an. Eine Zunahme des Füllungsdruckes, z.B. durch eine Zunahme des intravasalen Volumens, verschiebt die gesamte Kurve nach rechts. Dadurch wird bei gleichem Vorhofdruck der venöse Rückstrom verbessert. Eine Abnahme des Füllungsdruckes verschiebt die Kurve nach links, so dass sich auch der venöse Rückstrom vermin-

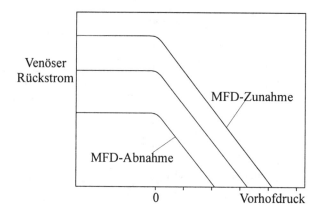

Abb. 2-10 Der Einfluss des mittleren Füllungsdruckes (MFD) auf den venösen Rückstrom in Abhängigkeit vom Druck im Vorhof. Ein zunehmender Füllungsdruck erhöht bei gleichem Vorhofdruck den venösen Rückstrom, während ein abnehmender Füllungsdruck den Rückstrom vermindert.

dert.
Der Widerstand im venösen Gefäßsystem wirkt ebenfalls auf den Rückstrom. Steigt der Widerstand an, so nimmt der Rückstrom ab. Graphisch kann dieses durch die Steigung der Kurve ausgedrückt werden, denn sie ist umgekehrt proportional zum Widerstand (1/VEN) im venösen System (Abb. 2-11). In der Abbildung wurde der Füllungsdruck konstant gehalten und der venöse Rückstrom für verschiedene Widerstände angegeben. Nimmt der Widerstand zu, so nimmt die Steigung der Kurve ab und damit auch der venöse Rückstrom. Verringert sich der Widerstand, so nimmt die Steigung der Kurve zu und der venöse Rückstrom erhöht sich. Der Widerstand im venösen Gefäßsystem wird vorwiegend in den großen Venen durch extramurale Druckänderungen und in den mittelgroßen Venen durch eine autonome Stimulation oder vasoaktiven Substanzen bestimmt. So führt eine Vasokonstriktion in den peripheren Venen genauso zu einer Zunahme des Widerstandes wie ein erhöhter intraabdomineller und intrathorakaler Druck.

2.1.3
Die Regulation des intravasalen Volumens

Die langfristigen Mechanismen der Kreislaufregulation zielen vor allem auf eine Veränderung des Blutvolumens in Abhängigkeit von der jeweiligen Kreislaufsituation. So reagiert der Organismus auf einen erhöhten MAP in der Niere mit einer Abnahme der Reninfreisetzung (s. Kapitel 7). Zusätzlich wird die Sekretion des antidiuretischen Hormones bzw. Adiuretins (ADH) gehemmt, wodurch mehr Urin ausgeschieden und damit das Blutvolumen vermindert wird. In den Herzmuskel-

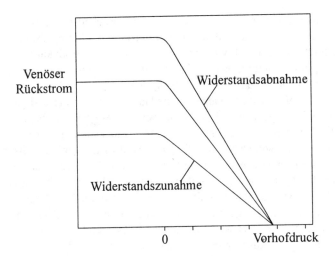

Abb. 2-11 Der Einfluss des Widerstandes in den zentralen Venen auf den venösen Rückstrom in Abhängigkeit vom Druck im Vorhof. Bei gleichem Füllungsdruck (MFD) nimmt der venöse Rückstrom bei zunehmendem Widerstand ab und bei abnehmendem Widerstand zu.

zellen wird ebenfalls ein erhöhter Druck registriert und die Sekretion von atrialem natriuretischen Peptid (ANP) induziert, das ebenfalls eine vermehrte Urinausscheidung fördert. Nimmt der Füllungsdruck im Herzen dagegen ab, so wird vermittelt über Dehnungsrezeptoren im Vorhof der Sympathikotonus erhöht, und die Bildung von ADH, Angiotensin II und Aldosteron stimuliert, welche den Blutdruck steigern und die renale Urinausscheidung reduzieren.

2.2
Herz-Kreislaufveränderungen bei abdominellen Operationen

Bei abdominellen Operationen beeinflussen sowohl die Allgemeinanästhesie als auch die Operation das Herzkreislaufsystem, wobei der Effekt der Allgemeinanästhesie bei Weitem überwiegt, denn sie schränkt aufgrund der direkten negativ inotropen und vasodilatierenden Wirkungen der volatilen und intravenösen Anästhetika, Analgetika und Muskelrelaxantien die Herzkreislauffunktion deutlich ein.

Insbesondere die volatilen Anästhetika zeichnen sich dadurch aus, dass sie sowohl negativ inotrop und vasodilatierend wirken als auch die vegetative autonome Regulation von Sympathikus und Parasympathikus stören. Halothan vermindert direkt die Kontraktilität des Myokards und dämpft die Sympathikusaktivität, so dass dosisabhängig der MAP und das HMV fallen. Der MAP kann um bis zu 50 % abnehmen, wobei der MAP-Abfall nicht durch eine Abnahme des peripheren Gefäßwiderstandes bedingt ist, sondern durch die Abnahme der Kontraktilität des

Myokards. Dementsprechend nimmt die maximale Druckanstiegsgeschwindigkeit im linken Ventrikel ab, während der linksventrikuläre Füllungsdruck kompensatorisch ansteigt. Gelegentlich wird parasympathisch eine Bradykardie ausgelöst, die durch Atropin gut therapierbar ist. Da Halothan auch negativ dromotrop wirkt, werden Reentry-Phänomene im Reizleitungssystem begünstigt.

Enfluran und Isofluran wirken ähnlich wie Halothan auf das Herz-Kreislaufsystem. Die negativ inotrope Wirkung von Enfluran ist aber geringer als die des Halothans und die Herzfrequenz nimmt im Vergleich zu Halothan geringgradig zu. Auch bei Verwendung von Isofluran fällt der MAP dosisabhängig um bis zu 50 %. Der Effekt ist hierbei aber primär auf die Abnahme des Gefäßwiderstandes zurückzuführen, der durch den direkt vasodilatierenden Einfluss von Isofluran hervorgerufen wird. Die Myokardkontraktilität wird ebenfalls dosisabhängig reduziert, wobei die negative Inotropie geringer ist als bei Halothan, aber stärker als bei Enfluran. Die Verminderung der Kontraktilität und des peripheren Gefäßwiderstandes wirken sich je nach Ausprägung unterschiedlich auf das HMV aus. Insgesamt scheint die kardiale Belastung unter Isofluran eher abzunehmen.

Lachgas wirkt zwar ebenfalls negativ inotrop, aber es stimuliert zentral auch den Sympathikus. Seine kardiovaskulären Wirkungen sind beim Herzgesunden oft nicht nachweisbar.

Barbiturate wirken direkt negativ inotrop, vermindern die ventrikulären Füllungsdrücke durch eine Zunahme des venösen Pooling und reduzieren den Sympathikotonus. Der MAP fällt ab und die Herzfrequenz steigt reflektorisch an. Propofol wirkt ähnlich auf das Herzkreislaufsystem, indem es die Kontraktilität und den peripheren Gefäßwiderstand vermindert, wodurch das Schlagvolumen und das HMV sinken.

Opioide wirken nur geringgradig auf das Herz-Kreislaufsystem. Gelegentlich tritt eine arterielle und venöse Vasodilatation auf, so dass der MAP abnimmt. Auch die Herzfrequenz kann abnehmen. Der Einfluss auf die Myokardkontraktilität ist gering.

Die Spinal- und Periduralanästhesie blockiert die präganglionären vasokonstriktorischen sympathischen Fasern und die für das Herz in Höhe von Th1-Th4. Die Sympathikusblockade ruft eine Dilatation aller Gefäße mit konsekutiver Hypotension und venösem Pooling mit relativer Hypovolämie hervor. Je mehr spinale Segmente blockiert werden, desto größer ist der Blutdruckabfall und die Abnahme des HMV.

Bei abdominalchirurgischen Eingriffen wird das Herz-Kreislaufsystem zusätzlich durch die Schmerz- und Stressreaktion beeinflusst. Die Operation erhöht durch das Gewebetrauma und die Schmerzreize den Sympathikotonus mit erhöhter Adrenalin- und Noradrenalinausschüttung. Dadurch steigen die Herzfrequenz und der MAP an. In welchem Ausmaß ein Wundspreizer bei der abdominellen Operation oder die Eventeration des Darmes das Herzkreislaufsystem direkt beeinflussen, ist nicht eindeutig geklärt. Ansonsten wird der Einfluss primär von der Grunderkrankung (Ileus, Peritonitis, Malignome, Blutungen) geprägt. Für die Herz-Kreislaufsituation ist eine Hypovolämie oder Elektrolytstörung sicherlich am

Bedeutendsten und sollte durch eine adäquate Therapie rasch ausgeglichen werden.

Als möglicher Auslöser für die Blutdruckveränderungen während abdomineller Operationen wird auch das antidiuretische Hormon (ADH) angesehen. Seit langer Zeit ist bekannt, dass ein erhöhter intrathorakaler[2,39] und intraabdomineller Druck[21,40] vermehrt ADH freisetzt. Melville et al.[25] untersuchten 12 Patienten während konventioneller Oberbauchoperationen. Die ADH-Spiegel blieben in dieser Studie nach der Einleitung der Anästhesie und auch nach der Hautinzision unverändert. Ein Anstieg des ADH-Spiegels von 1 bis auf über 28 $\mu U*ml^{-1}$ wurde während der Manipulationen an intraabdominellen Organen beobachtet. Der MAP fiel nach Induktion der Anästhesie um 17 % ab und stieg nach Beginn der Operation kontinuierlich bis auf den Ausgangswert an. Die ADH-Spiegel und der MAP korrelierten nicht miteinander. Da Melville et al. in ihrer Studie einen Zusammenhang zwischen der intraabdominellen Manipulation und einer ADH-Ausschüttung vermuteten, untersuchten sie bei weiteren 16 Patienten, ob sich der ADH-Spiegel im Verlauf einer Cholezystektomie ändert. Sie beschrieben den bekannten Anstieg des ADH durch die Operation von 1 auf ungefähr 30 $\mu U*ml^{-1}$. Da während der intraoperativen Cholangiographie keine direkte intraabdominelle Manipulation vorgenommen wurde, wurde speziell in diesem Zeitraum mehrfach der ADH-Spiegel bestimmt. Zu diesem Zeitpunkt fiel der ADH-Spiegel innerhalb von Minuten von 25 auf ungefähr 8 $\mu U*ml^{-1}$, um wieder auf 18 $\mu U*ml^{-1}$ anzusteigen, nachdem die Operation fortgesetzt wurde. Diese Ergebnisse sind ein wichtiges Indiz dafür, dass die ADH-Sekretion wahrscheinlich nicht durch Veränderungen des intravasalen Volumens, des MAP oder der Plasmaosmolalität ausgelöst wird, denn diese unterschieden sich in dieser kurzen Zeitspanne nicht. - Es wundert deshalb nicht, dass die Autoren auch keine Korrelation zwischen dem MAP-Anstieg und dem ADH-Spiegel fanden. - Von Melville et al. wurde deshalb vermutet, dass die ADH-Freisetzung eher auf direkte peritoneale Reize zurückzuführen ist und nicht auf reflektorische Änderungen des Herz-Kreislaufsystems.

Auch Cochrane et al.[1] untersuchten in einer nicht-randomisierten Studie die Plasmakonzentrationen von ADH bei 16 Patienten mit einer konventionellen Cholezystektomie mit und ohne epiduralen Katheter. Nach der Induktion der Anästhesie stieg der ADH-Spiegel auf das Doppelte des Ausgangswertes an, nach der Hautinzision auf das 9fache und während der Operation auf das bis zu 60fache. Beide Gruppen unterschieden sich nicht. Der MAP fiel in der Gruppe ohne Epiduralkatheter durch die Anästhesie um 20 mm Hg und in der Gruppe mit Epiduralkatheter um 35 mm Hg ab. Während der Operation stieg der MAP in beiden Gruppen wieder um 10 mm Hg an. Trotz der Ausssschaltung von nervalen Afferenzen durch die epidurale Blockade stiegen die ADH-Spiegel in beiden Gruppen an. Offensichtlich wurden die peritonealen Reize, die die ADH-Sekretion auslösten, nicht durch den epiduralen Katheter blockiert.

Neben kardialen Erkrankungen beeinflusst auch das Alter der Patienten die intraoperative Herz-Kreislaufreaktion, denn mit zunehmenden Alter ändern sich die Kompensationsmöglichkeiten, weil der arterielle Blutdruck im Alter ansteigt, die Gefäße ihre Elastizität verlieren, sich die Reflexaktivität der Barorezeptoren vermindert, die Herzfrequenz träger auf eine Hypoxämie oder Hyperkapnie reagiert und häufiger Bradykardien auftreten. Die Kontraktilität des Myokards bleibt zwar in Ruhe weitgehend erhalten, aber der linksventrikuläre enddiastolische Füllungsdruck steigt bei Blutdrucksteigerungen stärker an, weil die Compliance abnimmt. Die Anspannungskraft lässt ebenfalls nach und die Entspannungsphase verlängert sich. Das Herz erweitert sich, so dass die Ejektionsfraktion abnimmt. Das HMV kann unter Belastung nicht mehr in demselben Maße gesteigert werden, weil mit einer geringeren Empfindlichkeit der β-adrenergen Rezeptoren einerseits die Fähigkeit zur Herzfrequenzsteigerung und andererseits die Kontraktilität abnimmt. Eine Zunahme des Schlagvolumens wäre somit nur noch durch eine Dilatation des Ventrikels möglich. Insgesamt ist beim älteren Patienten die kardiovaskuläre Reserve eingeschränkt.

2.3
Herz-Kreislaufveränderungen bei einem Pneumoperitoneum

Aus vielfältigen intraoperativen Untersuchungen bei gynäkologischen Laparoskopien wird übereinstimmend berichtet, dass nach Anlage eines Kapnoperitoneums das HMV abnimmt und der MAP und Gefäßwiderstand steigt. Gleichzeitig wird vermutet, dass der verminderte venöse Rückstrom bzw. die Vorlast für die Reduktion des HMV verantwortlich ist. Allerdings steigt der MAP mehr an, als zu erwarten wäre, wenn es sich ausschließlich um eine Kompensation für die verminderte Vorlast handeln würde. Um die pathophysiologischen Zusammenhänge zu erhellen, wurden deshalb in den letzten Jahren vielfältige tierexperimentelle und klinische Studien durchgeführt.

2.3.1
Tierexperimentelle Studien

In einigen Tierversuchen wurde unter experimentellen Bedingungen untersucht, wie sich unterschiedliche intraabdominelle Drücke auf die gesamte Herz-Kreislaufsituation auswirken, ob sich die verschiedenen Insufflationsgase (CO_2, Helium und Argon) unterschiedlich verhalten und ob die Körperposition die Herzkreislaufreaktionen wesentlich modifizieren.

2.3.1.1
Einfluss des intraabdominellen Druckes

Ivankovich et al.[15] legten bei 15 Hunden (25-35 kg) in Pentobarbitalanästhesie ein Pneumoperitoneum mit Kohlendioxid oder Lachgas an und erhöhten den IAP innerhalb von 5 min auf 20 mm Hg, nach weiteren 10 min auf 30 mm Hg und nach weiteren 5 min auf 40 mm Hg. In Abhängigkeit von der Steigerung des IAP reduzierten sich das HMV und das Schlagvolumen bereits nach einer Erhöhung von 20 mm Hg. Der zentralvenöse Druck, der intrathorakale Druck und der Druck in der V. femoralis stiegen deutlich mit dem IAP an. Der Blutfluss in der V. cava inferior nahm um bis zu 60 % ab, von 2,2 l*min^{-1} auf ungefähr 0,8 l*min^{-1}. Der MAP stieg deutlich an und der periphere Widerstand verdreifachte sich. Die Herzfrequenz stieg von 160 min^{-1} auf 190 min^{-1}. Sämtliche Werte kehrten nach Desufflation rasch wieder auf ihren Ausgangswert zurück. Die hämodynamischen Veränderungen unterschieden sich bei beiden Insufflationsgasen nicht. Ein kardiostimulatorischer Effekt durch ein erhöhtes PaCO$_2$ wurde nicht beobachtet.

Shoto et al.[38] untersuchten die hämodynamischen Parameter an 16 Schweinen mit einem Körpergewicht von 20-25 kg nach Anlage eines Kapnoperitoneums von 8, 10, 12, 16 und 20 mm Hg in Lachgasanästhesie. Mit zunehmendem IAP stieg der Druck in der V. cava inferior von 6 auf maximal 25 mm Hg, während sich der MAP, der pulmonalarterielle Druck und der pulmonalkapilläre Verschlussdruck im Vergleich zu den Ausgangswerten nicht veränderten. Das HMV fiel bei dem höchsten intraperitonealen Druck von 20 mm Hg von anfänglich 3,5 auf 1,5 l*min^{-1}. Angaben zur Herzfrequenz finden sich nicht.

In einer eigenen Studie[17] wurden 18 Schweine mit einem Körpergewicht von 26±7 kg hinsichtlich des Einflusses eines Pneumoperitoneums mit verschiedenen Gasen (Kohlendioxid, Argon und Helium) in Kombination mit unterschiedlichen Körperpositionen auf hämodynamische und respiratorische Parameter untersucht. Nach Zuordnung zu einem der Insufflationsgase nahm jedes Tier in zufälliger Reihenfolge alle möglichen Kombinationen der verschiedenen intraperitonealen Drücke (8, 12 und 16 mm Hg) mit den Körperpositionen (Kopfhoch-, Horizontal- und Kopftieflage) ein. Die hämodynamischen und respiratorischen Parameter wurden mit einem kontinuierlichen invasiven Monitoring aufgezeichnet. Die Höhe des IAP hatte einen Einfluss auf nahezu alle hämodynamischen Parameter. Mit der Zunahme des intraperitonealen Druckes auf 16 mm Hg stieg der zentralvenöse Druck auf 267 % des Ausgangswertes an, während der sich der pulmonalarterielle Druck nicht veränderte. Das linksventrikuläre Schlagvolumen sank bis auf 71 % und das HMV bis auf 76 %. Der MAP und die Herzfrequenz blieben unverändert. Der periphere Widerstand stieg jedoch auf 129 % an.

Marathe et al.[22] studierten die linksventrikuläre Kontraktilität des Herzens und die Kreislaufreaktionen während eines Kapnoperitoneums in einer aufwendigen Studie an 10 Hunden (20-25 kg). Sie platzierten über eine Thorakotomie spezielle Messsonden am linken Ventrikel, um die Größe des Ventrikels mittels Ultraschall exakt bestimmen zu können, und einen intrapleuralen Katheter zur Messung des intrathorakalen Druckes. Drei Wochen später wurde jeweils ein Katheter in den rechten Vorhof und linken Ventrikel eingelegt und ein Kapnoperitoneum etabliert. Der IAP wurde von 0 bis auf 25 mm Hg in 5 mm Hg Schritten gesteigert. Die Untersucher bestimmten u.a.: das linksventrikuläre Volumen, den linksventrikulären transmuralen Druck als Differenz zwischen dem linksventrikulären intrakardialen Druck und dem intrathorakalen Druck, den zentralvenösen Druck, den intrathorakalen Druck, das HMV, die linksventrikuläre Kontraktilität als Steigung zwischen der Schlagarbeit und dem enddiastolischen Füllungsdruck, das enddiastolische Füllungsvolumen, den MAP und die Herzfrequenz.

Das linksventrikuläre Volumen nahm bei einem erhöhten IAP über 15 mm Hg nur geringgradig ab. Der linksventrikuläre transmurale Druck und die Kontraktilität, gemessen als intrakavitäre Druckanstiegsgeschwindigkeit (D.p./dt) und Beziehung zwischen Schlagarbeit und Füllungsvolumen, unterschieden sich nicht bei den verschiedenen Drücken. Die Kontraktilität wurde durch den IAP also nicht beeinflusst. Auch der MAP und die Herzfrequenz veränderten sich nicht. Das HMV verminderte sich dagegen ab einem IAP von 15 mm Hg deutlich, was auf eine verminderte Vorlast zurückgeführt wurde, weil zugleich das enddiastolische Volumen abnahm. Parallel mit dem IAP nahmen sowohl der zentralvenöse Druck als auch der intrathorakale Druck zu. Der korrigierte zentralvenöse Druck, d.h. die Differenz zwischen dem gemessenen zentralvenösen Druck und dem intrathorakalen Druck, stieg während des Versuches nicht an. Die Untersucher weisen darauf hin, dass in ihrer Studie weder die Kontraktilität des Herzens verschlechtert wird noch der Sympathikus aktiviert wird, was sich ansonsten durch eine Erhöhung der Herzfrequenz und des MAP gezeigt hätte. Der zentralvenöse Druck kann offensichtlich nicht als Indikator für die Vorlast herangezogen werden, weil er durch den erhöhten intrathorakalen Druck massiv erhöht wird. Die verminderte Vorlast bzw. das verminderte enddiastolische Füllungsvolumen wird durch die Abnahme des venösen Rückstromes hervorgerufen.

Trotz der eingeschränkten Vergleichbarkeit der Ergebnisse aufgrund der verschiedenen Modelle und Parameter scheint bei einem zunehmenden IAP die Vorlast abzunehmen, indem der venöse Rückstrom vermindert wird (Abb. 2-12). Die Abnahme des venösen Rückstromes dürfte sowohl auf eine Zunahme des Widerstandes durch die Kompression der großen Gefäße als auch durch eine Zunahme des Druckes im rechten Vorhof bedingt sein, so dass das venöse Druckgefälle zwischen dem mittleren Füllungsdruck und dem rechten Vorhof abnimmt. Dadurch reduziert sich das enddiastolische Füllungsvolumen. Der zentralvenöse Druck steigt durch den erhöhten IAP und intrathorakalen Druck nominell an, aber dies ist kein Ausdruck einer erhöhten venösen Füllung des rechten Vorhofes. Aufgrund der verminderten Füllung reduziert sich das Schlagvolumen bzw. das HMV. Gleichzeitig steigt die Nachlast, ausgedrückt durch einen erhöhten MAP und peripheren Widerstand. Auch wenn diese Studien die Zunahme der Nachlast nicht erklären können, wäre es nicht unwahrscheinlich, dass eine vermehrte ADH-Sekretion und Sympathikusaktivierung für die Nachlasterhöhung und Herzfrequenzsteigerung verantwortlich sind.

Wenn die Reduktion des HMV tatsächlich primär durch einen verminderten venösen Rückstrom bedingt ist, dann müsste sich das HMV durch eine Zunahme der Vorlast erhöhen lassen. Da die intravasalen Drücke vor dem rechten Vorhof bereits sehr hoch sind, könnte eine Zunahme des venösen Füllungsdruckes den venösen Rückstrom verbessern. Dazu müsste das intravasale Blutvolumen durch eine Volumengabe zunehmen. Harmann et al.[10] legten bei 7 Hunden in Pentobarbitalanästhesie ein Kapnoperitoneum von 20 und 40 mm Hg an. Das HMV fiel von initial von 2,1 auf 0,8 l*min^{-1} bei einem IAP von 40 mm Hg ab, der

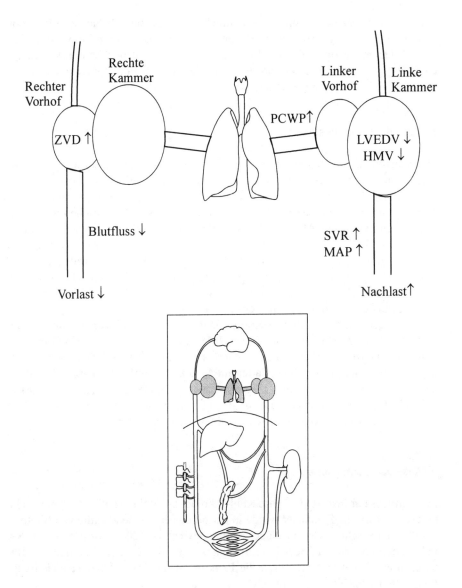

Abb. 2-12 Einfluss des erhöhten IAP auf das HMV, die Vor- und Nachlast (ZVD-zentralvenöser Druck, PCWP-pulmonalkapillärer Verschlussdruck, LVEDV-linksventrikuläres enddiastolisches Volumen, SVR-systemischer peripherer Gefäßwiderstand)

periphere Widerstand verdoppelte sich und der zentralvenöse Druck stieg deutlich an. Nach Gabe von Dextran 40 in einer Dosis von 1 ml*kg^{-1} stieg bei einem IAP von 40 mm Hg das HMV auf das Doppelte des Ausgangsvolumens an. Der periphere Widerstand fiel ab und die Herzfrequenz blieb unverändert. Offensichtlich nahm das HMV
durch die zusätzliche Volumengabe deutlich zu. Diese hämodynamische Reaktion ist eine Bestätigung dafür, dass die oben formulierten pathophysiologischen Zusammenhänge richtig sind. Es wäre demnach zu empfehlen, dass bei der Anlage eines Pneumoperitoneums auf ein ausreichendes venöses Füllungsvolumen zu achten ist, um die Vorlast zu optimieren.

2.3.1.2
Einfluss der Körperposition

In der bereits erwähnten eigenen Studie[17] wurde bei den 18 Schweinen außerdem evaluiert, ob die verschiedenen Körperpositionen Kopfhoch-, Horizontal- und Kopftieflage die hämodynamischen und respiratorischen Parameter verändern. Die Körperposition hatte einen Einfluss auf nahezu alle hämodynamischen und respiratorischen Parameter (Abb. 2-13). Das HMV war in Kopfhochlage bei einem IAP von 16 mm Hg auf 71 % und das Schlagvolumen auf 77 % reduziert. Der zentralvenöse Druck betrug nur 67 %, während der Druck in der V. femoralis auf 256 % anstieg. Der periphere Widerstand stieg dagegen auf 147 % an. Offensichtlich wird in Kopfhochlage die kardiale Vorlast weiter gesenkt, die Nachlast erhöht und die Auswurfleistung des Herzens vermindert.

Im Gegensatz dazu nahm in Kopftieflage bei einem IAP von 16 mm Hg der zentralvenöse Druck auf 444 % zu. Das HMV war im Vergleich zur Kopfhochlage höher und betrug 85 % des Ausgangswertes. Der periphere Widerstand blieb dagegen unverändert. Der pulmonalarterielle Druck stieg auf 180 % an. In Kopftieflage kam es also hauptsächlich zu einer relativen Zunahme der kardialen Vorlast bei gleichbleibender Nachlast, die nur zu einem moderaten Abfall des HMV führte und möglicherweise dadurch die Kreislaufsituation verbesserte.

2.3.1.3
Einfluss des Insufflationsgases

Den Einfluss der Insufflationsgase Kohlendioxid und Helium auf hämodynamische und respiratorische Parameter wurde in der bereits erwähnten Studie von Shoto et al.[38] an 16 Schweinen mit einem Körpergewicht von 20-25 kg untersucht. Sie induzierten jeweils ein Pneumoperitoneum von 8, 10, 12, 16 und 20 mm Hg. Bei Kohlendioxid und Helium waren die Reaktionen der Hämodynamik gleichartig. Lediglich der PaCO$_2$ stieg in der CO$_2$-Gruppe an.

Ho et al.[14] versuchten in einer tierexperimentellen Studie zu klären, ob die Hämodynamik während laparoskopischer Operationen primär durch das insufflierte CO$_2$ oder durch den IAP verändert wird. An 8 Schweinen wurde ein Pneumope-

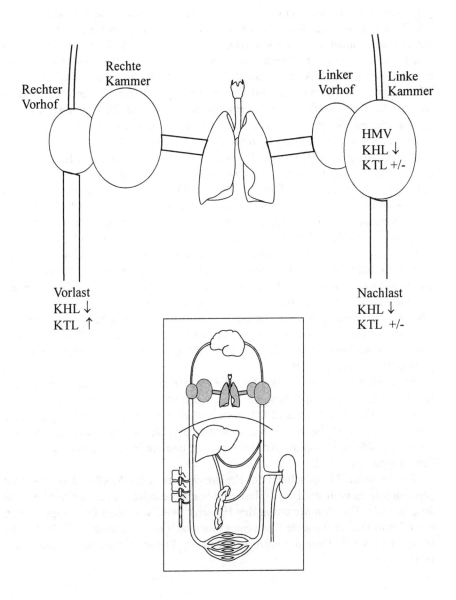

Rechter
Vorhof

Rechte
Kammer

Linker
Vorhof

Linke
Kammer

HMV
KHL ↓
KTL +/-

Vorlast
KHL ↓
KTL ↑

Nachlast
KHL ↓
KTL +/-

Abb. 2-13 Einfluss einer Kopfhochlage (KHL) und Kopftieflage (KTL) auf das HMV, die Vor-
und Nachlast (ZVD-zentralvenöser Druck, PCWP-pulmonalkapillärer Verschlussdruck, LVEDV-
linksventrikuläres enddiastolisches Volumen, SVR-systemischer peripherer Gefäßwiderstand)

ritoneum mit CO_2 oder Stickstoff mit einem IAP von 15 mm Hg etabliert. Nach 2 Stunden wurden sämtliche hämodynamische Parameter gemessen. 48 Stunden später wurde bei jeweils dem gleichen Tier das andere Gas zur Anlage eines Pneumo-
peritoneums verwendet und erneut alle hämodynamischen Parameter aufgezeichnet. Während sich das HMV zwischen den beiden Gasen nicht unterschied, nahm das Schlagvolumen in der Kapnoperitoneumgruppe um 15 % ab, was aber durch eine kompensatorische Steigerung der Herzfrequenz von 130 auf 148 min^{-1} ausgeglichen wurde. Der MAP stieg ebenfalls nur in der Kapnoperitoneumgruppe von 87 mm Hg auf 102 mm Hg an und blieb in der Stickstoffperitoneumgruppe unverändert. Die Tiere wurden nicht hyperventiliert, so dass in der Kapnoperitoneumgruppe während des gesamten Versuches eine Hyperkapnie persistierte.

In der eigenen Tierstudie[17] wurde das Pneumoperitoneum entweder mit Kohlendioxid, Argon oder Helium aufgebaut. Die Art des verwendeten Insufflationsgases hatte einen Einfluss auf den zentralvenösen Druck, den MAP und natürlich auf den Säure-Basen-Status. Der zentralvenöse Druck stieg beim Kapnoperitoneum und einem IAP von 12 mm Hg in Horizontallage auf Werte von 240 %, beim Heliumperitoneum auf 200 % und beim Argonperitoneum nur auf 120 % der Ausgangswerte an. Der MAP stieg in der CO_2-Gruppe um 9 % und blieb in der Helium- und Argongruppe unverändert. Der periphere Widerstand war in allen Gruppen erhöht. In der CO_2-Gruppe wurden 121 %, in der Heliumgruppe 109 % und in der Argongruppe 119 % erreicht. Das HMV und das Schlagvolumen unterschieden sich nicht zwischen Insufflationsgasen und waren auf 85-89 % bzw. 77-80 % der Ausgangswerte reduziert. Wie zu erwarten war, erhöhte das Kapnoperitoneum den $PaCO_2$ und erniedrigte den pH-Wert im Vergleich zu dem Argon- und Heliumperitoneum, allerdings wurde im Experiment keine kontrollierte Hyperventilation durchgeführt.

Rademaker et al.[32], die ebenfalls die Auswirkungen eines Kapnoperitoneums mit denen eines Heliumperitoneums auf die hämodynamischen Parameter in einer experimentellen Studie an acht Schweinen verglichen, beschrieben ebenfalls eine Erhöhung des MAP bei einem Kapnoperitoneum. Der zentralvenöse Druck stieg dagegen unabhängig von der Art des Gases an und die Herzfrequenz blieb in beiden Gruppen unverändert.

Bei gesunden Tieren scheint das Kapnoperitoneum den MAP und die Nachlast geringgradig zu erhöhen. Die Vorlast wird wahrscheinlich von allen Gasen gleichartig gesenkt. Die Pumpfunktion des Herzens wird von allen Gasen gleichartig beeinflusst. Das verwendete Gas scheint demnach nur in geringem Maße für die hämodynamischen Veränderungen während des Pneumoperitoneums verantwortlich zu sein.

2.3.2
Klinische Studien

Der Einfluss des Pneumoperitoneums auf das Herzkreislaufsystem wurde nicht nur in Tierexperimenten, sondern auch in klinischen Studien intensiv überprüft.

2.3.2.1
Nicht vergleichende Studien

Haxby et al.[12] untersuchten die Herz-Kreislaufverhältnisse von 10 konsekutiven Patienten bei einer laparoskopischen Herniotomie mit einem transösophageal platzierten Doppler. 5 Minuten nach dem Aufbau eines Kapnoperitoneums von maximal 13 mm Hg stieg der MAP von 83 auf 104 mm Hg, während gleichzeitig das Schlagvolumen um 25 % abfiel und die Herzfrequenz unverändert blieb. Der periphere Widerstand stieg von 1100 auf 2100 dyn*s*cm^{-5}.

Ähnliche Ergebnisse beschrieben auch Mc Laughlin et al.[23] bei der transösophagealen Echokardiographie von 18 Patienten während einer laparoskopischen Cholezystektomie. Innerhalb von 30 Minuten nach Aufbau eines Kapnoperitoneums von 15 mm Hg stieg der diastolische Blutdruck um 20 %, der systolische Blutdruck um 11 %, der periphere Gefäßwiderstand um 50 % und der zentralvenöse Druck um 30 %. Das HMV bzw. Schlagvolumen nahm um 30 % ab. Nach Desufflation des Kapnoperitoneums kehrten die Werte rasch auf ihre Ausgangswerte zurück.

Branche et al.[5] bestimmten die linksventrikuläre Funktion an 10 Patienten der ASA Klassifikation I-II mittels transösophagealer Echokardiographie während einer elektiven laparoskopischen Cholezystektomie. 3 min nach Induktion eines Kapnoperitoneums von 8-12 mm Hg stieg der systolische arterielle Blutdruck von 109±13 auf 135±12 mm Hg. Mit dem systolischen Blutdruck stieg natürlich auch der linksventrikuläre endsystolische Wandstress an, der als Indikator für die vom Herzen aufzubringende Kraft angesehen wird, um die Nachlast zu überwinden. Die Herzfrequenz änderte sich nicht. Die Untersucher wiesen darauf hin, dass sich nach ungefähr 30 min die Nachlast spontan verminderte, ohne dass der IAP abnahm. Die Nachlast veränderte sich auch nicht mehr, nachdem später eine 10° Kopfhochlage eingenommen wurde. Offensichtlich hatte sich das Herz-Kreislaufsystem an die veränderten Bedingungen durch das Kapnoperitoneum adaptiert.

Joris et al.[16] untersuchten 15 Patienten der ASA Klassifikation I bei einer elektiven laparoskopischen Cholezystektomie mit einem Kapnoperitoneum von 14 mm Hg. Die hämodynamischen Parameter wurden bereits vor der Einleitung der Allgemeinanästhesie dokumentiert. Nach der Einleitung der Anästhesie mit Isofluran, Lachgas und Sauerstoff (1:1) und in Kopfhochlage fiel der MAP von 96 auf 71 mm Hg. Er nahm 5 min nach Insufflation auf 97 mm Hg zu und betrug 30 min nach Insufflation 95 mm Hg. Der periphere und der pulmonale Gefäßwiderstand stiegen nach der Einleitung um ungefähr 20 % an, um direkt nach Aufbau des Pneumoperitoneums auf mehr als das Doppelte zuzunehmen. Bereits

30 min nach Insufflationsbeginn fiel der Gefäßwiderstand aber wieder deutlich ab. Der pulmonalkapilläre Wedgedruck und der Druck im rechten Vorhof stiegen um 5-6 mm Hg während der Insufflation an. Die Herzfrequenz blieb mit ungefähr 80 min^{-1} weitgehend konstant. Der Herzindex nahm jedoch von 3,6 vor der Einleitung auf 2,2 l*min^{-1}*m^{-2} nach der Einleitung in Kopfhochlage ab. Durch das Kapnoperitoneum von 14 mm Hg nahm der Herzindex zunächst auf 1,8 l*min^{-1}*m^{-2} ab, um innerhalb von 30 min auf 2,3 l*min^{-1}*m^{-2} zuzunehmen. Die Studie belegt, dass bereits die Anästhesie und Lagerung des Patienten die Herz-Kreislauffunktion deutlich einschränkt. Das Kapnoperitoneum vermindert zwar das HMV weiter und erhöht auch den Gefäßwiderstand, diese Effekte scheinen sich aber innerhalb kürzerer Zeit abzuschwächen.

Die klinischen Studien wie auch die Tierexperimente weisen darauf hin, dass beim Aufbau eines Kapnoperitoneums die Herzauswurfleistung abnimmt und die kardiale Nachlast zunimmt. Trotz der hämodynamischen Veränderungen traten bei den relativ gesunden Patienten keine kardiovaskulären Komplikationen auf. Es ist deshalb zu vermuten, dass sich die pathophysiologischen Kompensationsmechanismen ähnlich verhalten.

Inwieweit die Veränderungen des MAP und des HMV auch mit einer vermehrten Ausschüttung neuroendokriner Hormone einhergehen, wurde in mehreren Studien analysiert. Während einer laparoskopischen Cholezystektomie stieg bei 11 Patienten bereits 10 min nach Etablierung des Kapnoperitoneums das Noradrenalin von 155 auf 283 pg*ml^{-1} im Plasma des arteriellen Blutes an. Der Adrenalinspiegel, die Herzfrequenz und der Herzindex blieben unverändert[27]. Der MAP stieg gleichzeitig von 73 auf 98 mm Hg und der periphere Widerstand von 2190 auf 3460 dyn*s*cm^{-5} an. Der zentralvenöse Druck und der pulmonalkapilläre Verschlussdruck stiegen um 7 bzw. 8 mm Hg an. Myre et al.[27] schlossen aus ihren Ergebnissen, dass die Steigerung des Gefäßwiderstandes durch die Noradrenalinausschüttung bedingt sein könnte.

O'Leary et al.[30] untersuchten bei 16 konsekutiven Patienten während einer elektiven laparoskopischen Cholezystektomie die hämodynamischen und neuroendokrinen Parameter. Nach Einleitung der Anästhesie fielen die Herzfrequenz und der MAP ab, um nach dem Aufbau des Kapnoperitoneums wieder auf ihre ursprünglichen Werte anzusteigen. Die Plasmakonzentrationen von Noradrenalin, Adrenalin, Renin und Aldosteron stiegen gleichsinnig mit dem MAP an.

Berg et al.[3] stellten bei 23 Patienten während einer elektiven laparoskopischen Cholezystektomie direkt nach dem Aufbau des Kapnoperitoneums von 12 mm Hg eine Zunahme der Herzfrequenz, des MAP und des zentralvenösen Druckes fest. Außerdem beschrieben sie einen Anstieg des ADH von 3 auf maximal 104 pg*ml^{-1}. Da das ADH ab einer Konzentration von 20-30 pg*ml^{-1} vasokonstriktorisch wirkt, könnte auch dieses Hormon für die Blutdrucksteigerung und die Erhöhung des peripheren Widerstandes bei laparoskopischen Operationen mit verantwortlich sein. Ein vergleichbarer Anstieg des ADH wurde auch von anderen Autoren nach dem Aufbau des Pneumoperitoneums beschrieben[26,40]. Walder et al.[41] untersuchten ebenfalls die ADH-Sekretion und die Hämodynamik während einer elektiven laparoskopischen Choelzystektomie an 10 Patienten. Nach Aufbau des Kapnoperitoneums und in Kopfhochlage von 15° stiegen wie in den anderen Studien der periphere Widerstand und der MAP an, während der Herzindex abfiel. Gleichzeitig stieg der ADH-Spiegel von 3,4 auf maximal 123 pmol*l^{-1}. Adrenalin, Noradrenalin, die Plasmaosmolarität und die Plasmareninaktivität blieben im Vergleich zum Ausgangswert unverändert. Der atriale transmurale Druckgradient, der sich aus der Differenz zwischen dem rechtsatrialen Druck und dem intrathorakalen Druck errechnet, sank von 3,0 bis auf -8,0 und wurde von den Autoren als möglicher Auslöser einer ADH-Freisetzung angesehen. Die Untersucher führen die hämodynamischen Veränderungen direkt auf die ADH-Sekretion zurück.

In einer geblindeten randomisierten Studie untersuchten Koivusalo et al.[19], ob der ultrakurzaktive kardioselektive β1-adrenerge Rezeptorantagonist Esmolol bei 28 Patienten während einer laparoskopischen Cholezystektomie oder Fundoplikatio die spezifischen hämodynamischen Auswirkungen des Kapnoperitoneums abschwächt und den Sauerstoffbedarf durch die vermehrte Herzarbeit vermindert. Die Patienten der Esmololgruppe erhielten einen Bolus von 1 mg*kg^{-1} Esmolol, unmittelbar bevor das Kapnoperitoneum induziert wurde. Anschließend wurde Esmolol mit 200 µg*kg^{-1}*min^{-1} dauerinfundiert. Die Kontrollgruppe erhielt identische Volumina einer physiologischen Kochsalzlösung per infusionem. Während der gesamten Dauer der Operation waren in der Esmololgruppe der MAP und die Herzfrequenz niedriger als in der Kontrollgruppe und blieben im Vergleich zum Ausgangswert unverändert. Das HMV wurde leider nicht bestimmt. Der zentralvenöse Druck stieg in beiden Gruppen gleichartig an. Die Urinausscheidung war ebenfalls in der Esmololgruppe während der ersten 30 Minuten des Kapnoperitoneums mit 0,22 ml*kg^{-1} höher als in der Kontrollgruppe mit 0,01 ml*kg^{-1}. Die Adrenalinspiegel im Plasma stiegen in beiden Gruppen an, waren jedoch in der Esmololgruppe höher. Eine Stunde postoperativ fanden sich keine Unterschiede zwischen beiden Gruppen mehr. Die Plasmakonzentration an antidiuretischem Hormon (ADH) war in der Esmololgruppe ebenfalls höher als in der Kontrollgruppe. Die Noradrenalinspiegel im Plasma stiegen in beiden Gruppen gleichartig an. Offensichtlich kann durch die Applikation des Esmolol der Anstieg der Herzfrequenz und des MAP vermindert werden. Inwieweit eine Abschwächung des Sympathikus aber tatsächlich generell wünschenswert ist, bleibt unbeantwortet, weil das HMV in der Studie nicht gemessen wurde. Häufig wird ein vermindertes Schlagvolumen durch eine Frequenzsteigerung oder Zunahme der Kontraktilität durch einen erhöhten Sympathikotonus ausgeglichen. Diese Kompensationsmöglichkeiten werden dem Organismus unter Esmolol offensichtlich effektiv genommen.

2.3.2.2
Einfluss des intraabdominellen Druckes

Wallace et al.[42] verglichen in einer randomisierten Studie den Einfluss eines Kapnoperitoneums mit einem IAP von 7,5 oder 15 mm Hg an insgesamt 40 Patienten während einer laparoskopischen Cholezystektomie. Der Herzindex fiel in beiden Gruppen um etwa 20 % des Ausgangswertes, während die Herzfrequenz unverändert blieb. Der MAP stieg in beiden Gruppen um 15 mm Hg. Der zentralvenöse Druck und der periphere Widerstand wurden nicht angegeben. Da sich keine wesentlichen Unterschiede in der Änderung des HMV, der Herzfrequenz und des MAP zwischen den Gruppen zeigten, kann vermutet werden, dass die klinisch nicht relevanten hämodynamischen Veränderungen bereits bei einem relativ niedrigen IAP von 7,5 mm Hg getriggert werden.

2.3.2.3
Einfluss der Körperposition

Dorsay et al.[7] untersuchten 14 gesunde Patienten mit einer transösophagealen Echokardiographie bei einer elektiven laparoskopischen Cholezystektomie. Nach Aufbau eines Kapnoperitoneums von 15 mm Hg nahmen das Schlagvolumen und das linksventrikuläre enddiastolische Volumen um ungefähr 10 % ab. Der Herzindex und die Ejektionsfraktion unterschieden sich nicht. Die Herzfrequenz nahm um 7 % und der MAP um 16 % zu. Nachdem die Patienten in eine 20° Kopfhochlage gebracht worden waren, fiel der Herzindex von initial 3,3 auf 3,0 l*min^{-1}*m^2 und damit um 11 % ab. Der Schlagvolumenindex nahm um 22 % ab und die Ejektionsfraktion fiel um 11 %. Das linksventrikuläre enddiastolische Volumen verschlechterte sich nicht weiter. Die Herzfrequenz stieg um 14 % und der MAP um 19 %. Nach der Desufflation bei weiter bestehender Kopfhochlage erholten sich alle Werte wieder. Auch wenn sich die hämodynamischen Parameter erwartungsgemäß durch die verminderte Vorlast bzw. den reduzierten venösen Rückstrom nach dem Aufbau des Kapnoperitoneums verschlechterten, waren die Effekte auf das Herz-Kreislaufsystem insgesamt gering.

In der bereits erwähnten Studie von Haxby et al.[12] bei 10 konsekutiven Patienten während einer laparoskopischen Herniotomie kam es in der Kopftieflage zu keinen weiteren Veränderungen des MAP und der Herzfrequenz, während das Schlagvolumen und der periphere Widerstand wieder auf die Werte vor dem Aufbau des Kapnoperitoneums zurückgingen. In dieser Studie konnte die Kopftieflage also die negativen Auswirkungen des Pneumoperitoneums auf die Hämodynamik reduzieren.

2.3.2.4
Einfluss des Insufflationsgases und der gaslosen Laparoskopie

Als alternatives Insufflationsgas zum Kohlendioxid wurde von einigen Untersuchern Helium verwendet, um die negativen Eigenschaften von Kohlendioxid zu vermeiden. Neuberger et al.[28] verglichen bei 20 Patienten bei einer elektiven laparoskopischen Cholezystektomie, welchen Einfluss ein Kapno- oder Heliumperitoneum auf die Blutgase und die hämodynamischen Parameter haben. Bei jedem Patienten wurde initial für 1 Stunde ein Kapnoperitoneum angelegt, anschließend wieder abgelassen und nach einer weiteren Adaptationsphase ein Heliumperitoneum für eine Stunde angelegt. Während des Pneumoperitoneums wurde der Patient mit einem festgelegten Atemminutenvolumen ventiliert. Weder die Herzfrequenz noch der MAP waren zwischen den Gasen unterschiedlich. Weitere hämodynamische Parameter wurden nicht gemessen.

Bongart et al.[4] untersuchten die Herz-Kreislaufverhältnisse in einer randomisierten Studie bei 20 Patienten während einer elektiven laparoskopischen Cholezystektomie. Die Patienten erhielten entweder ein Kapno- oder Heliumperitoneum mit einem IAP von 15 mm Hg. Die Herzfunktion wurde mit einer transösophagealen Echokardiographie bestimmt. Nach der Insufflation stiegen in beiden Gruppen der systolische und diastolische Blutdruck und die Herzfrequenz an. Das HMV veränderte sich nicht nach der Insufflation. Zwischen den Gasen gab es keine Unterschiede in der Herz-Kreislaufreaktion. In dieser Studie scheint die Heliuminsufflation keinen klinisch relevanten Vorteil bezüglich der Wirkungen auf das Herz-Kreislaufsystem mit sich zu bringen. Die Hämodynamik wird primär durch den erhöhten IAP und nicht durch die Art des Gases beeinflusst.

Es wäre denkbar, dass die Nachteile des Kapnoperitoneums bei der gaslosen laparoskopischen Technik nicht auftreten, weil weder ein erhöhter IAP noch ein erhöhtes $PaCO_2$ schädlich wirken. In einer randomisierten Studie teilten Meijer et al.[24] 20 Patienten zur elektiven Cholezystektomie in die gaslose oder Kapnoperitoneumgruppe (15 mm Hg) ein. Das HMV wurde über den arteriellen Blutdruck an der A. radialis berechnet. Den Graphiken dieser Publikation ist zu entnehmen, dass sich systolischer und diastolischer Blutdruck und Herzfrequenz nicht wesentlich veränderten. Lediglich das HMV fiel in der Pneumoperitoneum geringgradig ab und nahm nach 30 min in der gaslosen Gruppe geringgradig zu.

Koivusalo et al.[18] untersuchten ebenfalls in einer randomisierten Studie an 26 Patienten, welchen Einfluss ein Kapnoperitoneum oder die gaslose Technik auf hämodynamische und respiratorische Parameter ausüben. Bei den Patienten in der gaslosen Gruppe waren der MAP, die Herzfrequenz und der zentralvenöse Druck geringer. Das Urinvolumen war höher und der Anstieg des Plasmarenins bzw. seine Aktivität waren niedriger als in der Kapnoperitoneumgruppe. Auch Ninomiya et al.[29] verglichen bei 20 Patienten während einer elektiven Cholezystektomie das Kapnoperitoneum mit der gaslosen Technik. Die Herzfunktion wurde mit der transösophagealen Echokardiographie bestimmt. In der Kapnoperitoneumgruppe wurde ein IAP von 10 mm Hg etabliert. Dabei fielen in der Gruppe mit dem Kapnoperitoneum das HMV von 6,8 auf 5,4 l*min⁻¹, das Schlagvolumen von 77 auf 60 ml. Die Herzfrequenz stieg geringgradig von 87 auf 90 min⁻¹ an. Der MAP blieb konstant. In der gaslosen Gruppe veränderten sich die hämodynamischen Parameter nicht wesentlich.

Alle Studien weisen darauf hin, dass bei der gaslosen Laparoskopie die kardiale Funktion nicht in demselben Maße eingeschränkt wird wie bei einem erhöhten IAP. Die Vorlast wird vergleichsweise weniger vermindert und auch die Nachlast steigt nicht so stark an. Bei Patienten mit schweren Herz-Kreislauferkrankungen könnte die gaslose Technik deshalb vorteilhaft sein, was aber in kontrollierten Studien erst noch bestätigt werden muss. Insgesamt sind die Effekte des Kapnoperitoneums aber so gering, dass sie von einem Herzgesunden leicht kompensiert werden können.

2.3.2.5
Laparoskopische versus konventionelle Operationen

Um das Risiko des operativen Zuganges bzw. eines Pneumoperitoneums richtig einzuschätzen, müssen die Veränderungen während einer Laparotomie und einer Laparoskopie gegenübergestellt werden. Es ist nicht ausreichend, darauf hinzuweisen, dass ein Kapnoperitoneum die Herz-Kreislaufsituation im Vergleich zur Anästhesie beeinflusst. Leider liegen bisher nur wenige Studien vor, die die operativen Zugänge direkt verglichen.

Köksoy et al.[20] teilten in einer nicht-randomisierten Studie die Patienten entweder zu einer laparoskopischen (n=22) oder konventionellen (n=11) Cholezystektomie ein. Nach Einleitung der Allgemeinanästhesie fielen das Schlagvolumen, der Herzindex und der Ejektionsgeschwindigkeitsindex ab und der periphere Widerstand stieg an. Während sich die anderen Parameter in der konventionellen Gruppe nicht weiter veränderten, nahmen nach der Insufflation das Schlagvolumen, der Herzindex und der Ejektionsgeschwindigkeitsindex ab und der periphere Widerstand massiv zu. Insgesamt fielen das Schlagvolumen in der laparoskopischen Gruppe um 15 % und der Herzindex von 3 auf 2 l*min⁻¹*m⁻². Die Autoren bestätigten damit die vorhergehenden Untersuchungen, dass ein erhöhter IAP das HMV vermindert und die Nachlast erhöht.

In einer eigenen randomisierten Studie wurden 60 Patienten entweder einer laparoskopischen oder konventionellen Resektion wegen eines kolorektalen Tumors zugeordnet. In dieser Studie wurde nachgewiesen, dass die laparoskopische Operationsmethode postoperativ mit einer besseren Lungenfunktion[37], weniger Schmerzen[36] und kürzerer Ileusdauer[35] einhergeht. Die Fallzahl der Studie wurde vor Studienbeginn mit 30 pro Gruppe festgelegt. Die Hauptzielkriterien waren die postoperativen Parameter.

Alle Resektionen wurden standardisiert in totaler intravenöser Allgemeinanästhesie mit Sufentanyl, Atracrium, Propofol und ohne epiduralen Katheter vorgenommen. Eine kontrollierte Hyperventilation wurde individuell eingesetzt, wenn sie zur Begrenzung des $PaCO_2$ erforderlich war. 30 Patienten wurden laparoskopisch in 15-20° Kopftieflage und 30 Patienten konventionell in 5° Kopftieflage operiert. Das Kapnoperitoneum wurde auf einen IAP von 12 mm Hg begrenzt. Zum intraoperativen Monitoring erhielten alle Patienten zusätzlich einen Pulmonaliskatheter. Patienten bei denen die Einschwemmung eines Swan-Ganz-Katheters zur Messung intraoperativer kardiovaskulärer Parameter nicht möglich war, wurden von der Messung ausgeschlossen, so dass die Daten von 28 konventionellen und 27 laparoskopischen Patienten ausgewertet werden konnten. Alter, Geschlecht, Risikofaktoren, Operationsverfahren und Tumorcharakteristika unterschieden sich nicht zwischen beiden Gruppen. Laparoskopische Resektionen (220±64 Minuten) dauerten durchschnittlich 60 Minuten länger als konventionelle Operationen (147±41 Minuten). Intraoperative Komplikationen traten nicht auf.

HMV, Herzfrequenz, MAP, zentravenöser Druck, pulmonalarterieller und pulmonalkapillärer Verschlussdruck wurden alle 15 Minuten registriert. Der Herzindex stieg zu Beginn der Operation in beiden Gruppen geringgradig an und war in der Laparoskopiegruppe um 0,4 l*min^{-1}*m^2 tendenziell niedriger als in der konventionellen Gruppe (Abb. 2-14). Dieser Unterschied war zu keinem Zeitpunkt signifikant. Dagegen blieb die Herzfrequenz in der laparoskopischen Gruppe mit 55 min^{-1} unverändert, während sie in der konventionellen Gruppe zu Beginn der Operation auf über 80 min^{-1} anstieg (Abb. 2-15). Auch nach Ende der Hautnaht war die Herzfrequenz in der konventionellen Gruppe noch geringgradig höher als in der laparoskopischen Gruppe. Das Schlagvolumen änderte sich in bei den Gruppen nicht wesentlich. Die geringe Zunahme des Herzindex ist auf die geringe Zunahme der Herzfrequenz zurückführbar.

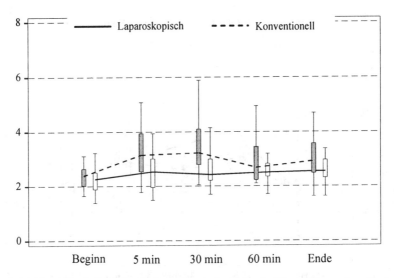

Abb. 2-14 Herzindex in l*min^{-1}*m^2 während laparoskopischer (n=27) und konventioneller (n=28) Resektion eines kolorektalen Tumors 1. nach Plazierung des Pulmonaliskatheters in Allgemeinanästhesie, 2. 5 min nach Laparotomie bzw. Insufflation, 3. 30 min nach Operationsbeginn, 4. 60 min nach Operationsbeginn und 5. zum Zeitpunkt der Hautnaht am Ende der Operation.

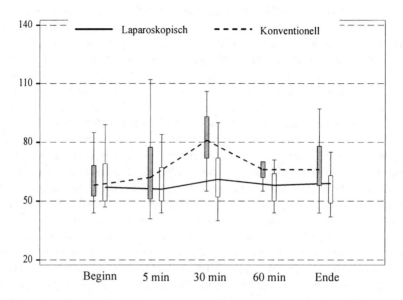

Abb. 2-15 Herzfrequenz pro Minute während laparoskopischer (n=27) und konventioneller (n=28) Resektion eines kolorektalen Tumors. Zeitpunkte wie in Abb. 2.14

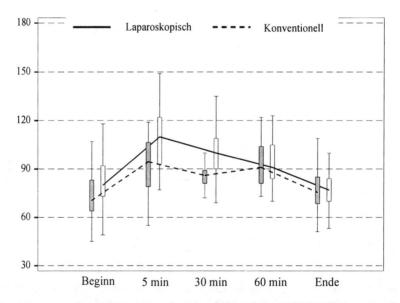

Abb. 2-16 Mittlerer arterieller Druck in mm Hg während laparoskopischer (n=27) und konventioneller (n=28) Resektion eines kolorektalen Tumors. Zeitpunkte wie in Abb. 2.14.

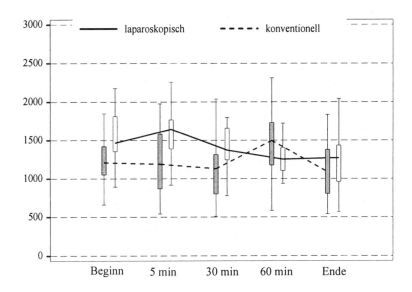

Abb. 2-17 Systemischer peripherer Gefäßwiderstand in dyn*s*cm^{-5} während laparoskopischer (n=27) und konventioneller (n=28) Resektion eines kolorektalen Tumors. Zeitpunkte wie in Abb. 2.14

Der MAP war nur zum Operationsbeginn in der laparoskopischen Gruppe mit durchschnittlich 110 mm Hg höher als in der konventionellen Gruppe mit 94 mm Hg (Abb. 2-16). Bereits nach 60 min bestand kein Unterschied mehr. Auch der systemische Gefäßwiderstand als weiterer Nachlastparameter war lediglich zu Beginn des laparoskopischen Eingriffes geringgradig erhöht (Abb. 2-17). Nach dem Aufbau eines Kapnoperitoneums von 12 mm Hg verdoppelte sich in der Laparoskopiegruppe der zentralvenöse Druck von 10 auf 20 mm Hg, während er in der konventionellen Gruppe unverändert blieb. Im weiteren Verlauf der Operation fiel er in der laparoskopischen Gruppe bis auf etwa 15 mm Hg ab. Nach Beendigung der Hautnaht unterschieden sich beide Gruppen nicht mehr (Abb. 2-18). Auch der pulmonalkapilläre Verschlussdruck war in der laparoskopischen Gruppe um durchschnittlich 5 mm Hg höher als in der konventionellen Gruppe.

In dieser randomisierten Studie stiegen der MAP und der periphere Widerstand als Zeichen der erhöhten Nachlast nur zu Beginn der Operation geringgradig an. Das Schlagvolumen blieb unbeeinflusst, während der Herzindex in der laparoskopischen Gruppen tendenziell geringer war. Der zentralvenöse Druck und der pulmonalkapilläre Verschlussdruck waren als Vorlastparameter in der laparoskopischen Gruppe höher. Bei Patienten der ASA-Klasse I-III wurden in dieser randomisierten Studie keine relevanten Nachteile nachgewiesen.

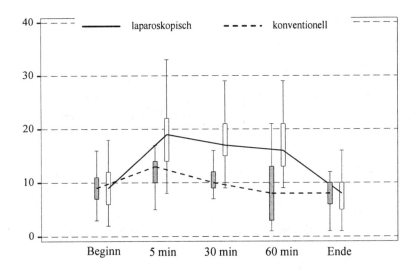

Abb. 2-18 Zentralvenöser Druck in mm Hg während laparoskopischer (n=27) und konventioneller (n=28) Resektion eines kolorektalen Tumors. Zeitpunkte wie in Abb. 2.14

2.4
Laparoskopie bei Risikopatienten

Während der Aufbau eines Kapnoperitoneums bei Patienten ohne wesentliche allgemeine Risikofaktoren als risikoarmes Verfahren angesehen werden kann, könnte die Verminderung der Vorlast und Zunahme der Nachlast bei Patienten mit vorbestehenden kardiovaskulären Erkrankungen die Hämodynamik relevant verschlechtern.

Die meisten Studien zur kardiovaskulären Belastung des Kapnoperitoneums bei Risikopatienten wurden während einer laparoskopischen Cholezystektomie vorgenommen [9,13,31,33]. Popken et al.[31] untersuchten in einer Beobachtungsstudie bei 19 Hochrisikopatienten der ASA-Klassifikation IV die perioperativen Komplikationen während und nach einer elektiven laparoskopischen Cholezystektomie. Bei drei von 19 Patienten traten intraoperativ behandlungsbedürftige Arrhythmien auf, die nicht näher spezifiziert wurden. Bei 2 von 19 Patienten musste wegen operationstechnischer intraoperativer Komplikationen zum konventionellen Vorgehen konvertiert werden. In keinem Fall wurde wegen der kardiovaskulären Erkrankungen auf das konventionelle Verfahren umgestiegen. Postoperativ wurde bei einem Patienten eine Arrhythmie dokumentiert, während ein weiterer Patient eine Pneumonie entwickelte. Ein Patient verstarb an einem Leberversagen bei bereits vorbestehender äthyltoxischer Leberzirrhose.

Gebhardt et al.[9] untersuchten ebenfalls 15 Patienten mit hohem kardiopulmonalen Risiko der Klassifikation NYHA II-III und einer rechtsventrikulären Ejektionsfraktion von weniger als 45 %, die sich einer elektiven laparoskopischen Cholezystektomie mit einem Kapnoperitoneum von 15 mm Hg unterziehen sollten. Der zentralvenöse Druck stieg nach dem Aufbau des Kapnoperitoneums von 16 auf 22 mm Hg. Der transmurale rechtsatriale Druck, der sich aus der Differenz des zentralvenösen Druckes und des ösophagealen Druckes errechnet, und ein verlässlicher Vorlastparameter ist, sank mit der Insufflation von 15 mm Hg auf 5 mm Hg, so dass sich der venöse Rückstrom deutlich verminderte (Abb. 2-11) Der periphere Widerstand stieg dagegen nach Induktion des Kapnoperitoneums um 30 % an, um aber nach 60 min wieder spontan auf den Basiswert abzusinken. Dagegen fiel das HMV initial von 3,7 auf 2,8 $l*min^{-1}$ und stieg innerhalb von 30 Minuten auf 4,2 $l*min^{-1}$ an. Genauere Daten zum Schlagvolumen und zur Herzfrequenz wurden nicht angegeben. Bei einem von 15 Patienten musste aufgrund kardiopulmonaler intraoperativer Probleme zum konventionellen Vorgehen konvertiert werden, weil die Ejektionsfraktion auf 23 % abgefallen war. Dieser Patient hatte bereits zu Beginn der Operation mit 3 $l*min^{-1}$ ein niedriges HMV und einen hohen peripheren Widerstand mit 2254 $dyn*s*cm^{-5}$. Bei den Patienten dieser Studie kam es zu einer ausgeprägten Vorlastsenkung und Nachlasterhöhung gefolgt von einem Abfall der kardialen Pumpfunktion.

Hein et al.[13] untersuchten 17 Patienten der ASA-Klassifikation III und IV bei einer elektiven laparoskopischen Cholezystektomie und registrierten perioperativ ebenfalls keine zusätzlichen kardialen Komplikationen. Der MAP war direkt nach dem Aufbau des Kapnoperitoneums erhöht, kehrte innerhalb von 5 min wieder auf den Ausgangswert zurück und blieb während der restlichen perioperativen Periode konstant. Der Herzindex sank nach Aufbau des Kapnoperitoneums von 2,7 auf 1,7-1,9 $l*min^{-1}*m^{-2}$ und erholte sich bis zur Desufflation nicht. Der zentralvenöse Druck stieg nach Aufbau des Kapnoperitoneums von 10 auf 18 mm Hg und sank innerhalb von 30 min wieder auf den Ausgangswert. Der periphere und pulmonale Widerstand blieben während der gesamten Untersuchungsperiode unverändert. Bei 3 von 17 Patienten musste allerdings Nitroglyzerin zur Senkung des MAP auf einen Mitteldruck von unter 100 mm Hg appliziert werden, und bei einem Patienten wurde Dobutamin verabreicht, um den Herzindex auf einen Wert oberhalb von 1,5 $l*min^{-1}*m^{-2}$ zu stabilisieren. Keine der Operationen musste konvertiert werden. Auch bei diesen Patienten bedeutete das Kapnoperitoneum bei adäquatem Monitoring und gezielter Therapie unter Einsatz von Katecholaminen oder Nachlastsenkern keine zusätzliche Gefährdung.

Safran et al.[33] studierten 15 Patienten mit kardialen Vorerkrankungen der ASA Klassifikation III oder IV bei einer laparoskopischen Cholezystektomie. Der Volumenstatus und die Herzfunktion dieser Patienten wurden zunächst vor der Operation nach einem invasiven Monitoring optimiert. Nach Aufbau eines Kapnoperitoneums von 15 mm Hg stieg der periphere Widerstand um 72 % (von 1167 auf 1999 $dyn*s*cm^{-5}$) an und das HMV fiel um 16 % (von 4,1 auf 3,5 $l*min^{-1}$), während der zentralvenöse Druck um 23 % und die Herzfrequenz um 9 % zunahmen. Bei 7 Patienten verminderte sich auch die gemischt-venöse Sauerstoffsättigung als Zeichen einer inadäquaten Perfusion bzw. Herzauswurfleistung. Bei allen Patienten kehrten die hämodynamischen Parameter nach Desufflation des Kapnoperitoneums auf die Basiswerte zurück. Perioperativ traten keine kardialen Komplikationen auf, so dass die laparoskopischen Operationen auch bei diesen Hochrisikopatienten sicher durchgeführt werden konnten. Allerdings war dazu ein invasives Monitoring notwendig.

Da es ebenfalls denkbar ist, dass die Insufflation von Helium anstatt von CO_2 die Hämodynamik bei Risikopatienten verbessert, legten Flemming et al.[8] bei 13 Patienten der ASA Klassifikation III und IV während einer elektiven laparoskopischen Operation ein Heliumperitoneum an. Nach Aufbau des Heliumperitoneums von max. 15 mm Hg fiel der Herzindex von 3,4 auf 2,4 $l*min^{-1}*m^{-2}$, während der periphere Widerstand anstieg. Keiner der Patienten entwickelte eine Hyperkapnie oder Azidose. Kardiorespiratorische Komplikationen wurden nicht dokumentiert. Bei diesen Patienten konnte Helium ohne eindeutigen Vor- oder Nachteil eingesetzt werden.

Inwieweit die Erhöhung der Nachlast und die Abnahme des HMV nur temporär sind, wurde von Harris et al.[11] an 12 Patienten mit vorbestehenden kardiopulmonalen Erkrankungen wie Hypertonus, koronarer Herzerkrankung und chronisch-obstruktiver Ventilationsstörung untersucht, die sich einer elektiven laparoskopischen kolorektalen Resektion unterzogen. Während der Operation stiegen die Herzfrequenz von 62 auf 66, der MAP von 76 auf 104 mm Hg, der zentralvenöse Druck von 9 auf 20 mm Hg, der systemische periphere Widerstand von 1656 auf 1829 $dyn*s*cm^{-5}$ und der linksventrikuläre Schlagarbeitsindex von 29 auf 35 $g*m^{-1}$ an. Der Herzindex und das Schlagvolumen waren nach dem Aufbau des Kapnoperitoneums um ungefähr 20 % reduziert, kehrten aber innerhalb von 5 min auf den Ausgangswert zurück. Nach Desufflation des Kapnoperitoneums blieben die Herzfrequenz, der MAP, der Herzindex, das Schlagvolumen und die Ejektionsfraktion noch eine weitere halbe Stunde erhöht. In dieser Beobachtungsstudie waren die hämodynamischen Veränderungen bei Risikopatienten mit denen bei gesunden Patienten vergleichbar.

Besonders ältere Patienten haben oft nur eine minimale kardiale Reserve, so dass sie einen erhöhten IAP nicht kompensieren können. Dhoste et al.[6] untersuchten 16 Patienten mit einem mittleren Alter von 81±4 Jahren, die sich einer elektiven laparoskopischen Cholezystektomie unterzogen und der ASA Klassifikation III entsprachen. Präoperativ zeichneten sich die Patienten durch einen erhöhten MAP und peripheren Widerstand aus. Nach Einleitung der Anästhesie fielen der Herzindex um 41 %, die rechtsventrikuläre Ejektionsfraktion um 21 %, der MAP um 27 % und die Herzfrequenz um 20 %. Der periphere Widerstand nahm um ungefähr 20 % zu. Das rechtsventrikuläre enddiastolische Volumen verminderte sich nicht. Nach Insufflation mit CO_2 auf einen IAP von 12 mm Hg in geringer Kopfhochlage stieg der Herzindex sogar um 19 %. Die Herzfrequenz nahm um 21 % und der MAP um 19 % zu, während der periphere Widerstand im Vergleich zu den Ausgangswerten unverändert blieb. Die Autoren wiesen darauf hin, dass auch die älteren Patienten ein Kapnoperitoneum mit einem IAP von 12 mm Hg gut kompensieren können. Die Effekte der Anästhetika waren sehr viel bedeutender als der Aufbau eines erhöhten IAP.

Die vorgestellten Studien bei älteren Patienten oder Patienten mit kardiovaskulären Risiken offenbaren, das auch bei diesen Patienten ein Kapnoperitoneum angelegt werden kann, ohne das Risiko der perioperativen Komplikationen deutlich zu erhöhen. Da aber bei vorbelasteten Patienten kritische Kreislaufsituationen mit dem Routinemonitoring nicht verlässlich erkannt werden können, ist ein invasives hämodynamisches Monioring unverzichtbar. Erst durch dieses Monitoring ist eine sichere Anästhesieführung möglich und kann das Herz-Kreislaufsystem optimal unterstützt werden[34]. Eine kritische Abnahme des Herzindex oder eine Zunahme des peripheren Widerstandes wird so bereits einige Minuten nach dem Aufbau des Kapnoperitoneums erkannt und therapiert. Wenn die Herz-Kreislauffunktion durch den IAP zu sehr beeinträchtigt wird, kann so die Entscheidung zum konventionellen Vorgehen sofort getroffen werden.

2.5
Empfehlungen zur laparoskopischen Chirurgie

Der Aufbau eines Kapnoperitoneums reduziert das HMV und erhöht den MAP und den peripheren Widerstand. Diese Veränderungen werden in erster Linie durch den IAP verursacht (Abb. 2-12), durch eine Kopfhochlage weiter verstärkt und beruhen auf einer verminderten Vorlast. Die Verwendung alternativer Gase zeigte keine gravierenden Vorteile. Alle hämodynamischen Beeinträchtigungen sind nach Desufflation rasch reversibel und scheinen bei Patienten ohne kardiovaskuläre Erkrankungen nicht relevant zu sein, so dass die Anlage eines Kapnoperitoneums als risikoarm angesehen werden kann. Inwieweit eine Verbesserung des venösen Rückstromes (s. Kapitel 3) durch eine intermittierende Beinkompression auch die Herzfunktion bei einem Pneumoperitoneum verbessert, ist bisher ungeklärt.

Patienten mit erheblichen kardiovaskulären Risikofaktoren haben häufig nur eine geringe kardiale Reserve, so dass sie möglicherweise die negativen Effekte des IAP nicht kompensieren können. Bei diesen Patienten sollte bei laparoskopischen Eingriffen ein invasives Monitoring vorgenommen werden, um die Herzfunktion, Vorlast und Nachlast zu optimieren. Sollte die Herzfunktion trotzdem nicht ausreichen, sollte sofort die Indikation zum konventionellen Verfahren gestellt werden.

2.6
Literatur

1. Bais JE, Schiereck J, Banga JD, van Vroonhoven TJ. (1998) Resistance to venous outflow during laparoscopic cholecystectomy and laparoscopic herniorrhaphy. Surg Laparosc Endosc 8:102-107.
2. Bark H, Le Roith D, Nyska M, Glick SM. (1980) Elevations in plasma ADH levels during PEEP ventilation in the dog: mechanisms involved. Am J Physiol 239:E474-81.
3. Berg K, Wilhelm W, Grundmann U, Ladenburger A, Feifel G, Mertzlufft F. (1997) Laparoskopische Cholezystektomie - Einfluss von Lagerungsveränderungen und CO2-Pneumoperitoneum auf hämodynamische, respiratorische und endokrinologische Parameter. Zentralbl Chir 122:395-404.
4. Bongard F, Pianim NA, Leighton T, Dubecz S, Davis I, Lippmann M, et al. (1993) Helium insufflation for laparoscopic operation. Surg Gynecol Obstet 177:140-146.
5. Branche PE, Duperret SL, Sagnard PE, Boulez JL, Petit PL, Viale JP. (1998) Left ventricular loading modifications induced by pneumoperitoneum: a time course echocardiographic study. Anesth Analg 86:482-487.
6. Dhoste K, Lacoste L, Karayan J, Lehuede MS, Thomas D, Fusciardi J. (1996) Haemodynamic and ventilatory changes during laparoscopic cholecystectomy in elderly ASA III patients. Can J Anaesth 43:783-788.
7. Dorsay DA, Greene FL, Baysinger CL. (1995) Hemodynamic changes during laparoscopic cholecystectomy monitored with transesophageal echocardiography. Surg Endosc 9:128-133.
8. Fleming RY, Dougherty TB, Feig BW. (1997) The safety of helium for abdominal insufflation. Surg Endosc 11:230-234.
9. Gebhardt H, Bautz A, Ross M, Loose D, Wulf H, Schaube H. (1997) Pathophysiological and clinical aspects of the CO_2 pneumoperitoneum (CO_2-PP). Surg Endosc 11:864-867.
10. Harman PK, Kron IL, McLachlan HD, Freedlender AE, Nolan SP. (1982) Elevated intra-abdominal pressure and renal function. Ann Surg 196:594-597.
11. Harris SN, Ballantyne GH, Luther MA, Perrino AC, Jr. (1996) Alterations of cardiovascular performance during laparoscopic colectomy: a combined hemodynamic and echocardiographic analysis. Anesth Analg 83:482-487.
12. Haxby EJ, Gray MR, Rodriguez C, Nott D, Springall M, Mythen M. (1997) Assessment of cardiovascular changes during laparoscopic hernia repair using oesophageal Doppler. Br J Anaesth 78:515-519.
13. Hein HA, Joshi GP, Ramsay MA, Fox LG, Gawey BJ, Hellman CL, et al. (1997) Hemodynamic changes during laparoscopic cholecystectomy in patients with severe cardiac disease. J Clin Anesth 9:261-265.
14. Ho HS, Saunders CJ, Gunther RA, Wolfe BM. (1995) Effector of hemodynamics during laparoscopy: CO_2 absorption or intra-abdominal pressure? J

Surg Res 59:497-503.

15.   Ivankovich AD, Miletich DJ, Albrecht RF, Heyman HJ, Bonnet RF. (1975) Cardiovascular effects of intraperitoneal insufflation with carbon dioxide and nitrous oxide in the dog. Anesthesiol 42:281-287.

16.   Joris JL, Noirot DP, Legrand MJ, Jacquet NJ, Lamy ML. (1993) Hemodynamic changes during laparoscopic cholecystectomy. Anesth Analg 76:1067-1071.

17.   Junghans T, Böhm B, Gründel K, Schwenk W. (1997) Effects of pneumoperitoneum with carbon dioxide, argon, or helium on hemodynamic and respiratory function. Arch Surg 132:272-278.

18.   Koivusalo AM, Kellokumpu I, Scheinin M, Tikkanen I, Makisalo H, Lindgren L. (1998) A comparison of gasless mechanical and conventional carbon dioxide pneumoperitoneum methods for laparoscopic cholecystectomy. Anesth Analg 86:153-158.

19.   Koivusalo AM, Scheinin M, Tikkanen I, Yli Suomu T, Ristkari S, Laakso J, et al. (1998) Effects of esmolol on haemodynamic response to CO_2 pneumoperitoneum for laparoscopic surgery. Acta Anaesthesiol Scand 42:510-517.

20.   Koksoy C, Kuzu MA, Kurt I, Kurt N, Yerdel MA, Tezcan C, et al. (1995) Haemodynamic effects of pneumoperitoneum during laparoscopic cholecystectomy: a prospective comparative study using bioimpedance cardiography. Br J Surg 82:972-974.

21.   Le Roith D, Bark H, Nyska M, Glick SM. (1982) The effect of abdominal pressure on plasma antidiuretic hormone levels in the dog. J Surg Res 32:65-69.

22.   Marathe US, Lilly RE, Silvestry SC, Schauer PR, Davis JW, Pappas TN, et al. (1996) Alterations in hemodynamics and left ventricular contractility during carbon dioxide pneumoperitoneum. Surg Endosc 10:974-978.

23.   McLaughlin JG, Scheeres DE, Dean RJ, Bonnell BW. (1995) The adverse hemodynamic effects of laparoscopic cholecystectomy. Surg Endosc 9:121-124.

24.   Meijer DW, Rademaker BP, Schlooz S, Bemelman WA, de Wit LT, Bannenberg JJ, et al. (1997) Laparoscopic cholecystectomy using abdominal wall retraction. Hemodynamics and gas exchange, a comparison with conventional pneumoperitoneum. Surg Endosc 11:645-649.

25.   Melville RJ, Forsling ML, Frizis HI, LeQuesne LP. (1985) Stimulus for vasopressin release during elective intra-abdominal operations. Br J Surg 72:979-982.

26.   Melville RJ, Frizis HI, Forsling ML, LeQuesne LP. (1985) The stimulus for vasopressin release during laparoscopy. Surg Gynecol Obstet 161:253-256.

27.   Myre K, Rostrup M, Buanes T, Stokland O. (1998) Plasma catecholamines and haemodynamic changes during pneumoperitoneum. Acta Anaesthesiol Scand 42:343-347.

28.   Neuberger TJ, Andrus CH, Wittgen CM, Wade TP, Kaminski DL. (1996)
        Prospective comparison of helium versus carbon dioxide pneumoperito-
        neum. Gastrointest Endosc 43:38-41
29.   Ninomiya K, Kitano S, Yoshida T, Bandoh T, Baatar D, Matsumoto T.
        (1998) Comparison of pneumoperitoneum and abdominal wall lifting as to
        hemodynamics and surgical stress response during laparoscopic cholecys-
        tectomy. Surg Endosc 12:124-128.
30.   O'Leary E, Hubbard K, Tormey W, Cunningham AJ. (1996) Laparoscopic
        cholecystectomy: haemodynamic and neuroendocrine responses after
        pneumoperitoneum and changes in position. Br J Anaesth 76:640-644.
31.   Popken F, Küchle R, Heintz A, Junginger T. (1997) Die laparoskopische
        Cholezystektomie beim Hochrisikopatienten. Chirurg 68:801-805.
32.   Rademaker BM, Bannenberg JJ, Kalkman CJ, Meyer DW. (1995) Effects
        of pneumoperitoneum with helium on hemodynamics and oxygen trans-
        port: a comparison with carbon dioxide. J Laparoendosc Surg 5:15-20.
33.   Safran D, Sgambati S, Orlando III R. (1993) Laparoscopy in high-risk car-
        diac patients. Gynecol Obstet 176:548-554.
34.   Schulte-Steinberg H, Meyer G, Forst H. (1996) Sind Risikopatienten zur
        minimal-invasiven Operation mit CO_2-Pneumoperitoneum geeignet? Chi-
        rurg 67:72-76.
35.   Schwenk W, Böhm B, Haase O, Junghans T, Müller JM. (1998) Laparos-
        copic versus conventional colorectal resection: a prospective randomised
        study of postoperative ileus and early postoperative nutrition. Langenbecks
        Arch Chir 383:49-55.
36.   Schwenk W, Böhm B, Müller JM. (1998) Postoperative pain and fatigue
        after laparoscopic or conventional colorectal resections. A prospective ran-
        domized trial. Surg Endosc 12:1131-1136.
37.   Schwenk W, Böhm B, Witt C, Junghans T, Gründel K, Müller JM. (1999)
        Pulmonary function following laparoscopic or conventional colorectal re-
        section. Arch Surg 134:6-12.
38.   Shuto K, Kitano S, Yoshida T, Bandoh T, Mitarai Y, Kobayashi M. (1995)
        Hemodynamic and arterial blood gas changes during carbon dioxide and
        helium pneumoperitoneum in pigs. Surg Endosc 9:1173-1178.
39.   Solis Herruzo JA, Moreno D, Gonzalez A, Larrodera L, Castellano G, Gu-
        tierrez J, et al. (1991) Effect of intrathoracic pressure on plasma arginine
        vasopressin levels. Gastroenterology 101:607-617.
40.   Viinamki O, Punnonen R. (1982) Vasopressin release during laparoscopy:
        role of increased intra-abdominal pressure. Lancet 1:175-176.
41.   Walder AD, Aitkenhead AR. (1997) Role of vasopressin in the haemody-
        namic response to laparoscopic cholecystectomy. Br J Anaesth 78:264-266.
42.   Wallace DH, Serpell MG, Baxter JN, O'Dwyer PJ. (1997) Randomized trial
        of different insufflation pressures for laparoscopic cholecystectomy. Br J
        Surg 84:455-458.

3 Der venöse Rückstrom
W. Schwenk, B. Böhm

Der erhöhte IAP beim Aufbau eines Pneumoperitoneums führt zu einer erheblichen Einschränkung des venösen Rückstroms aus den unteren Extremitäten, dessen Auswirkungen auf die Bildung thrombotischer Veränderungen in den tiefen Bein- und Beckenvenen in einigen Untersuchungen evaluiert wurde. Es wurde vermutet, dass der erhöhte IAP eine venöse Stase induziert, die das Auftreten von thromboembolischen Komplikationen nach laparoskopischen Operationen erhöhen könnte. Aufsehen erregte eine Untersuchung aus Australien, in der bei 20 Patienten nach laparoskopischer Cholezystektomie über eine Inzidenz dopplersonographisch nachweisbarer Beinvenenthrombosen von 55 % berichtet wurde[25].

3.1.
Venöser Rückstrom

Die primäre Aufgabe des venösen Gefäßsystems besteht im Rücktransport des Blutes aus dem Kapillargebiet zum Herzen. Die Venolen und Venen des Körperkreislaufs enthalten 64 % des Gesamtblutvolumens bzw. 75 % des Körperkreislaufvolumens. Der Blutstrom folgt in den Venolen und Venen einem von peripher nach zentral bestehenden Druckgefälle. Der mittlere Druck beträgt in den präkapillären Gefäßen 30-35 mm Hg, in den Kapillaren 20-25 mm Hg und in den postkapillären Venolen 15-20 mm Hg. In Horizontallage verringert sich der Druck im extrathorakalen Venensystem bis auf 10-12 mm Hg.

Die Blutströmung in der V. cava inferior wird durch die besonderen Druckverhältnisse im Thorax und Abdomen beeinflusst. Der Strömungswiderstand in der V. cava ist durch die Enge im Zwerchfell erhöht, so dass der Venendruck kaudal des Zwerchfells etwa 10 mm Hg beträgt und kranial des Diaphragmas auf 5 mm Hg abfällt. Der Druck im rechten Vorhof, der klinisch als sogenannter zentralvenöser Druck bzw. ZVD meistens kurz vor dem rechten Vorhof gemessen wird, beträgt bei Herzgesunden etwa 2-4 mm Hg und unterliegt größeren atem- und pulssynchronen Schwankungen. Aufgrund des subatmosphärischen Drucks in der Thoraxhöhle von etwa -5 bis -8 cm H_2O bleibt der transmurale venöse Füllungsdruck auch dann positiv, wenn der intravasale Druck leicht negativ ist.

Die Blutströmungsgeschwindigkeit weist in den verschiedenen Abschnitten des venösen Systems erhebliche Unterschiede auf. Während in den Venolen und terminalen Venen (<5 mm Durchmesser) unter physiologischen Bedingungen in Ruhe eine kontinuierliche Strömung von etwa 0,5-1 cm*s^{-1} vorliegt, steigt in Ruhe die mittlere Strömungsgeschwindigkeit in kleinen Venen auf 1-5 cm*s^{-1}, in großen

Venen auf 5-15 $cm*s^{-1}$ und in der V. cava auf 10-16 $cm*s^{-1}$. Unter Belastung werden in der V. cava sogar Spitzenflussgeschwindigkeiten von bis zu 50 $cm*s^{-1}$ gemessen.

Die Größe des venösen Rückstroms zum Herzen wird einerseits vom mittleren Füllungsdruck der Venen und andererseits vom Strömungswiderstand in den Gefäßen bestimmt (s. Kapitel 2). Der mittlere Füllungsdruck ist ein Maß für den Füllungszustand des Gefäßsystems und entspricht demjenigen intravasalen Druck, der sich im gesamten Gefäßsystem einstellen würde, wenn es zu einem Herzstillstand käme. Der mittlere Füllungsdruck beträgt etwa 6-7 mm Hg und hängt sowohl vom Blutvolumen als auch von der Gefäßkapazität ab, die von der Kontraktion der glatten Muskelzellen in den Gefäßwänden beeinflusst wird. Die Druckdifferenz zwischen dem mittleren Füllungsdruck und dem zentralvenösen Druck ist der entscheidende Druckgradient für den venösen Rückstrom und beträgt unter physiologischen Bedingungen etwa 2-4 mm Hg.

Durch die Schwerkraft entsteht zusätzlich ein hydrostatischer Druck, der den intravasalen Druck unterhalb des Herzens erhöht und oberhalb des Herzens erniedrigt. Während beim stehenden Menschen die Druckwerte in den Beckengefäßen um etwa 20-25 mm Hg und am Fuß sogar um 90 mm Hg höher liegen als im Herzen, ist der Druck in den intrakraniellen Gefäßen um etwa 30 mm Hg niedriger als im Herzen. Da die hydrostatischen Drücke gleichermaßen auf das arterielle, kapillare und venöse Gefäßsystem wirken, bleibt der Druckgradient im Gefäßsystem unabhängig vom hydrostatischen Druck bestehen. Während in Horizontallage die hydrostatischen Drücke sehr gering (< 5 mm Hg) sind und daher vernachlässigt werden können, erlangen sie bei Kopftief- oder Kopfhochlage zunehmend an Bedeutung: Legt sich ein stehender Mensch hin, so sinkt der zentralvenöse Druck um etwa 3 mm Hg, der Venentonus nimmt ab, der „zentrale Blut-Pool" nimmt um 400 ml zu und das Blutvolumen in den Beinen fällt um etwa 600 ml.

Der venöse Rückstrom wird nicht nur durch den venösen Druckgradienten beeinflusst, sondern auch durch die Muskelvenenpumpe, die Saug-Druckpumpeneffekte der Atmung und den Ventilebenenmechanismus des Herzens unterstützt. Unter dem Begriff „Muskelvenenpumpe" wird die Kompression der Venen durch die Kontraktion der umgebenden Skelettmuskulatur verstanden, die den orthograden Rückstrom zum Herzen fördert. Da die Venenklappen eine Umkehrung des Blutstromes verhindern, steigert die Kontraktion der Skelettmuskulatur den venösen Rückstrom, reduziert die periphere Venenfüllung und senkt den peripheren Venendruck. Beim Gehen nimmt die Strömungsgeschwindigkeit in den Fußrückenvenen zu und der Druck von 90 mm Hg beim ruhigen Stehen fällt innerhalb von 5-7 Schritten auf 20-30 mm Hg.

Der Saug-Druckpumpeneffekt der Atmung beruht auf den Veränderungen des intrathorakalen Druckes bei einer Atemexkursion. Wenn bei der Inspiration der intrathorakale Druck abnimmt (s. Kapitel 4), steigt der transmurale Druck in den Venen und die intrathorakalen Venen weiten sich. Der Strömungswiderstand nimmt ab und der Saugeffekt auf die extrathorakalen Gefäßregionen nimmt zu. Die Strömungsgeschwindigkeit steigt in der V. cava von 14 $cm*s^{-1}$ auf 24 $cm*s^{-1}$

und in der A. pulmonalis von 36 cm*s^{-1} auf 40 cm*s^{-1}.

Diese inspiratorische Steigerung des venösen Rückstroms wirkt sich vor allem auf die V. cava inferior aus. Dadurch, dass das Zwerchfell bei der Inspiration tiefer tritt, erhöht sich der IAP, so dass der transmurale Druck in den abdominellen Venen zunimmt, sich die Gefäßquerschnitte verkleinern und sich die Kapazität dieser Gefäße vermindert. Da die Venenklappen den Rückstrom in die unteren Extremitäten verhindern, steigt der venöse Druckgradient zwischen thorakalen und abdominellen Venen an, so dass der venöse Rückstrom weiter beschleunigt wird. In den herznahen Venen wird die Strömungsgeschwindigkeit außerdem durch den Ventilebenenmechanismus des Herzens begünstigt: Die Klappenebene verschiebt sich, so dass Blut in den rechten Vorhof und die herznahen großen Venen gesaugt wird und sich der Einstrom des Blutes in den entspannten rechten Ventrikel durch die geöffneten AV-Klappen verbessert.

3.2
Venöser Rückstrom aus den unteren Extremitäten bei abdominalchirurgischen Eingriffen

Der venöse Rückstrom aus den unteren Extremitäten wird während eines abdominalchirurgischen Eingriffes durch die Lagerung des Patienten, durch die Allgemeinanästhesie und den operativen Eingriff beeinflusst.

Beim Positionswechsel vom Stehen zum Liegen reduziert sich das Blutvolumen in den Beinen um etwa 600 ml. Zusätzlich zu dieser Verlagerung des Blutvolumens vermindert auch die Anästhesie den venösen Rückstrom. Doran et al.[10] injizierten während allgemeinchirurgischer Operationen in Allgemeinanästhesie radioaktive Na^{24}Cl-Lösung in die V. saphena magna oberhalb des Knöchels und bestimmten das Zeitintervall zwischen Injektion des Radionuklids und einem Aktivitätsnachweis in der Leiste. Vor Einleitung der Anästhesie betrug dieses Intervall zwischen 5 und 48 Sekunden und am Ende des operativen Eingriffs war es bei fast 80 % aller Patienten deutlich verlängert. Bei etwa 50 % der Patienten war der venöse Rückstrom so sehr verlangsamt, wie es bei nicht-operierten Patienten nach 10-14tägiger Bettruhe beobachtet wurde. Clark und Cotton[5] untersuchten den intraoperativen venösen Blutstrom in den unteren Extremitäten mit Hilfe der Thermodilutionsmethode. Bei bereits prämedizierten Patienten betrug der mittlere Blutfluss vor Einleitung der Anästhesie in der V. iliaca externa 434 ml*min^{-1} und in der V. poplitea etwa 170 ml*min^{-1}. Nach Anästhesieeinleitung mit Thiopental und Aufrechterhaltung mit Halothan und N$_2$O nahm der venöse Blutstrom an beiden Lokalisationen um mehr als 50 % ab und blieb bis zur Ausleitung der Anästhesie reduziert. Die Kopftieflage erhöhte den Rückstrom nur vorübergehend für etwa 2-3 min, danach sank der venöse Rückstrom wieder.

Moneta et al.[22] untersuchten duplexsonographisch bei 12 gesunden Probanden den Einfluss der Körperposition auf den venösen Blutstrom in der V. femoralis. Dabei wurden alle Probanden zunächst in Horizontallage untersucht und dann die Körperposition von 10° Kopftieflage in 10°-Schritten bis auf 30°-Kopfhochlage verändert. In jeder Stellung wurde eine 5minütige Adaptationsphase eingehalten und dann der Querschnitt der V. femoralis und die venöse Blutspitzengeschwindigkeit (peak flow velocity bzw. PFV) gemessen. In 10°-Kopftieflage betrug der für die Körperoberfläche korrigierte Venenquerschnitt (cross sectional femoral diameter bzw. CSD) $0{,}47\pm0{,}11$ cm*m^{-2}. Mit zunehmender Kopfhochlage nahm er schrittweise zu, bis er in 30°-Kopfhochlage das Doppelte des Ausgangswertes erreichte ($0{,}90\pm0{,}16$ cm*m^{-2}). Gleichzeitig nahm die Strömungsgeschwindigkeit von 41 ± 10 auf 13 ± 5 cm*s^{-1} ab. CSD und PFV waren sehr eng miteinander korreliert ($r=-0{,}99$), d.h. mit zunehmender PFV sank der Venenquerschnitt und mit abnehmender Geschwindigkeit vergrößerte sich die CSD. Der Blutfluss wurde bei 11 der 12 Probanden in Kopftieflage während der Diastole beschleunigt. Dieser Zusammenhang wurde nur bei 3 Probanden in Kopfhochlage beobachtet. In Kopfhochlage wurde der Rückstrom in erster Linie durch die respiratorische Aktivität moduliert, wobei der venöse Rückstrom bei der Inspiration fast vollständig sistierte.

Coleridge-Smith et al.[7] analysierten in einer randomisierten Studie, welchen Einfluss die Gabe von kristalloiden Infusionen auf den Durchmesser der Unterschenkelvenen ausübt. Die Gefäßweite wurde zu verschiedenen Zeitpunkten der Operation mit der Duplex-Sonographie gemessen. Direkt nach der Einleitung der Allgemeinanästhesie trat zunächst keine wesentliche Vasodilatation der Gefäße auf. Am Ende des operatives Eingriffes waren die Venen jedoch um 22-28 % ihres Ausgangswertes erweitert. Das Ausmaß der venösen Dilatation war eindeutig vom Volumenstatus der Patienten abhängig. In derjenigen Gruppe, die während des Eingriffs zusätzlich 1000 ml einer 0,9 %igen NaCl-Lösung erhielt, erweiterte sich die Vene um 57 % und in der Kontrollgruppe um 22 %.

Comerota et al.[8] untersuchten in einer kontrollierten randomisierten Studie während der Implantation von Totalendoprothesen des Hüftgelenkes den venösen Durchmesser der V. cephalica der kontralateralen oberen Extremität mit einer kontinuierlichen Dopplersonographie. 21 Patienten erhielten entweder ein Placebo oder eine Kombination von Dihydroergotamin und Heparin zur Thromboseprophylaxe. Obgleich bei allen Patienten eine intraoperative venöse Dilatation nachgewiesen wurde, traten thrombotische Veränderungen in den Beinvenen bei Patienten mit einer Gefäßerweiterung von weniger als 20 % nur in 17 % der Fälle auf. Betrug die intraoperative venöse Dilatation aber mehr als 20 %, waren bei allen Patienten thrombotische Ablagerungen nachweisbar. Als Ursache für die systemische Dilatation während des operativen Eingriffs wurde die Freisetzung noch unbekannter Mediatoren aus dem Operationsgebiet vermutet.

Inwieweit neben dem Volumenstatus des Patienten auch die Art der Anästhesie den venösen Rückstrom aus den unteren Extremtitäten beeinflusst, überprüften Poikolainen und Hendolin[26] in einer randomisierten Studie an 38 Patienten, die sich einer transabdominellen Prostatektomie entweder in Allgemeinanästhesie (n=21) oder in lumbaler Periduralanalgesie (n=17) unterzogen. Der venöse Rückstrom wurde dopplersonographisch in der V. femoralis gemessen. Nach Einleitung der Allgemeinanästhesie mit Thiopental und Aufrechterhaltung mit einem O_2/N_2O-Gemisch nahm die PFV um 42 % ab, während sie in Regionalanästhesie um 47 % anstieg.

3.2.1
Intermittierende Kompression der Beine

Eine effektive Therapie zur Vermeidung der intraoperativen venösen Stase in den unteren Extremitäten stellt die intermittierende Kompression der unteren Extremitäten mit pneumatischen Kompressionsmanschetten dar, die entweder nur die Wadenregion umfassen oder vom Knöchel bis zum Oberschenkel reichen. Sie rufen unter elektronischer Kontrolle entweder eine intermittierende gleichzeitige Kompression des gesamten Unter- bzw. Oberschenkels (intermittent pneumatic compression bzw. IPC) oder eine sequentielle intermittierende Kompression der Knöchel-, Waden- und Oberschenkelregion mit abgestuften Drücken hervor (sequential intermittent pneumatic compression bzw. SIPC). Eine Kompressionsphase, in der der venöse Rückstrom aus den Beinen in die Vv. iliacae und die V. cava inferior deutlich beschleunigt wird, beträgt etwa 10 Sekunden und wird dann von einer 60 Sekunden dauernden Dekompressionsphase abgelöst, in der sich die Venen wieder mit Blut füllen. Bei konventionellen Operationen wurde die Effektivität der IPC bereits in den 70iger und 80iger Jahren eindeutig nachgewiesen. So untersuchten Mittelmann et al.[21] bei Patienten in Allgemeinanästhesie, wie lange es dauert, bis ein am Fußrücken intravenös appliziertes Kontrastmittel aus den Venen der unteren Extremität entfernt wurde. Das Kontrastmittel war im Oberschenkel und in der V. poplitea noch nach 9 min und in den Venen der Wade sogar noch nach 29 min nachweisbar, weil es aus den Taschen hinter den Venenklappen nicht so schnell beseitigt wurde. Wenn dagegen eine IPC der Wade vorgenommen wurde, betrug dieses Zeitintervall für die Wadenvenen nur 10 min, für die V. poplitea 6 min und für die Oberschenkelvenen 13 min. Das tiefe Venensystem der Waden wurde somit deutlich schneller entleert als in der Kontrollgruppe. Die Autoren verglichen in einer zweiten Gruppe die Wirkung der IPC der Wade mit einer sequentiellen Kompression des gesamten Beines (SIPC). Durch die IPC der Wade wurden die Venen des Beines diesmal nach 13 (Wade), 8 (V. Poplitea) und 21 min (Oberschenkelvenen) entleert, während bei der SIPC des gesamten Beines innerhalb von 3 min kein Kontrastmittel mehr im tiefen Venensystem der Wade, der Knieregion und des Oberschenkels entdeckt wurde.

Diese Optimierung der IPC durch eine sequentielle Kompression (SIPC) des gesamten Beines wurde von Nicolaides et al.[24] bestätigt. Mit der SIPC der gesamten unteren Extremität wurde die Dauer bis zur Entfernung des Kontrastmittels aus den tiefen Venen der Wade von $9{,}7{\pm}5{,}6$ (ohne SIPC) auf $1{,}5{\pm}0{,}7$ min (mit SIPC) vermindert und aus der Femoralvene sogar von $0{,}8{\pm}0{,}3$ auf $0{,}4{\pm}0{,}1$ min beschleunigt. Janssen et al.[15] wiesen an 9 gesunden Probanden dopplersonographisch nach, dass die SIPC mit verschiedenen Druckkammern für die Knöchel-, Waden- und Oberschenkelregion den venösen Rückstrom effektiver beschleunigt als eine einkammerige IPC der Wade. Während eines Kompressionszyklus (11 Sekunden Kompression und 60 Sekunden Dekompression) entsteht in der

Kompressionsphase ein typisches Blutflussprofil[15,24] mit einer Zunahme der Blutstromgeschwindigkeit in der V. femoralis communis um 240 %. In den ersten Sekunden der Dekompressionsphase sistiert der Blutstrom fast vollständig, weil sich die entleerten tiefen Venen noch nicht gefüllt haben. Danach nimmt die Blutstromgeschwindigkeit wieder zu und erreicht nach ungefähr 45 Sekunden das Niveau vor Beginn des Kompressionszyklus[24]. Sowohl die mittlere venöse Blutströmungsgeschwindigkeit (IPC: 11 ± 1; SIPC: 14 ± 1 cm*s^{-1}) als auch die pro Kompressionszyklus geförderte Blutmenge (IPC: 83 ± 19; SIPC: 107 ± 18 ml) und die Blutflussrate (IPC: 432 ± 81; SIPC: 579 ± 82 ml*min^{-1}) waren in der SIPC-Gruppe deutlich höher als in der IPC-Gruppe, so dass die SIPC als effektiver angesehen wird[15].

Nach konventionellen chirurgischen, gynäkologischen und orthopädischen Eingriffen wurde die Effektivität der perioperativen IPC zur Prophylaxe thromboembolischer Komplikationen in zahlreichen Studien eingehend überprüft, wobei als Untersuchungsmethoden zum Nachweis tiefer Beinvenenthrombosen die Dopplersonographie, Phleborheographien, Jod^{125}-Fibrinogen-Szintigraphien und aszendierende Phlebographien angewendet wurden[9]. So konnte die Inzidenz von Thrombosen nach urologischen[13] und neurochirurgischen Operationen[29] durch die IPC verringert werden. Woolson et al.[31] diagnostizierten unter alleiniger Anwendung der perioperativen IPC und ohne Heparingabe nach 322 elektiven Implantationen von Hüfttotalendoprothesen dopplersonographisch nur bei 6 % der Patienten eine proximale tiefe Venenthrombose. Clarke-Pearson[6] fanden in einer kontrollierten Studie nach Operationen gynäkologischer Tumore keine Unterschiede in der Thromboseinzidenz bei 5 Tage andauernder perioperativer IPC (n=101; Thromboseinzidenz 4,0 %) oder Heparin-Prophylaxe (n=107; Thromboseinzidenz 6,7 %). Auch Borow und Goldson[2] beschrieben eine Reduktion radiologisch nachgewiesener Thrombosen von 26,7 auf 11,3 % nach länger dauernden chirurgischen Eingriffen, wenn perioperativ eine IPC verwendet wurde. Die Inzidenz tiefer Beinvenenthrombosen nach größeren konventionellen allgemeinchirurgischen und orthopädischen Eingriffen wurde durch die Kombination von IPC, Kompressionsstrümpfen und Pharmakotherapie bei 272 Patienten auf 1,5 % reduziert[3].

In einer kürzlich publizierten Metaanalyse wurde von Vanek et al.[30] die Effektivität der intermittierenden pneumatischen Kompression der unteren Extremitäten durch knie- oder oberschenkellange Kompressionsmanschetten untersucht, indem alle Originalarbeiten der Jahre 1966 bis 1996 analysiert wurden, die folgende Kriterien erfüllten: 1. Es handelte sich um eine prospektiv-randomisierte Studie, 2. die Thromboseinzidenz wurde durch Fibrinogenscan, Impendanzplethysmographie, venöse Duplex- bzw. Dopplersonographie, oder Phlebographie überprüft, und 3. die Prüf- und Kontrollgruppe führten jeweils die gleichen zusätzlichen thromboprophylaktischen Maßnahmen durch. Insgesamt erfüllten 57 Originalarbeiten diese Kriterien. Die Metaanalyse zeigte, dass die zusätzliche IPC-Therapie das relative Risiko einer tiefen Beinvenenthrombose im Vergleich zu Plazebo um 62 %, im Vergleich zu Kompressionsstrümpfen um 47 % und im Vergleich zur alleinigen Heparinprophylaxe um 48 % reduziert. Die IPC hatte eine thromboseprophylaktische Wirkung bei abdominalchirurgischen Patienten mit mittlerem Thromboserisiko, allerdings konnte durch die IPC keine Pulmonalarterienembolie vermieden werden.

3.3
Intraabdomineller Druck und venöser Rückstrom

Die hämodynamischen Auswirkungen eines Pneumoperitoneums auf den venösen Rückstrom aus den unteren Extremitäten sind in zahlreichen tierexperimentellen und klinischen Studien hinreichend untersucht worden. Danach erhöht der zunehmende IAP den Druck in den Venen der unteren Extremität, so dass der venöse Druckgradient zwischen peripheren und zentralen Venen reduziert wird, was den venösen Rückstrom vermindert (Abb. 3-1). Bei 5 Schweinen untersuchten Jorgensen et al.[16] mit Ultraschalllaufzeitmessern den Blutstrom in der V. femoralis communis bei einem IAP von 0, 5, 10, 15 und 20 mm Hg sowohl in Horizontallage als auch in 10° Kopfhochlage. Schließlich nahmen die Untersucher auch eine laparoskopische Fundoplikatio in 10° Kopfhochlage und 15° Rechtsseitenlage bei einem IAP von 12 mm Hg vor. In dieser Studie sank der venöse Blutstrom mit steigendem IAP. Er wurde durch die Kopfhochlage noch weiter reduziert. Während der laparoskopischen Fundoplikatio adaptierte sich der venöse Rückstrom an die geänderten Druckverhältnisse. Nach der Desufflation stieg der venöse Rückstrom kurzzeitig an.

In einer eigenen Tierstudie[17] wurde unter anderem der Einfluss des IAP (8, 12 und 16 mm Hg), des Insufflationsgases (CO_2, Helium, Argon) und der Körperposition (Kopfhoch-, Horizontal- und Kopftieflage) auf den zentral- und periphervenösen Druck bei 18 Schweinen studiert. In der Horizontallage stieg mit zunehmendem IAP durch ein Kapnoperitoneum der Druck in der V. femoralis um 54 % (8 mm Hg), 88 % (12 mm Hg) und 125 % (16 mm Hg) an. Diese Druckerhöhung wurde in 20° Kopftieflage abgeschwächt und betrug bei 8 mm Hg nur -9 %, bei 12 mm Hg nur 21 % und bei 16 mm Hg lediglich 60 %. In der 20° Kopfhochlage nahm der Femoralvenendruck um 72 % bei einem IAP von 8, um 94 % bei 12 und um 156 % bei 16 mm Hg zu. Der zentralvenöse Druck stieg ebenfalls mit zunehmenden IAP deutlich an (8 mm Hg: 100 %; 12 mm Hg: 140 %; 16 mm Hg: 167 %). Eine Kopftieflage erhöhte den zentralvenösen Druck noch weiter (8 mm Hg: 260 %; 12 mm Hg: 300 %; 16 mm Hg: 344 %), während die Kopfhochlage den zentralvenösen Druck trotz des Kapnoperitoneums um 33-50 % reduzierte (Abb. 3-1). Diese Veränderungen der venösen Drücke waren nicht von der Art des Insufflationsgases (CO_2, Argon oder Helium) abhängig.

Inwieweit die im Tierexperiment nachgewiesene Druckerhöhung in der V. femoralis tatsächlich den venösen Rückstrom in der klinischen Situation beeinträchtigt, wurde von mehreren Arbeitsgruppen erforscht. Goodale et al.[12] implantierten bei 10 Patienten während laparoskopischer Cholezystektomien einen Messkatheter in die V. femoralis und bestimmten dopplersonographisch die Blutflussgeschwindigkeit (PFV). Während eines Kapnoperitoneums von 14-16 mm Hg nahm

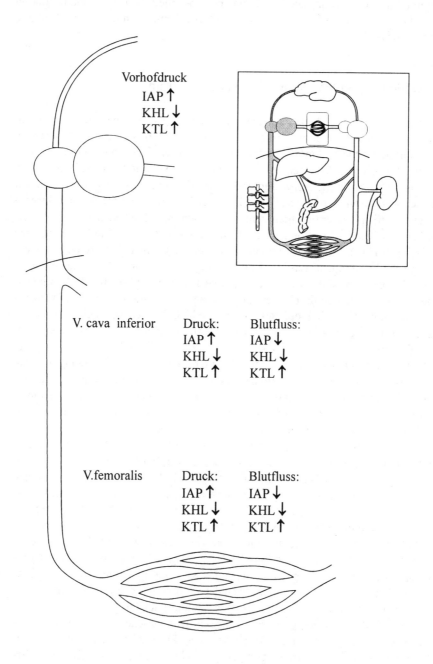

Abb. 3-1 Veränderungen des venösen Rückstroms durch den IAP, Kopfhochlage (KHL) oder Kopftieflage (KTL) im rechten Vorhof, V. cava inferior und V.femoralis

der Druck in der Vena femoralis von 10±4 auf 18±5 mm Hg zu, während die PFV von 25±9 auf 19±5 cm*s^{-1} abfiel, so dass sich eindeutig eine periphere venöse Stase zeigte. Nach Desufflation des Abdomens kehrten Druck und Fluss in der V. femoralis sofort zu den präoperativen Werten zurück.

Auch Ido et al.[14] beschrieben den Einfluss des Kapnoperitoneums auf den venösen Rückstrom bei 16 Patienten während laparoskopischer Cholezystektomien. Sie untersuchten sonographisch die PFV in der V. femoralis und die Querschnittsfläche dieses Gefässes (cross sectional area bzw. CSA). Die PFV betrug nach Einleitung der Anästhesie in Horizontallage 23±1 cm*s^{-1} und die CSA 2±0,2 cm^2. Das Kapnoperitoneum wurde mit einem Druck von 5 mm Hg und dann von 10 mm Hg aufgebaut, bevor die Patienten bei einem IAP von 10 mm Hg in 20° Kopfhochlage gebracht wurden. Bei jedem dieser Schritte fiel die PFV ab, in der Endposition (Kopfhochlage, 10 mm Hg IAP) betrug die PFV nur noch 9±0,4 cm*s^{-1}. Gleichzeitig war die CSA der V. femoralis auf 5±0,4 cm^2 angestiegen. Ein Pneumoperitoneum führt also zu einer deutlichen Verlangsamung des venösen Rückstroms aus den unteren Extremitäten.

Der Einfluss einer präperitonealen Gasinsufflation auf den venösen Rückstrom wurde von Morrison et al.[23] dopplersonographisch bei acht konsekutiven Patienten untersucht, die sich einer laparoskopischen Hernienreparation unterzogen. Der Gefäßdurchmesser und die PFV wurden zunächst nach Einleitung der Narkose ohne Pneumoperitoneum gemessen, dann 5 min nach Etablierung eines Kapnoperitoneums von 10 mm Hg, erneut 5 min nach abdomineller Desufflation und schließlich 5 min nach präperitonealer Insufflation von CO$_2$ bis zu einem Druck von 10 mm Hg. Während der CSD weitestgehend unverändert blieb, wurde die PFV durch das Pneumoperitoneum von 18 auf 13 cm*s^{-1} reduziert, gleichzeitig nahm der Blutvolumenfluss in der V. femoralis von 138 auf 65 ml*min^{-1} ab. Die präperitoneale Insufflation von CO$_2$ mit einem Druck von 10 mm Hg führte dagegen nur zu unwesentlichen Veränderungen der PFV (24 vor Insufflation vs. 22 cm*s^{-1} nach Insufflation) oder des Blutvolumenflusses (154 vor Insufflation vs. 135 ml*min^{-1} nach Insufflation). Von den Autoren wurden diese geringeren Veränderungen des venösen Rückstroms als ein Vorteil der präperitonealen im Vergleich zur transperitonealen Hernienreparation gewertet.

Millard et al.[20] untersuchten in einer nicht-randomisierten Studie an 20 Patienten, ob sich der venöse Rückstrom durch die Anwendung der IPC bei der laparoskopischen Cholezystektomie mit einem Kapnoperitoneum von 13-15 mm Hg verbessert. Der venöse Rückstrom wurde ebenfalls sonographisch gemessen. Bei den 10 Patienten, die ohne IPC operiert wurden, nahm die PFV durch die abdominelle Insufflation von 24±3 auf 15±1 cm*s^{-1} ab, während die PFV bei den mit IPC behandelten Patienten während des gesamten laparoskopischen Eingriffs 27±2 cm*s^{-1} betrug. Die IPC hob die venöse Stase also vollständig auf.

Jorgensen et al.[16] bestätigten in einer weiteren nicht-randomisierten Studie bei 6 Patienten während laparoskopischer Cholezystektomien die Angaben von Millard et al.[20]. Sie untersuchten ebenfalls dopplersonographisch den venösen Rückstrom. In ihrer Studie wurde an einem Bein des Patienten eine intermittieren-

de pneumatische Kompression (IPC) und am anderen Bein eine elektrische Stimulation der Wadenmuskulatur durchgeführt, so dass der Effekt beider Verfahren an
demselben Individuum verglichen werden konnte. Die mittlere PFV betrug in allen
untersuchten Beinen zu Beginn der Untersuchung 20 cm*s^{-1} und sank während des
12 mm Hg Kapnoperitoneums auf 12 cm*s^{-1}. Gleichzeitig nahm die CSA von 0,72
auf 0,94 cm^2 zu. Die Aktivierung der elektrischen Stimulation der Wadenmuskulatur bewirkte vor der abdominellen Insufflation einen Anstieg der PFV von 22 auf
32 cm*s^{-1}. Nach Etablierung des Kapnoperitoneums betrug die PFV in den elek-
trostimulierten Beinen 22 cm*s^{-1} und war damit genauso hoch wie der Ausgangswert. In den mit IPC behandelten Beinen betrug die PFV initial 18 cm*s^{-1}. Nach
Aktivierung der IPC stieg dieser Wert auf 30 cm*s^{-1} und verblieb nach Aufbau des
12 mm Hg Kapnoperitoneums mit 23 cm*s^{-1} oberhalb des Ausgangswertes. Während die elektrische Stimulation die venöse Blutspitzengeschwindigkeit immer nur
während der Stimulation für wenige Sekunden erhöhte, hielt die PFV-Steigerung
während der IPC für die gesamte Dauer der Kompression an.

Christen et al.[4] erhöhten den intraabdominellen Druck von 12 Probanden auf
25, 50 und 75 mm Hg, indem sie eine 10 cm breite pneumatische Manschette um
das Abdomen legten. Sie untersuchten dopplersonographisch den Einfluss einer
einkammerigen IPC am gesamten Bein auf den venösen Rückfluss. Durch die massive Erhöhung des IAP nahm die PFV in der V. femoralis von 15 auf 11 cm*s^{-1}
(25 mm Hg), 11 cm*s^{-1} (50 mm Hg) und 9 cm*s^{-1} (75 mm Hg) kontinuierlich ab.
Gleichzeitig stieg der Durchmesser der Vena femoralis von 12,7 auf 14 mm
(25 mm Hg), 14,5 mm (50 mm Hg) und 15 mm (75 mm Hg). Selbst bei einem
Druck von 50 mm Hg führte die Aktivierung des IPC-Systems nach 5 min
(26cm*s^{-1}) und nach 15 min (28 cm*s^{-1}) noch zu einem deutlichen Anstieg des
PFV. Dieselbe Arbeitsgruppe evaluierte den venösen Rückstrom bei 12 laparoskopischen Cholezystektomien mit einem Kapnoperitoneum von 11-13 mm Hg. Die
PFV sank von 13 auf 9 cm*s^{-1} und der Durchmesser der V. femoralis nahm von
9,3 auf 10,6 mm zu, während der Femoralvenendruck von 7,5 auf 15,5 mm Hg anstieg. Der Einsatz der IPC beschleunigte zwar die PFV auf 15 cm*s^{-1}, aber der Ve-
nendurchmesser und Venendruck blieben dabei unverändert.

Ein ähnliches Modell zur Erhöhung des IAP wurde von Emeljanov et al.[11]
vorgestellt. Sie untersuchten Patienten, bei denen eine 40*100 cm^2 große insuf-
flierbare Pseudokammer derart angebracht wurde, dass sie den Rumpf von der In-
guinalregion bis zum Epigastrium umschloss. Durch Insufflation von Luft konnte
dann ein „Pseudopneumoperitoneum" von beliebigem Ausmaß erzeugt werden.
Vergleiche zwischen diesem „Pseudopneumoperitoneum" und einem unmittelbar
danach angelegten tatsächlichen Kapnoperitoneum zeigten äquivalente hämodynamische und pulmonale Veränderungen unter beiden Versuchsbedingungen. Der
venöse Rückstrom wurde durch die Dopplersonographie anhand des CSA, der linearen Blutgeschwindigkeit und des Blutvolumenflusses gemessen. Eine schrittweise Erhöhung des Druckes in der Pseudokammer führte ab 5 mm Hg zu einem
Verlust der atemabhängigen Blutstrommodulation. Mit der Zunahme des Druckes
im Kapnoperitoneum und im „Pseudopneumoperitoneum" auf 14 mm Hg kam es

zu einem kontinuierlichen Rückgang der linearen Blutgeschwindigkeit von 21 auf 7 cm*s^{-1}. Gleichzeitig sank der Blutvolumenfluss von 340 auf 190 ml*s^{-1} und die CSA nahm von 28 auf mehr als 42 mm^2 zu. Durch die Applikation eines IPC-Systems konnte die venöse Stauung teilweise aufgehoben werden. Die CSA blieb zwar bei einem abdominellen Druck von 14 mm Hg mit 45 mm^2 bei Anwendung der SIPC gegenüber 45 mm^2 fast unverändert, die lineare Blutgeschwindigkeit wurde durch die SIPV während des Pneumoperitoneums jedoch von 7±1 auf 12±1 cm*s^{-1} beschleunigt. Der Blutvolumenfluss nahm von 188±14 auf 321±28 ml*s^{-1} zu und erreichte damit beinahe wieder den Ausgangswert von 342±30 ml*s^{-1} vor Aufbau des abdominellen Drucks.

In einer eigenen kontrollierten randomisierten Studie[28] wurde der Einfluss einer SIPC der unteren Extremitäten auf die PFV und die CSA der V. femoralis während 50 laparoskopischer Cholezystektomien untersucht. Das Kapnoperitoneum betrug bei allen Patienten 14 mm Hg. Alle Patienten wurden in 10° Kopfhochlage und 5° Links-Seitenlage operiert. Nach präoperativer Randomisierung wurden 25 Patienten mit SIPC (+SIPC) und 25 ohne SIPC (-SIPC) cholezystektomiert. PFV und CSA der rechten Femoralvene wurden durch Dopplersonographie vor, während und nach dem Pneumoperitoneum gemessen. Vor der abdominellen Insufflation betrug die PFV 26±8 cm*s^{-1} und die CSA 1,0±0,2 cm^2, ohne dass Unterschiede zwischen beiden Gruppen bestanden. 5 min nachdem der IAP auf 14 mm Hg gestiegen war, fiel die PFV in beiden Gruppen deutlich ab, sie war in der -SIPC-Gruppe mit 16±6 cm*s^{-1} jedoch deutlich niedriger als in der +SIPC-Gruppe mit 27±8 cm*s^{-1}. Während der gesamten Dauer des Pneumoperitoneums blieb die PFV in beiden Gruppen weitestgehend unverändert. Nachdem das Abdomen desuffliert worden war, nahm die PFV in der +SIPC-Gruppe auf 37±10 cm*s^{-1} und in der -SIPC-Gruppe auf 29±8 cm*s^{-1} zu. Während des Pneumoperitoneums war die PFV ohne SIPC also um beinahe 40 % reduziert, während die PFV bei den +SIPC-Patienten etwa genauso hoch war wie der Ausgangswert vor Aktivierung der SIPC und Aufbau des Pneumoperitoneums. Die CSA wurde durch die Aktivierung der SIPC vor Aufbau des Kapnoperitoneums nicht wesentlich beeinflusst. Sie nahm bei den -SIPC-Patienten nach der abdominellen Insufflation auf 1,2±0,3 cm^2 zu, während sie in der +SIPC-Gruppe mit 1,1±0,2 cm^2 beinahe völlig unverändert blieb. Während des weiteren Operationsverlaufes traten keine weiteren Veränderungen der CSA mehr auf. 5 min nach Ablassen des Pneumoperitoneums hatte die CSA in beiden Gruppen wieder die präoperativen Ausgangswerte eingenommen. Während der Steigerung des IAP auf 14 mm Hg dilatierte die V. femoralis bei Patienten ohne SIPC um 20 %, während ihre Querschnittsfläche bei SIPC-Patienten unverändert blieb. Die venöse Stase konnte durch die SIPC vollständig aufgehoben werden.

In einer weiteren, nicht-randomisierten vergleichenden Untersuchung[27] wurde die Wirkung der SIPC bei 50 Patienten mit elektiven kolorektalen Resektionen überprüft. 25 Patienten wurden laparoskopisch und 25 Patienten konventionell reseziert. Alle Patienten wurden mit der intraoperativen SIPC behandelt. Die PFV in der V. femoralis betrug nach Einleitung der Anästhesie in der konventionellen

Gruppe 21 ± 7 cm*s^{-1} und in der laparoskopischen Gruppe 18 ± 6 cm*s^{-1}. Nach abdomineller Insufflation mit CO_2 bis zu einem Druck von 12 mm Hg nahm die PFV in der laparoskopischen Gruppe auf 127 ± 19 % des Ausgangswertes ab und betrug in der konventionellen Gruppe nach Laparotomie 134 ± 27 %. Die PFV sank während des weiteren Verlaufs der Operation in beiden Gruppen geringgradig, es waren jedoch keine Unterschiede zwischen beiden Gruppen nachweisbar und die PFV blieb in beiden Gruppen immer oberhalb des Ausgangswertes. Die CSA der V. femoralis betrug nach Anästhesieeinleitung bei konventionell und bei laparoskopisch resezierten Patienten $1,0\pm0,2$ cm^2. Die Aktivierung der SIPC reduzierte die Querschnittsfläche der V. femoralis in beiden Gruppen auf $0,9\pm0,2$ cm^2. Während des gesamten Eingriffs veränderte sich dieser Wert in keiner der beiden Gruppen. Die SIPC verbesserte den venösen Rückstrom also in der laparoskopischen und der konventionellen Gruppe gleichermaßen.

Bisher ist noch nicht eindeutig geklärt, ob die erhöhte intraoperative venöse Stase während laparoskopischer Operationen tatsächlich mit einem erhöhten Risiko thromboembolischer Komplikationen einhergeht. Während in einer dopplersonographischen Untersuchung nach laparoskopischen Cholezystektomien bei 20 konsekutiven Patienten thrombotische Veränderungen in den Unterschenkelvenen bei 55 % der Patienten gefunden wurden[25], konnten andere Autoren nach 59 laparoskopischen Cholezystektomien nur 2 Thrombosen (1,6 %) dopplersonographisch nachweisen[19]. In der eigenen Klinik werden derzeit alle Patienten mit laparoskopischen kolorektalen Resektionen (+SIPC) prä- und postoperativ dopplersonographisch untersucht. Bei mehr als 30 Patienten konnte bislang keine Thrombose nachgewiesen werden. Obwohl die Quote klinisch manifester thromboembolischer Komplikationen nach laparoskopischen Operationen gering zu sein scheint, haben auch klinisch nicht eindeutige Thrombosen der unteren Extremität eine hohe Bedeutung, weil sie sich später durch erhebliche Folgestörungen wie die chronisch-venöse Insuffizienz bemerkbar machen[1,18]. Kontrollierte randomisierte Studien zur Bedeutung der venösen Rückstrombehinderung bei laparoskopischen Operationen und zur Inzidenz thromboembolischer Komplikationen nach laparoskopischen und konventionellen Operationen mit und ohne intraoperative IPC stehen bislang noch aus.

3.4
Empfehlungen zur laparoskopischen Chirurgie

Ein Pneumoperitoneum führt unabhängig von der Art des verwendeten Gases zu einer Behinderung des venösen Rückstroms aus den unteren Extremitäten. Dieser negative Einfluss des Pneumoperitoneums ist abhängig vom Insufflationsdruck und der Körperposition des Patienten. Da bereits bei einem Pneumoperitoneum von 5 mm Hg eine relevante Einschränkung des venösen Rückstroms festzustellen ist und diese Rückstrombehinderung proportional zum Insufflationsdruck steigt, sollte der intraperitoneale Druck so gering wie möglich gehalten werden. Die zusätzliche Kopfhochlage führt zu einer weiteren Reduktion des Blutrückstroms zum

Herzen, so dass die Kombination eines intraabdominellen Druckes von 12-14 mm Hg mit einer 10°-Kopfhochlage den venösen Rückstrom während einer laparoskopischen Operation um mehr als 40 % des Ausgangswertes reduziert. Eine Adaptation des Organismus an die venösen Rückstrombehinderung konnte auch bei länger andauernden laparoskopischen Operationen nicht nachgewiesen werden.

Unabhängig von der Körperposition kann der venöse Rückstrom durch die intraoperative sequentielle intermittierende Kompression der unteren Extremitäten auch bei länger dauernden laparoskopischen Operationen mit einem IAP von 12-14 mm Hg normalisiert werden. Der SIPC-Aufbau im Operationssaal dauert nur wenige Minuten und Nebenwirkungen der SIPC stellen bei Beachtung der Kontraindikationen (pAVK, frische Thrombose der tiefen Bein- oder Beckenvenen) eine Rarität dar. Die intraoperative SIPC sollte deshalb bei allen laparoskopischen Operationen als Ergänzung zur herkömmlichen Thromboseprophylaxe (niedermolekulares Heparin, Kompressionsstrümpfe, postoperativer Frühmobilisation) angewendet werden.

3.5
Literatur

1.   Baca I, Schneider B, Kohler T, Misselwitz F, Zehle A, Muhe F. (1997)
      Thromboembolieprophylaxe bei minimal-ivasiven Eingriffen und kurzsta-
      tionärer Behandlung. Ergebnisse einer multizentrischen, prospektiven, ran-
      domisierten kontrollierten Studie mit einem niedermolekularen Heparin.
      Chirurg 68:1275-1280.

2.   Borow M, Goldson H. (1981) Postoperative venous thrombosis. Evaluation
      of five methods of treatment. Am J Surg 141:245-251.

3.   Borow M, Goldson HJ. (1983) Prevention of postoperative deep venous
      thrombosis and pulmonary emboli with combined modalities. Am Surgeon
      49:599-605.

4.   Christen Y, Wutschert R, Weimer D, de Moerloose P, Kruithof EK,
      Bounameaux H. (1997) Effects of intermittent pneumatic compression on
      venous haemodynamics and fibrinolytic activity. Hemodynamic effects of
      intermittent pneumatic compression of the lower limbs during laparoscopic
      cholecystectomy. Blood Coagul Fibrinolysis 8:185-190.

5.   Clark C, Cotton LT. (1968) Blood-flow in deep veins of leg. Recording
      technique and evaluation of methods to increase flow during operation. Br
      J Surg 55:211-214.

6.   Clarke Pearson DL, Synan IS, Dodge R, Soper JT, Berchuck A, Coleman
      RE. (1993) A randomized trial of low-dose heparin and intermittent pneu-
      matic calf compression for the prevention of deep venous thrombosis after
      gynecologic oncology surgery. Am J Obstet Gynecol 168:1146-1153.

7.   Coleridge Smith PD, Hasty JH, Scurr JH. (1990) Venous stasis and vein
      lumen changes during surgery. Br J Surg 77:1055-1059.

8.   Comerota AJ, Stewart GJ, Alburger PD, Smalley K, White JV. (1989) Ope-
      rative venodilation: a previously unsuspected factor in the cause of post-
      operative deep vein thrombosis. Surgery 106:301-8:

9.   Comerota AJ, White JV, Katz ML. (1985) Diagnostic methods for deep
      vein thrombosis: venous Doppler examination, phleborheography,
      iodine-125 fibrinogen uptake, and phlebography. Am J Surg 150:14-24.

10.   Doran FSA, Drury M, Sivyer A. (1964) A simple way to combat the venous
      stasis which occurs in the lower limbs during surgical operations. Br J
      Surg 51:486-492.

11.   Emeljanov SI, Fedenko VV, Panfilov SA, Bobrinskaja IG, Musaeva SR.
      (1998) Pneumoperitoneum risk prognosis and correlation of venous circu-
      lation disturbances in laparoscopic surgery. Surg Endosc 12:1224-1231.

12.   Goodale RL, Beebe DS, McNevin MP, Boyle M, Letourneau JG, Abrams
      JH, et al. (1993) Hemodynamic, respiratory, and metabolic effects of lapa-
      roscopic cholecystectomy. Am J Surgery 166:533-537.

13.   Hansberry KL, Thompson IM, Bauman J, Deppe S, Rodriguez FR. (1991)
      A prospective comparison of thromboembolic stockings, external sequenti-

al pneumatic compression stockings and heparin sodium/dihydro-ergotamine mesylate for the prevention of thromboembolic complications in urological surgery. J Urology 145:1205-1208.

14.	Ido K, Suzuki T, Kimura K, Taniguchi Y, Kawamoto C, Isoda N, et al. (1995) Lower-extremity venous stasis during laparoscopic cholecystectomy as assessed using Doppler ultrasound. Surg Endosc 9:310-313.

15.	Janssen H, Trevino C, Williams D. (1993) Hemodynamic alterations in venous blood flow produced by external pneumatic compression. J Cardiovasc Surg Torino 34:441-447.

16.	Jorgensen JO, Lalak NJ, North L, Hanel K, Hunt DR, Morris DL. (1994) Venous stasis during laparoscopic cholecystectomy. Surg Laparosc Endosc 4:128-133.

17.	Junghans T, Böhm B, Gründel K, Schwenk W. (1997) Effects of pneumoperitoneum with carbon dioxide, argon, or helium on hemodynamic and respiratory function. Arch Surg 132:272-278.

18.	Köckerling F, Schneider C, Reymond MA, Scheidbach A, Konradt J, Bährlener J, et al. (1998) Early results of a prospectiv multicenter study on 500 consecutive cases of laparoscopic colorectal surgery. Surg Endosc 12:37-41.

19.	Lord RVN, Ling JJ, Hugh TB, Coleman MJ, Doust BD, Nivison-Smith I. (1998) Incidence of deep vein thrombosis after laparoscopic versus minilaparotomy cholecystectomy. Arch Surg 133:967-973.

20.	Millard JA, Hill BB, Cook PS, Fenoglio ME, Stahlgren LH. (1993) Intermittent sequential pneumatic compression in prevention of venous stasis associated with pneumoperitoneum during laparoscopic cholecystectomy. Arch Surg 128:914-919.

21.	Mittelman JS, Edwards WS, McDonald JB. (1982) Effectiveness of leg compression in preventing venous stasis. Am J Surg 144:611-613.

22.	Moneta GL, Bedford G, Beach K, Strandness DE. (1988) Duplex ultrasound assessment of venous diameters, peak velocities, and flow patterns. J Vasc Surg 8:286-291.

23.	Morrison CA, Schreiber MA, Olsen SB, Hetz SP, Acosta MM. (1998) Femoral venous flow dynamics during intraperitoneal preperitoneal laparoscopic insufflation. Surg Endosc 12:1213-1216.

24.	Nicolaides AN, Miles C, Hoare M, Jury P, Helmis E, Venniker R. (1983) Intermittent sequential pneumatic compression of the legs and thromboembolism-deterrent stockings in the prevention of postoperative deep venous thrombosis. Surgery 94:21-25.

25.	Patel MI, Hardman DTA, Nicholls D, Fisher CM, Appleberg M. (1996) The incidence of deep venous thrombosis after laparoscopic cholecystectomy. MJA 164:652-656.

26.	Poikolainen E, Hendolin H. (1983) Effects of lumbar epidural analgesia and general anaesthesia on flow velocity in the femoral vein and postoperative deep vein thrombosis. Acta Chir Scand 149:361-364.

27.   Schwenk W, Bohm B, Junghans T, Hofmann H, Müller JM. (1998) Intermittent sequential compression of the lower limbs prevents venous stasis in laparoscopic and conventional colorectal surgery. Dis Colon Rectum 40:1056-1062.

28.   Schwenk W, Böhm B, Fügener A, Müller JM. (1998) Intermittent pneumatic sequential compression (ISC) of the lower extremities prevents venous stasis during laparoscopic cholecystectomy. A prospective randomized study. Surg Endosc 12:7-11.

29.   Skillman JJ, Collins REC, Coe NP, Goldtein BS, Shapiro RM, Zervas NT, et al. (1977) Prevention of deep vein thrombosis in neurosurgical patients: A controlled, randomized trial of external pneumatic compression. Surgery 84:354-358.

30.   Vanek VW. (1998) Meta- analysis of effectiveness of intermittent pneumatic compression devices with a comparison of tigh- high to knee- high sleeves. Am Surg 64:1050-1058.

31.   Woolson ST. (1996) Intermittent pneumatic compression prophylaxis for proximal deep venous thrombosis after total hip replacement. J Bone Joint Surg Am 78:1735-1740.

4 Die Lunge
W. Schwenk, B. Böhm

Die laparoskopische Behandlung intraabdomineller Erkrankungen wirkt sich möglicherweise nachteilig auf die intraoperative Lungenfunktion aus, so dass die Ventilation und der Gasaustausch beeinträchtigt werden. Postoperativ scheint die Lungenfunktion nach laparoskopischen Eingriffen dagegen besser als nach konventionellen Operationen zu sein. Der laparoskopisch Tätige stellt sich daher oftmals die Frage, ob bei einem lungenkranken Patienten die vermeintlichen intraoperativen Nachteile oder die angeblichen postoperativen Vorteile der minimal invasiven Chirurgie überwiegen.

4.1
Physiologie der Atmung

4.1.1
Morphologische Grundlagen der Ventilation

Die Hauptaufgabe der Lunge ist die Aufnahme von O_2 aus der Atemluft und die Abgabe von CO_2 aus dem pulmonalarteriellen Blut. Die oberen Atemwege teilen sich von der Trachea über die Haupt-, Lappen- und Segmentbronchien immer weiter auf bis zum Ort des Atemaustausches, den respiratorischen Bronchiolen, Ductuli alveolares und Sacculi alveolares. Bis zu einem Durchmesser von 1 mm sind die Wände der Atemwege durch Knorpel verstärkt, so dass sie nicht kollabieren können. Die Weite der Atemwege in den nicht knorpelverstärkten Anteilen schwankt mit dem Lungenvolumen, dem auf sie einwirkenden Druck und der Aktivität des vegetativen Nervensystems: der Sympathikus führt zu einer Bronchodilatation und der Parasympathikus zu einer Bronchokonstriktion.

Der Gasaustausch zwischen der Atemluft und dem Kapillarblut geschieht ausschließlich durch Diffusion, die durch die geringe Distanz zwischen Alveolargas und Kapillarblut von 0,3 μm erleichtert wird. Die innere Oberfläche der Alveolen ist von einem etwa 50 Å dicken Flüssigkeitsfilm benetzt, der im Wesentlichen aus oberflächenaktiven Lipoproteinen besteht, die als Surfactant bezeichnet werden. Dieser Surfactant vermindert die Oberflächenspannung und stabilisiert die Alveolen.

Beim Atmen werden die bewegten Gasvolumina unterschiedlich bezeichnet (Abb. 4-1): Das Atemzugvolumen (AZV) ist dasjenige Gasvolumen, das während eines normalen Atemzuges in Ruhe bewegt wird. Das inspiratorische Reservevolumen (IRV) ist diejenige Gasmenge, die nach einer normalen Einatmung noch zusätzlich eingeatmet werden kann. Analog dazu ist das exspiratorische Reservevolumen (ERV) diejenige Gasmenge, die nach einer normalen Exspiration noch zusätzlich ausgeatmet werden kann. Am Ende einer maximalen Exspiration kollabiert die Lunge nicht vollständig, sondern es verbleibt eine bestimmte Menge nicht exspirierbare Luft in der Lunge. Dieses Gasvolumen wird Residualvolumen (RV) genannt. Die Inspirationskapazität ist die Gasmenge, die nach einer normalen Exspiration inspiriert werden kann (AZV+IRV), während die Vitalkapazität (FVC) das gesamte aktiv bewegte Gasvolumen der Lunge ist (IRV+AZV+ERV). Im klinischen Alltag ist die VC ein Maß für die Ausdehnungsfähigkeit von Lunge und Thorax. Sie ist bei gesunden Menschen vom Alter, Geschlecht, Größe, Körperposition und Trainingszustand abhängig.

Eine wichtige, nur indirekt zu bestimmende Größe ist die funktionelle Residualkapazität (FRC). Sie ist das Volumen, welches am Ende einer normalen Exspiration in der Lunge verbleibt (EZV+RV). Zu diesem Zeitpunkt stehen die elastischen Retraktionskräfte der Lunge und die entgegengesetzt wirkenden mechanischen Kräfte des Brustkorbes und der Atmungsmuskulatur miteinander im Gleichgewicht. Die funktionelle Residualkapazität ist um ein vielfaches größer als das

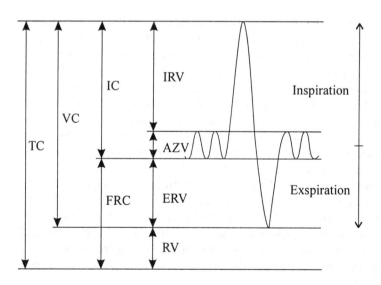

Abb. 4-1 Volumina und Kapazitäten der Lungenfunktion (AZV-Atemzugvolumen, IRV-inspiratorisches Reservevolumen, ERV-exspiratorisches Reservevolumen, IC- inspiratorische Kapazität, VC-Vitalkapazität, FRC-funktionelle Residualkapazität, RV-Residualvolumen, TC-totale Lungenkapazität)

Atemzugvolumen und dient unter anderem dazu, eine weitgehend konstante O_2- und CO_2-Konzentration im Alveolarraum während Inspiration und Exspiration aufrechtzuerhalten. Ebenso wie die Vitalkapazität ist die FRC vom Alter, Geschlecht, Größe, Körperposition und Trainingszustand abhängig.

Die Gasmenge, welche die Lunge am Ende einer maximalen Inspiration enthält, wird Totalkapazität (TC) genannt. Als anatomischer Totraum wird der Anteil der Atemwege angesehen, der aufgrund seiner anatomischen Struktur nicht am Gasaustausch teilnehmen kann. Der funktionelle Totraum setzt sich aus dem anatomischen Totraum und den Alveolarräumen zusammen, die zwar ventiliert, aber nicht perfundiert werden. Das Atemminutenvolumen (AMV) ist das Produkt aus dem Atemzugvolumen und der Atemfrequenz pro Minute. Es beträgt in Ruhe beim 70 kg schweren Mann etwa 7 l*min^{-1} und kann unter Belastung auf über 100 l*min^{-1} ansteigen.

4.1.2
Atemmechanik

Beim gesunden Menschen strömen die Atemgase aufgrund des entstehenden Unterdruckes bei der aktiven Vergrößerung des Thoraxraumes in den Respirationstrakt. Dabei werden die Rippenbögen durch die Mm. intercostales externi angehoben und der Thoraxraum in ventrodorsaler und lateraler Richtung vergrößert. Der wirksamste Atemmuskel ist das Zwerchfell, bei dessen Kontraktion sich die Zwerchfellkuppeln absenken und der Thoraxraum sich durch die Eröffnung des Recessus phrenicocostalis nach unten erweitert. Die Exspiration ist dagegen ein passiver Vorgang, der auf den Rückstellkräften der Thoraxorgane und Muskulatur beruht. Sie kann aber durch den Einsatz der Mm. intercostales interni verstärkt werden. Der zwischen Pleura viszeralis und parietalis befindliche Spalt ist mit Flüssigkeit gefüllt, so dass die Lunge an der Innenwand des Thorax adhärent ist und nicht kollabiert. Das Lungenparenchym ist wegen seiner Elastizität und der Oberflächenspannung in den Alveolen immer bestrebt, sich zu retrahieren. Dadurch wird ein kontinuierlicher Zug ausgeübt, der im Pleuraspalt manometrisch gemessen werden kann. In Abhängigkeit von der Atemphase schwankt dieser Pleuradruck beim Gesunden zwischen -8 cm H_2O bei maximaler Inspiration und -5 cm H_2O in maximaler Exspiration. Dieser Druck setzt sich als zentrifugale Kraft transpulmonal fort und hält die kleinen, nicht knorpelverstärkten Atemwege offen.

Beim stehenden Menschen wird der negative intrapleurale Druck durch die Gravitation von der Lungenspitze bis zum Zwerchfell um etwa 7,5 cm H_2O erhöht. Beim liegenden Patienten beträgt die pleurale Druckdifferenz zwischen ventralen und dorsalen Lungenanteilen etwa 3,5 cm H_2O. Da die Alveolen diesen Druckunterschieden in ihrer Größe passiv folgen, sind Alveolen der basalen Lunge im Stehen etwa 4 mal kleiner als Alveolen der Lungenspitze.

Die Atemmechanik beschreibt die während der Atmung entstehenden Druck- und Volumenveränderungen in der Lunge. Bei der Inspiration müssen zunächst die elastischen Widerstände der Lunge überwunden werden. Das Ausmaß dieser elastischen Kräfte wird durch das Verhältnis von Volumenänderung zur erforderlichen Druckänderung im Pleuraspalt beschrieben. Dieses Verhältnis von Volumenänderung zu Druckänderung wird als Volumendehnbarkeit oder Compliance bezeichnet. Die Compliance gibt also an, welche Druckänderung zur Aufnahme eines bestimmten Gasvolumens erforderlich ist. Genau genommen setzt sich die Compliance des gesamten Atmungsapparates aus der Compliance des Thorax und der Lunge zusammen. Da die Bestimmung der Complicance des gesamten Atemapparates schwierig ist, begnügt man sich in der klinischen Praxis oftmals mit der Messung der Lungencompliance, die wiederum in der Lunge regionale Unterschiede aufweist. Kleinere Alveoli reagieren nämlich auf eine geringe Druckänderung mit einer großen Volumenänderung. Die Compliance ist daher in den basalen Lungenabschnitten, wo sich die kleineren Alveolen befinden, deutlich höher als in den apikalen Lungenabschnitten mit den größeren Alveolen. Deshalb wird der größere Teil des Atemzugvolumens auch in die Alveolen der basalen Lungenabschnitte geleitet.

Visköse (nichtelastische) Atmungswiderstände, die sich vor allem aus den Strömungswiderständen der Atemwege und den nichtelastischen Gewebewiderständen zusammensetzen, müssen sowohl bei der Inspiration als auch bei der Exspiration überwunden werden. Die Widerstände durch Reibung oder nichtelastische Verformung der Gewebe im Bauch- und Brustwand sind gering und können im klinischen Alltag unberücksichtigt bleiben. Die treibende Kraft für die Bewegungen der Atemluft ist die Druckdifferenz zwischen Außenluft und Alveolarluft, die so genannte transpulmonale Druckdifferenz. Der Strömungswiderstand der Atemwege wird Resistance genannt und beträgt etwa 1,5 cm $H_2O*l^{-1}*s^{-1}$.

Der Pleuradruck nimmt beim stehenden Menschen aufgrund der Gravitation von apikal nach basal zu. Wenn die FRC stark reduziert ist, können diese lokalen Unterschiede des Pleuradruckes in den basalen Lungenabschnitten dazu führen, dass der transpulmonale Druck während der Exspirationsphase oder sogar während des gesamten Atemzyklus positiv bleibt. Da die kleinen Atemwege nicht knorpelgestützt sind und den Druckänderungen in der Lunge passiv folgen, kollabieren die Alveolen bei einem positiven Druck. Von diesem Atemwegsverschluss sind in erster Linie die dorsal bzw. basal gelegenen Lungenanteile betroffen. Die Verschlusskapazität (closing capacity bzw. CC) bezeichnet das Volumen, das die FRC unterschreiten müsste, damit sich nicht knorpelgestützte kleine Atemwege verschließen. Als Folge dieses Atemwegsverschluss (airway closure) bilden sich Atelektasen aus, die durch den hypoxischen Vasokonstriktionsreflex (Euler-Liljestrand-Mechanismus) noch verstärkt werden. Die Verschlusskapazität und der Atemwegsverschluss der Lunge sind wesentliche Begriffe zum Verständnis intra- und postoperativer Lungenfunktionsstörungen[45].

4.1.3
Pulmonaler Gasaustausch

Da die Luft in den Alveolen ständig CO_2 aus dem Blut aufnimmt und O_2 ins Blut abgibt, sind die alveolären Atemgasfraktionen von denen der eingeatmeten Luft verschieden. Die alveoläre O_2-Konzentration wird vom Sauerstoffanteil des inspirierten (F_iO_2) und exspiriertem Atemgases (F_AO_2), der alveolären Ventilation (V_A) und der ins Blut abgegebenen O_2-Menge (VO_2) bestimmt. Die VO_2 beträgt beim wachen Erwachsenen in Ruhe etwa 280 ml*min^{-1}. Die pulmonale CO_2-Abgabe (VCO_2) beträgt etwa 230 ml*min^{-1}. Der O_2-Anteil des alveolären Gasgemisches beträgt etwa 14 % und der CO_2-Anteil etwa 6 %. Der alveoläre Sauerstoffpartialdruck (PAO_2) beträgt etwa 100 mm Hg und der alveoläre Kohlendioxidpartialdruck ($PACO_2$) etwa 40 mm Hg. Die endexspiratorische CO_2-Konzentration ($ET-CO_2$) entspricht annähernd dem CO_2-Anteil am Alveolargasgemisch.

Die Gasaustauschraten zwischen Alveolen und Kapillaren werden durch die Lungendurchblutung beeinflusst, so dass die alveolären Partialdrücke im Wesentlichen vom Verhältnis der alveolaren Ventilation (V_A) zur Lungenperfusion (Q) abhängig sind. Unter physiologischen Bedingungen in Ruhe beträgt dieser Ventilations-Perfusions-Quotient (V/Q) 0,8-1,0, das bedeutet, dass in Ruhe etwa 80-100 % aller ventilierten Alveolen auch perfundiert werden.

Das Gas in der Lunge wird an der alveolären Membran primär durch Diffusion entlang eines Druckgradienten ausgetauscht. Da CO_2 sehr günstige Diffusionseigenschaften aufweist, diffundiert es etwa 23 mal leichter durch die Alveolarmembran als O_2. Für die Diffusion zwischen Alveole und Erythrozyten stehen nur 0,3 s zur Verfügung. Dennoch gleichen sich die Gaspartialdrücke zwischen Blut und Alveolarraum in dieser Zeit fast vollständig an. Die normale O_2-Diffusionskapazität der Lunge kann entweder durch eine Reduktion der Austauschfläche (bei restriktiven Veränderungen, Atelektasen) oder durch eine Zunahme des Diffusionsweges (beim interstitiellen Lungenödem) vermindert werden.

4.1.4
Lungenperfusion

Die Lungenstrombahn weist im Vergleich zu den anderen Organstrombahnen mehrere Besonderheiten auf. Obwohl durch die Lungenstrombahn annähernd 100 % des Herzzeitvolumens zirkulieren, ist die Druckdifferenz zwischen der Pulmonalarterie und dem linken Vorhof mit nur 8 mm Hg deutlich geringer als die im großen Kreislauf herrschenden Druckdifferenzen. Dementsprechend betragen der pulmonalarterielle Druck und der Lungengefäßwiderstand nur etwa 1/10 der Werte des Körperkreislaufes. In der A. pulmonalis herrscht in Ruhe ein systolischer Druck von 20-25 mm Hg und ein diastolischer Druck von 9-12 mm Hg. In den Lungenkapillaren beträgt der Druck etwa 7 mm Hg und im linken Vorhof etwa 6 mm Hg. Die Lungenkapillaren haben einen Durchmesser von etwa 8 µm und bilden ein dichtes Netz um die Alveolen. Die für den Gasaustausch mit der Alveole nutzbare Kapillarstrecke beträgt etwa 350 µm. Da die Kapillaren der Lungenstrombahn im Gegensatz zu denen des Körperkreislaufes nicht von einem stützenden Interstitium umgeben werden, sind sie außerordentlich dehnbar und werden in ihrer Weite durch die Druckverhältnisse im umgebenden Lungengewebe beeinflusst.

Die regional unterschiedliche Durchblutung der Lunge hängt auch von der Körperposition ab. So werden in aufrechter Position die basalen Lungenabschnitte wesentlich stärker durchblutet als die Lungenspitzen. Der Grund für diese Perfusionsunterschiede ist der Einfluss des hydrostatischen Druckes, der bei einer Höhendifferenz von 30 cm zwischen der Lungenspitze und den basalen Anteilen etwa 23 mm Hg beträgt. In den Kapillaren der Lungenspitze liegt der diastolische Blutdruck unter dem alveolären Druck, so dass die Kapillaren in der Diastole kollabieren und nur während der systolischen Druckspitze perfundiert werden. In den mittleren herznahen Lungenabschnitten werden die Kapillaren ständig perfundiert, wobei das Ausmaß der Perfusion jedoch während der Systole und Diastole unterschiedlich hoch ist. In den unteren Lungenabschnitten werden die Kapillaren durch den erhöhten hydrostatischen Druck so weit offen gehalten, dass die Durchblutung hier nicht vom Herzzyklus abhängt.

Die neuronalen Einflüsse auf die Lungendurchblutung sind nur gering und können praktisch vernachlässigt werden. Neben den lagebedingten Perfusionsunterschieden, die durch den unterschiedlichen hydrostatischen Druck hervorgerufen werden, wird die Lungendurchblutung vor allem durch den Sauerstoffpartialdruck im Alveolargas kontrolliert. Ein Abfall des PAO_2 auf weniger als 60 mm Hg führt zur Vasokonstriktion in den entsprechenden Lungenkapillaren. Durch diesen sogenannten Euler-Liljestrand-Mechanismus (hypoxische Vasokonstriktion) wird das Blut aus schlecht ventilierte in besser ventilierte Abschnitte der Lunge umgeleitet, um eine optimale Oxygenierung des Blutes zu erreichen.

Obwohl im Kapillarblut während der kurzen Kontaktzeit mit den Alveolen eine völlige Angleichung an die Partialgasdrücke des Alveolargasgemisches erreicht wird, beträgt der PaO_2 nach der Lungenpassage bei gesunden Erwachsenen nicht 100 mm Hg (wie der PAO_2) sondern nur etwa 92 mm Hg. In Ruhe werden nämlich mindestens 2 % des Blutes über intrapulmonale Shunts am Kapillarbett der Lungenstrombahn vorbei geleitet und gelangen nicht oxygeniert zurück in den Körperkreislauf. Der PaO_2 ist in hohem Maße altersabhängig, so dass bei einem 40jährigen ein PaO_2 von ungefähr 80 mm Hg und bei einem 70jährigen einer von ungefähr 70 mm Hg erwartet werden kann. Der $PaCO_2$ ist dagegen weitgehend altersunabhängig.

4.1.5
Atemregulation

Ein Atmungszyklus dauert etwa 3-6 s, wobei 1-2,5 s für die aktive Einatmung und 2-3,5 s für die passive Ausatmung benötigt werden. Der neurale Atemrhythmus und die sich anschließenden Muskelbewegungen werden in drei Phasen eingeteilt, die Inspiration, die Postinspiration und die aktive Exspiration. Die Einatmung wird durch eine ansteigende Aktivität der Nerven der Inspirationsmuskulatur (Nn. phrenici für das Zwerchfell und Nn. intercostales für die Mm. intercostales externi) gesteuert. Die Postinspirationsphase der Atmung beginnt, sobald die Kontraktionen der Muskulatur geringfügig nachlassen, weil dann sofort die elastischen Rückstellkräfte der Lunge wirksam werden. In der abschließenden Exspirationsphase werden die Mm. intercostales interni, die Mm. obliquus und transversus abdomini sowie der M. quadratus lumborum aktiviert, so dass der abdominelle Druck erhöht und die Zwerchfellkuppel angehoben werden.

Der Atemrhythmus entsteht in der ventralen respiratorischen Gruppe der Medulla oblongata. Die für den Atemrhythmus verantwortlichen neuronalen Schaltkreise liegen damit in unmittelbarer Nachbarschaft zum kardiovaskulären Netzwerk und den Motorneuronen des Pharynx und Larynx. Durch komplexe Verschaltungen dieser Neuronengruppen entstehen langsame periodische Oszillationen der jeweiligen Membranpotentiale mit rhythmischer Freisetzung von Aktionspotentialen. Die adäquate Tiefe und Frequenz der Atmung werden durch die kontinuierliche Überprüfung des PaO_2 und $PaCO_2$ sowie des arteriellen pH-Wertes reguliert. Zu dieser Überprüfung dienen Chemorezeptoren, die sich bilateral im Glomerus caroticum und in den Paraganglien des Aortenbogens (Glomera aortica) befinden. Darüberhinaus werden Chemorezeptoren im Hirnstamm zur Atemregulation benutzt.

Der effektivste Antrieb der Atmung ist der Anstieg des $PaCO_2$ (Hyperkapnie). Ein zunehmender $PaCO_2$ führt zu einem wachsenden Gefühl der Dyspnoe und bewirkt pro mm Hg eine Steigerung des Atemminutenvolumens um 2-3 l. Das Atemminutenvolumen kann mit steigendem $PaCO_2$ auf 70-80 l zunehmen, bevor die narkotisierende Wirkung des CO_2 einen Abfall des Atemminutenvolumens bedingt. Ein Abfall des PaO_2 (Hypoxämie) führt ebenfalls zur Steigerung der Atemfrequenz und Atemtiefe, die Steilheit der O_2-Antwortkurve ist aber geringer als die des PCO_2. Praktisch tritt eine Steigerung des Atemzeitvolumens erst auf, wenn der PaO_2 auf Werte unter 50-60 mm Hg gefallen ist. Bei einem konstanten $PaCO_2$ von 40 mm Hg wird die O_2-Antwortkurve wesentlich steiler, so dass bei einem PaO_2 von 50 mm Hg bereits Atemminutenvolumina von 20 l auftreten.

Zur Atemregulation dienen zudem Reflexmechanismen, die unabhängig von $PaCO_2$, PaO_2 oder pH sind. So werden bei jeder Dehnung des Lungengewebes Dehnungssensoren im Bronchialbaum aktiviert und die weitere Inspiration reflektorisch gehemmt (Hering-Breuer-Reflex). Umgekehrt stimuliert eine größere Volumenabnahme der Lunge schnell adaptierende Irritant-Sensoren im Lungengewebe, deren zentrale Rückmeldung die Exspiration hemmt (Head-Reflex).

4.1.6
Atemgastransport

Die Konzentration gelöster Gase in einer Flüssigkeit ist von ihrem Partialdruck und Löslichkeitskoeffizienten abhängig. Im arteriellen Blut sind unter Normalbedingungen (PaO_2=100 mm Hg, $PaCO_2$=40 mm Hg) 0,003 ml O_2 und 0,026 ml CO_2 pro ml Blut gelöst. Aufgrund des größeren Löslichkeitskoeffizienten ist also 9mal mehr CO_2 als O_2 im Blut gelöst.

Im Blut wird O_2 überwiegend an Hämoglobin gebunden transportiert. Dabei bindet ein Molekül Hämoglobin 4 Moleküle O_2. Die Sauerstoffbindungskapazität des Hämoglobins beträgt in vivo 1,24 ml*g^{-1}. Die O_2-Sättigungskurve hat einen S-förmigen Verlauf, d.h., dass der Sättigungsgrad mit steigendem O_2-Partialdruck zunächst rasch und dann immer langsamer zunimmt. Dieser besondere Verlauf der O_2-Sättigungskurve erleichtert die O_2-Aufnahme in Regionen mit hohem O_2-Partialdruck (Lungenkapillaren) und die rasche O_2-Abgabe in Regionen mit niedrigem O_2-Partialdruck (periphere Kapillaren). Die O_2-Sättigung des arteriellen Blutes bei Raumluftatmung beträgt beim gesunden Menschen etwa 97 % und die des venösen Blutes etwa 73 %. Bei einer Gewebepassage werden 25 % der O_2-Bindungskapazität des Hämoglobin ausgeschöpft, wobei die Organe unterschiedlich viel O_2 nutzen.

Die Affinität des Hämoglobins zum O_2 wird jedoch nicht nur durch den PO_2 sondern auch durch den pH-Wert und den $PaCO_2$ beeinflusst. Mit sinkendem pH-Wert, also mit zunehmender Azidität des Blutes, sinkt die O_2-Affinität des Hämoglobins. O_2 wird also im azidotischem Milieu der Peripherie schlechter gebunden und leichter abgegeben. Da der pH-Wert des Blutes in enger Beziehung zum $PaCO_2$ steht, nimmt die O_2-Bindungsaffinität des Hämoglobins mit steigendem $PaCO_2$ ab. Diese Abhängigkeit des O_2-Bindungsverhaltens des Hämoglobins vom pH-Wert und vom $PaCO_2$ wird Bohr-Effekt genannt. Der Bohr-Effekt bewirkt, dass in den Lungenkapillaren bei niedrigem $PaCO_2$ die O_2-Aufnahme erleichtert wird. In den peripheren Geweben mit hohem $PaCO_2$ wird O_2 leichter vom Hämoglobin gelöst und an das Gewebe abgegeben.

CO_2 wird in physikalisch gelöster und in chemisch gebundener Form im Blut transportiert. Wenn CO_2 aus den peripheren Geweben ins Blut diffundiert, reagiert sein größter Teil zu Kohlensäure, die sofort in Bikarbonat (HCO_3^-) und Protonen (H^+) dissoziiert. In den Erythrozyten reagiert das CO_2 unter Wirkung der Karboanhydrase 10.000 mal schneller, so dass die Bikarbonatkonzentration in den Erythrozyten rascher ansteigt als im Plasma. Das HCO_3^--verlässt den Erythrozyten im Austausch gegen Cl^- (sogenannter Hamburger-Shift). Die H^+-Ionen verbleiben im Erythrozyten und werden hier durch das Hämoglobin gepuffert. Diese Erhöhung der Protonen-Konzentration am Hämoglobin führt zur Reduktion der O_2-Affinität des Hämoglobins. Die O_2-Abgabe in den peripheren Geweben wird also durch den erhöhten $PaCO_2$ erleichtert. Gleichzeitig führt die Oxygenierung des Hämoglobins in der Lunge zu einer Veränderung der CO_2-Bindung des Blutes, da oxygeniertes gegenüber nicht oxygeniertem Hämoglobin sauer reagiert, kann die Dissoziation von H_2CO_3 zu H^+ und $HCO3^-$ in Anwesenheit von oxygeniertem Hämoglobin rascher erfolgen. Die Abhängigkeit der CO_2-Bindung an den Oxygenierungsgrad des Hämoglobin wird als Haldane-Effekt bezeichnet.

4.1.7
Säure-Basen-Status

Obwohl ständig saure Stoffwechselprodukte aus dem Gewebe ins Blut gelangen, wird der pH-Wert des menschlichen Blutplasmas durch die Puffereigenschaften des Blutes, den Gasaustausch in der Lunge und die Ausscheidungsmechanismen in der Niere im Bereich von 7,37 und 7,43 konstant gehalten. Eine metabolische Azidose oder Alkalose sind Zeichen einer metabolischen Entgleisung. Die Gesamtkonzentration der Pufferbasen (HCO_3^- und Proteinat) im Blut beträgt 48 mmol*l^{-1}. Wenn der HCO_3^--Anteil bei hohem $PaCO_2$ ansteigt, nimmt die Proteinatkonzentration ab. Veränderungen der Konzentration der Proteinatbasen werden als sogenannter Base Excess (BE) angegeben. Im arteriellen Blut eines Gesunden beträgt dieser BE 0. Durch die Abatmung von etwa 230 ml CO_2*min^{-1} in Ruhe werden am Tag etwa 15.000 mmol H^+-Ionen eliminiert. Bei einer Azidose können Protonen durch Hyperventilation und vermehrte CO_2-Abatmung in der Lunge eliminiert werden. Umgekehrt kann eine Hypoventilation über eine verminderte CO_2-Elimination aber auch zu einer respiratorisch bedingten Azidose führen, die durch einen $PaCO_2$ von mehr als 45 mm Hg und eine gleichzeitige Erhöhung des BE gekennzeichnet ist. Nach einer gewissen Latenzphase kann eine respiratorische Azidose durch Anpassung der Nierenfunktion und vermehrte Ausscheidung nicht-flüchtiger Säuren in geringem Ausmaß metabolisch kompensiert werden.

4.2
Messung der Lungenfunktion

Die wichtigsten Apparaturen zur Messung der Lungenfunktion sind das Spirometer und der Bodyplethysmograph. In der klinischen Routine wird die Lungenfunktion meist mit Spirometriegeräten gemessen. Die dabei gewonnenen Messwerte lassen aber nur indirekte Schlüsse auf wichtige Lungenfunktionsparameter wie Atemwegswiderstand (Resistance), Volumendehnbarkeit der Lunge (Compliance) oder funktionelle Residualkapazität (FRC) zu. Da diese Parameter nur mit erheblichem Aufwand durch eine erweiterte Spirometrie oder Bodyplethysmographie bestimmt werden können, haben sich die einfach zu erhebenden Messwerte im klinischen Alltag durchgesetzt.

Spirometriegeräte messen die Atemexkursionen des Patienten, der durch ein Mundstück atmet. Die Qualität und Aussagekraft der Spirometrie ist in entscheidendem Maße von der Mitarbeit des Patienten abhängig. In sitzender Position wird der Patient aufgefordert, maximal zu inspirieren und zu exspirieren. Während der Exspiration wird der Atemfluss gegen die Zeit aufgetragen und die forcierte Vitalkapazität (FVC) und das innerhalb von 1 Sekunde exspirierte Volumen (FEV_1) bestimmt. Die FVC kennzeichnet die gesamte Dehnbarkeit der Lunge, wobei eine

Reduktion ein Zeichen für eine restriktive Atemwegsstörung ist. Ein verminderter Anteil der FEV_1 an der FVC ist Ausdruck für einen erhöhten Atemwegswiderstand, wie er bei chronisch obstruktiven Atemwegserkrankungen vorliegt. Wenn der exspiratorische und inspiratorische Atemfluss gegen das Volumen aufgetragen wird, entsteht eine Flussvolumenkurve. Die maximale Geschwindigkeit des Luftausstroms wird als PEF (peak exspiratory flow) bezeichnet. Die Mechanik der großen Atemwege wird in erster Linie durch Veränderungen der PEF und der FEV_1 charakterisiert, die anstrengungsabhängig sind. Die Mechanik der kleinen Atemwege kann dagegen erst am Ende des exspiratorischen Teils der Atemkurve beurteilt werden. Hierzu werden die mittleren Atemflüsse gemessen, wenn sich noch 75 %, 50 % oder 25 % der FVC im Thorax befinden. Diese Messwerte (MEF_{25}, MEF_{50}, MEF_{75}) sind anstrengungsunabhängig. In vielen Studien wird als weiterer anstrengungsunabhängiger Parameter der Atemarbeit zudem der mittlere Atemfluss zwischen 25 % und 75 % der Exspiration (MEF_{25-75}) angegeben. Alle Messungen werden mehrfach wiederholt und das beste Ergebnis dokumentiert. Die korrekte Durchführung der Untersuchung und die gleichbleibend gute Motivation der Patienten sind Grundvoraussetzungen für die Validität der Ergebnisse. Alle gewonnenen Werte werden heute meist automatisch mit den Normwerten des entsprechenden Alters, Geschlechtes und Gewichtes verglichen. Die Spirometrie kann rasch und komplikationsfrei mit tragbaren Geräten auch am Bett des Patienten durchgeführt werden. Unter einer erweiterten Spirometrie wird die indirekte Messung nicht-mobilisierbarer Lungenvolumina verstanden. So kann die funktionelle Residualkapazität durch die Kombination von Spirometrie und Einwaschung inerter Gase in die Atemluft bestimmt werden.

Die Bodyplethysmographie ist die eleganteste Methode zur Messung der Lungenfunktion, die weitgehend unabhängig von der Mitarbeit des Patienten ist. Mit der Bodyplethysmographie werden zusätzlich zu den spirometrisch ermittelbaren Parametern auch das intrathorakale Gasvolumen, die FRC und die Resistance bestimmt. Der Bodyplethysmograph besteht aus einer luftdichten Kammer mit bekanntem Gasvolumen in der sich der zu untersuchende Patient befindet. Aus Körpergröße und Gewicht des Patienten wird sein Körpervolumen berechnet. Die Druckschwankungen in der Lunge des Patienten werden beim volumenkonstanten Bodyplethysmographen auf die Kammer übertragen und können als Veränderungen des Kammerdruckes gemessen werden. Die Druckschwankungen in der Kammer entsprechen der Druckdifferenz zwischen dem Druck am Mundstück und dem Alveolardruck. Wenn die Atemstromstärke gleichzeitig mit Hilfe eines Pneumotachygraphen gemessen wird, kann der Atemwegswiderstand nach dem Ohm'schen Gesetz berechnet werden. Die FRC wird mit dem Bodyplethysmographen mit Hilfe des Boyle-Mariotte'schen Gesetzes gemessen.

4.3
Konventionelle Chirurgie und Lungenfunktion

4.3.1
Intraoperative Veränderungen

Intraoperativ wird die Lungenfunktion sowohl durch die Allgemeinanästhesie als auch durch den operativen Eingriff beeinträchtigt. Das Ausmaß der Lungenfunktionsstörung ist bei älteren oder adipösen Patienten oder bei chronischem Nikotinabusus stärker ausgeprägt. Obwohl mehrere Faktoren zu diesen Veränderungen beitragen, ist die reduzierte Aktivität der Atemmuskulatur von herausragender Bedeutung. Da Patienten heute bei länger andauernden abdominalchirurgischen Eingriffen relaxiert und kontrolliert beatmet werden, wird im Folgenden nicht auf die Veränderungen der Lungenfunktion bei spontan atmenden Patienten eingegangen.

Wenn die Allgemeinanästhesie eingeleitet wird, erschlafft zunächst die inspiratorische Interkostalmuskulatur, so dass die Inspiration allein auf der Aktivität des Zwerchfells beruht. In tiefer Allgemeinanästhesie oder unter Relaxation erschlafft auch die aktive Zwerchfellfunktion. Gleichzeitig nimmt durch die Steigerung des $PaCO_2$ das Atemminutenvolumen zu und die Differenz zwischen alveolärem und arteriellem Sauerstoffgehalt (PAO_2-PaO_2) erhöht sich von 2-3 mm Hg beim wachen Patienten auf etwa 15 mm Hg in Allgemeinanästhesie[22,45]. Diese Störung des pulmonalen Gasaustausches ist im Wesentlichen auf drei Mechanismen zurückzuführen: 1. ein erhöhtes venoarterielles Shuntvolumen, 2. einen erniedrigten Ventilations/Perfusions-Quotienten (V/Q-Quotient) und 3. einem reduzierten gemischtvenösen PO_2. Ein erhöhtes Shuntvolumen und ein erniedrigter V/Q-Quotient drücken die verminderte Effektivität des pulmonalen Gasaustausches in Narkose aus. Ein Abfall des gemischtvenösen PO_2 kann Ausdruck einer narkosebedingten Reduktion der Blutzirkulation oder einer metabolisch bedingten erhöhten peripheren O_2-Ausschöpfung sein. Der Anteil des venoarteriellen Shunts nimmt beim jungen gesunden Patienten durch die Allgemeinanästhesie von etwa 1,5 % auf 3-4 % des gesamten Herzminutenvolumens zu. Gleichzeitig steigt der Anteil der Lungenabschnitte mit niedrigem V/Q-Quotienten von etwa 3 % auf etwa 15 %[22,45]. Sowohl die Zunahme des Shuntvolumens als auch der steigende Anteil der Lungenabschnitte mit schlechtem V/Q-Quotienten treten bereits kurz nach der Einleitung der Anästhesie auf und sind vom Alter des Patienten abhängig. Das Shuntvolumen steigt von etwa 2-3 % beim 20jährigen bis auf 5-6 % beim 70jährigen, während der Anteil der Lungenabschnitte mit niedrigem V/Q-Quotienten mit steigendem Alter sogar von 4-5 % auf bis zu 15 % zunimmt.

Die Aufhebung der Aktivität der intrakostalen Muskulatur und des Zwerchfells reduziert die FRC um etwa 0,5-1,0 l. Die pulmonale Compliance fällt ebenfalls ab, während die Resistance der Atemwege zunimmt. In der liegenden Position wird das Zwerchfell bei einem wachen Menschen aufgrund des Gewichtes der intraabdominellen Organe um etwa 4 cm nach kranial verlagert, wobei die abdominellen

Organe vornehmlich gegen die dorsalen Anteile des Zwerchfells drücken. Während diese Formveränderungen des Zwerchfells beim nicht narkotisierten Patienten durch den unterschiedlichen Spannungszustand der Zwerchfellkuppeln ausgeglichen wird, ist dieser Kompensationsmechanismus in Allgemeinanästhesie nicht wirksam. In Kopftieflage nimmt die Verlagerung des Zwerchfells nach kranial noch weiter zu, so dass die abdominellen Organe bei der Inspiration aktiv aus der Brusthöhle in das Abdomen verschoben werden müssen.

Die durch diese Veränderungen der Atemmechanik entstehende Reduktion der funktionellen Residualkapazität ist vor allem bei alten und pulmonal vorerkrankten Menschen von Bedeutung. Bei diesen Patienten kann die funktionelle Residualkapazität (FRC) in Narkose geringer sein als die Verschlusskapazität (CC) der Lunge. Wenn dies eintritt, kollabieren in einigen Lungenabschnitten die kleinen Atemwege und es entstehen Atelektasen. Da eine Allgemeinanästhesie die Verschlusskapazität nicht wesentlich beeinflusst, steigt durch die Verminderung der FRC das CC/FRC-Verhältnis und damit nimmt das Risiko der Atelektasenbildung zu[45]. Bei älteren Menschen kann die FRC auch durch die liegende Position unter die Verschlusskapazität fallen, so dass Atelektasen bereits ohne Narkose auftreten. Mit fallender FRC nimmt der Anteil der verschlossenen Atemwege exponentiell zu, so dass die Differenz zwischen alveolärem und arteriellem O_2-Partialdruck steigt und das Shuntvolumen wächst.

Um die Neigung zur Hypoxämie während einer Allgemeinanästhesie auszugleichen, wird der Inspirationsluft in der Regel O_2 beigemischt. Aufgrund des hohen Druckgradienten zwischen dem Kapillarblut (PaO_2) und dem Alveolargas (PAO_2) in den schlecht ventilierten Lungenabschnitten wird der Sauerstoff aus den Alveolen rasch resorbiert. Wenn die O_2-Konzentration in diesen Alveolen sehr hoch ist, kann das O_2 so schnell resorbiert werden, dass Alveolen kollabieren und die Ausdehnung der Atelektasen weiter zunimmt[45]. Werden intraoperativ Wundhaken im Oberbauch eingesetzt, so bilden sich noch mehr Atelektasen, weil das Zwerchfell weiter nach kranial verdrängt wird. Die PAO_2-PaO_2-Differenz steigt weiter an und ein relevantes Shuntvolumen von bis zu 17 % ist bei fast der Hälfte aller Patienten nachweisbar. Gleichzeitig nimmt der Anteil der schlecht ventilierten aber gut perfundierten Lungensegmente auf bis zu 28 % zu[22].

Die Entstehung von Atelektasen unmittelbar nach Einleitung einer Allgemeinanästhesie konnte im Computertomogramm eindeutig nachgewiesen werden. Sie machen etwa 3-5 % der transversalen Fläche der Lunge aus und treten bei wechselnden Patientenpositionen immer in den abhängigen Partien der Lunge auf. Bei adipösen Patienten werden Atelektasen in größerem Umfang beobachtet als bei schlanken Menschen. Da der Euler-Liljestrand-Mechanismus durch Anästhetika außer Kraft gesetzt werden kann, werden diese schlecht ventilierten Lungenareale weiterhin perfundiert, so dass das Shuntvolumen und der Anteil von Regionen mit niedrigem V/Q-Quotienten zunimmt. Der direkte Zusammenhang zwischen Atemwegsverschluss, niedrigem V/Q-Quotienten, Atelektasenbildung und Shuntvolumen ist heute eindeutig belegt. Das in Allgemeinanästhesie bestehende Mißverhältnis zwischen Ventilation und Perfusion beruht zu jeweils 35 % auf der Atelektasenbildung und dem Verschluss kleinster Atemwege ohne manifeste Atelektasen und zu 30 % auf anderen Ursachen wie dem Abfall des Herzminutenvolumens.

Die generelle Tendenz aller Bestandteile der Lunge und des Thorax, sich während einer Allgemeinanästhesie zu verkleinern, reduziert nicht nur die FRC, sondern erhöht gleichzeitig den Atemwegswiderstand. Diese Zunahme der Resistance wird durch verschiedene anästhesieimmanente Faktoren (Endotrachealtubus, Veränderung des Pharynx in Allgemeinanästhesie etc.) verstärkt.

Im Gegensatz zur Hypoxämie kommt der Hyperkapnie während einer konventionellen Operation meistens keine besondere Bedeutung zu. Ursache einer Hyperkapnie während einer konventionellen Operation in Intubationsnarkose ist beim relaxierten Patienten häufig eine gesteigerte Totraumventilation. Eine Hyperkapnie kann in seltenen Fällen bei einem sehr hohen F_IO_2 durch eine Hypoventilation ausgelöst werden.

Zusammenfassend führt eine Intubationsnarkose mit Relaxation zu einer Abnahme der Lungencompliance und einer Steigerung des Atemwegswiderstandes. Die Relaxation der Atemmuskulatur und vor allem des Zwerchfells führt zu einer Abnahme der funktionellen Residualkapazität, die in basalen Lungenabschnitten unter die Verschlusskapazität der Lunge sinken kann. Der V/Q-Quotient nimmt ab und das venoarterielle Shuntvolumen steigt, so dass die PAO_2-PaO_2-Differenz zunimmt. Die Verwendung großer Atemzugvolumia und eines positiven endexspiratorischen Druckes können die FRC steigern und diese unerwünschten Nebenwirkungen teilweise aufheben.

4.3.2
Postoperative Veränderungen

Die oben genannten intraoperativen Veränderungen der Lungenfunktion sind zum großen Teil nach Ausleitung der Allgemeinanästhesie rasch reversibel und beeinträchtigen die postoperative Lungenfunktion nach zeitgerechter Extubation des Patienten in der Regel nicht.

Als wesentliche Ursache der späteren Beeinträchtigung der Lungenfunktion konnte eine postoperative reflektorische Dysfunktion des Zwerchfells nachgewiesen werden[9]. Die dadurch hervorgerufene Veränderung der Atemmechanik von der effektiven abdominellen Atmung (mit Einsatz des Zwerchfells als effektivstem Atemmuskel) zur weniger effektiven thorakalen Atmung (mit vorwiegendem Einsatz der Interkostalmuskulatur) reduziert das Atemzugvolumen und erhöht die Atemfrequenz[1,46]. Direkt nach Beendigung der Allgemeinanästhesie und spontaner Atmung ist die FRC noch normal. Sie nimmt durch die Dysfunktion des Zwerchfells aber genauso ab wie die forcierte Vitalkapazität (FVC) und das forcierte exspiratorische 1-Sekunden-Volumen (FEV_1)[11,20,21]. Die FRC kann nun erneut geringer werden als die Verschlusskapazität der Lunge, so dass auch in der postoperativen Phase kleinere Atemwege in den abhängigen Anteilen der Lunge kollabieren[12,46] und erneut Mikro- und Makroatelektasen auftreten. Durch die verminderte alveolare Austauschfläche und das Ventilations-Perfusions-Ungleichgewicht reduziert sich die arterielle Sauerstoffsättigung (SaO_2). FVC, FEV_1, FRC und die SaO_2 sind miteinander korreliert, so dass sowohl die Reduktion der FVC und der FEV_1 als auch die Abnahme der SaO_2 auf eine relevante Einschränkung der FRC hinweisen[21].

Ali et al.[1] untersuchten bereits 1971 die postoperative Lungenfunktion bei 58 Patienten mit chirurgischen Eingriffen unterschiedlicher Lokalisationen (Oberbauch, Unterbauch, oberflächliche Eingriffe in Allgemeinanästhesie oder Spinalanästhesie, Thorakotomien und retroperitoneale Operationen mit dorsalem Zugang). Bei allen Operationen außer den oberflächlichen Eingriffen war die postoperative Lungenfunktion vermindert. Die größte Lungenfunktionsstörung bzw. Reduktion der funktionellen Residualkapazität trat 16 Stunden nach Oberbaucheingriffen auf. Je niedriger die postoperative FRC war, desto größer war das venoarterielle Shuntvolumen (r=-0,7). Meyers et al.[27] bestätigten, dass sich die FRC nach konventionellen Oberbaucheingriffen deutlich vermindert. Wenn die FRC um mehr als 30 % reduziert war, dann traten immer klinisch apparente pulmonale Komplikationen auf. Nach Ansicht der Autoren sind bereits am Morgen des 1. postoperativen Tages alle pathophysiologischen Bedingungen erfüllt, damit eine pulmonale Komplikationen auftreten kann. Sie empfahlen daher, alle Maßnahmen zur Verbesserung der postoperativen Lungenfunktion bereits während der Operation oder unmittelbar danach einzusetzen.

Die vollständige Erholung der Lungenfunktion dauert nach Oberbauchlaparotomien mindestens 5-7 Tage[1,21]. Eine gezielte postoperative Physiotherapie kann die vollständige Wiederherstellung der Lungenfunktion zwar begünstigen [7], die anhaltende Reduktion der Lungenfunktion wird aber auch durch eine intensive Atemwegstherapie nicht verhindert. Ebenso vermindert die konsequente Schmerzbekämpfung die Inzidenz postoperativer pulmonaler Komplikationen, aber sie kann die zu Grunde liegende Lungenfunktionsstörung selbst nicht beseitigen. Ballantyne et al.[2] publizierten eine Metaanalyse von 65 randomisierten Studien zum Einfluss verschiedener postoperativer Analgesietechniken auf die Inzidenz pulmonaler Komplikationen und die Veränderungen der Lungenfunktion. Danach wird die Inzidenz von Atelektasen durch eine Opioid-Periduralanalgesie im Vergleich zur systemischen Opioidtherapie gesenkt. Die Gesamtquote pulmonaler Komplikationen und die Inzidenz von Pneumonien nahm ab, wenn anstatt systemischer Opioide eine Lokalanästhetika-Periduralanalgesie verwendet wurde. Gleichzeitig war der postoperative PaO_2 unter Lokalanästhetika-Periduralanalgesie höher als unter einer systemischen Morphintherapie. Keine der untersuchten Analgetikatherapien war jedoch in der Lage, eine messbare Verbesserung der postoperativen Lungenfunktion (FVC, FEV1, PEF u.a.) herbeizuführen.

Es ist bisher eindeutig nachgewiesen, dass eine postoperative reflektorische Störung der Zwerchfellfunktion den Atemtypus von der abdominellen zur Thoraxatmung verändert. Durch diese Modulation der Atemmechanik wird die Verschlusskapazität der Lunge in den basalen Lungenabschnitten unterschritten, so dass es zu Atemwegsverschlüssen kommt. Die FVC, FEV_1 und PEF sind bereits in der frühen postoperativen Phase erniedrigt, während der Abfall der funktionellen

Residualkapazität erst nach etwa 16-24 Stunden nachgewiesen werden kann. Je stärker die FRC reduziert wird, desto geringer ist der postoperative PaO_2 und desto höher ist die Inzidenz postoperativer Komplikationen. Eine komplette Ausschaltung des Wundschmerzes durch eine effektive thorakale Periduralanalgesie führt zwar zu einer mäßigen Milderung der Lungenfunktionstörung, kann die reflektorische Motilitätsstörung des Zwerchfells jedoch nicht vollständig vermeiden. Trotz perioperativer Antibiotikaprophylaxe, verbesserter intra- und postoperativer Beatmungstechniken und intensiver Physiotherapie treten heute nach konventionellen abdominalchirurgischen Operationen bei bis zu 5 % aller Patienten therapiebedürftige pulmonale Komplikationen auf.

4.4
Lungenfunktion und Laparoskopie

4.4.1
Intraoperative Lungenfunktion

Während einer laparoskopischen Operation mit einem Pneumoperitoneum treten spezifische Veränderungen der Lungenfunktion auf. Die Compliance der Lunge wird durch den erhöhten IAP reduziert, so dass während der Allgemeinanästhesie ein erhöhter Beatmungsdruck zur adäquaten Ventilation aufgewendet werden muss[13,23,30,33]. Eine gleichzeitige Kopftieflage führt zur weiteren Abnahme der Compliance mit konsekutiver Erhöhung des Atemwegsdruckes[30]. Gleichzeitig entsteht durch Resorption aus dem Kapnoperitoneum eine vermehrte CO_2-Belastung des Organismus, die durch einen Anstieg des $PaCO_2$ nachweisbar ist. Dagegen wird der pulmonale Sauerstoffaustausch durch das Pneumoperitoneum nicht wesentlich beeinträchtigt[31]. Wahrscheinlich haben das Insufflationsgas, der IAP und die Körperposition einen unterschiedlichen Einfluss auf die Lungenfunktion und den Gasaustausch.

4.4.1.1
CO₂-Resorption beim Kapnoperitoneum

Die auffälligste Veränderung nach Anlage eines Kapnoperitoneums ist der Anstieg des $PaCO_2$ durch die peritoneale Resorption von CO_2, die auch durch eine kontrollierte Hyperventilation nicht vollständig vermieden wird. Nach intraperitonealer Insufflation wird das sehr gut lösliche CO_2 durch das Peritoneum resorbiert und im Organismus gespeichert. Nach Ablassen des Kapnoperitoneums wird das im Gewebe gespeicherte CO_2 unterschiedlich schnell wieder freigesetzt, so dass das $PaCO_2$ auch noch für einige Zeit nach der Operation erhöht bleibt.

Tan et al.[43] berechneten die peritoneale CO_2-Resorption bei 12 gynäkologischen Laparoskopien, indem sie das abgeatmete CO_2 (VCO_2) bestimmten und das metabolisch entstandene CO_2 berechneten. Ihrer Meinung nach beträgt die peritoneale CO_2-Absorption bei einem Kapnoperitoneum etwa 40 ± 5 ml*min^{-1}. Die CO_2-

Belastung des Organismus nahm um etwa 30 % zu, so dass zur Aufrechterhaltung einer Normokapnie das AMV um ungefähr 30 % gesteigert werden musste.

Blobner et al.[5] beschrieben bei 30 laparoskopischen Cholezystektomien mit einem Kapnoperitoneum von 12-18 mm Hg eine Zunahme des VCO_2 von 165 auf 201 ml*min^{-1} und gaben die intraoperative CO_2-Resorption mit 20-26 ml*min^{-1} an. Sie beobachteten beim plötzlichen Abfall des IAP während der Bergung der Gallenblase eine Zunahme der Resorption auf 43 ml*min^{-1}.

Weyland et al.[47] berechneten bei 49 Patienten während eines durchschnittlich 100 Min dauernden Kapnoperitoneums mit einem IAP von 12-14 mm Hg eine mittlere peritoneale CO_2-Resorption von 37 ml*min^{-1}. Die Resorption war in der 1. Stunde mit 36 ml*min^{-1}, in der 2. Stunde mit 38 ml*min^{-1} und in der 3. Stunde mit 41 ml*min^{-1} weitgehend unverändert.

Kazama et al.[17] untersuchten den $PaCO_2$, und die pulmonale CO_2-Abgabe bei 12 gesunden Patienten während einer laparoskopischen Cholezystektomie mit einem Kapnoperitoneum von 8 mm Hg. Das Atemminutenvolumen wurde nach Einleitung der Allgemeinanästhesie zunächst um 38 % reduziert. Nach Aufbau des Kapnoperitoneums musste das AMV zur Konstanterhaltung des $PaCO_2$ wieder erhöht werden und erreichte intraoperativ 96 % des Wertes vor Einleitung der Narkose. Die VCO_2 nahm durch die Einleitung der Allgemeinanästhesie zunächst von 84 auf 69 ml*min^{-1}*m^{-2} der Körperoberfläche ab (-18 %). Während des Kapnoperitoneums stieg sie dann auf 102 ml*min^{-1}*m^{-2} an und war um 23 % höher als vor Narkoseeinleitung. 40 min nach der Extubation der Patienten hatte der VCO_2 mit 87 ml*min^{-1}*m^{-2} den präoperativen Wert wieder erreicht.

Wurst et al.[51,52] führten mehrere Studien zur CO_2-Belastung des Körpers während eines Kapnoperitoneums durch. Zuächst untersuchten sie in einer Beobachtungsstudie 31 Patienten bei einer laparoskopischen Cholezystektomie[51]. Die Dauer des Kapnoperitoneums betrug 60 min (25-105 min). Das Atemminutenvolumen wurde so eingestellt, dass der $ETCO_2$ zwischen 30 und 40 mm Hg betrug. Der Ausgangswert der pulmonalen VCO_2 wurde durch das Kapnoperitoneum innerhalb von 50 min von 113 ml*min^{-1}*m^{-2} Körperoberfläche um mehr als 40 % auf 165 ml*min^{-1}*m^{-2} gesteigert. Der $ETCO_2$ stieg trotz einer Hyperventilation (Atemminutenvolumen: 6,1 auf 7,4 l*min^{-1}) von 32 auf 40 mm Hg, während der $PaCO_2$ von 35 auf 44 mm Hg zunahm. Nach etwa 30 min stellte sich ein konstantes CO_2-Gleichgewicht ein, so dass der $PaCO_2$ nach 40 min (44 mm Hg) und nach 50 min (44 mm Hg) nicht weiter anstieg. Erst nach Desufflation des Abdomens erhöhte sich der VCO_2 von 147 auf 166 ml*min^{-1}*m^{-2} (+13 %). Der $PaCO_2$ wurde durch die Desufflation (43 vs. 44 vs. 42 mm Hg) jedoch nicht beeinträchtigt. Die Daten dieser Studie lassen vermuten, dass etwa 30 min nach der intraperitonealen CO_2-Insufflation ein stabiles Gleichgewicht zwischen resorbiertem, gespeichertem und pulmonal eliminiertem CO_2 erreicht wird. Dieses Gleichgewicht ist durch ein erhöhtes $ETCO_2$, $PaCO_2$ und VCO_2 gekennzeichnet. Nach diesem Zeitpunkt treten offensichtlich keine wesentlichen Veränderungen der genannten Werte mehr auf. Erst nach Ablassen des Kapnoperitoneums entsteht ein erneuter Anstieg des $ETCO_2$, der durch die Freisetzung von gespeichertem CO_2 ins Blut und Abatmung über die Lunge erklärt wird.

In einer randomisierten Studie überprüfte die gleiche Arbeitsgruppe den Einfluss einer kontrollierten Hyperventilation auf das CO_2-Gleichgewicht während einer laparoskopischen Cholezystektomie mit einem Kapnoperitoneum[52]. Bei 22 Patienten wurde erst ein $PaCO_2$-Anstieg auf über 55 mm Hg als Indikation zur Hyperventilation betrachtet (Gruppe 1), während weitere 22 Patienten sofort kontrolliert hyperventiliert wurden, um den Anstieg des $PaCO_2$ zu vermeiden (Gruppe 2). In der Gruppe 1 stieg der $PaCO_2$ innerhalb von 50 min von 39 auf 49 mm Hg an und das Atemminutenvolumen wurde von 5,9 auf 6,4 l*min^{-1} (+8 %) gesteigert. In der Gruppe 2 betrug der $PaCO_2$ auch nach 50 min noch 39 mm Hg, wobei das Atemminutenvolumen von 5,9 auf 8,8 l*min^{-1} (+49 %) erhöht werden musste. Die pulmonale CO_2-Elimination nahm in der Gruppe 1 rascher zu als in der Gruppe 2. Nach 45 min war die VCO_2 in beiden Gruppen aber mit ungefähr 40 ml*min^{-1}*m^{-2} nicht mehr verschieden. Bei fehlender Hyperventilation kam es also zu einem raschen Anstieg des $PaCO_2$ um etwa 10 mm Hg während eines 45 min dauerndem Kapnoperitoneums. Eine exzessive Steigerung der VCO_2 wurde von Wurst et al.[50] bei zwei Patienten beschrieben, bei denen es versehentlich zu einer CO_2-Insufflation in das Subkutangewebe kam. In diesen Fällen stieg die VCO_2 auf 340 bzw. 529 ml*min^{-1}*m^{-2} und der $PaCO_2$ auf 57 bzw. 77 mm Hg.

Es kommt nach Anlage eines Kapnoperitoneums also zu einer Resorption des CO_2 mit konsekutivem Anstieg des $PaCO_2$. Nach etwa 15-30 min stellt sich beim lungengesunden Patienten auch bei ausbleibender Hyperventilation ein Gleichgewicht zwischen peritonealer CO_2-Resorption, CO_2-Speicherung und CO_2-Abatmung ein, so dass der $PaCO_2$ auch bei längeren laparoskopischen Operationen nur um etwa 10 mm Hg zunimmt. Nur bei Dislokation von Trokarhülsen und versehentlicher ausgedehnter subkutaner Insufflation steigt die CO_2-Resorption überproportional an, so dass trotz Hyperventilation das CO_2 nicht ausreichend eliminiert werden kann. Alle Autoren gehen davon aus, dass während des Kapnoperitoneums das resorbierte CO_2 in gut durchbluteten Organen, Muskulatur und anderen Geweben gespeichert wird. Nach Desufflation wird dieses CO_2 wieder aus den Geweben freigesetzt und über die Lunge abgeatmet, so dass nach laparoskopischen Operationen der $PaCO_2$ je nach der Menge des gespeicherten CO_2 wieder ansteigt. Ein $PaCO_2$ von über 45 mm Hg wird manchmal auch noch 15-30 Min nach Ende der laparoskopischen Operation registriert. Patienten mit chronisch obstruktiver Atemwegserkrankung und verminderter pulmonaler CO_2-Elimination könnten bei besonders hoher CO_2-Speicherung einen exzessiven Anstieg des $PaCO_2$ aufweisen, der eine verlängerte Überwachung oder eine Nachbeatmung erforderlich macht.

4.4.1.2
Erhöhter intraabdomineller Druck

Wenn der IAP erhöht wird, so muss auch der der Beatmungsdruck erhöht werden, um den Patienten ausreichend zu ventilieren. In einer eigenen tierexperimentellen Untersuchung[15] wurde bei 18 Schweinen der Einfluss verschiedener Insufflationsgase (CO_2, Helium, Argon), zunehmender intraabdomineller Drücke (8, 12, 16 mm Hg) und unterschiedlicher Körperpositionen (Horizontal-, Kopfhoch und Kopftieflage) auf die Blutgase und kardiopulmonale Parameter verglichen. In Horizontallage nahm der zur ausreichenden Ventilation notwendige Beatmungsdruck bei einem Kapnoperitoneum mit einem IAP von 8 mm Hg auf 134 % zu, bei 12 mm Hg auf 152 % und bei 16 mm Hg auf 166 %.

Odeberg et al.[31] mussten bei 12 Patienten nach Aufbau eines IAP von 12 mm Hg den Beatmungsdruck von 17 cm H_2O auf 22 cm H_2O steigern. In einer randomisierten Studie der eigenen Klinik führte der Aufbau eines 12 mm Hg Kapnoperitoneums bei 30 laparoskopischen kolorektalen Resektionen zu einem Anstieg des Beatmungsdruckes von 19±4 auf 27±6 cm H_2O. Der erhöhte Beatmungsdruck wird dadurch erklärt, dass das Zwerchfell bei zunehmendem IAP nach kranial verdrängt wird und somit die Lungencompliance abnimmt. Mäkinen et al.[23] bestätigte diese Annahme bei 11 Patienten der ASA-Klasse I und II während einer laparoskopischen Cholezystektomie. Nach dem Aufbau des Kapnoperitoneums mit einem IAP von 12 mm Hg nahm die Compliance von 57±9 auf 39±7 ml*cm H_2O^{-1} ab. Gleichzeitig stieg der endinspiratorische Beatmungsdruck von 14±3 auf 20±3 cm H_2O. Nach abdomineller Desufflation waren diese Veränderungen sofort reversibel. Obeid et al.[30] analysierten die Lungencompliance bei 26 Patienten mit steigendem IAP während laparoskopischer Cholezystektomien. Vor der abdominellen CO_2-Insufflation betrug die Compliance 110±50 ml*cm H_2O^{-1}. Sie sank auf 70±20 bei einem IAP von 10 mm Hg (-36 %) und auf 50±20 ml*cm H_2O^{-1} bei einem IAP von 16 mm Hg (-55 %). Diese Abnahme der Compliance führte jedoch in keinem Fall zu Schwierigkeiten bei der Beatmung oder Oxygenierung der Patienten.

Neben der Veränderung der Lungencompliance könnte der zunehmende IAP bei einem Kapnoperitoneum auch die Resorption von CO_2 erhöhen, so dass der pH-Wert und der Base Excess durch einen hohen IAP ebenfalls negativ beeinflusst werden. Berguer et al.[4] bestimmten die Blutgase bei spontan atmenden Ratten in Isofluran/N_2O-Allgemeinanästhesie und einem Kapnoperitoneum von 0, 2, 5 und 10 mm Hg. Mit steigendem IAP nahm die CO_2-Retention zu, so dass sich $PaCO_2$, pH und BE bei einem IAP von 10 mm Hg deutlich von den Werten der Kontrollgruppe unterschieden. Da ein IAP von 10 mm Hg bei einer Ratte einem IAP von mehr als 30 mm Hg beim Menschen entspricht und laparoskopische Eingriffe unter kontrollierter Beatmung durchgeführt werden, sind diese Ergebnisse nicht auf die klinische Situation übertragbar. Ein IAP von 2 mm Hg bei der Ratte, der einem IAP von etwa 10-12 mm Hg beim Menschen entspricht, veränderte in diesem Rattenmodell die Blutgaswerte nicht. Auch im Schweinemodell[15] änderte sich bei einer Zunahme des IAP von 8 mm Hg auf 16 mm Hg der $PaCO_2$ nicht wesentlich.

Ein zunehmender IAP reduziert offensichtlich die Compliance der Lunge, so dass höhere Beatmungsdrücke zur adäquaten Ventilation erforderlich werden (Abb. 4-2). Die CO_2-Resorption wird dagegen nicht wesentlich durch den IAP beeinflusst. Ein IAP von 12 mm Hg sollte bei laparoskopischen Operationen möglichst nicht überschritten werden, um hohe Beatmungsdrücke zu vermeiden, da diese die kardiale Funktion beeinträchtigen können (s. Kapitel 2).

4.4.1.3
Verschiedene Körperpositionen

Auch die Lagerung des Patienten beeinflusst die Lungenfunktion. Im Vergleich zur Horizontallage hatte die Kopftieflage oder die Kopfhochlage im Tiermodell der eigenen Klinik[15] einen deutlich Einfluss auf den Beatmungsdruck. Unabhängig vom verwendeten Gas und dem IAP war der Beatmungsdruck bei allen Tieren in Kopftieflage immer höher als in Kopfhochlage. Bei einem Kapnoperitoneum mit einem IAP von 12 mm Hg betrug der Beatmungsdruck in Horizontallage 152 % des Ausgangswertes, in Kopftieflage 161 % und in Kopfhochlage 145 %.

Bei der Untersuchung von 26 Patienten während laparoskopischer Cholezystektomien bestätigten Obeid et al.[30], dass sich die Compliance bei einem IAP von 16 mm Hg in Kopftieflage um ungefähr 10 ml*cm H_2O^{-1} verminderte und in Kopfhochlage um ungefähr 10 ml*cm H_2O^{-1} erhöht. Odeberg et al.[31] untersuchten ebenfalls den Einfluss der Körperposition auf die Lungenfunktion und Blutgase bei 12 Patienten mit laparoskopischen Cholezystektomien. Nach Einleitung einer Allgemeinanästhesie wurden die Patienten zunächst in Horizontallage und dann in 15-20° Kopftieflage und 15-20° Kopfhochlage untersucht. Danach wurde ein Kapnoperitoneum von 11-13 mm Hg aufgebaut und die Messungen in allen Positionen

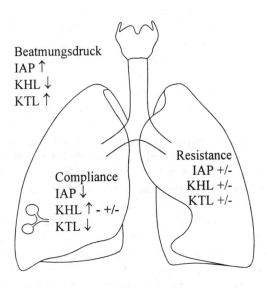

Beatmungsdruck
IAP ↑
KHL ↓
KTL ↑

Resistance
IAP +/-
KHL +/-
KTL +/-

Compliance
IAP ↓
KHL ↑ - +/-
KTL ↓

Abb. 4-2 Veränderungen des Beatmungsdruckes, der Compliance und Resistance und des $PaCO_2$ bei erhöhtem IAP, in Kopfhochlage (KHL) und Kopftieflage (KTL)

wiederholt. Schließlich wurden die Patienten in Kopfhochlage operiert. Alle anderen Parameter (venoarterielles Shuntvolumen, Atemzugvolumen, Atemfrequenz, Atemminutenvolumen, Atemwegsdruck, PaO_2, $PaCO_2$ und SaO_2) wurden durch die Positionsänderungen während des Kapnoperitoneums nicht wesentlich beeinträchtigt.

Die Körperposition hat während eines Pneumoperitoneums im Vergleich zu den anderen Faktoren einen geringeren Einfluss auf die Lungenfunktion und den Gasaustausch (Abb. 4-2). Die Reduktion der Lungencompliance durch die Kranialverlagerung der abdominellen Organe in Kopftieflage kann bei gleichzeitig hohem IAP jedoch klinisch relevant werden. Eine Kombination von erhöhtem IAP und Kopftieflage sollte daher vermieden werden. Bei Begrenzung des IAP auf 12 mm Hg tritt auch in anhaltender Kopftieflagerung bei lungengesunden Patienten keine schwerwiegende Beeinträchtigung der Lungenfunktion auf.

4.4.1.4
Alternative Gase

Da die peritoneale CO_2-Insufflation zur Resorption dieses Gases mit nachfolgendem Anstieg des $PaCO_2$ und Beeinflussung des Säure-Basen-Haushaltes führt, wurde der Einfluss alternativer Insufflationsgase auf die intraoperative Lungenfunktion bei laparoskopischen Operationen untersucht.

Junghans et al.[15] untersuchten an der eigenen Klinik in der bereits beschriebenen Versuchsreihe an 18 Schweinen auch den Einfluss der verschiedenen Insufflationsgase CO_2, Helium und Argon auf den Gasautausch und die Blutgase. Während des Kapnoperitoneums wurden dabei die bereits beschriebenen Veränderungen mit Anstieg des Beatmungsdruckes und des $PaCO_2$ festgestellt. Die Aufrechterhaltung eines adäquaten $PaCO_2$ erforderte erwartungsgemäß eine Erhöhung des Atemminutenvolumens. Wenn Helium als Insufflationsgas verwendet wurde, stieg der Beatmungsdruck in vergleichbarem Maß an wie bei der CO_2-Insufflation. Darüber hinaus traten jedoch keine Veränderungen des $PaCO_2$, pH, Base Exzess oder des PaO_2 auf. Das Atemzugvolumen musste während des Heliumperitoneums nicht verändert werden. Vergleichbare Resultate wurden während der Argoninsufflation festgestellt.

Fitzgerald et al.[8] untersuchten in einem weiteren Tierexperiment ebenfalls die Beatmungsparameter und die Blutgase während der peritonealen Insufflation mit CO_2 oder Helium. Dazu wurden 6 Hunde zunächst in randomisierter Reihenfolge einer Narkose ohne peritoneale Insufflation oder einem Kapnoperitoneum bzw. einem Heliumperitoneum mit einem IAP von 15 mm Hg unterworfen. Der Beatmungsdruck war unabhängig vom verwendeten Gas in beiden Gruppen erhöht. Das Atemminutenvolumen musste während des Kapnoperitoneums zur Begrenzung des $ETCO_2$ allerdings um 57 % gesteigert werden. Während des Heliumperitoneums trat kein $ETCO_2$-Anstieg auf. Der $PaCO_2$ und die $ETCO_2$-$PACO_2$-Differenz stiegen während des Kapnoperitoneums an und der pH fiel ab. Dagegen veränderten sich diese Werte während der Heliuminsufflation nicht. Die Autoren bestätigten die Vermutung, dass die peritoneale Heliuminsufflation die Blutgase und den Säure-Base-Status nicht beeinflusst. Die Anstieg des Beatmungsdruckes während der Insufflation war unabhängig von der Art des Gases und allein vom IAP abhängig.

Nachdem der Einfluss des Insufflationsgases untersucht worden war, induzierten Fitzgerald et al.[8] bei den Tieren durch Papaininhalationen eine chronisch obstruktive Atemwegserkrankung (COPD). 5 bzw. 8 Wochen nach der ersten Versuchsreihe wurden die Untersuchungen bei den nunmehr COPD-kranken Tieren wiederholt. Nach Induktion der COPD waren die $PaCO_2$-Werte in Ruhe und nach Aufbau des Kapnoperitoneums höher als bei lungengesunden Tieren. Der pH und die $PaCO_2$-$ETCO_2$-Differenz waren bei COPD ebenfalls höher als bei gesunden Tieren. Ein Kapnoperitoneum von 15 mm Hg führte bei lungenkranken Tieren zu einem größeren Anstieg des $PaCO_2$ als bei gesunden Tieren. Auch der PaO_2 wurde jetzt durch das Kapnoperitoneum reduziert. Nach Insufflation von Helium kam es bei den COPD-erkrankten Tieren im Gegensatz zu den gesunden Tieren ebenfalls zu Veränderungen der Blutgase. Die $PaCO_2$-$ETCO_2$-Differenz nahm im Vergleich zur Narkose ohne Insufflation zu, der $PaCO_2$ stieg und der pH-Wert fiel. Gleichzeitig kam es bei den COPD-kranken Tieren während des Heliumperitoneums auch zu einer Reduktion des PaO_2. Die Veränderungen waren jedoch während der Heliuminsufflation weniger stark ausgeprägt als während der CO_2-Insufflation.

In den vorliegenden Tierstudien konnte also nachgewiesen werden, dass die peritoneale Insufflation von CO_2, Helium oder Argon zu einer vergleichbar starken Abnahme der pulmonalen Compliance führt, die eine moderate Erhöhung des Beatmungdruckes erforderlich macht. Darüberhinaus haben Helium und Argon im Gegensatz zum CO_2 bei lungengesunden Individuen keine weitergehenden Auswirkungen auf den Gasaustausch oder den Säure-Basen-Haushalt. Bei einer chronisch obstruktiven Ventilationsstörung führt der Aufbau eines Heliumperitoneum zu geringeren Veränderungen als die CO_2-Insufflation. Tatsächlich könnte Helium daher ein alternatives Insufflationsgas bei schwer lungenkranken Patienten darstellen, da es den Gasaustausch nicht beeinflusst und nicht zum $PaCO_2$-Anstieg mit seinen metabolischen Folgen führt.

4.4.1.5
Gaslose Laparoskopie

Die mechanische Anhebung der Bauchdecke ermöglicht laparoskopische Operationen mit einem reduzierten IAP oder sogar ganz ohne Gasinsufflation. Die Technik der Bauchdeckenelevation wurde von mehreren Arbeitsgruppen darauf hin untersucht, ob sie Vorteile bezüglich des intraoperativen Gasaustausches haben könnte. Rishimani et al.[37] führten 30 laparoskopische Cholezystektomien bei Patienten der ASA-Klasse I bis II durch. Bei allen Patienten wurde zunächst ein Kapnoperitoneum von 14 mm Hg angelegt, dann wurden die Bauchdecken angehoben und der IAP auf 6 mm Hg reduziert. Während der 15 Min mit einem hohen IAP stieg der Beatmungsdruck um 45 % an und der $ETCO_2$ nahm um 21 % zu. Nachdem der IAP auf 6 mm Hg reduziert wurde, nahm der Atemwegsspitzendruck nur noch um 10 % zu und der $ETCO_2$ stieg nur um 11 % an. Bei 3 Patienten (10 %) kam es unter einem IAP von 14 mm Hg zu supraventrikulären Arrhythmien, die nach Reduktion des IAP spontan sistierten.

Casati et al.[6] erprobten die Bauchdeckenelevation bei 20 gynäkologischen Laparoskopien. Nach präoperativer Randomisierung wurden die Patientinnen entweder mit einem Kapnoperitoneum von 12 mm Hg oder gaslos operiert. Die Patientinnen wurden nicht kontrolliert hyperventiliert. Die Lungencompliance nahm in der CO_2-Gruppe im Vergleich zur gaslosen Gruppe stärker ab, ohne dass Unterschiede im pH, der PaO_2/FIO_2-Differenz oder der $PaCO_2/ETCO_2$-Differenz bestanden. Der $PaCO_2$ nahm in der CO_2-Gruppe während der Insufflation jedoch um 20 % zu, während er in der gaslosen Gruppe unverändert blieb.

Meijer et al.[26] verglichen in einer randomisierten Studie ein Kapnoperitoneum von 15 mm Hg mit der gaslosen Laparoskopie. Alle Patienten wurden $ETCO_2$-kontrolliert hyperventiliert. Die Operationdauer war unter dem Kapnoperitoneum 22 min kürzer als mit der gaslosen Laparoskopie. Der Atemwegsspitzendruck war zwar höher, aber alle anderen Werte ($ETCO_2$, pH, $PaCO_2$ und PaO_2) unterschieden sich nicht. Offensichtlich hatte die gaslose Laparoskopie in dieser Studie keine wesentlichen Vorteile für die intraoperative Beatmung.

Zu einer anderen Bewertung der gaslosen Laparoskopie kamen dagegen Koivusalo et al.[18], als sie die postoperative Erholung von 28 Patienten nach laparoskopischer Cholezystektomie mit Kapnoperitoneum (12 mm Hg) oder gasloser Laparoskopie in einer kontrollierten Studie verglichen. Auch in dieser Untersuchung wurde eine $ETCO_2$-adaptierte Hyperventilation durchgeführt. Die Extubationskriterien wurden standardisiert, um die Beatmungsdauer nach Ende der Operation beurteilen zu können. Erneut dauerten die Operationen mit der gaslosen Laparoskopie länger (108±28 min) als Operationen mit Kapnoperitoneum (85±25 min). Patienten der gaslosen Gruppe konnten 10±4 min nach Ende des Eingriffs extubiert werden, während es in der Kapnoperitoneumgruppe 23±15 min dauerte, bis die Extubationskriterien erfüllt waren. Patienten, die mit CO_2-Insufflation operiert worden waren, zeigten erwartungsgemäß in den ersten 30 min nach Extubation höhere $ETCO_2$-Werte als Patienten der gaslosen Gruppe. Ein spezieller Test zur Beurteilung der postoperativen Rekonvaleszenz (Maddox-Wing-Test) ergab 30 und 120 min nach der Operation bessere Werte für die gaslose Gruppe. Die Autoren führten die verzögerte Erholung in der Kapnoperitoneumgruppe auf den postoperativ weiterhin erhöhten $PaCO_2$ zurück. Bei der Beurteilung dieser Studie sollte aber beachtet werden, dass die gewählten Extubationskriterien zu einer Verzögerung der Extubation in der Kapnoperitoneumgruppe geführt haben. Eine Nachbeatmungsdauer von 23 min nach Beendigung einer laparoskopischen Cholezystektomie ist im klinischen Alltag eher selten, so dass die klinische Relevanz der Studienergebnisse kritisch beurteilt werden muss. In der Regel werden die Patienten nach dem Eingriff extubiert und der $PaCO_2$-Anstieg im Aufwachraum überwacht, so dass keine zeitlichen Verzögerungen auftreten.

4.4.1.6
Extraperitoneale Insufflation

Da eine versehentliche subkutane CO_2-Insufflation zu einer erheblichen CO_2-Resorption mit exzessiver Hyperkapnie führen kann, wurde auch untersucht, ob eine retro- oder extraperitoneale CO_2-Insufflation mit einer stärkeren Hyperkapnie einhergeht als die intraperitoneale Insufflation. Bannenberg et al.[3] beobachteten bei 17 Schweinen während des Kapnoperitoneums einen rascheren Anstieg des ET-CO_2 und des $PaCO_2$ bei gleichzeitig rascherem pH-Abfall als in der extraperitonealen Gruppe. Die Maximalwerte des $ETCO_2$ und $PaCO_2$ unterschieden sich allerdings nicht zwischen beiden Gruppen.

Mullet et al.[29] verglichen in einer nicht-randomisierten Studie jeweils 10 Patienten mit gynäkologischer diagnostischer Laparoskopie, laparoskopischer Cholezystektomie oder extraperitonealer Pelviskopie. Alle Patienten wurden kontrolliert hyperventiliert. Die maximale zusätzliche pulmonale CO_2-Elimination (VCO_2) war bei diagnostischer Laparoskopie oder laparoskopischer Cholezystektomie mit 18 ± 4 bzw. 32 ± 5 ml*min^{-1} wesentlich geringer, als in der extraperitoneal insufflierten Gruppe mit 91 ± 6 ml*min^{-1}. Der $ETCO_2$ stieg in der diagnostischen Gruppe um 12 ± 2 %, bei Cholezystektomien um 25 ± 4 % und bei extraperitonealen Pelviskopien sogar um 71 ± 7 %. Die präoperativen VCO_2-Werte wurden bei den diagnostischen Laparoskopien und laparoskopischen Cholezystektomien bereits 10 min nach Insufflationsende erreicht, blieben nach extraperitonealer Laparoskopie aber für 45 min erhöht. Somit scheint eine extraperitoneale Insufflation mit einer erhöhten CO_2-Resorption des Organismus einherzugehen.

Diese Ergebnisse wurden von anderen Autoren aber nicht bestätigt. Wright et al.[48] verglichen 22 extraperitoneale endoskopische Leistenhernienoperationen mit 11 laparoskopischen Cholezystektomien. Die Beatmung wurde dabei immer konstant gehalten und die Insufflationsdauer war in beiden Gruppen vergleichbar. Durch die CO_2-Insufflation stieg in beiden Gruppen der $PaCO_2$ und der pH fiel ab, ohne dass sich eine Unterschied zwischen den Gruppen fand. Der $ETCO_2$ zeigte bei Hernienoperationen einen etwas langsameren Anstieg als bei den Cholezystektomien, das Ausmaß des $PaCO_2$-Anstiegs war aber vergleichbar.

Die dauerhafte extraperitoneale CO_2-Insufflation führte wahrscheinlich nicht zu einem höheren $PaCO_2$ als ein Kapnoperitoneum. Allerdings steigt der $PaCO_2$ zu Beginn der extraperitonealen Insufflation etwas rascher an als zu Beginn eines Kapnoperitoneums.

4.4.1.7
Laparoskopische versus konventionelle Chirurgie

Vergleichende Studien der intraoperativen Lungenfunktion während der laparoskopischen und konventionellen Chirurgie sind selten. Iwasaka et al.[13] untersuchten in einer nicht-randomisierten Studie bei 12 Patienten während laparoskopischer Cholezystektomien mit einem Kapnoperitoneum von 10 mm Hg die Compliance der Lunge, den Atemwegsspitzendruck, den $PaCO_2$, den $ETCO_2$ und die $PaCO_2$-$ETCO_2$-Differenz. Das Kapnoperitoneum führte zu einer reversiblen Abnahme der Compliance um 38 %. Der Atemwegsspitzendruck nahm während des Kapnoperitoneums im Vergleich zur Situation ohne Insufflation (19 vs. 16 cm H_2O) ebenso wie der $PaCO_2$ zu (43 vs. 35 mm Hg), während der pH (7,43 vs. 7,49) abfiel. Während des gesamten Eingriffs waren $ETCO_2$ und $PaCO_2$ sehr gut miteinander korreliert (r=0,94), so dass die Autoren die intraoperative $ETCO_2$-Überwachung als ausreichend betrachteten. Beim Vergleich der laparoskopischen mit zuvor konventionell cholezystektomierten Patienten fiel 30 min nach Extubation in der laparoskopischen Gruppe ein höherer $PaCO_2$ (45 mm Hg) auf als nach konventionellen Eingriffen (38 mm Hg). Dieser Unterschied hatte aber keine klinische Relevanz.

Im Rahmen einer kontrollierten, randomisierten Studie untersuchten McMahon et al.[24] neben anderen Parametern auch die intraoperative Veränderung der Blutgase und Beatmungsparameter bei laparoskopischen oder konventionellen Cholezystektomien[24]. 60 Patienten wurden randomisiert, 3 konvertierte Patienten wurde aus der laparoskopischen Gruppe ausgeschlossen und die Daten von 30 konventionellen und 27 laparoskopischen Patienten verglichen. Die Patienten wurden kontrolliert hyperventiliert. Bei Entfernung der Gallenblase waren das Atemminutenvolumen und der Atemwegsspitzendruck in der laparoskopischen Gruppe größer als bei konventionell operierten Patienten. Trotz der Hyperventilation waren $ETCO_2$ und $PaCO_2$ in der laparoskopischen Gruppe größer und der pH kleiner. Auffallend war im Gegensatz zu Iwasaka et al.[13] eine geringe Übereinstimmung des $ETCO_2$ und des $PaCO_2$, so dass McMahon et al.[24] den $ETCO_2$ nicht als zuverlässigen Parameter zur Einschätzung des $PaCO_2$ betrachteten.

Volpino et al.[44] randomisierten 60 Patienten zur konventionellen und 58 Patienten zur laparoskopischen Cholezystektomie (2 konvertierte Patienten wurden ausgeschlossen) mit einem Kapnoperitoneum von 12-15 mm Hg und untersuchten intraoperativ den Atemwegsspitzendruck, die Compliance der Lunge, die arterielle Sauerstoffsättigung, den PaO_2, den $PaCO_2$, den $ETCO_2$, den pH und die alveoloarterielle PO_2-Differenz (PA-aO_2). Bis auf den $PaCO_2$ und den pH bestanden keine wesentlichen Unterschiede zwischen beiden Gruppen. Auch in dieser Studie war der $ETCO_2$ nicht gut mit dem $PaCO_2$ korreliert. Es wurden Abweichungen zwischen beiden Parametern um 10-40 % beobachtet.

Im Rahmen einer kontrollierten randomisierten Studie wurden laparoskopische und konventionelle Resektionen kolorektaler Tumore in der eigenen Klinik miteinander verglichen. Die Patienten erhielten alle eine totale intravenöse Anästhesie mit Propofol, Atracrium und Sulfentanyl. Die F_1O_2 betrug 0,5. Eine kontrollierte Hyperventilation wurde individuell eingesetzt, wenn sie zur Begrenzung des $PaCO_2$ erforderlich war. 30 Patienten wurden laparoskopisch in 15-20° Kopftieflage und 30 Patienten konventionell in 5° Kopftieflage operiert. Das Kapnoperitoneum wurde auf einen IAP von 12 mm Hg begrenzt. Die Beatmungsparameter und die Blutgase wurden vor Laparotomie bzw. Insufflation, alle 30 min während der Operation und nach Verschluss der Laparotomie bzw. Desufflation zum Zeipunkt der

Hautnaht gemessen.

Die Daten von 28 konventionellen und 27 laparoskopischen Patienten wurden ausgewertet. Präoperative Lungenfunktion und ASA-Klassifikation waren in beiden Patientengruppen nicht unterschiedlich. 3 konventionell und 1 laparoskopisch resezierter Patient wiesen pulmonale Vorerkrankungen auf. Laparoskopische Resektionen (220±64 min) dauerten durchschnittlich 60 min länger als konventionelle Operationen (147±41 min). Nach Aufbau des Kapnoperitoneums stieg der Beatmungsdruck in der laparoskopischen Gruppe von 19±4 auf 27±6 cm H_2O an, während er in der konventionellen Gruppe durch die Laparotomie nicht wesentlich beeinflusst wurde (21±4 vs. 20±3 cm H_2O). Am Ende der Operation konnten keine Unterschiede mehr zwischen beiden Gruppen nachgewiesen werden (Abb.4-3). Das Atemminutenvolumen betrug vor Aufbau des Kapnoperitoneums in der laparoskopischen Gruppe 7,3±1,8 l*min^{-1} und in der konventionellen Gruppe 7,5±2,5 l*min^{-1}. Das Atemminutenvolumen war zwischen den Gruppen nicht wesentlich verschieden (Abb. 4-4).

Der PaCO$_2$ wurde unmittelbar nach Einleitung der Narkose in der konventionellen Gruppe mit 26 mm Hg und in der laparoskopischen Gruppe mit 29 mm Hg

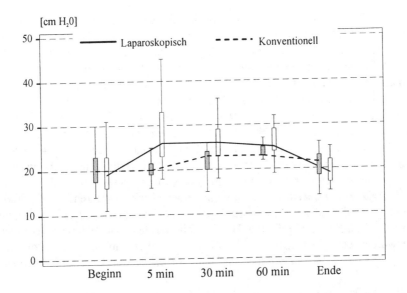

Abb. 4-3 Beatmungsdruck in cm H_2O während laparoskopischer (n=27) und konventioneller (n=28) Resektion eines kolorektalen Tumors 1. nach Plazierung des Pulmonaliskatheters in Allgemeinanästhesie, 2. 5 min nach Laparotomie bzw. Insufflation, 3. 30 min nach Operationsbeginn, 4. 60 min nach Operationsbeginn und 5. zum Zeitpunkt der Hautnaht am Ende der Operation.

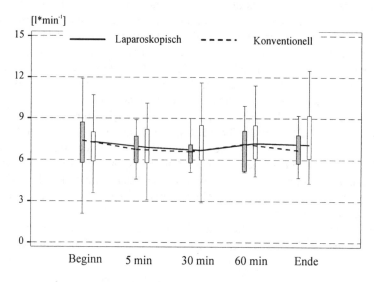

Abb. 4-4 Atemminutenvolumen in l*min⁻¹ während laparoskopischer (n=27) und konventioneller (n=28) Resektion eines kolorektalen Tumors. Zeitpunkte wie in Abb. 4-3

gemessen 30 und 60 min nach Operationsbeginn war der $PaCO_2$ in der laparoskopischen Gruppe höher als bei den konventionellen Eingriffen. Dieser Unterschied war in geringerem Ausmaß auch noch zum Zeitpunkt der Hautnaht nachweisbar (Abb. 4-5). Der Anteil der Patienten mit einem $PaCO_2$ über 40 mm Hg war zu Beginn der Operation nicht unterschiedlich. Bei der Hautnaht wurde ein $PaCO_2$ über 40 mm Hg nur noch bei 5 laparoskopischen und einer konventionellen Operation beobachtet. Bei keinem Patienten überschritt der $PaCO_2$ 50 mm Hg. Nach der Narkoseeinleitung war der pH in beiden Gruppen vergleichbar. 30 und 60 min nach Operationsbeginn war der pH deutlich niedriger in der laparoskopischen Gruppe. Zum Zeitpunkt der Hautnaht war jedoch kein Unterschied mehr zwischen der konventionellen und der laparoskopischen Gruppe nachweisbar (Abb. 4-6).

Base Excess und Bikarbonat waren in beiden Gruppen während der Operation nicht verschieden. Der PaO_2 war vor Aufbau des Kapnoperitoneums bzw. Laparotomie mit 223±89 vs. 205±95 mm Hg ebenfalls vergleichbar. Während der Operation wurden dann jedoch mehrfach höhere PaO_2-Werte in der laparoskopischen Gruppe gemessen. Zum Zeitpunkt der Hautnaht wurde kein Unterschied beobachtet.

Bei keinem laparoskopisch operierten Patienten war aufgrund einer Hyperkapnie eine Konversion zum konventionellen Vorgehen erforderlich. Auch bei länger andauernden laparoskopischen Operationen in extremer Kopftieflage traten keine bedenklichen Beeinträchtigungen der intraoperativen Lungenfunktion auf. Die bereits zuvor beschriebenen Einflüsse des Kapnoperitoneums auf Beatmungsdruck,

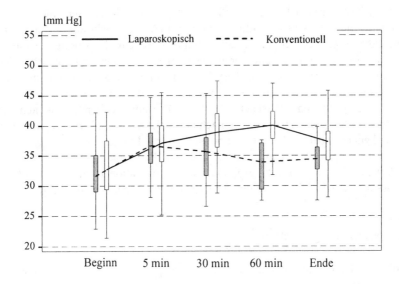

Abb. 4-5 PaCO$_2$ in mm Hg während laparoskopischer (n=27) und konventioneller (n=28) Resektion eines kolorektalen Tumors. Zeitpunkte wie in Abb. 4-3

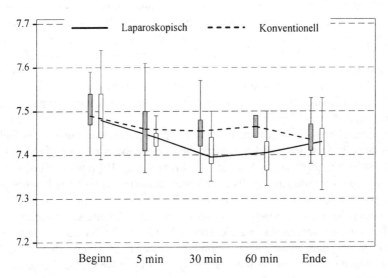

Abb. 4-6 pH im Blut während laparoskopischer (n=27) und konventioneller (n=28) Resektion eines kolorektalen Tumors.Zeitpunkte wie in Abb. 4-3

Gasaustausch, Blutgase und Säure-Basen-Haushalt wurden auch in dieser Studie nachgewiesen.

Verglichen mit der konventionellen Chirurgie geht die Anlage eines Kapnoperitoneums mit einer CO_2-Retention einher. Ein IAP von mehr als 12 mm Hg reduziert die Compliance der Lunge, die durch eine extreme Kopftieflage weiter verschlechtert wird. Diese Veränderungen werden aber von lungengesunden Patienten ohne größere Probleme kompensiert. Die genannten Veränderungen sind bei Patienten mit obstruktiven oder restriktiven Atemwegserkrankungen schwerwiegender als bei gesunden Menschen, da die CO_2-Eliminationsmöglichkeiten eingeschränkt sind. Da eine Hyperkapnie nach Desufflation durch Hyperventilation aber immer beherrschbar ist, kann selbst bei schwereren Lungenerkrankungen zunächst der laparoskopische Zugang gewählt werden. Führt das Kapnoperitoneum mit niedrigem IAP dann trotz kontrollierter Hyperventilation zu einem fortschreitenden Anstieg des $PaCO_2$, sollte eine Konversion zur Laparotomie erfolgen.

4.4.2
Postoperative Lungenfunktion

Zahlreiche Untersuchungen deuten darauf hin, dass laparoskopische Techniken in der Abdominalchirurgie die postoperative Lungenfunktion weniger stark beeinträchtigen als eine Laparotomie. Mehrere nicht-randomisierte Studien beschrieben, dass die Lungenfunktion nach laparoskopischer Cholezystektomie geringer reduziert wird als nach konventioneller Cholezystektomie[14,25,32,36]. So führten Putensen-Himmer et al.[34] eine Studie bei 20 Patienten zur Cholezystektomie durch, indem sie die Patienten einem laparoskopischen oder einem konventionellen Chirurgenteam zuordneten. 24 Stunden nach dem Eingriff waren die forcierte Vitalkapazität (FVC: 70 vs. 57 %), das forcierte exspiratorische 1-Sekundenvolumen (FEV_1: 85 vs. 54 %) und die FRC (85 vs. 64 %) in der laparoskopischen Gruppe besser als in der konventionellen Gruppe. Diese Vorteile der laparoskopischen Technik waren auch noch nach 72 Stunden nachweisbar. Gleichzeitig war der PaO_2 bei Raumluftatmung nach laparoskopischen Cholezystektomien höher als nach konventioneller Operation.

Erfreulicherweise liegen zur postoperativen Veränderung der Lungenfunktion nach laparoskopischen und konventionellen Operationen eine relativ große Zahl kontrollierter randomisierter Studien vor. Frazee et al.[10] randomisierten Patienten zur laparoskopischen (n=20) oder konventionellen (n=16) Cholezystektomie. Am ersten postoperativen Tag war die FVC in der konventionellen Gruppe auf 54 % des präoperativen Ausgangswertes abgefallen, während sie in der laparoskopischen Gruppe nur auf 73 % sank. Die FEV_1 (52 vs. 72 %) und der mittlere exspiratorische Fluss zwischen 25 % und 75 % der Exspiration (MEF_{25-75}:53 vs. 81 %) waren ebenfalls in der laparoskopischen Gruppe wesentlich besser als nach konventionellen Operationen.

Schauer et al.[39] verglichen in einer kontrollierten randomisierten Studie

20 konventionelle und 20 laparoskopische Cholezystektomien. Erneut waren FVC (49 vs. 79 %), FEV_1 (44 vs. 76 %), der mittlere exspiratorische Fluss zwischen 25 und 75 % der Exspiration (34 vs. 68 %) und der maximale exspiratorische Spitzenfluss (38 vs. 76 %) nach konventionellen Eingriffen niedriger als nach laparoskopischen Operationen. Radiologisch konnte bei 90 % der konventionell operierten Patienten eine Atelektasenbildung nachgewiesen werden, während dies nur bei 40 % der laparoskopischen Gruppe der Fall war. Gleichzeitig war der Schweregrad der Atelektasenbildung in der laparoskopischen Gruppe niedriger. Der SaO_2-Abfall war nach laparoskopischen Eingriffen etwa 30 % geringer als nach konventionellen Eingriffen, so dass milde Hypoxämien nur bei 20 % der laparoskopischen aber bei 65 % der konventionellen Patienten beobachtet wurden.

Kanellos et al.[16] bestätigten in einer randomisierten Studie an 112 Patienten, dass die Lungenfunktion nach laparoskopischer Cholezystektomie weniger beeinträchtigt wird als nach konventioneller Cholezystektomie oder nach Minilaparotomie. 36 konventionell operierte, 35 minilaparotomierte und 41 laparoskopische Patienten wurden verglichen. Sowohl FVC und FEV_1 als auch MEF_{25-75} waren in der laparoskopischen Gruppe besser als in den beiden anderen Gruppen. Allerdings schnitt die Minilaparotomie-Gruppe etwas günstiger ab als die konventionelle Gruppe. Die Lungenfunktionsparameter erreichten in der laparoskopischen Gruppe bereits am 2. postoperativen Tag wieder mehr als 90 % des Ausgangswertes, während sich die Lungenfunktion in den anderen Gruppen zu diesem Zeitpunkt noch nicht vollständig erholt hatte (Minilaparotomie: 74 %-82 %, konventionell: 74 %-79 %). Auch McMahon et al.[24] analysierten die Daten einer randomisierten Studie mit 65 konventionellen Cholezystektomien vs. 67 Minilaparotomie-Cholezystektomien und beschrieben bei FVC, FEV_1, exspiratorischem Spitzenfluss und SaO_2 Vorteile für die laparoskopische Gruppe.

Volpino et al.[44] randomisierten 60 Patienten zur konventionellen und 58 Patienten zur laparoskopischen Cholezystektomie. Da keine „intention-to-treat"-Analyse erfolgte, wurden die Daten von zwei konvertierten Patienten bei der Analyse nicht berücksichtigt. FVC (65 vs. 48 %) und MEF_{75-85} (78 vs. 38 %) waren am 2. postoperativen Tag in der laparoskopischen Gruppe günstiger als in der konventionellen Gruppe. Die Autoren untersuchten zudem die Kraft der Atemmuskulatur, die bei laparoskopischen Patienten nicht beeinträchtigt war, während sie in der konventionellen Gruppe um etwa 30 % abnahm. Da die Daten innerhalb beider Gruppen sehr schwankten, erreichten die Unterschiede zwischen beiden Operationsverfahren nicht das Signifikanzniveau. Der PaO_2 war in der laparoskopischen Gruppe höher als nach konventionellen Eingriffen. Die Inzidenz subklinischer radiologisch nachgewiesener Atelektasen betrug nach konventioneller Operation 8 % und nach laparoskopischem Eingriff 0 %.

Squirrell et al.[41] führten die bislang einzige doppelblinde randomisierte Studie zum Vergleich der Cholezystektomie via Laparoskopie oder Minilaparotomie durch. Leider wurden in dieser Studie nur bei 20 der insgesamt 200 randomisierten Patienten perioperative Messungen der Lungenfunktion durchgeführt. Die FVC war bei den 10 ausgewählten laparoskopischen Patienten auf 70 % reduziert und sank nach den 10 ausgewählten konventionellen Operationen auf 61 %. Die PEF betrug nach laparoskopischen Operationen 66 % und nach konventionellen Cholezystektomien 54 %. Dagegen waren die Unterschiede der FEV_1 zwischen beiden Gruppen mit 67 % und 62 % geringer. Die Unterschiede zwischen beiden Gruppen erreichten nicht das Signifikanzniveau. Angesichts der geringen Fallzahl könnte dies jedoch durch einen Fehler 2. Art bedingt sein.

Eine weitere wesentliche Verbesserung der postoperativen Lungenfunktion durch zusätzliche intraperitoneale Lokalanästhetikainstillation oder thorakale Periduralanalgesie scheint bei laparoskopischen Cholezystektomien nicht möglich zu sein. Rademaker et al.[35] instillierten in einer randomisierten Studie bei jeweils 15 Patienten mit laparoskopischer Cholezystektomie entweder 20 ml einer 0,9 %igen NaCl-Lösung oder 20 ml einer 0,5 %igen Lidocainlösung oder 20 ml einer 0,25 %iger Bupivacainlöung in die Peritonealhöhle. Die Lungenfunktion war in den drei Gruppen 2, 24 und 48 Stunden nach Ende der Operation vergleichbar. Die gleiche Arbeitsgruppe[36] hatte bereits 2 Jahre zuvor in einer nicht-randomisierten Studie die Lungenfunktion nach konventioneller und laparoskopischer Cholezystektomie und laparoskopischer Cholezystektomie mit thorakaler Periduralanalgesie verglichen. Sie fanden 2, 4, 8 und 24 Stunden nach dem Eingriff zwar Unterschiede zwischen laparoskopischer und konventioneller Operation, aber die zusätzliche Periduralanalgesie verbesserte die Lungenfunktion bei Patienten mit laparoskopischer Cholezystektomie nicht.

Auf die besondere Bedeutung der Trokarpositionen für die postoperative Lungenfunktion wiesen Kum et al.[19] in einer kontrollierten Untersuchung hin. Sie randomisierten Patienten mit laparoskopischer Cholezystektomie zur Trokaranordnung in die sogenannte „französische" oder „amerikanische" Technik. Bei der französischen Technik werden die Trokarhülsen vorwiegend im mittleren Abdomen platziert, während sie bei der amerikanischen Technik auch im Epigastrium und im rechten Oberbauch eingebracht werden. Postoperativ zeigte sich, dass die in französischer Technik cholezystektomierten Patienten eine bessere Lungenfunktion hatten, als die in amerikanischer Technik operierten. Die FVC war bei Cholezystektomie in „französischer" Technik nach 6, (71 vs. 60 %), 24 (86 vs. 71 %) und 48 Stunden (91 vs. 76 %) weniger reduziert als nach „amerikanischer" Technik. Ähnliche Ergebnisse wurden für die FEV_1 erzielt, die in der „französischen" Gruppe (6 Stunden: 74 vs. 58 %; 24 Stunden: 90 vs. 72 %; 48 Stunden: 96 vs. 79 %) ebenfalls deutlich besser war.

Im Gegensatz zur Lokalisation hat die Größe der Inzisionen bei der laparoskopischen Cholezystektomie keinen wesentlichen Einfluss auf die postoperative Lungenfunktion. In einer randomisierten Studie der eigenen Klinik wurden 25 Patienten mit 5 bzw. 10 mm Instrumenten (laparoskopisch) und 25 Patienten mit 2 bzw. 5 mm Instrumenten (mikro-laparoskopisch) in „amerikanischer" Technik cholezystektomiert. Postoperativ konnten keine wesentlichen Unterschiede in der Lungenfunktion zwischen beiden Gruppen nachgewiesen werden.

Während für die Cholezystektomie die Vorteile der laparoskopischen Methode bezüglich der postoperativen Lungenfunktion eindeutig belegt sind, ist die Beurteilung der Lungenfunktionsänderungen bei komplexeren gastrointestinalen Operationen wie kolorektalen Resektionen noch kontrovers. Stage et al.[42] publizierten die Daten einer randomisierten Multizenterstudie mit insgesamt 29 Patienten, bei denen 15 laparoskopische und 14 konventionelle kolorektale Resektionen durchgeführt wurden. Patienten, bei denen eine Konversion zum konventionellen Vorgehen erforderlich wurde, wurden aus der Studie ausgeschlossen. Das durchschnittliche Alter der laparoskopischen und konventionellen Patienten war mit 72 bzw. 73 Jahren vergleichbar. Die Operationsdauer war in der laparoskopischen Gruppe mit durchschnittlich 150 min deutlich länger als in der konventionellen Gruppe mit 95 min. Bei 14 Patienten (48 %) wurde eine rechtsseitige Hemikolektomie vorgenommen. Die mittlere FVC betrug in beiden Gruppen 2,3-2,5 l, die FEV_1 war mit 1,7-1,8 $l*s^{-1}$ in beiden Gruppen vergleichbar. Postoperativ war das Ausmaß der Lungenfunktionsstörung in beiden Gruppen etwa gleich groß. Die Lungenfunktion erholte sich schrittweise, hatte aber in keiner der beiden Gruppen am 5. Tag den Ausgangswert erreicht. Zwischen beiden Gruppen bestanden keine Unterschiede im Ausmaß der postoperativen Lungenfunktionsstörung.

In zwei weiteren kontrollierten Studien mit ähnlichem Studiendesign wurden dagegen eindeutige Vorteile in der postoperativen Lungenfunktion nach laparoskopisch resezierten kolorektalen Karzinomen festgestellt. Milsom et al.[28] randomisierten 109 Patienten zur laparoskopischen oder konventionellen Hemikolektomie rechts (n=55), Sigma/Rektumresektion (n=43) oder abdominoperinealen Rektumexstirpation (n=11). Das mittlere Alter der 55 laparoskopischen und der 54 konventionellen Patienten war mit 69 Jahren etwas niedriger als in der Untersuchung von Stage et al.[42]. Hauptzielkriterium der Studie war die Erholung der Lungenfunktion auf 80 % des präoperativen Wertes bei zwei konsekutiven Messungen. Während die laparoskopischen Patienten dieses Ziel bereits nach 3 Tagen erreichten, dauerte die Erholung der Lungenfunktion in der konventionellen Gruppe doppelt so lange. Postoperative Pneumonien traten jeweils nach einer konventionellen und einer laparoskopischen Operation auf.

In der eigenen Klinik wurden jeweils 30 Patienten mit kolorektalen Tumoren zur konventionellen oder laparoskopischen Resektion randomisiert. Die laparoskopischen Patienten waren 63±12 Jahre und die konventionellen Patienten 65±15 Jahre alt. Präoperativ war die FVC mit 3,3 l und die FEV_1 mit 2,4 $l*s^{-1}$ deutlich höher als die von Stage et al. angegebenen Werte. Zudem wurde in diesem Patientengut als häufigster Eingriff die Sigma- oder Rektumresektion (n= 46) durchgeführt, während rechtsseitige Hemikolektomien (n=7) und Rektumexstirpationen (n=7) wesentlich seltener waren. Postoperativ war die Lungenfunktionsstörung nach laparoskopischen Eingriffen weniger schwerwiegend als nach konventionellen Resektionen. Die FVC fiel in der konventionellen Gruppe auf 52±13 % des präoperativen Wertes, während sie in der laparoskopischen Gruppe nur auf 70±13 % abnahm. Die FEV_1 sank nach konventioneller Operation auf 53±25 % und nach laparoskopischer Resektion auf 70±20 %. PEF und MEF_{25-75} waren nach konventionellen Resektionen ebenfalls wesentlich niedriger als nach laparoskopischen Eingriffen. Der Grad der Erholung der Lungenfunktion pro Tag war in beiden Gruppen vergleichbar groß. Aufgrund der wesentlich schwereren Beeinträchtigung der Lungenfunktion unmittelbar nach der Operation dauerte es in der konventionellen Gruppe wesentlich länger als in der laparoskopischen Gruppe, bis 80 % der präoperativen Funktion wieder erreicht waren. Während der gesamten 1. postoperativen Woche waren FVC und FEV_1 in der laparoskopischen Gruppe zu allen Zeitpunkten besser als nach den konventionellen Resektionen. Vom Morgen des 1. Tages an war die SaO_2 bei Raumluftatmung in der gesamten 1. postoperativen Woche nach laparoskopischer Resektion höher als nach konventionellem Eingriff. Die SaO_2 fiel nur bei 14 laparoskopischen Patienten (47 %) unter 90 %, während dies bei 22 konventionellen Patienten (73 %) der Fall war. Pneumonien traten nach 2 konventionellen Resektionen aber nicht nach laparoskopischen Operationen auf.

Sowohl in der Studie von Milsom et al.[28] als auch in der eigenen Untersuchung wurden erhebliche Unterschiede in der postoperativen Lungenfunktion nach laparoskopischen undoder konventionellen kolorektalen Resektionen nachgewiesen. Wodurch die abweichenden Erfahrungen der Arbeitsgruppe um Stage et al.[42] bedingt sind, ist spekulativ. Stage et al. verwendeten bei allen Patienten thorakale Periduralanalgesien, während diese Anästhesieform in den anderen Studien nicht gewählt wurde. Sie führten zudem überwiegend rechtsseitige Resektionen durch während in der eigenen Untersuchung Sigmaresektionen und anteriore Rektumresektionen wesentlich häufiger waren, so dass unterschiedliche Trokarpositionen eine Rolle spielen könnten. Weiterhin war das Durchschnittsalter der Patienten in der Studie von Stage et al. wesentlich höher als in der Studie von Milsom et al.[28] und der eigenen Untersuchung. Schließlich war die präoperative Lungenfunktion bei den von Stage et al. operierten Patienten deutlich schlechter als in der eigenen Studie. Die Bewertung der von Stage et al.[42] erhobenen Daten wird zudem dadurch erschwert, dass immer nur die Medianwerte angegeben wurden, so dass Aussagen zur Variabilität der Daten und einem Fehler 2. Art nicht möglich sind.

Bei zusammenfassender Analyse aller kontrollierten Studien scheint die laparoskopische Technik bei der Cholezystektomie und bei kolorektalen Resektionen mit einer geringeren Beeinträchtigung der postoperativen Lungenfunktion einherzugehen. Die Ursachen für die günstigere Beeinflussung der Lungenfunktion durch die laparoskopische Technik sind nicht geklärt. Die Vermeidung von Inzisionen im Oberbauch verbessert auch beim Vergleich verschiedener laparoskopischer Operationsverfahren die Lungenfunktion. Dagegen scheint die Größe der Inzisionen bei Einbringen von Trokarhülsen im Oberbauch keine relevanten Auswirkungen auf die postoperative Lungenfunktion zu haben. Da die reflektorische Hemmung der Zwerchfelltätigkeit nach abdominalchirurgischen Eingriffen heute als wesentliche Ursache der postoperativen Lungenfunktionsstörung angesehen wird, könnte die laparoskopische Technik durch eine geringere Stimulation dieses Reflexbogens zur besseren postoperativen Lungenfunktion führen. Die daraus resultierende Verbesserung der postoperativen funktionellen Residualkapazität, die geringere Inzidenz von Atelektasen und die Verbesserung der SaO_2 im Vergleich zu konventionellen Eingriffen könnte ein wesentlicher Vorteil der laparoskopischen Technik darstellen. Ob die laparoskopische Chirurgie auf Grund der besseren postoperativen Lungenfunktion auch die pulmonalen Komplikationen reduziert, ist derzeit Gegenstand randomisierter Multizenterstudien.

4.5
Empfehlungen zur laparoskopischen Chirurgie

Beim lungengesunden Patienten stellt die durch den Aufbau eines Kapnoperitoneums entstehende Hyperkapnie mit den konsekutiven Verschiebungen des Säure-Basen-Haushaltes keine Kontraindikation zur laparoskopischen Chirurgie dar. Bei unveränderter Beatmung steigt der $PaCO_2$ auch bei längeren Operationszeiten durchschnittlich um etwa 8-10 mm Hg. Obwohl diese $PaCO_2$-Steigerung und die konsekutive pH-Senkung in der Regel gut toleriert werden, empfehlen verschiedene Autoren[38,40,49] eine kontrollierte Hyperventilation. Eine kontrollierte Hyperventilation könnte die Auffüllung des CO_2-Speichers reduzieren und so die Dauer der postoperativen Nachkontrolle bzw. -beatmung zur Elimination des wieder freiwerdenden CO_2 verkürzen. Die O_2-Aufnahme und das venoarterielle Shuntvolumen werden durch ein Kapnoperitoneum nicht beeinflusst. Die Abnahme der Lungencompliance um etwa 30 % während der Insufflation kann durch eine moderate Steigerung des Beatmungsdruckes ausgeglichen werden. Dennoch sollte ein IAP über 12 mm Hg vor allem in Kopftieflage vermieden werden, da er die Compliance weiter vermindert. Die gaslose Laparoskopie mit Bauchdeckenelevation dürfte bei gesunden Patienten nur geringe intra- und postoperative Vorteile aufweisen. Ebenso kann derzeit die Verwendung von Helium als alternatives Insufflationsgas bei gesunden Patienten nicht empfohlen werden, da die Vorteile gegenüber dem CO_2 klinisch nicht relevant sind. Eine obstruktive oder restriktive Lungenfunktionsstörung stellt nach den heute geltenden Erkenntnissen zunächst keine absolute Kontraindikation zur laparoskopischen Operation dar. Bei diesen Patienten könnte die gaslose Laparoskopie oder die Anlage eines Heliumperitoneums für die Lungenfunktion vorteilhaft sein. Da diese Lungenerkrankungen meist aber auch mit kardiovaskulären Risiken einhergehen, dürften die kardialen Auswirkungen des Kapnoperitoneums (s. Kapitel 2) bei der Indikationsstellung zur laparoskopischen oder konventionellen Chirurgie eher ausschlaggebend sein.

Postoperativ ist die Lungenfunktion nach laparoskopischen Eingriffen deutlich besser als nach konventionellen Operationen. FVC, FEV_1 und PEF werden weniger stark reduziert, so dass sie rascher wieder ihren präoperativen Ausgangswert erreichen. Die minimale Reduktion der funktionellen Residualkapazität und die geringere Atelektasenbildung führt zu einer Verbesserung der SaO_2 nach laparoskopischen im Vergleich zu konventionellen Eingriffen. Ob die laparoskopische Operationstechnik auch die Häufigkeit pulmonaler Komplikationen senken kann, muss in weiteren randomisierten Studien mit hoher Fallzahl belegt werden. Da die meisten bislang vorliegenden Untersuchungen zur Veränderung der Lungenfunktion bei lungengesunden Patienten erfolgten, sind die Auswirkungen einer laparoskopischen Operation auf die Rekonvaleszenz lungenkranker Patienten noch nicht ausreichend untersucht. Die postoperativen Vorteile der minimal-invasiven Technik könnten aber auch bei diesen Patienten die intraoperativen Nachteile der Hyperkapnie überwiegen [40].

4.6
Literatur

1. Ali J, Weisel RD, Layug AB, Kripke BJ, Hechtman HB. (1974) Consequences of postoperative alterations in respiratory mechanics. Am J Surg 128:376-382.

2. Ballantyne JC, Carr DB, deFerranti S, Suarez T, Lau J, Chalmers TC, et al. (1998) The comparative effects of postoperative analgesic therapies on pulmonary outcome: cumulative meta-analyses of randomized, controlled trials. Anesth Analg 86:598-612.

3. Bannenberg JJ, Rademaker BM, Froeling FM, Meijer DW. (1997) Hemodynamics during laparoscopic extra- and intraperitoneal insufflation. An experimental study. Surg Endosc 11:911-914.

4. Berguer R, Cornelius T, Dalton M. (1997) The optimum pneumoperitoneum pressure for laparoscopic surgery in the rat model. A detailed cardiorespiratory study. Surg Endosc 11:915-918.

5. Blobner M, Felber AR, Gogler S, Feussner H, Weigl EM, Jelen G, et al. (1993) Zur Resorption von Kohlendioxid aus dem Pneumoperitoneum bei laparoskopischen Cholezystektomien. Anaesthesist 42:288-294.

6. Casati A, Valentini G, Ferrari S, Senatore R, Zangrillo A, Torri G. (1997) Cardiorespiratory changes during gynaecological laparoscopy by abdominal wall elevation: comparison with carbon dioxide pneumoperitoneum. Br J Anaesth 78:51-54.

7. Christensen EF, Schultz P, Jensen OV. (1991) Postoperative pulmonary complications and lung function in high-risk patients: a comparison of three physiotherapy regimens after upper abdominal surgery in general anesthesia. Acta Anaesthesiol Scand 35:97-104.

8. Fitzgerald SD, Andrus CH, Baudendistel LJ, Dahms TE, Kaminski DL. (1992) Hypercarbia during carbon dioxide pneumoperitoneum. Am J Surg 163:186-190.

9. Ford GT, Whitelaw WA, Rosenal TW, Cruse PJ, Guenter CA. (1983) Diaphragm function after upper abdominal surgery in humans. Am Rev Respir Dis 127:431-436.

10. Frazee RC, Roberts JW, Okeson GC, Symmonds RE, Snyder SK, Hendricks JC, et al. (1991) Open versus laparoscopic cholecystectomy. A comparison of postoperative pulmonary function. Ann Surg 213:651-654.

11. Hansen G, Drablos PA, Steinert R. (1977) Pulmonary complications, ventilation and blood gases after upper abdominal surgery. Acta Anaesthesiol Scand 21:211-215.

12. Hedenstierna G. (1989) Mechanisms of postoperative pulmonary dysfunction. Acta Chir Scand Suppl 550:152-158.

13. Iwasaka H, Miyakawa H, Yamamoto H, Kitano T, Taniguchi K, Honda N. (1996) Respiratory mechanics and arterial blood gases during and after laparoscopic cholecystectomy. Can J Anaesth 43:129-133.

14.   Joris J, Kaba A, Lamy M. (1997) Postoperative spirometry after laparoscopy for lower abdominal or upper abdominal surgical procedures. Br J Anaesth 79:422-426.

15.   Junghans T, Böhm B, Gründel K, Schwenk W. (1997) Effects of pneumoperitoneum with carbon dioxide, argon, or helium on hemodynamic and respiratory function. Arch Surg 132:272-278.

16.   Kanellos I, Zarogilidis K, Ziogas E, Dadoukis I. (1995) Prospektiv-vergleichende Studie der Lungenfunktion nach laparoskopischer, Mini-Lap- oder konventioneller Cholezystektomie. Min Inv Chir 4:169-171.

17.   Kazama T, Ikeda K, Kato T, Kikura M. (1996) Carbon dioxide output in laparoscopic cholecystectomy. Br J Anaesth 76:530-535.

18.   Koivusalo AM, Kellokumpu I, Lindgren L. (1996) Gasless laparoscopic cholecystectomy: comparison of postoperative recovery with conventional technique. Br J Anaesth 77:576-580.

19.   Kum CK, Eypasch E, Aljaziri A, Troidl H. (1996) Randomized comparison of pulmonary function after the „French" and „American" techniques of laparoscopic cholecystectomy. Br J Surg 83:938-941.

20.   Latimer RG, Dickman M, Day WC, Gunn ML, Schmidt CD. (1971) Ventilatory patterns and pulmonary complications after upper abdominal surgery determined by preoperative and postoperative computerized spirometry and blood gas analysis. Am J Surg 122:622-632.

21.   Lindberg P, Gunnarsson L, Tokics L, Secher E, Lundquist H, Brismar B, et al. (1992) Atelectasis and lung function in the postoperative period. Acta Anaesthesiol Scand 36:546-553.

22.   Lundh R, Hedenstierna G. (1983) Ventilation-perfusion relationships during anaesthsia and abdominal surgery. Acta Anasthesial Scand 27:167-173.

23.   Mäkinen MT, Yli Hankala A. (1996) The effect of laparoscopic cholecystectomy on respiratory compliance as determined by continuous spirometry. J Clin Anesth 8:119-122.

24.   McMahon AJ, Baxter JN, Kenney G, O'Dwyer PJ. (1993) Ventilatory and blood gas changes during laparascopic and open cholecystectomy. Br J Surg 80:1252-1254.

25.   Mealy K, Gallagher H, Barry M, Lennon F, Traynor O, Hyland J. (1992) Physiological and metabolic responses to open and laparoscopic cholecystectomy. Br J Surg 79:1061-1064.

26.   Meijer DW, Rademaker BP, Schlooz S, Bemelman WA, de Wit LT, Bannenberg JJ, et al. (1997) Laparoscopic cholecystectomy using abdominal wall retraction. Hemodynamics and gas exchange, a comparison with conventional pneumoperitoneum. Surg Endosc 11:645-649.

27.   Meyers JR, Lembeck L, O'Kane H, Baue AE. (1975) Changes in functional residual capacity of the lung after operation. Arch Surg 110:576-583.

28.   Milsom JW, Böhm B, Hammerhofer KA, Fazio V, Steiger E, Elson P. (1998) A prospective, randomized trial comparing laparoscopic versus con-

ventional techniques in colorectal cancer surgery: a preliminary report. J Am Coll Surg 187:46-54.

29. Mullett CE, Viale JP, Sagnard PE, Miellet CC, Ruynat LG, Counioux HC, et al. (1993) Pulmonary CO_2 elimination during surgical procedures using intra- or extraperitoneal CO_2 insufflation. Anesth Analg 76:622-626.

30. Obeid F, Saba A, Fath J, Guslits B, Chung R, Sorensen V, et al. (1995) Increases in intra-abdominal pressure affect pulmonary compliance. Arch Surg 130:544-547.

31. Odeberg S, Sollevi A. (1995) Pneumoperitoneum for laparoscopic surgery does not increase venous admixture. Eur J Anaesthesiol 12:541-548.

32. Olsen MF, Josefson K, Dalenback J, Lundell L, Lonroth H. (1997) Respiratory function after laparoscopic and open fundoplication. Eur J Surg 163:667-672.

33. Puri GD, Singh H. (1992) Ventilatory effects of laparoscopy under general anaesthesia. Br J Anaest 68:211-213.

34. Putensen Himmer G, Putensen C, Lammer H, Lingnau W, Aigner F, Benzer H. (1992) Comparison of postoperative respiratory function after laparoscopy or open laparotomy for cholecystectomy. Anesthesiol 77:675-680.

35. Rademaker BM, Kalkman CJ, Odoom JA, de Wit L, Ringers J. (1994) Intraperitoneal local anaesthetics after laparoscopic cholecystectomy: effects on postoperative pain, metabolic responses and lung function. Br J Anaesth 72:263-266.

36. Rademaker BM, Ringers J, Odoom JA, de Wit LT, Kalkman CJ, Oosting J. (1992) Pulmonary function and stress response after laparoscopic cholecystectomy: comparison with subcostal incision and influence of thoracic epidural analgesia. Anesth Analg 75:381-385.

37. Rishimani AS, Gautam SC. (1996) Hemodynamic and respiratory changes during laparoscopic cholecystectomy with high and reduced intraabdominal pressure. Surg Laparosc Endosc 6:201-204.

38. Rist M, Köckerling F. (1998) Anästhesie bei Laparoskopien: Eine Übersicht. Zentralbl Chir 123:66-71.

39. Schauer PR, Luna J, Ghiatas AA, Glen ME, Warren JM, Sirinek KR. (1993) Pulmonary function after laparoscopic cholecystectomy. Surgery 114:389-397.

40. Schulte-Steinberg H, Meyer G, Forst H. (1996) Sind Risikopatienten zur minimal-invasiven Operation mit CO_2-Pneumoperitoneum geeignet? Chirurg 67:72-76.

41. Squirrell DM, Majeed AW, Troy G, Peacock JE, Nicholl JP, Johnson AG. (1998) A randomized, prospective, blinded comparison of postoperative pain, metabolic response, and perceived health after laparoscopic and small incision cholecystectomy. Surgery 123:485-495.

42. Stage JG, Schulze S, Moller P, Overgaard H, Andersen M, Rebsdorf Pedersen VB, et al. (1997) Prospective randomized study of laparoscopic versus open colonic resection for adenocarcinoma. Br J Surg 84:391-396.

43. Tan PL, Lee TL, Tweed WA. (1992) Carbon dioxide absorption and gas exchange during pelvic laparoscopy. Can J Anaesth 39:677-681.

44. Volpino P, Cangemi V, D'Andrea N, Cangemi B, Piat G. (1998) Hemodynamic and pulmonary changes during and after laparoscopic cholecystectomy. A comparison with traditional surgery. Surg Endosc 12:119-123.

45. Wahba RM. (1996) Airway closure and intraoperative hypoxaemia: twenty-five years later. Can J Anaesth 43:1144-1149.

46. Wahba RW. (1991) Perioperative functional residual capacity. Can J Anaesth 38:384-400.

47. Weyland W, Crozier TA, Bräuer A, Georgius P, Weyland A, Neufand T, et al. (1993) Anästhesiologische Besonderheiten der operativen Phase bei laparoskopischen Operationen. Zentral bl Chir 118:582-587.

48. Wright DM, Serpell MG, Baxter JN, O'Dwyer PJ. (1995) Effect of extraperitoneal carbon dioxide insufflation on intraoperative blood gas and hemodynamic changes. Surg Endosc 9:1169-1172.

49. Wurst H, Finsterer U. (1990) Pathophysiologische und klinische Aspekte der Laparoskopie. Anästhesiologie und Intensivmedizin 7:187-197.

50. Wurst H, Finsterer U. (1994) CO_2-Emphysem bei laparoskopischer Chirurgie. Anaesthesist 43:466-468.

51. Wurst H, Schulte Steinberg H, Finsterer U. (1993) Pulmonale CO_2-Elimination bei laparoskopischer Cholezystektomie. Anaesthesist 42:427-434.

52. Wurst H, Schulte Steinberg H, Finsterer U. (1995) Zur Frage der CO_2-Speicherung bei laparoskopischer Cholezystektomie mit CO_2-Pneumoperitoneum. Anaesthesist 44:147-153.

5 Durchblutung der Leber und des Gastrointestinaltraktes
B. Böhm, T. Junghans

Die intraabdominelle Druckerhöhung beim Aufbau eines Pneumoperitoneums beeinflusst auch die Durchblutung der intraabdominellen Organe. Wie groß diese Durchblutungsänderung ist und in welchem Ausmaß sie eine Funktionsstörung oder sogar Schädigung der viszeralen Organe verursacht, ist bisher nicht eindeutig geklärt. Sowohl Jaffe und Russell[20] als auch Paul et al.[30] beschrieben eine intestinale Durchblutungsstörung einige Tage nach laparoskopischer Cholezystektomie. Es handelte sich jedesmal um ältere Patienten (68 und 76 Jahre) mit Bluthochdruck und einer langandauernden, eher unspezifischen abdominellen Symptomatik. Beide Patienten wurden wegen einer Darmischämie einige Tage nach der laparoskopischen Cholezystektomie reoperiert und hatten einen fatalen Verlauf. Von den Autoren beider Fallberichte wurde zur Vorsicht gemahnt, weil sie befürchteten, dass eine durch den erhöhten IAP induzierte Durchblutungsverminderung einer intestinalen Ischämie bei vorerkrankten Patienten Vorschub leisten könnte.

Zu den intraabdominellen Organen, die direkt durch den erhöhten IAP beeinflusst werden, gehören der Magen, das Duodenum, der Dünn- und Dickdarm, die Milz, das Pankreas, das große Netz und die Leber. Da sich die meisten Studien mit der Durchblutung des Intestinums und der Leber auseinandersetzen und aus diesen Erkenntnissen auch Rückschlüsse auf die Durchblutung der anderen Organe gezogen werden können, wird nur auf den Einfluss des IAP auf die Durchblutung der Leber und des Darmes im Detail eingegangen.

5.1
Intestinale Durchblutung

Die drei großen Gefäße, der Truncus coeliacus, die A. mesenterica superior und die A. mesenterica inferior, versorgen die abdominellen Organe mit ungefähr 25 % des HMV. Die A. mesenterica superior hat dabei den größten Anteil an der Blutversorgung. Die Arterien zweigen sich auf, durchdringen die Darmwand und werden zu Arteriolen mit einem Durchmesser von 25 µm. Jede Arteriolenwand enthält eine relativ dicke Schicht glatter Muskelzellen, die auf unterschiedliche Reize mit einer Vasokonstriktion oder Vasodilatation reagiert. Da sich nach dem Hagen-Poiseuillschen-Gesetz der Gefäßwiderstand umgekehrt proportional zur vierten Potenz des Radius verhält, führt bereits eine geringe Verminderung im Durchmesser dieser Arteriolen zu einer starken Zunahme des Gefäßwiderstandes, so dass der Blutstrom durch Modifikationen des Arteriolendurchmessers stark beeinflusst werden kann. Die Blutströmung in ml*min^{-1} hängt wesentlich vom intravasalen Druckgefälle ab, das letztlich die treibende Kraft zur Überwindung des Strömungswiderstandes ist. Der Druck im Blutgefäß ist die Kraft, die das Blut pro Fläche auf die Gefäßwand ausübt (s. Kapitel 2).

Wenn sich die Arteriolen weiter teilen, werden sie zu dünnwandigen Kapillaren, die für den Austausch von Elektrolyten, Wasser, Nährstoffen und Sauerstoff mit dem umgebenden Gewebe zuständig sind. Das Ausmaß der kapillären Perfusion hängt in erster Linie von präkapillären Sphinkteren ab, die den Anteil der perfundierten Kapillaren am gesamten Kapillarnetz regulieren, - de facto werden nämlich zu keinem Zeitpunkt alle Kapillaren gleichzeitig von Blut durchströmt. Ungefähr 50 % des gesamten Widerstandes im Gefäßsystem werden von den Arteriolen auf einer Länge von wenigen Millimetern verursacht. Nur 25 % des gesamten Widerstandes entfallen auf die Kapillaren.

Die Venolen und Venen, die das Blut aus den Kapillaren empfangen, sind im Vergleich zu den Arterien Kapazitätsgefäße mit dünnen Gefäßwänden, die einen Großteil des Blutes aufbewahren. Bei einer Kontraktion der kleinen mesenteriellen Venolen erhöht sich der Druck im Kapillarbett, so dass der hydrostatische Druck konsekutiv ansteigt und damit eine Flüssigkeitsverschiebung in den extraluminalen Raum begünstigt. Durch die intrinsische reflektorische Veränderung der Wandspannung des Gefäßes kann auch ein erhöhtes Blutvolumen bei gleichem intravasalen Druck aufgenommen werden. Das gesamte Blutvolumen des Menschen schwankt zwischen 60-85 ml*kg^{-1} Körpergewicht. Es verteilt sich zu 20 % im arteriellen System, zu 10 % im Kapillarbett und zu 70 % im venösen System. Das gesamte venöse Blut des Darmes fließt über die Pfortader zur Leber. Lediglich im Bereich der Kardia, des Anorektums und des Nabels finden sich relevante venöse Verbindungen zum cavalen Abflusssystem.

Die Durchblutung des Darmes ist in den vier Darmschichten (Mukosa, Submukosa, Muskularis und Serosa) ungleich verteilt, so dass sich eine Durchblutungsstörung unterschiedlich auswirkt. In der Mukosa und Submukosa sind normalerweise bis zu 90 % des intestinalen Blutvolumens enthalten, gleichzeitig hat die Mukosa eine geringere Ischämietoleranz, weil sie einen besonderen anatomischen Aufbau der Villi aufweist. Die Arterie und Vene verlaufen nämlich parallel zur Längsachse der Villi [38], so dass ein abnehmender Gradient des Sauerstoffgehaltes von der Basis bis zur Spitze des Villus entsteht. Da dieser Gradient umgekehrt proportional zum Blutdurchfluss ist, ist die Spitze des Villus bei einem verminderten Sauerstoffgehalt im Blut besonders ischämiegefährdet.

Die Regulation der intestinalen Durchblutung hängt in erster Linie von der aktiven Spannung der glatten Gefäßmuskelzellen in den Arteriolen ab, die den Gefäßtonus festlegen. Der basale Gefäßtonus wird durch Kontraktionen einiger weniger Muskelzellen ausgelöst. Dieser basale Tonus wird durch vasokonstriktorisch-wirkende sympathisch-adrenerge Impulse verstärkt, die beide gemeinsam den Ruhetonus des Gefäßes bilden. Im Splanchnikusgebiet haben die Gefäße einen relativ hohen Ruhetonus, so dass sich die Durchblutung sowohl durch Vasodilatation als auch durch Vasokonstriktion in weiten Bereichen modifizieren lässt. Je höher der Ruhetonus bzw. die Vorspannung der Gefäße ist, umso mehr kann sich das Gefäß dann auch erweitern.

Die Vasokonstriktion bzw. Vasodilatation dieser Gefäße relativ zum Ruhetonus wird sowohl durch extrinsische als auch durch intrinsische Mechanismen gesteuert. Zu den extrinsischen Regulationsmechanismen der intestinalen Durchblutung gehören einerseits die globale Situation des Herz-Kreislaufsystems (gesamtes Blutvolumen, HMV, MAP), das autonome Nervensystem und vasoaktive Substanzen. Die entscheidende Durchblutungsänderung wird durch das autonome Nervensystem ausgelöst, wobei sie fast ausschließlich durch den Sympathikus modifiziert wird. Die sympatisch-adrenergen Nervenfasern liegen den Gefäßen in dichten Nervengeflechten an und stimulieren sie vorwiegend über α-adrenerge Rezeptoren. Dazu wird in den postganglionären Fasern Noradrenalin freigesetzt, das eine Kontraktion der Arteriolen hervorruft und damit die Durchblutung deutlich vermindert. Der Parasympathikus hat nur einen indirekten Einfluss auf die Durchblutung, indem er die intestinale Motilität und Sekretion fördert.

Die physiologische Funktion des Sympathikusreizes besteht darin, die intestinale Durchblutung zu reduzieren, um damit die Durchblutung anderer Körperabschnitte zu verbessern. Durch einen adäquaten sympathischen Reiz wird in Notfallsituationen, z.B. bei einer bedrohlichen Blutung, aus dem mesenteriellen Blutreservoir rasch Blut für den gesamten Körper bereitgestellt (s. Kapitel 16).

Von den zahlreichen vasoaktiven Substanzen im Blut wirken die meisten auch auf die intestinale Durchblutung, allerdings in unterschiedlicher Intensität. Katecholamine, die im Rahmen der Intensivtherapie gelegentlich zur Aufrechterhaltung des Herz-Kreislaufsystems appliziert werden, haben unterschiedliche Effekte auf die intestinale Durchblutung. Die Stimulation von α-adrenergen Rezeptoren führt zur einer Vasokonstriktion und von β-adrenergen Rezeptoren zu einer Vasodilatation der Gefäße. Dementsprechend nimmt nach Gabe von Noradrenalin in erster Linie der intestinale Gefäßwiderstand durch die Stimulation der α-adrenergen Rezeptoren zu. Der Effekt von Adrenalin ist dagegen dosisabhängig. Bei geringer Dosierung überwiegt die β-adrenerge Wirkung mit einer Vasodilatation in der Skelettmuskulatur, dem Herzen und der Leber, während bei zunehmender Dosierung die Vasokonstriktion in den Vordergrund tritt. Isoproteronol als β-adrenerger Rezeptoragonist, Histamin, Serotonin und Bradykinin verursachen eine intestinale Vasodilatation, während Adiuretin und Angiotensin eine ausgeprägte Vasokonstriktion hervorrufen. Adiuretin, das bei systemischer Hypotension vermehrt ausgeschüttet wird, zeichnet sich weiterhin dadurch aus, dass es auf die Arteriolen im Splanchniskusbereich sehr viel stärker wirkt als im sonstigen Kreislauf [33].

Die intrinsische Regulation der intestinalen Durchblutung unterliegt sowohl myogenen als auch metabolischen Mechanismen. Die myogene Regulation beruht auf einem Spannungsrezeptor in der Wand des Gefäßes, der auf transmurale Druckänderungen reagiert und eine dehnungsinduzierte Kontraktion auslöst. Der transmurale Druck ist die Druckdifferenz zwischen Innenseite und Außenseite der Gefäßwand. Aufgrund der elastischen Eigenschaften der Gefäße verursachen Erhöhungen des transmuralen Drucks, eine Zunahme der Dehnung sowie des Durchmessers und umgekehrt. Der transmurale Druck nimmt z.B. bei einem Anstieg des extravaskulären Druckes zu. Dadurch können besonders bei den leicht deformierbaren Venen Querschnittsänderungen mit entsprechender Rückwirkung auf die Strömung und Kapazität auftreten. Nimmt der transmurale Druck im Gefäß zu, dann reagiert der Organismus mit einer Vasokonstriktion; nimmt der transmurale Druck dagegen ab, dann wird eine Vasodilatation ausgelöst. Das Ziel dieses gegenregulativen Mechanismus ist, einen kontinuierlichen kapillären Blutfluss bei konstantem Druck sicherzustellen, um den transkapillären Flüssigkeitsaustausch nicht zu beeinträchtigen. Durch eine transmurale Druckerhöhung würde sonst, wenn der extravasale Druck bei gleichbleibendem intravasalen Druck zunimmt, der kapilläre Flüssigkeitsaustausch erschwert werden. Um dieses zu verhindern, wird durch die gleichzeitige Vasokonstriktion auch der intravasale Druck erhöht und damit der Blutfluss konstant gehalten. Diese Autoregulation stellt bei arteriellen Druckschwankungen eine kontinuierliche Mikrozirkulation sicher. Durch eine Druckerhöhung würde sonst bei gleichzeitiger Erweiterung des Gefäßdurchmessers eine deutliche Zunahme des Blutstromes entstehen.

Neben der myogenen Regulation wird auch der ausreichenden Versorgung des Gewebes mit Sauerstoff und Nährstoffen eine regulierende Rolle an den arteriellen Widerstandsgefäßen zugesprochen. Den bedeutendsten vasodilatatorischen Effekt haben eine Erhöhung der K^+-Konzentration und des $PaCO_2$, eine Erniedrigung des pH und des PaO_2. Die Vasodilatation wird durch die Bildung von Stickstoffmonoxid (NO) oder Prostazyklin (PGI_2) bewirkt. In welchem Ausmaß auch andere gastrointestinale Hormone und Peptide die Durchblutung perioperativ modifizieren, bleibt hier unberücksichtigt. Insgesamt ist die Fähigkeit zur Autoregulation im Intestinum aber deutlich schlechter ausgeprägt als in der Niere (s. Kapitel 7). So reduziert ein Abfall des MAP trotz reflektorischer Vasodilatation letztlich doch die intestinale Durchblutung.

Selbst bei einer dauerhaften sympathischen Stimulation ist eine chronische intestinale Ischämie aber nicht zu befürchten, weil die Minderperfusion des Intestinums nur temporär ist. Aufgrund der metabolischen Anforderungen, die durch die Minderdurchblutung nicht zufriedengestellt werden, gewinnt die metabolisch orientierte Durchblutungsregulation zunehmend das Übergewicht gegenüber einem erhöhten Sympathikotonus.

Kommt es aufgrund eines pathologischen Zustandes zu einer Distension des Intestinums mit Druckerhöhung in der Darmwand, dann vermindert sich auch die Durchblutung in der Darmwand. Die Submucosa bleibt zwar weiterhin gut durchblutet[1], aber diejenigen Abschnitte, die wie die Mukosa und Muskularis propria mehr Blut benötigen, werden relativ minderperfundiert. Die ebenfalls gut durchblutete Serosa kann durchaus noch rosig erscheinen, obwohl die Mukosa bereits ischämisch ist.

Die Durchblutung des Intestinums wird natürlich auch in Relation zur metabolischen Aktivität des Darmes und seiner Fähigkeit zur Sauerstoffextraktion reguliert. Normalerweise fließen ungefähr 20-30 % des HMV durch die genannten drei Arterien. In Ruhe beträgt der Sauerstoffverbrauch im Splanchnikusgebiet ungefähr 20-35 % des gesamten Sauerstoffverbrauches des Körpers. Da eine systemische Hypoxie auch zu einer Sympathikus-induzierten Drosselung der arteriellen Durchblutung führt[26], ist das intestinale Gewebe in solchen Situationen erst recht auf die Fähigkeit zur hohen Sauerstoffextraktion angewiesen. Im durchblutungsgestörten Darm öffnen sich weitere präkapilläre Sphinkter, so dass sich das perfundierte Kapillarbett vergrößert und damit die Sauerstoffextraktion erhöht. Auch bei schwerer körperlicher Betätigung ist die intestinale Durchblutung stark reduziert[32], so dass die Sauerstoffextraktion deutlich ansteigen muss, um den normalen Metabolismus aufrechtzuerhalten. In extremen Situationen kann die Sauerstoffextraktion sogar bis zu 70 % betragen, wobei der Darm dann aber bereits hypoxische Reaktionen zeigt.

Im Falle eines kardiogenen Schocks oder einer Hypovolämie wird im Splanchnikusgebiet die Durchblutung reduziert, ohne dass gleichzeitig der Sauerstoffbedarf vermindert wird. Unter diesen Bedingungen wird die Durchblutung des Herzens und des zentralen Nervensystems auf Kosten des peripheren Gewebes und des Splanchnikusgebietes aufrechterhalten. Nachdem durch den Sympathikus eine Vasokonstriktion im Splanchnikusbereich induziert wurde, verbessert sich später die Durchblutung nur verzögert, selbst wenn sich nach adäquater Wiederauffüllung des Blutvolumens oder erfolgreicher Intensivtherapie die Gesamtdurchblutung deutlich verbessert hat. Nur durch die Fähigkeit zur Erhöhung der Sauerstoffextraktion kann diese Mangeldurchblutung bis zu einem gewissen Grad kompensiert werden[4], wobei bis heute unbekannt ist, welche Sauerstoffspannung zur Aufrechterhaltung des intestinalen Metabolismus gerade noch notwendig ist. Herrscht zusätzlich zur Mangeldurchblutung aber gleichzeitig noch eine schwere Entzündung oder Sepsis, die eine Zunahme der metabolischen Anforderungen und damit eine Zunahme des Sauerstoffbedarfs im Splanchnikusbereich erfordern, dann ist das intestinale Gewebe zusätzlich gefährdet.

5.2
Die Leberdurchblutung

Die Leber ist ein wichtiges Organ zur Blutvolumenreserve, denn sie bewahrt immerhin ungefähr 12 % des Blutvolumens auf (ca. 35 ml*100g^{-1} Lebergewebe). Sie gehört zu den sehr gut durchbluteten Organen, weil sie insgesamt von 25 % des HMV perfundiert wird. Die Durchblutung der Leber setzt sich aus dem arteriellen Zustrom von der A. hepatica propria und dem venösen Zustrom von der Pfortader zusammen. Sie umfasst ungefähr 100-130 ml*min^{-1}*100g^{-1} Lebergewebe, wobei die A. hepatica mit 20-33 % an der Blutversorgung beteiligt ist. Das gemischt arteriell-venöse Blut durchfließt die Sinusoide bis zu den Zentralvenen, die das Blut über die Lebervenen in die V. cava ableiten. Direkte Shunts zwischen dem arteriellen und portalen Gefäßsystem treten nur selten bei einer erkrankten Leber auf.

Extrahepatisch beträgt der Druck in den arteriellen Gefäßen durchschnittlich 80-120 mm Hg und in der Pfortader 5-10 mm Hg, wobei der arterielle Druck dem portalen Druck durch die Regulation des Gefäßwiderstandes in den präsinusoiden Arteriolen angepasst wird. Der arterielle Zustrom umfasst durchschnittlich

30 ml*min^{-1}*100g^{-1} Lebergewebe und liefert ungefähr 30-40 % des benötigten Sauerstoffes. Wird die A. hepatica communis ligiert, kann die A. gastroduodenalis, gespeist aus der A. mesenterica superior, einen Teil der arteriellen Versorgung übernehmen. Es bilden sich aber auch Kollateralen aus der A. phrenica inferior, die besonders dann wichtig werden, wenn die A. hepatica propria unterbunden wird. Wird der rechte oder linke Ast der A. hepatica unterbunden, dann kann ein Teil der arteriellen Versorgung auch noch durch intrahepatische translobuläre Anastomosen aufrechterhalten werden.

Die Pfortader sammelt das gesamte venöse Blut aus dem Gastrointestinaltrakt (vom unteren Ösophagus bis zum Rektum), der Milz und dem Pankreas. 75 % des hepatischen Blutvolumens werden durch die Pfortader bereitgestellt bei einem durchschnittlichen Fluss von 70-100 ml*min^{-1}*100g^{-1} Lebergewebe. Der Pfortaderfluss wird im Wesentlichen vom Widerstand in den Arteriolen der Splanchnikusorgane festgelegt, deren Blut in die Pfortader drainiert wird. Der Pfortaderdruck selbst (durchschnittlich 5-10 mm Hg) wird vom intrahepatischen Gefäßwiderstand festgelegt, der postsinusoidal in den kleinen Lappenvenen mit einem Durchmesser von ungefähr 1,5-2 mm entsteht. Der Druck in den sinusoidalen Gefäßen entspricht deshalb weitgehend dem Pfortaderdruck. Das Pfortaderblut enthält zwar einen geringeren Sauerstoffgehalt als die Arterie, aber aufgrund seines hohen Blutvolumens deckt es 60-70 % des Sauerstoffbedarfes der Leber.

Die Lebervenen drainieren den gesamten Abfluss aus dem Splanchnikusgebiet. Die totale Leberdurchblutung umfasst ungefähr 1-2 l*min^{-1}, wobei der Druck in den Lebervenen 1-2 mm Hg beträgt.

Die gegenwärtigen Kenntnisse über die Regulation der Leberdurchblutung beruhen hauptsächlich auf tierexperimentellen Studien. Klinische Untersuchungen wurden nur selten durchgeführt, sie bestätigen aber im Wesentlichen die Ergebnisse aus den experimentellen Studien. Demnach wird die Leberdurchblutung an vier verschiedenen Stellen gesteuert:

1. Die präkapillaren Arteriolen der Splanchnikusorgane legen den Zustrom in die Pfortader fest.
2. Die präkapillaren hepatischen Arteriolen steuern den arteriellen Zufluss der Leber.
3. Die portalen Venolen steuern durch ihre hohe Kapazitätsreserve einen erheblichen Teil des intrahepatischen Blutvolumens.
4. Die posthepatischen Venolen bestimmen den Widerstand in den Sinusoiden und der Pfortader.

Interessanterweise wird der arterielle hepatische Zufluss nicht vom Metabolismus der Hepatozyten kontrolliert. Die Leberarterie zeigt vielmehr eine druckgesteuerte Autoregulation, die in besonderer Weise an den Blutfluss in der Pfortader gekoppelt ist. Wird die Durchblutung in der Pfortader verringert, so nimmt die arterielle Durchblutung zu. Wird der Pfortaderfluss vergrößert, so verringert sich der arterielle Zufluss. Diese reziproke Beziehung ist aber keine symmetrische Relation, sondern gilt nur für Veränderungen des Pfortaderflusses[7]. Wird die arterielle Durchblutung vermindert, so nimmt der Pfortaderfluss nicht kompensatorisch zu. Durch diesen intrinsischen Mechanismus wird also der unterschiedliche Pfortaderfluss durch den arteriellen Zufluss ausgeglichen.

Die Fähigkeit, auf Veränderungen des Pfortaderflusses zu reagieren, wird auch „hepatic arterial buffer response" genannt[25]. Der Reaktionsmechanismus wird sehr wahrscheinlich durch die lokale Konzentration von Adenosin in den Periportalfeldern vermittelt. Aber auch andere Metaboliten wie Stickstoffmonoxid (NO) wirken gefäßerweiternd auf das arterielle Gefäßsystem der Leber.

Der Sauerstoffbedarf bzw. das O_2-Angebot sind nur selten eine Ursache für eine Änderung der Leberdurchblutung, weil die Leber normalerweise mit sehr viel O_2 versorgt wird und bei niedrigem Fluss sogar mit 60 % des ursprünglichen O_2-Angebotes auskommt.

Vasoaktive Substanzen wie Glukagon, Histamin, Bradykinin, Prostaglandine und NO haben einen unterschiedlich ausgeprägten vasodilatatorischen Einfluss vorwiegend auf die Arterie und etwas geringer auf die Pfortader. Angiotensin und Adiuretin induzieren dagegen eine Vasokonstriktion, wobei besonders Adiuretin den Pfortaderfluss vermindert, indem es im intestinalen Gefäßsystem eine besonders starke Vasokonstriktion bewirkt.

Kommt es zu einer kreislaufwirksamen Blutung, so verringert sich natürlich auch die absolute Leberdurchblutung. Bei einem Blutverlust bis zu 15 % wird 50-65 % des Blutvolumens aus dem Splanchnikusgebiet mobilisiert. Bei einem Verlust von 25 % des Blutvolumens wird der verminderte Fluss durch eine Dilatation der Leberarterie zu Beginn noch partiell kompensiert, wobei der intrahepatische Fluss und die Leberfunktion dann zunehmend schlechter werden.

5.3
Perioperative Veränderung der intraabdominellen Durchblutung

Die perioperative Regulation der Leberdurchblutung wird durch die verwendeten Anästhetika, den Beatmungsmodus, insbesondere bei Hyperventilation und erhöhtem intrathorakalen Druck, den Änderungen im Säure-Basen-Haushalt sowie den operativen Stress[10] maßgeblich beeinflusst.

5.3.1
Einfluss der Anästhesie

Schon durch ihren Einfluss auf das HMV, den Gefäßwiderstand und den MAP verändert die Anästhesie bereits die Leberdurchblutung[12]. Zusätzlich werden durch neurale und humorale Mechanismen u.a. Cortisol, Katecholamine und ADH freigesetzt, die den Sauerstoffbedarf erhöhen. Volatile Anästhetika oder Narkotika wie Halothan, Isofluran oder Fentanyl haben aufgrund ihrer verschiedenen hämodynamischen Auswirkungen einen unterschiedlichen Effekt auf die Leberdurchblutung. In Tierexperimenten verschlechterten Halothan oder Isofluran die Sauerstoffversorgung der Leber, wenn der MAP mehr als 30 % abfiel[12], während Fentanyl die totale Leberdurchblutung nicht reduzierte.

Aber auch die Ventilation - spontan oder kontrolliert - verändert nach Gelman[11] die Leberdurchblutung. Während der spontanen Inspiration wird das Zwerchfell nach kaudal verlagert und die Leber komprimiert, so dass der Abfluss aus dem Splanchnikusgebiet vermindert wird. Gleichzeitig nimmt der Druck intrathorakal und in der V. cava inferior ab, so dass der venöse Abfluss von der Niere und den unteren Extremitäten begünstigt wird. Während der Ausatmungsphase verhält es sich entgegengesetzt: der Druck auf die Leber wird reduziert, so dass der venöse Abstrom aus der Leber erleichtert wird. Gleichzeitig wird der Druck intrathorakal und in der V. cava erhöht, was den Zustrom aus der unteren Körperhälfte erschwert. Durch diesen atemabhängigen Mechanismus wird der abwechselnde venöse Abstrom sowohl aus dem Splanchnikusgebiet als auch aus der unteren Körperhälfte und den Nieren gewährleistet.

Unter einer kontrollierten Beatmung mit ihren besonderen intrathorakalen und intraabdominellen Druckverhältnissen verändert sich diese Situation. Die Expirationsphase ist unter kontrollierter Ventilation mit der Spontanatmung vergleichbar. Dagegen wird während der Inspirationsphase der intrathorakale Druck durch die Überdruckbeatmung deutlich erhöht, so dass der Widerstand für den venösen Abstrom aus dem Splanchnikusgebiet stärker ansteigt. Eine kontinuierliche Beatmung mit positivem Druck, besonders mit großem Zugvolumen oder hohem PEEP, vermindert deshalb den venösen Abfluss aus dem Splanchnikusgebiet[42].

5.3.2
Einfluss des Säure-Basen-Haushaltes und der Ventilation

Mit der kontrollierten Ventilation während der Allgemeinanästhesie wird auch der $PaCO_2$ und PaO_2 reguliert. Eine Erhöhung des $PaCO_2$ kann einerseits zu einer Vasodilatation durch den direkten Effekt des CO_2 auf die glatten Gefäßmuskelzellen und andererseits zu einem erhöhten Sympathikotonus führen, der wiederum eine Vasokonstriktion induzieren kann. Welche Auswirkungen Hyper- oder Hypoventilation, und Azidose oder Alkalose auf die viszerale Durchblutung tatsächlich haben, wurde in Tierexperimenten untersucht.

In einer tierexperimentellen Studie wurde mit der [133]Xenon-Clearance-Technik die Durchblutung des Kolons bei einer Hyperkapnie untersucht. Die normale Durchblutung betrug durchschnittlich 40 ml*min^{-1}*100g^{-1} und nahm bei steigendem $PaCO_2$ auf bis zu 62 ml*min^{-1}*100g^{-1} zu[14].

Eine systemische Hypoxie verursacht über eine Sympathikusstimulation zwar einen geringen Abfall der arteriellen Leberdurchblutung, sie verändert den Pfortaderfluss aber nur unwesentlich[26]. Eine Hyperkapnie mit einem $PaCO_2$ von mehr als 70 mm Hg erhöht den Pfortaderfluss und vermindert die arterielle Leberdurchblutung[40]. Eine Hypokapnie mit einem $PaCO_2$ von weniger als 30 mm Hg vermindert dagegen den Fluss sowohl in der Pfortader als auch in der Leberarterie. Eine metabolische Azidose bewirkt dasselbe wie eine Hyperkapnie, während eine metabolische Alkalose zu keiner wesentlichen Durchblutungsänderung führt.

In einem Tierexperiment wiesen Hughes et al.[18] nach, dass eine metabolische Azidose (pH 7,24 bzw. pH 7,15) die arterielle Leberdurchblutung um 26 ml*min^{-1}*100g^{-1} (73 %) erniedrigt und die Pfortaderdurchblutung um

32 ml*min^{-1}*100g^{-1} (34 %) erhöht. Die absolute Leberdurchblutung änderte sich dabei nicht. Der Pfortaderdruck stieg von 7 auf 12 mm Hg an und der Sauerstoffverbrauch der Leber nahm deutlich zu. Bei einer alkalotischen Stoffwechsellage (pH 7,53 bzw. pH 7,59) nahm der Fluss in der Pfortader um 25 ml*min^{-1}*100g^{-1} (25 %) zu, während die arterielle Durchblutung nur geringgradig stieg. Die gesamte Leberdurchblutung erhöhte sich dadurch von 151 auf 185 ml*min^{-1}*100g^{-1}, ohne dass sich auch der Sauerstoffverbrauch erhöhte.

In einer Tierstudie beschrieben Gelman und Ernst[13], dass die Leberdurchblutung auch vom lokalen pH, PCO_2 und PO_2 in der Pfortader selbst abhängt. Sie applizierten Natriumbicarbonat, CO_2 und Salzsäure über einen Katheter direkt in die Pfortader. Eine lokale Azidose in der Pfortader erhöhte den Druck und den Widerstand im Gefäß mit einer konsekutiven Abnahme des Pfortaderflusses, so dass kompensatorisch die arterielle Durchblutung zunahm. Stieg der PO_2 im Pfortaderblut dagegen an, so nahm der Gefäßwiderstand ab und der Pfortaderfluss zu. Die Ergebnisse dieser Studie stehen aber im Widerspruch zu den Untersuchungen anderer Arbeitsgruppen[18,40,43], die die Wirkung systemischer Veränderungen des O_2-Gehaltes und des pH-Wertes untersuchten.

Die unterschiedlich beschriebenen Effekte des $PaCO_2$ auf die viszerale Durchblutung lassen sich aber in ein weitgehend konsistentes Modell transformieren, mit denen die meisten Studien übereinstimmen: Danach vermindert eine Abnahme des $PaCO_2$ (Hypokapnie) das HMV (Abb. 5-1) und induziert eine periphere Vasokonstriktion mit konsekutiver Abnahme der intestinalen Durchblutung. Dadurch ist natürlich auch der Pfortaderfluss und die arterielle Durchblutung der Leber reduziert. Eine Zunahme des $PaCO_2$ (Hyperkapnie) erhöht dagegen einerseits das HMV, die Herzfrequenz und den MAP, sie stimuliert aber andererseits auch periphere Chemorezeptoren und das Vasomotorenzentrum in der Medulla oblongata, die reflektorisch den Sympthikotonus erhöhen. Der sympathisch induzierten Vasokonstriktion der Gefäße steht der direkte vasodilatatorische Einfluss des CO_2 an der Gefäßwand gegenüber. Durch die Abnahme des Gefäßwiderstandes resultiert wahrscheinlich eine Verbesserung des intestinalen Blutflusses mit konsekutiver Zunahme der Pfortaderdurchblutung, die reflektorisch eine Abnahme der arteriellen Leberdurchblutung bewirkt.

Bei diesen theoretischen Überlegungen darf natürlich nicht der Einfluss des operativen Stresses auf die viszerale Durchblutung in Vergessenheit geraten. Winsö et al.[43] simulierten im Tiermodell die operative Situation (induzierter operativer Stress durch Nervenreizungen in Allgemeinanästhesie) und modifizierten den Säure-Basen-Haushalt durch eine Hypo- bzw. Hyperventilation. Beim induzierten Stress durch Nervenreizung [43] verminderte sich die intestinale Durchblutung um 46 % bei gleichzeitiger Zunahme des Gefäßwiderstandes. Diese intestinale Durchblutungsstörung wird durch eine Hyperventilation (Hypokapnie) verstärkt und durch eine Hypoventilation (Hyperkapnie) deutlich abgeschwächt. Als Erklärung wird von den Autoren angegeben, dass die Hyperventilation den MAP vermindert, so dass über Barorezeptoren eine Vasokonstriktion ausgelöst wird, wodurch sich der Gefäßwiderstand dann weiter erhöht. Für die Durchblutungsverbesserung bei der Hypoventilation wird der direkte dilatatorische Effekt des CO_2 verantwortlich

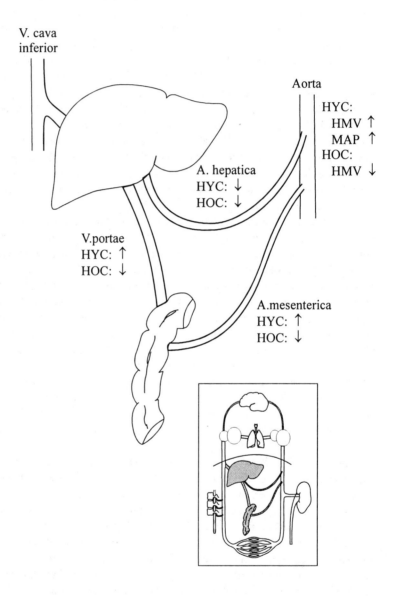

Abb. 5-1 Beeinflussung des Blutflusses durch die A. mesenterica, A. hepatica und V. portae durch eine Hypokapnie (HOC) oder Hyperkapnie (HYC)

gemacht. Die Hyperkapnie scheint sich somit günstig auf die intestinale Durchblutung und damit auch auf den Pfortaderfluss auszuwirken.

5.3.3
Einfluss der Operation

Eine Operation als solche übt einen ausgeprägten Stressreiz auf den Organismus aus, den dieser mit einer Stimulation der Hypothalamus-Sympathikus-Achse, der Hypothalamus-Hypophysen-Nebennieren-Achse und der Renin-Angiotensin-Achse mit konsekutiver Ausschüttung von Katecholaminen, Renin, Angiotensin II, Aldosteron, Cortisol und Adiuretin (ADH) beantwortet. Die durch eine Laparotomie induzierte Stressreaktion verursacht so eine mesenterielle Vasokonstriktion und Abnahme der Leberdurchblutung[10].

Melville et al.[27] wiesen in einer klinischen Beobachtungsstudie nach, dass intraoperativ massiv Adiuretin ausgeschüttet wird, wenn das Peritoneum durchtrennt oder am Mesenterium gezogen wird (s. Kapitel 2). Ohne Manipulation der intraabdominellen Organe sinkt der ADH-Level rasch. Auch bei der Laparoskopie wurde ein ausgeprägter Anstieg des ADH-Spiegels im Plasma direkt nach dem Aufbau des Pneumoperitoneums dokumentiert[28].

In einer klinischen Studie von Holm et al.[17] wurde darauf hin gewiesen, dass die intraoperative Durchblutungsminderung nicht nur auf die Dauer der Operation begrenzt ist, sondern dass der Pfortaderfluss auch noch 24 Stunden nach einer konventionellen Cholezystektomie (n=8) reduziert ist. Der Fluss in der Pfortader betrug während der Operation 605 ± 89 ml*min^{-1} und stieg erst nach 24 Stunden auf 977 ± 182 ml*min^{-1} an.

5.4
Messung der abdominellen Durchblutung

Es ist nicht leicht, die intraabdominelle Durchblutung beim gesunden und kranken Menschen zu messen. Bis heute werden in tierexperimentellen und klinischen Studien verschiedene Messverfahren zur Durchblutungsmessung eingesetzt, von denen hier die wichtigsten Methoden vorgestellt werden. Das Wissen um die Vor- und Nachteile der verschiedenen Messmethoden erleichtert das Verständnis für die unterschiedlichen und z.T. widersprüchlichen Ergebnisse.

5.4.1
Elektromagnetische Flussmessung

Bei der elektromagnetischen Flussmessung wird das Gefäß freipräpariert und eine Sonde um das Gefäß platziert. Dabei liegt die Längsachse des Gefäßes zwischen zwei Polen eines elektromagnetischen Feldes. Das durchströmende Blut bewegt sich senkrecht zu den Kraftlinien und induziert als Elektrolytlösung eine Spannung, die gemessen wird. Da sich die induzierte Spannung proportional zur Blutstromstärke verhält, kann der Blutstrom relativ genau bei fast allen Gefäßdurchmessern (bis zu 1 mm) gemessen werden. Dieses invasive Messverfahren erfordert die chirurgische Freilegung und führt zu validen und verlässlichen Messungen unter experimentellen Bedingungen.

5.4.2
Ultraschalllaufzeitmeter

Beim Ultraschalllaufzeitmeter (Transonic System Inc., Ithaca, New York) wird der Blutstrom durch die Laufzeit von Ultraschallwellen gemessen. Dazu wird das Gefäß ebenfalls freipräpariert und eine Sonde um das Gefäß platziert, wobei auf die richtige Größe der Sonde zu achten ist. Diese Sonde enthält auf der einen Seite zwei Ultraschallköpfe und auf der Gegenseite einen akustischen Reflektor. Die beiden Ultraschallköpfe sind derartig angeordnet, dass sie Ultraschallwellen sowohl gegen als auch mit dem Blutstrom aussenden. Die abgestrahlten Schallwellen eines Schallkopfes wandern durch das Blutgefäß in Richtung der Blutströmung, werden an der Gegenseite reflektiert und von dem zweiten Ultraschallkopf empfangen. Der zweite Schallkopf sendet dagegen Schallwellen aus, die das Gefäß entgegen dem Blutstrom durchlaufen, dann ebenfalls reflektiert und vom ersten Schallkopf empfangen werden. Da die Geschwindigkeit der Schallwellen auch von der Geschwindigkeit des Blutes im Gefäß abhängt, können die gewonnenen Information dazu verwendet werden, die Strömungsgeschwindigkeit in beiden Richtungen zu messen. Durch entsprechende Berechnungen kann aus den Geschwindigkeiten der Ultraschallwellen auch das durchströmte Volumen berechnet werden, indem sowohl die Geschwindigkeit als auch der Gefäßdurchmesser bestimmt werden. In vielen experimentellen Studien hat sich das Ultraschalllaufzeitmeter als eine sehr zuverlässige Methode erwiesen, den Blutfluss in Gefäßen definierter Grösse zu messen.

5.4.3
Laser-Doppler

Eine kontinuierliche Aufzeichnung der Mikrozirkulation im Gewebe ist mit einem Laser-Doppler möglich. Als Ausgangslichtquelle wird häufig ein schwacher (2 mW) Helium-Neon-Laser mit einem Strahlendurchmesser von 0,8 mm verwendet (z.B. Periflux PF3, Perimed, Schweden). Das Licht wird von einer sehr dünnen (0,5 mm) Faser zum Gewebe geleitet. Im Gewebe kommt es zu einer partiellen Streuung des Lichtes, einer partiellen Lichtabsorption und Verbreiterung des Lichtspektrums durch den Doppler-Effekt. Ein Teil des gestreuten Lichtes wird von zwei anderen separaten optischen Fasern aufgenommen und zu Photodetektoren geleitet. Die beiden Fasern sind räumlich voneinander getrennt, um den Dopplereffekt zu nutzen. Die Signale der Photodetektoren werden durch eine aufwendige Hardware und Software verstärkt und gefiltert, um das Signal von Störphänomenen zu reinigen. Nach weiterer Auswertung der Signale durch eine Power-Spektrum-Analyse wird eine lineare Relation zur Gewebsperfusion definiert, die der durchschnittlichen Geschwindigkeit der zellulären Teile im Blut und der Zellkonzentration im Gewebe entspricht.

Mit dem Laser-Doppler werden nur relative Perfusionseinheiten angegeben. Da die unterschiedlichen Gewebe das Laserlicht unterschiedlich streuen, können die Werte aus verschiedenen Geweben nicht einfach miteinander verglichen werden. Am besten ist der Laser-Doppler für Messungen geeignet, die an einer definierten Stelle vorgenommen werden sollen. Nur wenn zwischen den angegebenen Perfusionseinheiten und der tatsächlichen Perfusion in $ml*min^{-1}*100g^{-1}$ eine validierte Relation herrscht, kann die mit dem Laser-Doppler gemessene Durchblutung auch in $ml*min^{-1}*100g^{-1}$ angegeben werden. In Studien wird meistens nur die relative Durchblutungsveränderung in Prozent dokumentiert.

5.4.4
Mikrosphären

Mit Mikrosphären kann die Durchblutung eines Gewebes gemessen werden, indem diejenigen Mikrosphären gezählt werden, die in einem definierten Zeitraum in den Kapillaren hängengeblieben sind. Die Mikrosphären werden entweder radioaktiv markiert, um mit einer szintigraphischen Methode ausgezählt zu werden, oder sie werden mit einem speziellen Farbstoff versehen. Mikrosphären sind in verschiedenen Farben und Größen verfügbar. Aus einer bestimmten Menge des zu untersuchenden Gewebes wird die Anzahl der Mikrosphären (G_M) ausgezählt. Während des Versuches werden Blutproben mit einem definierten Volumen (V_B) entnommen und die Mikrosphären (B_M) gezählt. Die Durchblutung des Gewebes (V_G) lässt sich dann nach folgender Formel berechnen:

$$V_G = \frac{V_B * G_M}{B_M} \qquad [ml*min^{-1}*100g^{-1} \text{ Gewebe}]$$

Der Vorteil dieser aufwendigen Methode liegt in ihrer hohen Validität und Reliabilität. Der Nachteil ist ihre Invasivität. Das Problem der Radioaktivität lässt sich mit den gefärbten Mikrosphären umgehen.

5.4.5
Gastrointestinale Tonometrie

Bei der Tonometrie handelt es sich um ein Messverfahren, dass den Partialdruck eines Gases im Gewebe bestimmt. Dazu wird an einem gasundurchlässigen Schlauch ein Silikonballon befestigt, der selektiv für CO_2 durchlässig ist. Der Ballon wird nun entweder oral oder transanal in das Intestinum gebracht und am Messort platziert. Der Ballon wird mit einer definierten Menge physiologischer Kochsalzlösung aufgefüllt, so dass er mit der Darmwand in Kontakt tritt. Aufgrund der freien Diffusion des CO_2 stellt sich bald ein Äquilibrium zwischen dem PCO_2 in der Schleimhaut und der Kochsalzlösung ein. Wenn nun der PCO_2 im

Ballon ($PtCO_2$) gemessen wird und der $PaCO_2$ bekannt ist, dann kann aus beiden Größen der pH in der Mukosa (pH_i) berechnet werden[9]:

$$pH_i = 7,40 - \log \frac{PtCO_2}{PaCO_2}$$

Die Grundvoraussetzung für eine richtige Messung ist natürlich die weitgehende Übereinstimmung zwischen dem PCO_2 in der Arterie und in der Mukosa. Immer dann, wenn diese Übereinstimmung in Frage gestellt ist, ist die Messung nicht valide.

Diese Methode eignet sich zwar sehr gut für den klinischen Einsatz[6,15], ist aber mit dem Nachteil verbunden, dass kurzfristige Änderungen der Beatmung den $PaCO_2$ rasch verändern, so dass der pH_i nicht korrekt gemessen wird. Auch die Applikation von Bikarbonat sowie eine metabolische oder respiratorische Alkalose bzw. Azidose müssen bei der Interpretation beachtet werden.

Die gastrointestinale Tonometrie ist sehr nützlich, um eine Azidose der Schleimhaut nachzuweisen. Welche Ursache die Azidose hat, ob sie z.B. durchblutungsbedingt ist, kann allein mit dieser Methode nicht geklärt werden. Uusaro et al.[41] kritisierten in einer klinischen Beobachtungsstudie nach Herzoperationen, dass es keine gute Übereinstimmung zwischen der Zunahme der Splanchnikusdurchblutung und den Ergebnissen der Tonometrie gab.

5.5
Viszerale Durchblutung und intraabdomineller Druck

Der Einfluss eines erhöhten intraabdominellen Druckes auf die Durchblutung viszeraler Organe ist in einigen tierexperimentellen und klinischen Studien untersucht worden.

Caldwell und Ricotta[3] untersuchten bei 9 Hunden in Pentobarbitalanästhesie und unter Normokapnie, ob ein erhöhter intraabdomineller Druck die viszerale Durchblutung beeinträchtigt. Sie implantierten intraabdominell einen aufblasbaren Ballon, den sie mit Luft füllten, so dass ein IAP von 20 oder 40 mm Hg über 30 min aufrechterhalten wurde. Durch Injektion von radioaktiven Mikrosphären wurde die Durchblutung aller Organe bestimmt. Da auch das HMV mit zunehmendem IAP abnahm, wurde von Caldwell und Ricotta die Organdurchblutung in Relation zum HMV angegeben. Bei einem IAP von 20 mm Hg reduzierte sich die Durchblutung von Ösophagus, Magenschleimhaut, Pankreas und Milz und bei einem IAP von 40 mm Hg auch die von Magen, Duodenum, Jejunum, Ileum, Colon und Leber. Lediglich die Durchblutung in den Nebennieren nahm mit dem erhöhten IAP zu.

Auch Diebel et al.[5] studierten den Effekt des IAP auf die Durchblutung des Darmes bei 6 Schweinen in einer Isoflurananästhesie. Der Druck wurde unter kontrollierter Hyperventilation durch Instillation von Ringer-Laktat in die Bauchhöhle von 10 mm Hg bis auf 40 mm Hg gesteigert. Der Blutfluss in der A. mesenterica superior (128 ml*min^{-1}) wurde mit dem Ultraschalllaufzeitmesser und die Durchblutung der Schleimhaut mit dem Tonometer (pH$_i$ 7,27) und Laser-Doppler gemessen. Bei einem IAP von 10 mm Hg war die Durchblutung des Darmes noch nicht wesentlich eingeschränkt. Bei einem IAP von 20 mm Hg verminderte sich dagegen die arterielle Durchblutung auf 73 %, die Schleimhautdurchblutung auf 61 % und der pH$_i$ auf 7,16. Bei einem IAP von 30 bzw. 40 mm Hg verminderte sich die arterielle Darmdurchblutung sogar auf 48 % bzw. 31 %, die Schleimhautdurchblutung auf 45 % bzw. 28 % und der pH$_i$ auf 6,98.

Kotzampassi et al.[24] untersuchten in Halothannarkose an 16 Hunden, welchen Einfluss ein Pneumoperitoneum mit CO_2 oder Helium auf die viszerale Durchblutung hat. Der IAP betrug über eine Zeitraum von 60 min 14 mm Hg. Die Durchblutung der Dünndarmmukosa wurde mit dem Laser-Doppler und der Tonometrie (nur bei Helium) gemessen. Nach Insufflation verminderte sich das HMV und der MAP, während der zentralvenöse Druck und der systemische periphere Gefäßwiderstand anstiegen. Gleichzeitig erhöhte sich der Druck in der Pfortader und der V. cava und die Durchblutung im Darm verminderte sich drastisch. Diese Veränderungen traten unabhängig vom insufflierten Gas (CO_2 oder Helium) auf, obwohl in der CO_2-Gruppe der PCO_2 sowohl in der Pfortader (PCO_2=60) als auch in der V. cava (PCO_2=60) und in der Arterie ($PaCO_2$=45) anstieg, während diese Werte in der Heliumgruppe unverändert blieben. Die Veränderungen scheinen demnach eher auf die Erhöhung des IAP als auf die zusätzlichen Wirkungen des CO_2 zurückzuführen zu sein. Das intraabdominell insufflierte CO_2 scheint keinen effektiven vasodilatatorischen Effekt auszuüben.

In einer weiteren Studie an 6 Hunden untersuchten Ishizaki et al.[19] in Pentobarbitalnarkose unter kontrollierter Hyperventilation, wie sich ein Kapnoperitoneum mit einem IAP von 16 mm Hg auswirkt. Die Untersuchung dauerte 3 Stunden. MAP und Herzfrequenz blieben unter dem Pneumoperitoneum konstant, während das HMV abnahm und der periphere Gefäßwiderstand zunahm. Die Durchblutung des Darmes und der Pfortader verminderte sich, die arterielle Durchblutung der Leber veränderte sich aber nicht, während der Druck in der Pfortader und der V. cava inferior um 10-15 mm Hg anstieg.

An 7 Schweinen wurde von Hashikura[16] in Halothannarkose ein Kapnoperitoneum von 6-24 mm Hg angelegt und mit einer Platinelektrode die Durchblutung der Niere und Leber mit Hilfe der Wasserstoff-Clearance gemessen. Mit zunehmendem IAP stieg der zentralvenöse Druck an, der MAP blieb konstant und der pH im Blut fiel bei steigendem $PaCO_2$. Gleichzeitig nahm die Leberdurchblutung mit steigendem IAP ab.

An 16 Schweinen führten Shuto et al.[37] umfangreiche hämodynamische Untersuchungen beim Pneumoperitoneum mit CO_2 (n=8) und Helium (n=8) durch. Unter einer Lachgasanästhesie wurde der IAP von 8 mm Hg bis auf 20 mm Hg für jeweils 20 min gesteigert. Die Blutgase veränderten sich nur in der CO_2-Gruppe. In der Heliumgruppe blieben der $PaCO_2$ und der pH relativ konstant. Der MAP veränderte sich in beiden Gruppen nicht. Der Druck in der V. cava und der Pfortader stieg in beiden Gruppen an, wobei dieser Druckanstieg in der Helium-Gruppe weniger ausgeprägt war. Das HMV fiel besonders bei einem IAP von mehr als 20 mm Hg. Sowohl die Leber- als auch die Nierendurchblutung nahmen mit zunehmendem IAP deutlich ab, wobei keine Unterschiede zwischen der CO_2- und Heliumgruppe bestanden. Bei einem Druck von 20 mm Hg war die Leberdurchblutung um 56 % und die Nierendurchblutung sogar um 74 % erniedrigt.

Sala-Blanch et al.[34] untersuchten bei 12 Schweinen die Leberdurchblutung bei einem Pneumoperitoneum mit CO_2 und Helium. Der Druck betrug 15 mm Hg über 150 min. Die Leberdurchblutung wurde mit der Clearance von Indocyangrün bestimmt. Das HMV vermindert sich. Der MAP, der zentralvenöse Druck und die Herzfrequenz blieben weitgehend konstant. Die Leberdurchblutung nahm deutlich ab, wobei die Abnahme in der Heliumgruppe größer war als in der CO_2-Gruppe, so dass diese Ergebnisse im Widerspruch zu denen von Shuto et al.[37] stehen.

Auch Rasmussen et al.[31] untersuchten im Schweinemodell an 11 Tieren, ob ein Kapnoperitoneum mit Drücken von bis zu 25 mm Hg die Durchblutung beeinträchtigt. In Lachgasanästhesie und unter kontrollierter Hyperventilation verminderte sich mit zunehmendem IAP das HMV. Der MAP stieg nur geringgradig und der zentralvenöse Druck dagegen deutlich an. Auch der Pfortaderdruck stieg an, während der Pfortaderfluss mit zunehmendem IAP um bis zu 66 % reduziert wurde. Diese Ergebnisse wurden von Schmandra und Gutt auch in einer Rattenstudie bestätigt[36].

Knolmayer at al.[23] überprüften bei 9 Schweinen die Durchblutung der Magenschleimhaut mit der Tonometrie bei unterschiedlichen Drücken von 8 bis 18 mm Hg. Auch diese Arbeitsgruppe wies nach, dass der pH_i mit zunehmenden Druck abnahm.

In einer eigenen Studie[22] an 18 Schweinen wurde der Einfluss verschiedener Körperpositionen (Kopfhoch-, Horizontal- und Kopftieflage), Gase (Helium, Argon und CO_2) und intraabdomineller Drücke (8, 12, 16 mm Hg) auf die Leberdurchblutung untersucht. In der multivariaten Analyse konnten die Ergebnisse der anderen Arbeitsgruppen weitgehend bestätigt werden: Eine Erhöhung des IAP auf 16 mm Hg, eine Kopfhochlage oder ein Pneumoperitoneum mit Argon verminderte jeweils die Leberdurchblutung. Diese Veränderung beruhte in erster Linie auf einer Verminderung des Pfortaderflusses. Unter einem Kapnoperitoneum war die Leberdurchblutung im Vergleich zu Helium besser. Dieses Ergebnis war jedoch wegen der zu geringen Fallzahl nicht signifikant. Allerdings stützen die beobachteten Veränderungen ebenfalls die These, das bei einer CO_2-Insufflation eine Vasodilatation im Splanchnikusgebiet mit konsekutiver Durchblutungssteigerung der Leber auftritt.

Die vorhandenen Tierversuche legen folgende pathophysiologische Zusammenhänge nahe (Abb. 5-2): Der erhöhte IAP stimuliert den Sympathikotonus, der eine Vasokonstriktion der intestinalen Gefäße auslöst. Außerdem wird ADH ausgeschüttet[28] und dadurch die Vasokonstriktion erheblich verstärkt. Möglicherweise werden bei einem sehr hohen IAP auch die Gefäße mechanisch komprimiert, so dass sich der Gefäßwiderstand erhöht mit konsekutiver Abnahme des Blutflusses. Inwieweit der dilatatorische Effekt des CO_2 ebenfalls einen Einfluss auf die viszerale Durchblutung hat, ist nicht geklärt. In einer Studie wurden hier Unterschiede zwischen Helium und CO_2 als Insufflationsgas nachgewiesen [34], in einer anderen Studie dagegen nicht[37].

Auch in klinischen Studien wurde der Einfluss des IAP auf die viszerale Durchblutung untersucht. Schilling et al.[35] bestimmten bei 18 Patienten während der laparoskopischen Operation mit einem IAP von 10 und 15 mm Hg die Durchblutung des Gastrointestinaltraktes mit einem Laser-Doppler, der auf das entsprechende Organ gelegt wurde. Dabei wurde bestätigt, dass die Durchblutung bei einem IAP von 15 mm Hg um ungefähr 50 Prozent abnimmt. Bei einem IAP von 10 mm Hg ließ sich lediglich am Magen eine Verminderung der Durchblutung nachweisen.

Jakimowicz et al.[21] platzierten während laparoskopischer Cholezystektomien (n=11) eine Doppler-Sonde auf die Pfortader und bestimmten den Blutfluss bei 0, 7 und 14 mm Hg. Mit zunehmendem IAP sank der Pfortaderfluss von 990 ± 100 über 568 ± 81 auf 440 ± 56 ml*min^{-1}.

In einer vergleichenden Beobachtungsstudie untersuchten Eleftheriadis et al.[8] die Magendurchblutung mit der Tonometrie und die Leberdurchblutung mit dem Laser-Doppler bei Patienten, die sich einer konventionellen (n=8) und laparoskopischen (n=8) Cholezystektomie unterzogen. In der laparoskopischen Gruppe fiel der pH_i auf 7,15, während er in der konventionellen Gruppe 7,37 betrug. Die mit dem Laser-Doppler bestimmte Durchblutung der Leber betrug in der laparoskopischen Gruppe nur 22 Perfusionseinheiten und war in der konventionellen Gruppe mit 57 Einheiten deutlich höher.

Alle klinischen Untersuchungen scheinen die tierexperimentellen Ergebnisse zu belegen. Allerdings gibt es eine prospektiv vergleichende Beobachtungsstudie von Thaler et al.[39], die ihnen widerspricht. In dieser Studie wurde die Magendurchblutung mittels Tonometrie bestimmt und der Laktat- und Bikarbonatspiegel im Blut bei konventionellen (n=32) und laparoskopischen (n=31) Cholezystektomien analysiert. Der IAP betrug während des laparoskopischen Eingriffes 15 mm Hg. Die Autoren konnten bei keinem Parameter einen Unterschied zwischen den Gruppen finden und schlossen deshalb darauf, dass das Kapnoperitoneum keinen negativen Einfluss auf die Magendurchblutung ausübt.

5.6
Empfehlungen zur Verbesserung der Leber- und Darmdurchblutung

Welche Konsequenzen lassen sich aus den Veröffentlichungen ziehen? Welchen tatsächlichen klinischen Stellenwert hat die viszerale Durchblutungsstörung? Diese Fragen sind z.Z. nur bedingt beantwortbar, weil es noch zu wenige Studien gibt, die diese Sachverhalte kontrolliert untersucht haben. Einerseits stimmen die fatalen Verläufen nachdenklich, die zu Beginn dieses Kapitels geschildert wurden. Andererseits sollten aus ihnen keine Schlussfolgerungen gezogen werden, weil es sich um einzelne Fälle handelt mit einem möglicherweise schicksalhaften Verlauf. Da die viszerale Durchblutung während eines Pneumoperitoneums doch erheblich

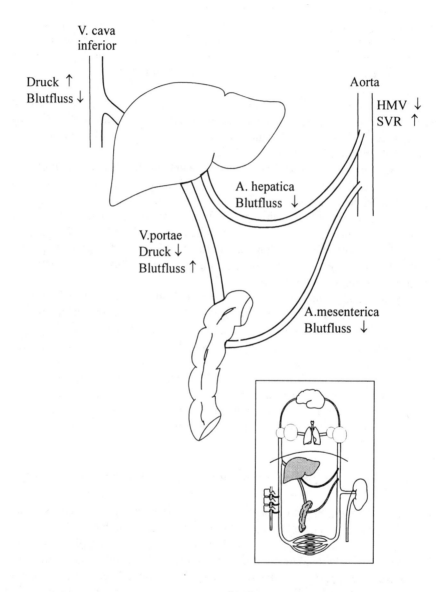

Abb. 5-2 Veränderung des Druckes und Blutflusses in den viszeralen Gefäßen. durch einen erhöhten IAP

eingeschränkt zu sein scheint und die negativen Einwirkungen eindeutig mit zunehmendem Druck ausgeprägter werden, sollte der IAP immer auf den niedrigsten Druck beschränkt werden. Ein IAP von 10-12 mm Hg scheint keine schwerwiegende viszerale Durchblutungs- oder Funktionsstörung zu bewirken.

Die klinische Relevanz dieser temporären Durchblutungsstörung ist nicht geklärt. Aus klinischer Sicht gibt es keine Veranlassung, eine Funktionsstörung oder Schädigung der viszeralen Organe durch eine temporäre IAP-Erhöhung ernsthaft in Erwägung zu ziehen. Es wurde bislang weder über wiederholte Blutungsprobleme noch über sonstige Störungen der Leberfunktion berichtet. Umso überraschender sind die Ergebnisse von Morino et al.[29], die über eine postoperative Erhöhung der Leberenzyme berichteten, die sowohl von der Dauer der Operation als auch dem intraabdominellen Druck (10 vs 14 mm Hg) abhängig sein soll. Da es sich hier um eine nicht-randomisierte Studie an einem inhomogenen Patientengut mit 32 laparoskopischen Cholecystektomien und 20 nicht-hepatobiliären laparoskopischen Operationen handelt, ist natürlich nicht auszuschließen, dass unberücksichtigte Faktoren diese Veränderungen hervorriefen.

In einer eigenen randomisierten Studie wurden laparoskopische und konventionelle Kolektomien miteinander verglichen. Bei diesen Patienten wurde vor und nach der Operation regelmäßig Blut abgenommen und Bilirubin, ASAT und ALAT bestimmt. Es konnte zu keinem Zeitpunkt ein Unterschied zwischen beiden Gruppen gefunden werden[2], so dass die Ergebnisse der nicht-kontrollierten Studie von Morino et al.[29] skeptisch zu betrachten sind. Nach eigenen Ergebnissen scheinen selbst mehrstündige laparoskopische kolorektale Resektionen keine klinisch relevante Leberfunktionsstörung hervorzurufen.

5.7
Literatur

1. Boley SJ, Agarwal GP, Warren AR. (1969) Pathophysiologic effects of bowel distension on intestinal blood flow. Am J Surg 117:228-234.
2. Böhm B, Junghans T, Neudecker J, Schwenk W. (1999) Leber- und Nierenfunktion nach laparoskopischer und konventioneller Resektion kolorektaler Tumore - Ergebnisse aus einer prospektiv randomisierten Studie. Visceralchirurgie 34:20-24.
3. Caldwell CB, Ricotta JJ. (1987) Changes in the visceral blood-flow with elevated intraabdominal pressure. J Surgical Research 43:14-20.
4. Dahn MS, Lange P, Lobdell K, Hans B, Jacobs LA, Mitchell RA. (1987) Splanchnic and total body oxygen consumption differences in septic and injured patients. Surgery 101:69-80.
5. Diebel LN, Dulchavsky SA, Wilson RF. (1992) Effect of increased intra-abdominal pressure on mesenteric arterial and intestinal mukosal blood flow. J Trauma 33:45-49.
6. Doglio GR, Pusajo JF, Egurrola MA, Bonfigli GC, Parra C, Vetere L, et al. (1991) Gastric mucosal pH as a prognostic index of mortality in critically ill patients. Crit Care Med 19:1037-1040.
7. Doi R, Inoue K, Kogire M, Sumi S, Takaori K, Takashi S, et al. (1988) Simultaneous measurement of hepatic arterial and portal venous flows by transit time ultrasonic volume flowmetry. Surg Gynecol Obstet 167:65-70.
8. Eleftheriadis E, Kotzampassi K, Botsios D, Tzartinoglou E, Farmakis H, Dadoukis J. (1996) Splanchnic ischemia during laparoscopic cholecystectomy. Surg Endosc 10:324-326.
9. Fiddian Green RG. (1995) Gastric intramucosal pH, tissue oxygenation and acid-base balance. Br J Anaesth 74:591-606.
10. Gelman S. (1976) Disturbances in hepatic blood flow during anesthesia and surgery. Arch Surg 111:881-883.
11. Gelman S. (1989) Carbon dioxide and hepatic circulation. Anesth Analg 69:149-151.
12. Gelman S, Dillard E, Bradley EL, Jr. (1987) Hepatic circulation during surgical stress and anesthesia with halothane, isoflurane, or fentanyl. Anesth Analg 66:936-943.
13. Gelman S, Ernst EA. (1977) Role of pH, PCO_2, and O_2 content of portal blood in hepatic circulatory autoregulation. Am J Physiol 233:E255-62.
14. Gilmour DG, Douglas IH, Aitkenhead AR, Hothersall AP, Horton PW, Ledingham IM. (1980) Colon blood flow in the dog: effects of changes in arterial carbon dioxide tension. Cardiovasc Res 14:11-20.
15. Gutierrez G, Bismar H, Dantzker DR, Silva N. (1992) Comparison of gastric intramucosal pH with measures of oxygen transport and consumption in critically ill patients. Crit Care Med 20:451-457.
16. Hashikura Y, Kawasaki F, Munakata Y, Hashimoto S, Hayashi K, Ma-

kuuchi M. (1994) Effects of peritoneal insufflation on hepatic and renal blood flow. Surg Endosc 8:759-761.

17. Holm C, Biber B, Fornander J, Gustavsson B, Milsom I, Niemand D, et al. (1988) Portal venous blood flow during and after cholecystectomy. Acta Chir Scand 154:653-655.

18. Hughes RL, Mathie RT, Fitch W, Campbell D. (1981) Liver blood flow and oxygen consumption during metabolic acidosis and alkalosis in the greyhound. Clin Sci 60:355-361.

19. Ishizaki Y, Bandai Y, Shimomura K, Abe H, Ohtomo Y, Idezuki Y. (1993) Changes in splanchnic blood flow and cardiovascular effects following peritoneal insufflation of carbon dioxide. Surg Endosc 7:420-423.

20. Jaffe V, Russell RC. (1994) Fatal intestinal ischaemia following laparoscopic cholecystectomy. Br J Surg 81:1827-1828.

21. Jakimowicz J, Stultiens G, Smulders F. (1998) Laparoscopic insufflation of the abdomen reduces portal venous flow. Surg Endosc 12:129-132.

22. Junghans T, Böhm B, Gründel K, Schwenk W, Müller JM. (1997) Does pneumoperitoneum with different gases, body positions, and intraperitoneal pressures influence renal and hepatic blood flow? Surgery 121:206-211.

23. Knolmayer TJ, Bowyer MW, Egan JC, Asbun HJ. (1998) The effects of pneumoperitoneum on gastric blood flow and traditional hemodynamic measurements. Surg Endosc 12:115-118.

24. Kotzampassi K, Kapanidis N, Kazamias P, Eleftheriadis E. (1993) Hemodynamic events in the peritoneal environment during pneumoperitoneum in dogs. Surg Endosc 7:494-499.

25. Lautt WW. (1983) Relationship between hepatic blood flow and overall metabolism: the hepatic arterial buffer response. Fed Proc 42:1662-1666.

26. Mathie RT, Blumgart LH. (1983) Effect of denervation on the hepatic haemodynamic response to hypercapnia and hypoxia in the dog. Pflugers Arch 397:152-157.

27. Melville RJ, Forsling ML, Frizis HI, LeQuesne LP. (1985) Stimulus for vasopressin release during elective intra-abdominal operations. Br J Surg 72:979-982.

28. Melville RJ, Frizis HI, Forsling ML, LeQuesne LP. (1985) The stimulus for vasopressin release during laparoscopy. Surg Gynecol Obstet 161:253-256.

29. Morino M, Giraudo G, Festa V. (1998) Alterations in hepatic function during laparoscopic surgery. An experimental clinical study. Surg Endosc 12:968-972.

30. Paul A, Troidl H, Peters S, Stuttmann R. (1994) Fatal intestinal ischaemia following laparoscopic cholecystectomy. Br J Surg 81:1207

31. Rasmussen I, Berggren U, Arvidsson D, Ljungdahl M, Haglund U. (1995) Effects of pneumoperitoneum on splanchnic hemodynamics: an experimental study in pigs. Eur J Surg 161:819-826.

32. Rowell LB, Blackmon JR, Kenny MA, Escourrou P. (1984) Splanchnic

vasomotor and metabolic adjustments to hypoxia and exercise in humans. Am J Physiol 247:H251-8.

33.   Said SI. (1982) Vasoactive peptide: State of the art review. Hypertension Suppl 5:17-26.

34.   Sala Blanch X, Fontanals J, Martinez Palli G, Taura P, Delgado S, Bosch J, et al. (1998) Effects of carbon dioxide vs helium pneumoperitoneum on hepatic blood flow. Surg Endosc 12:1121-1125.

35.   Schilling MK, Redaelli C, Krahenbuhl L, Signer C, Buchler MW. (1997) Splanchnic microcirculatory changes during CO_2 laparoscopy. J Am Coll Surg 184:378-382.

36.   Schmandra TC, Gutt CN. (1998) Veränderungen des portalen Blutvolumenflusses durch ein CO_2-Pneumoperitoneum in der Ratte. Langenbecks Arch Chir Suppl I:565-569.

37.   Shuto K, Kitano S, Yoshida T, Bandoh T, Mitarai Y, Kobayashi M. (1995) Hemodynamic and arterial blood gas changes during carbon dioxide and helium pneumoperitoneum in pigs. Surg Endosc 9:1173-1178.

38.   Svanvik J. (1973) Mucosal blood circulation and its influence on passive absorption in the small intestine. An experimental study in the cat. Acta Physiol Scand Suppl 385:1-44.

39.   Thaler W, Frey L, Marzoli GP, Messmer K. (1996) Assessment of splanchnic tissue oxygenation by gastric tonometry in patients undergoing laparoscopic and open cholecystectomy. Br J Surg 83:620-624.

40.   Thomson IA, Fitch W, Hughes RL, Campbell D. (1983) Effect of increased concentrations of carbon dioxide during halothane anaesthesia on liver blood flow and hepatic oxygen consumption. Br J Anaesth 55:1231-1237.

41.   Uusaro A, Ruokonen E, Takala J. (1995) Gastric mucosal pH does not reflect changes in splanchnic blood flow after cardiac surgery. Br J Anaesth 74:149-154.

42.   Winso O, Biber B, Gustavsson B, Holm C, Milsom I, Niemand D. (1986) Portal blood flow in man during graded positive end-expiratory pressure ventilation. Intensive Care Med 12:80-85.

43.   Winso O, Biber B, Martner J. (1985) Effects of hyperventilation and hypoventilation on stress-induced intestinal vasoconstriction. Acta Anaesthesiol Scand 29:726-732.

6 Die Darmmotilität
O. Haase, B. Böhm

Nach allen abdominalchirurgischen Eingriffen ist die intestinale Motilität vorübergehend funktionell gestört[27]. Diese Störung wird klinisch als postoperativer Ileus bezeichnet und geht in unterschiedlicher Ausprägung mit Übelkeit, Erbrechen und abdominellen Beschwerden wie Krämpfen und Meteorismus einher. Der Ileus ist für die verzögerte Nahrungsaufnahme und den damit verbundenen längeren Krankenhausaufenthalt verantwortlich[29,30]. Direkt nach der Einführung der laparoskopischen Operationstechniken wurde über eine verkürzte Ileusdauer berichtet. Sollte sich dieser Vorteil in experimentellen und kontrollierten klinischen Studien bestätigen lassen, wäre durch den Einsatz dieser Operationsmethode eine Verkürzung des postoperativen Ileus möglich und könnte damit zur Reduktion der Behandlungskosten und zur Erhöhung des Patientenkomfort beitragen.

6.1 Physiologie der Darmmotilität

Die physiologische Darmmotilität resultiert aus einer koordinierten Kontraktion glatter Muskelzellen entlang des Intestinaltraktes. Ihre Funktion besteht darin, den Speisebrei durch den Intestinaltrakt zu transportieren, ihn zu durchmischen und mit der resorbierenden Mukosa in Kontakt zu bringen sowie die unverdaulichen Nahrungsbestandteile auszuscheiden.

Der Aufbau der Darmwand ist im gesamten Intestinaltrakt weitgehend gleich. Das innere Lumen ist von Mukosa bedeckt, darunter liegen Submukosa und Muskularis propria. Intraperitoneal wird das Intestinum von der Serosa überzogen, dem Peritoneum viszerale. Die Mukosa steht als innere Auskleidung des Intestinaltraktes mit dem Speisebrei in Kontakt und ist je nach Funktion des Darmabschnittes histologisch unterschiedlich aufgebaut. Die Submukosa enthält die größeren Blut- und Lymphbahnen der Darmwand sowie den Plexus submucosus (Meisner), der vorrangig für die Regulation der Sekretion verantwortlich ist. Die Muskularis propria besteht aus Schichten von innen zirkulär und außen längs angeordneten glatten Muskelzellen, zwischen denen sich der Plexus myentericus (Auerbach) befindet, der hauptsächlich die Muskelkontraktionen moduliert. Die Kontraktionen werden von den Muskelzellen in der Muskularis propria ausgelöst und nerval durch die intrinsischen Plexi beeinflusst. Die koordinierte kontraktile Aktivität der Längs- und Ringmuskulatur der Darmwand ruft die intestinale Motilität hervor.

Nach Aufnahme der Ingesta dient der Magen zunächst als Reservoir und durchmischt und zerkleinert die Nahrung. Durch einen vasovagalen Reflex wird bei der Nahrungsaufnahme die Wandspannung vermindert, der Magen relaxiert sich und erhöht so seine Aufnahmefähigkeit. Bei weiterer Dehnung der Wand werden myogene Schrittmacherzellen im Korpusbereich gereizt, die ihre elektrische Grundaktivität steigern und vermehrt peristaltische Kontraktionen auslösen. Hormone wie Cholecystokinin oder Motilin wirken dabei motilitätsfördernd.

Die wichtigsten Funktionen des Dünndarms sind die Resorption und der Transport des Speisebreis. Die Kontraktionen der Längsmuskulatur führen zu segmentalen Pendelbewegungen und damit zu vermehrter Durchmischung des Darminhaltes. Die Kontraktionen der Ringmuskulatur bewirken antegrade segmentale Einschnürungen und sorgen neben der Durchmischung auch für eine Propulsion nach aboral.

Der Dickdarm ist als Reservoir, Resorptions- und Ausscheidungsorgan tätig, so dass hier andere Kontraktionsmuster auftreten als im oberen Gastrointestinaltrakt. Es lassen sich sowohl kurz- als auch langdauernde Kontraktionen der Kolonmuskulatur dokumentieren, die zum größten Teil ungerichtet sind und den Stuhl sowohl nach oral als auch aboral bewegen. Die Schrittmacherzone mit der höchsten Aktivität ist im mittleren Kolon lokalisiert, so dass auch eine Antiperistaltik entsteht, die die Verweildauer des Stuhls im Kolon verlängert. Mehrfach am Tag zeigen sich peristaltische Massenbewegungen, die eine starke aborale Propulsion vom Kolon transversum in das Rektum bewirken und den Stuhldrang auslösen.

Die gesamte Motilität des Darmtraktes beruht primär auf einem Automatismus einzelner glatter Muskelzellen, die spontan depolarisieren und dadurch eine Kontraktion auslösen. Diese spontan entstandene elektrische Aktivität der Schrittmacherzellen in der Darmwand wird über gap junctions zu den benachbarten Zellen weitergeleitet. Spontane Membranpotentialschwankungen führen zu Depolarisationen mit einer Frequenz von 7-12 min^{-1}. Zellen im Magenantrum und proximalen Duodenum weisen die höchste Eigenfrequenz auf und fungieren deshalb als Schrittmacher für die folgenden Darmabschnitte. Diese spontane elektrische Aktivität mit niedriger Amplitude (slow waves) ist auch unter dem Begriff „basaler elektrischer Rhythmus" (BER) bekannt und führt nur zu geringen Kontraktionen in der Darmwand, die auf diese Weise ihren normalen Tonus aufrechterhält. Dem BER kann durch vermehrten Kalziumeinstrom in die Zelle ein Aktionspotential mit hoher Amplitude und höherer Frequenz (spike potential) aufgelagert sein. Dieses Aktionspotential, das auch als „electrical response activity" (ERA) bezeichnet wird, löst eine starke Muskelkontraktion aus. Die Zunahme der Frequenz der ERA verstärkt die Muskelkontraktionen, so dass der Darm lokal segmentiert und dadurch der Speisebrei durchmischt wird. Die Wanderung dieser Aktivitätsfront zur Bauhin'schen Klappe führt zu einer Propulsion des Darminhaltes nach distal.

Die myoelektrische Aktivität des Darmtraktes wird durch die Nahrungsaufnahme modifiziert. Direkt nach der Nahrungsaufnahme lässt sich ein unregelmäßiges Aktivitätsmuster mit erhöhter Spikeaktivität nachweisen, das zu einer Durchmischung der Nahrung und der Verdauungssekrete durch Segmentation und Pendelbewegungen führt. Im nüchternen Zustand stellt sich dagegen nach einiger Zeit eine gerichtete Propulsion ein, die den Magen und Dünndarm vollständig entleert.

Diese koordinierte propulsive Aktivität wird Migrating Motor Complex (MMC) genannt und ist durch 4 Phasen charakterisiert. Nach einer Ruhepause (Phase I) von 30-50 min werden einzelne ungerichtete Muskelkontraktionen (Phase II) über 10-30 min ausgelöst. Danach baut sich im Bereich der großen Kurvatur des Magens eine Aktivitätsfront (Phase III) auf, die durch Salven von Aktionspotentialen über einige Minuten gekennzeichnet ist. Diese vermehrte Kontraktion wandert jetzt bis zum Ileum und bewirkt dadurch eine anterograde Propulsion des gesamten Darminhaltes. Danach werden die Aktionspotentiale unregelmäßig, verschwinden (Phase IV) und münden schließlich wieder in die Ruhephase (Phase I). Dieser Rhythmus wiederholt sich im nüchternen Zustand innerhalb von 1-2 Stunden. Er wird jedoch durch eine Nahrungs- oder Flüssigkeitsaufnahme sofort unterbrochen.

Im Kolon sind die Muskelkontraktionen weniger darauf ausgerichtet, den Speisebrei nach distal zu transportieren. Neben den ERA-ähnlichen kurzandauernden Kontraktionen (DERA bzw. discrete ERA) mit segmentaler Einschnürung treten auch langandauernde tonische Kontraktionen (CERA bzw. continuous ERA) auf. Obwohl eine, dem Migrating Motor Complex ähnliche, myoelektrische Aktivität im Kolon nicht dokumentiert wurde, treten mehrfach am Tag sogenannte Massenbewegungen im Kolon auf, die vom rechten Hemikolon ausgehend den Koloninhalt zielgerichtet zum Rektum bewegen[33-35,46].

Die myoelektrische Aktivität und die mit ihr einhergehenden Kontraktionen der glatten intestinalen Muskelzellen werden auf drei Ebenen moduliert (Abb.6-1). Die wichtigste Ebene ist das intrinsische enterische System in den Plexi der Darmwand. Diese wird von der zweiten Ebene beeinflusst, dem parasympathischen und sympathischen Nervensystem. Schließlich wirkt auch das ZNS über das vegetative Nervensystem stimulierend oder supprimierend auf die Darmmotilität. Auf den einzelnen Stufen agieren zusätzlich Hormone, Transmitter, immunologische Mediatoren und weitere endogene Wirkstoffe.

Der Gastrointestinaltrakt wird parasympathisch über den N. vagus und die Nn. pelvici des Plexus sacralis innerviert. Die präganglionären cholinergen Fasern stimulieren durch den Transmitter Acetylcholin die nikotinergen Rezeptoren der Ganglienzellen und die muskarinergen Rezeptoren der postganglionären Effektorzellen. Die postganglionären sympathischen Fasern, die ihren Ursprung in den paravertebralen Ganglien haben, gelangen über die Nn. splanchnici in die myenterischen Plexi, unterdrücken dort über α-Rezeptoren die Acetylcholinfreisetzung und hemmen so die Peristaltik. Die direkte Wirkung sympathischer Transmitter an den glatten Muskelzellen über β-adrenerge Rezeptoren ist gering[31]. Als inhibitorische Transmitter an nicht-adrenergen-nicht-cholinergen Rezeptoren des intrinsischen Systems wurden auch Stickstoffmonoxid und das Vasoaktive-Intestinale-Peptid (VIP) identifiziert[15,46].

Die Darmmotilität wird über den viszero-spinalen Reflexbogen moduliert, der seinen Ursprung in afferenten Fasern hat[39], über efferente Fasern den Sympathikus aktiviert und so die Motilität hemmt. Die afferenten Fasern erfassen viszerale Schmerzen[40], mechanische und chemische Reize und werden durch endogene Mediatoren wie Histamin, Serotonin oder Bradykinin, durch Hormone wie Chole-

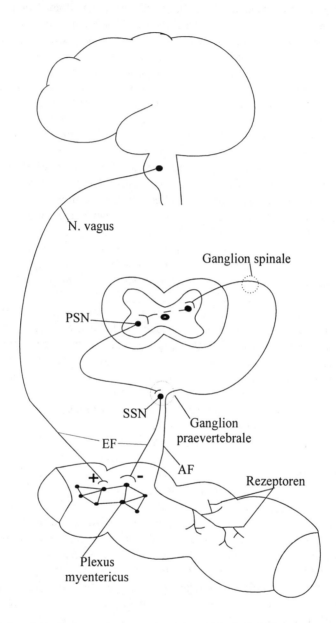

Abb. 6-1 Die intestinalen Reize werden von peritonealen und intrinsischen Rezeptoren über afferente Fasern (AF) in den Nn. splanchnici zum ZNS geleitet. Die bipolare afferente Nervenzelle liegt im Ganglion spinale. Im Rückenmark wird die Erregung zentral weitergeleitet oder auf das primäre sympathische Neuron (PSN) umgeschaltet. Die efferenten Fasern (EF) schalten größtenteils in den prävertebralen Ganglien auf das sekundäre sympathische Neuron (SSN) um. Die sympathischen Fasern hemmen und der N. vagus stimuliert den Plexus myentericus.

zystokinin oder Somatostatin, aber auch pharmokologisch durch Opioide oder Kalziumantagonisten sensibilisiert und stimuliert[8]. Neben der Beeinflussung auf lokaler und spinaler Ebene sind auch zentrale Einflüsse bekannt. So wird nach abdominalchirurgischen Eingriffen die Magenentleerung durch den bei Stress sezernierten Corticotropin-Releasing-Faktor (CRF) gehemmt[3,41].

6.2
Untersuchungsverfahren der Darmmotilität

Die Motilität des Magen-Darm-Traktes ist klinisch nur indirekt zu beobachten. Der untersuchende Arzt kann sich zwar durch die Auskultation und den klinischen Allgemeinzustand des Patienten ein ungefähres Bild über die Motilität verschaffen, aber für exaktere Bestimmungen wird er auf verschiedene direkte und indirekte Messverfahren zurückgreifen müssen.

Die direkte Messung der Kontraktionen der Ring- oder Längsmuskulatur ist durch implantierte Spannungsmesser oder Elektroden möglich und wird in der Regel nur in experimentellen Studien angewendet. Um die Kontraktionen direkt bestimmen zu können, werden diese Spannungsmesser durch einen operativen Eingriff auf dem entsprechenden Darmabschnitt fest implantiert. Je nachdem, in welcher Richtung die Spannungsmesser auf der Darmwand platziert werden, können Kontraktionen in zirkulärer und longitudinaler Richtung unterschieden werden. Werden mehrere Spannungsmesser in Reihe hintereinander platziert, so kann die Fortpflanzung einer Kontraktionswelle entlang des Intestinaltraktes dokumentiert werden.

Durch die gleichzeitige Aufzeichnung der Kontraktionen mittels Spannungsmesser und der Ableitung der elektrischen Aktivität durch bipolare Elektroden ist gesichert, dass eine eineindeutige Beziehung zwischen der elektrischen Aktivität und den Muskelkontraktionen besteht[32]. Daher kann auch die elektrische Aktivität allein zur Bestimmung der Muskelkontraktionen herangezogen werden. Dazu werden die Elektroden in geringem Abstand und parallel zueinander in der Muskelschicht platziert und die myoelektrische Aktivität nach entsprechender Signalverstärkung registriert. Bei der Interpretation der kontraktilen Aktivität mittels Spannungsmesser oder bipolarer Elektroden ist unbedingt zu berücksichtigen, wann die Messung erfolgt, weil sich nur im nüchternen Zeitintervall die genannten typischen Muster nachweisen lassen.

Neben der direkten Aufzeichnung von Kontraktionen und der elektrischen Aktivität der Muskelzellen können auch intraluminale Drücke in den einzelnen Darmabschnitten durch manometrische Methoden gemessen werden. Dazu werden Messsonden bzw. Messballons im Intestinaltrakt platziert und der Druck im Darmlumen bzw. der Druck der Darmwand auf die Messinstrumente bestimmt. Veränderungen der Druckamplituden gelten als Maßstab für die Stärke und Dauer der Kontraktion oder Relaxation.

Neben den genannten Verfahren, die in einem definierten Bereich die Motilität des Intestinaltraktes registrieren, werden auch Methoden eingesetzt, die der Transitzeitbestimmung des Speisebreies dienen. So kann mit dem Wasserstoff-Exhalationstest die Dünndarmtransitzeit gemessen werden. Dazu wird das im Dünndarm nicht resorbierbare Disaccharid Lactulose verabreicht, das erst von Dickdarmbakterien gespalten werden kann. Der bei diesem Spaltungsprozess gebildete Wasserstoff wird sofort über die Lunge abgeatmet. Der Zeitraum zwischen der oralen Verabreichung der Lactulose und dem Nachweis des Wasserstoffs in der Exspirationsluft entspricht der oro-coekalen Transitzeit.

Die sowohl im experimentellen Bereich als auch klinischen Alltag bewährten Bestimmungen der Propulsion des Darminhaltes mit Röntgenkontrastmitteln, mit radioopaquen (röntgendichten) Markern oder mit szintigraphisch erfassbaren Partikeln sind indirekte Messmethoden. Zur Bestimmung segmentaler Motilitätsstörungen sind diese Techniken nur bedingt geeignet, sie aber geben reproduzierbare Informationen über die oro-anale Transitzeit oder die Passagezeit in einzelnen Darmabschnitten.

6.3
Pathophysiologie des postoperativen Ileus

Der postoperative Ileus zeigt sich klinisch durch abdominelle Distension, Abwesenheit oder Verminderung von Darmgeräuschen sowie fehlendem Stuhlgang. Er resultiert aus der fehlenden Propulsion des Darminhaltes aufgrund unkoordinierter muskulärer Kontraktionen[27,30] und führt zu Übelkeit, Erbrechen sowie abdominellen Schmerzen und Krämpfen. Er verzögert den postoperativen Kostaufbau und verlängert die Rekonvaleszenz. Bei einem protrahierten Verlauf kann es sogar zu einer schwerwiegenden Störung der Membranfunktion kommen, die eine bakterielle Translokation fördert[1] und die Resorptions- und Sekretionstätigkeit der Mukosa beeinträchtigt.

Die Darmtätigkeit ist nach allen abdominellen Eingriffen gestört. Eine normale Motilität ist im Magens gewöhnlich nach 24-48 Stunden, im Dünndarm nach 16-36 Stunden und im Kolon nach 72-120 Stunden nachweisbar[27,37]. Die Aktivität des Kolons ist somit der limitierende Faktor für die wiederkehrende Tätigkeit des Magen-Darm-Traktes. Sie erholt sich nach 60-90 Stunden bei Cholecystektomien[13,45] und nach bis zu 120 Stunden bei großen abdominellen Operationen[47].

In einigen Studien wurde versucht, den genauen Pathomechanismus des postoperativen Ileus zu verstehen und die Dauer des Ileus durch geeignete Maßnahmen zu verringern. Bereits 1872 stellte Goltz nach Tierexperimenten an Fröschen fest, dass ein enger Zusammenhang zwischen der Darmaktivität und spinalen Einflüssen besteht[19]. Zu Beginn des Jahrhunderts hatten Cannon und Murphy bei Katzen aufgedeckt, dass nach einer Laparotomie die propulsive Aktivität des Magens für bis zu 6 Stunden verloren geht[9]. Sie postulierten, dass der postoperative Ileus durch eine sympathische Hemmung vermittelt wird, weil er nach Durchtrennung der Nn. splanchnici nicht mehr auftritt[10]. Selbst eine Peritonitis induzierte im Katzenmodell keinen Ileus mehr, wenn die Nn. splanchnici vor der Entzündung durchtrennt worden waren[2].

Die postoperative Darmmotilität wird aber nicht nur durch den viszero-spinalen Reflexbogen des vegetativen Nervensystems modifiziert, sondern auch über das zentrale Nervensystem sowie durch lokal regulierende Faktoren. Zusätzlich können vielfältige perioperative Maßnahmen sowie die direkte intraoperative Manipulation am Gastrointestinaltrakt die Darmaktivität beeinflussen. So verändert der Zug am Magen während einer Operation die Entladungsfrequenz der Schrittmacherzellen und verursacht eine postoperative Magenentleerungsstörung. Auch Erkrankungen des Retroperitoneums wirken auf die Darmmotilität. Selbst kleine Hämatome oder Entzündungen im Retroperitoneum verschlechtern die Magenentleerung und Dünndarmmotilität. Auch die Anästhesie verändert die Darmtätigkeit, indem die applizierten Medikamente teilweise auf Nervenzellmembranen wirken und deren Leitfähigkeit vermindern oder indem die Narkosegase die myoelektrische Aktivität unterdrücken und die Kontraktilität der glatten Muskulatur reduzieren. Die zur Schmerzmedikation verabreichten Opiate erhöhen den Tonus der Muskulatur von Magenantrum und proximalem Duodenum und behindern somit die Magenentleerung. In Dünn- und Dickdarm bewirken sie zunächst vermehrte unkoordinierte segmentale Kontraktionen, die teilweise zu Spasmen führen. Die propulsive Aktivität ist dabei jedoch deutlich vermindert. Eine Spinal- oder Epiduralanästhesie stimuliert zwar die Muskelkontraktionen im Gastrointestinaltrakt, sie scheint aber keinen oder nur geringen Einfluss auf die Dauer des postoperativen Ileus zu haben[48]. Gleichwohl reduziert sie über die Blockade nociceptiver Afferenzen den Schmerzreiz und verringert damit die notwendige Schmerzmedikation[30].

Zu den lokal wirkenden Faktoren, die die intestinale Motilität beeinträchtigen, gehören die Hypokaliämie, Hyponatriämie und Hypomagnesiämie sowie die Hypoxie. Neben dem stimulierenden Acetylcholin und dem hemmenden Noradrenalin als Transmitter des vegetativen Nervensystems agieren auch weitere Substanzen direkt an den glatten Muskelzellen, am Plexus myentericus oder an den intestinalen Rezeptoren afferenter Fasern. Über non-adrenerge-non-cholinerge Rezeptoren wirken das Vasoaktive-Intestinale-Peptid (VIP), ATP und Stickstoffmonoxid (NO) hemmend und die Substanz P stimulierend[46]. Auch für intestinale Hormone wie Cholezystokinin und Somatostatin wird eine lokale Wirkung angenommen. Freigesetztes Motilin wirkt sehr stark motilitätsfördernd. Inwieweit lokale morphologische Veränderungen, die durch die intraoperative Manipulation hervorgerufen wurden, den postoperativen Ileus verursachen, studierten Kalff et al.[25] im Rattenmodell. Sie beschrieben mit zunehmender Stärke der Darmmanipulation in den Studiengruppen eine fortschreitende Entzündungsreaktion in der Darmwand mit histopathologischen Gewebeveränderungen und vermehrter entzündlicher Infiltration sowie erhöhter Aktivität immunkompetenter Zellen, die mit einer deutlich verminderten Kontraktilität der glatten Muskelzellen einhergingen. Die Autoren sehen in der durch chirurgische Eingriffe induzierten lokalen inflammatorischen Reaktion eine direkte Ursache für die postoperativen Kontraktionsstörungen der glatten Darmmuskulatur.

Die Darmmotilität wird durch die spinalen Regelkreise afferenter und efferenter Fasern reguliert. Sie sind das Bindeglied zwischen dem ZNS und den intrinsischen Nervengeflechten. Über die afferenten Signale werden auf spinaler Ebene efferente Fasern des Sympathikus aktiviert, die hemmend wirken. Bueno et al.[7] belegten, dass ein inhibitorischer Reflex an peritonealen Rezeptoren entsteht und die intestinale Motilität durch efferente Fasern der Nn. splanchnici unterdrückt wird. Die peritonealen Rezeptoren der afferenten Nervenbahnen sind für verschiedene Reize empfänglich. Sie vermitteln Schmerzreize und könnten damit die Motilitätshemmung nach starker intestinaler Manipulation verursachen. Auch immunologische Mediatoren stimulieren oder sensibilisieren die Rezeptoren afferenter Fasern. Nach Reizung muköser und submuköser Mastzellen im Rattenmodell hemmten die freigesetzten Mediatoren die Kolonmotilität für 7-8 Stunden[11]. In früheren Arbeiten von Douglas und Bueno[7,17] konnte bereits überzeugend dargelegt werden, dass eine Unterbrechung dieses Reflexbogens die Hemmung der Darmmotilität reduziert.

Obwohl die Modulation über das ZNS bei operativen Eingriffen wahrscheinlich nur eine untergeordnete Rolle spielt, konnten Disbrow et al.[16] in einer randomisierten Studie belegen, dass sich die Dauer des postoperativen Ileus nach abdominellen Operationen deutlich verkürzt (2,6±1,6 vs. 4,1±2,4 Tage), wenn die Patienten präoperativ einer suggestiven Behandlung unterzogen wurden. Es scheint, als ob sich die Stressbewältigung des Patienten positiv auf die Darmmotilität auswirkt, - möglicherweise auch über einen verminderten Analgetikabedarf. Es ist bekannt, dass Stress im Rahmen einer Operation zur Ausschüttung von CRF führt und sich dadurch die Magenentleerung verzögert[41]. Weitere Mechanismen und Wechselwirkungen, die die Darmmotilität zentral aktivieren oder hemmen, sind jedoch noch weitgehend ungeklärt.

Die Vielzahl involvierter Mechanismen zeigt, dass der postoperative Ileus ein multifaktoriell bedingtes Geschehen ist, so dass eine monokausale Erklärung nicht möglich ist. Ob und in welchem Ausmaß die Operation selbst in diese Regelkreise eingreift und dadurch die postoperative Darmmotilität beeinflusst, wird z.T. kontrovers diskutiert.

Condon et al. untersuchten an Affen[20] und bei Patienten[12], ob der Ort der Operation die Darmmotilität beeinflusst. Im Tiermodell wurden Hemikolektomien links mit renaler und retroperitonealer Manipulation, Hemikolektomien rechts ohne zusätzliche Manipulation sowie Laparotomien mit leichter intestinaler Reizung über eine Dauer von 60 s vorgenommen. Die Erholung der myoelektrischen Aktivität wurde mit bipolaren Elektroden und Spannungsmessern bestimmt. Weder das Ausmaß der intraabdominellen Manipulation noch Ort und Dauer der Operation hatten in den einzelnen Gruppen einen Einfluss auf die Dauer des postoperativen Ileus. In ihrer Studie bei Menschen (n=13) wurden diese Resultate bestätigt. Nach abdominellen Operationen unterschiedlichen Ausmaßes, von explorativer Laparotomie bis totaler Gastrektomie, sowie Operationszeiten zwischen 0,8 bis 5,7 Stunden Dauer wurde mittels bipolarer Elektroden die Rückkehr regulärer CERA- und DERA-Aktivität im Kolon bestimmt. Auch in dieser Versuchsserie bestand keine

Korrelation zwischen der Länge und Schwere der Operation und der Dauer des Ileus.

Wilson et al.[50] untersuchten anhand der Passagezeit von radioopaquen Markern, der intraluminalen Druckmessung und des Intervalls bis zum ersten Windabgang die postoperative Dauer der Motilitätsstörung des Kolons. In die Studie wurden 36 Patienten mit nicht-abdominellen sowie intra- und extraperitonealen abdominellen Operationen aufgenommen. Beim Vergleich zwischen abdominellen Eingriffen mit und ohne Eröffnung des Peritoneums zeigte sich eine Verlängerung der Ileusdauer, wenn die Peritonealhöhle eröffnet wurde. Weder die Operationszeit noch das Resektionsausmaß oder die Menge applizierter Analgetika beeinflussten die Ileusdauer. Nach Meinung der Autoren scheint weniger die Reizung afferenter Fasern des Darms und des viszeralen Peritoneums, als vielmehr die Reizung des Peritoneum parietale bei Eröffnung der Bauchdecke die Ursache für die Hemmung der Darmmotilität zu sein.

De Winter et al.[15] untersuchten die intestinale Motilität im Rattenmodell in drei Gruppen: nur Hautinzision, Laparotomie oder Laparotomie mit intestinaler Manipulation. Sie beschrieben keine Hemmung der Motilität durch die Hautinzision, aber eine zunehmende Hemmung des intestinalen Transits durch die Laparotomie und eine zusätzliche Verstärkung durch die intestinale Manipulation. Bueno et al.[7] studierten ebenfalls im Rattenmodell, ob die Durchtrennung bestimmter Schichten der Bauchdecke den Ileus verursacht. Bei ihren umfangreichen Untersuchungen stellten sie fest, dass die Inzision der abdominellen Haut oder der oberflächlichen Muskulatur der Bauchdecke den Migrating Motor Complex (MMC) des Dünndarms nicht hemmt, während die Inzision der tiefen Bauchdeckenmuskulatur und des Peritoneums eine starke und dauerhafte Hemmung des MMC hervorruft, - die durch eine zusätzliche Manipulation am Darm noch verstärkt wird. Auch Wells et al.[49] beschrieben nach intraperitonealer Operation, Operation mit Alteration des Peritoneums (Hernienplastiken) oder extraabdomineller Operation, dass sich die Magenentleerung und die jejunale Transitzeit verlängern, wenn die Peritonealhöhle eröffnet oder an den viszeralen Organen manipuliert wurde.

6.4
Ileus nach laparoskopischen Operationen

Direkt nach der Einführung laparoskopischer Operationstechniken wurde der Eindruck erweckt, dass die Dauer des postoperativen Ileus im Vergleich zu konventionellen Eingriffen verkürzt zu sein scheint. Diese Beobachtungen wurden in tierexperimentellen und kontrollierten klinischen Studien überprüft.

Schippers et al.[36] untersuchten den Einfluss der laparoskopischen und konventionellen Cholezystektomie auf die Darmmotilität im Hundemodell, indem die myoelektrische Aktivität mit bipolaren Elektroden im Dünndarm bestimmt wurde. Das typische Muster in der Nüchternphase, der Migrating Motor Complex (MMC), kehrte in der laparoskopischen Gruppe bereits nach 5,5±1 h und in der konventionellen erst nach 46±5 h wieder. In einer weiteren Studie der Arbeitsgruppe[43] wurde die postoperative Erholung des BER in Magen, Dünndarm und Kolon nach laparoskopischen und konventionellen Zökumresektionen studiert. Im Magen und Dünndarm war kein Unterschied in Frequenz und Amplitude des BER nachweisbar. Die basale elektrische Aktivität des Kolon zeigte in der konventionellen Gruppe jedoch eine Frequenzminderung um 45 % gegenüber 18 % in der laparoskopischen Gruppe. Die Autoren schlossen aus ihren Studien, dass die Darmmotilität nach laparoskopischer Operation weniger gehemmt wird.

Auch Hotokezaka et al.[21,24] verglichen die Darmmotilität nach laparoskopischer und konventioneller Cholezystektomie bei Hunden. Sie bestimmten mittels bipolarer Elektroden die postoperative Erholung von BER und MMC in Magen und Dünndarm sowie von CERA und DERA im Dickdarm. Die Magenentleerung nach festen Mahlzeiten wurde szintigraphisch und die oro-anale Transitzeit mit radioopaquen Markern bestimmt. Sie konnten bis auf eine schnellere Magenentleerung nach laparoskopischen Operationen aber keine Unterschiede feststellen.

In einer eigenen Studie[6] wurde die myoelektrische Aktivität des Magens, Dünndarmes und Kolons nach einer Allgemeinanästhesie, Laparoskopie, Laparotomie sowie laparoskopischer und konventioneller Hemikolektomie rechts im Hundemodell studiert. Dazu wurden in allen Darmabschnitten bipolare Elektroden implantiert und die myoelektrische Aktivität kontinuierlich für mehrere Tage aufgezeichnet, bis die Tiere ihren ersten Stuhlgang hatten. In allen Darmabschnitten war eine normale Aktivität deutlich früher nach dem laparoskopischen Eingriff nachweisbar (Tabelle 6-1). Die alleinige Allgemeinanästhesie hemmt die Darmtätigkeit nicht. Die alleinige Laparoskopie ohne intraperitoneale Manipulation hatte ebenfalls keinen wesentlichen hemmenden Einfluss auf die Darmmotilität. Die alleinige Laparotomie vermindert die Motilität nur geringgradig im Vergleich zu den resezierenden Verfahren. Nach der laparoskopischen Hemikolektomie rechts ist die Dauer des postoperativen Ileus deutlich verkürzt.

Tittel et al.[44] verglichen ebenfalls die myoelektrische Aktivität nach Kolonresektionen im Hundemodell (n=8). Der MMC wurde nach laparoskopischer Operation bereits nach 4,5±1,8 Stunden und nach konventioneller Operation erst nach 31±10 Stunden registriert. Die radiologische Untersuchung des Transits mit radioopaquen Markern zeigte eine deutlich schnellere Magenentleerung sowie einen

Tabelle 6-1 Rückkehr der normalen myoelektrischen Aktivität im Magen, Dünndarm und Kolon nach Allgemeinanästhesie, Laparoskopie, Laparotomie, laparoskopischer und konventioneller Hemikolektomie rechts in Stunden

	Magen		Dünndarm		Kolon	
Anästhesie	1	(1-2)	1	(1-2)	2	(2-4)
Laparoskopie	3	(1-3)	3	(1-3)	4	(3-8)
Laparotomie	11	(9-15)	9	(7-11)	11	(9-23)
Lap. Hemikolektomie	14	(8-19)	15	(4-19)	19	(11-24)
Kon. Hemikolektomie	25	(18-28)	25	(17-38)	31	(21-42)

schnelleren Transport ins Rektum. Nach Laparoskopie erreichten die ersten Marker nach 39±9 Stunden das Rektum und nach konventioneller Resektion erst nach 70±5 Stunden.

Auch die Arbeitsgruppe von Hotokezaka untersuchte bei Hunden (n=12) die Auswirkung der laparoskopischen Technik bei Sigmaresektionen auf die myoelektrische Aktivität, die Magenentleerung und die Transitzeit von Markern[22]. Sowohl die Magenentleerung als auch die oro-anale Transitzeit waren in der laparoskopischen Gruppe schneller nachweisbar als in der konventionellen Gruppe, allerdings bestanden keine Unterschiede in der Erholung von BER, CERA und DERA.

Davies et al.[14] untersuchten im Hundemodell (n=49) die intestinale Transitzeit und die Magenentleerungszeit nach konventioneller, laparoskopisch-assistierter und laparoskopischer Kolonresektion. Die Magenentleerungszeit und die Transitzeit waren nach laparoskopischer Operationstechnik verglichen zur konventionellen Resektion deutlich verkürzt. Bessler et al.[5] bestätigten in einer kontrollierten Studie an Schweinen (n=23), dass radioopaque Marker den Magen nach laparoskopischer Kolonsegmentresektion schneller passieren.

In diesen Tiermodellen wurde weitgehend übereinstimmend nachgewiesen, dass sich nach ausgedehnten Eingriffen am Gastrointestinaltrakt die Darmmotilität bei der laparoskopischen Technik schneller wieder erholt. Ob sich diese Ergebnisse aber auch in klinischen Untersuchungen reproduzieren lassen, war bisher ungewiss.

Tate et al.[42] beschrieben nach laparoskopischer und konventioneller Appendektomie keinen Unterschied bezüglich Kostaufbau und Rekonvaleszenz, was mit den Ergebnissen einer eigenen kontrollierten Studie übereinstimmt[4], in der ebenfalls die Dauer des postoperativen Ileus keinen Unterschied aufwies.

In einer kontrollierten Studie untersuchten Garcia-Caballero und Vera-Thorbeck[18] die Dauer des postoperativen Ileus (bis zum Nachweis des ersten Stuhlgangs oder Abgangs von Blähungen) nach konventioneller und laparoskopischer Cholezystektomie. Die Dauer des postoperativen Ileus war in der laparoskopischen Gruppe mit 36 Stunden (Range 24-40 Stunden) gegenüber der konventionellen Gruppe mit 96 Stunden (Range 60-125 Stunden) deutlich verkürzt.

Nach kolorektalen Resektionen wäre nach den Ergebnissen der tierexperimentellen Studien die größten Unterschiede zu erwarten. Hotokezaka et al.[23] bestimmten bei je 7 Patienten nach der konventionellen und laparoskopischen kolorektalen Resektion die myoelektrische Aktivität und konnten weder im Magen noch im Kolon Unterschiede in der Frequenz von BER und ERA bzw. DERA finden. Die extrem langen Operationszeiten (durchschnittlich 400 min) sind aber ungewöhnlich und mögen die Ergebnisse beeinflusst haben.

Lacy et al.[26] studierten nach 25 laparoskopischen kolorektalen Resektionen und 26 konventionellen Resektionen die Dauer des postoperativen Ileus in einer kontrollierten randomisierten Studie. Das Intervall bis zum ersten Flatus betrug in der laparoskopischen Gruppe 36±16 Stunden und in der konventionellen Gruppe 71±34 h. Auch Milsom et al.[28] konnten über einen früheren Zeitpunkt für den

ersten Flatus in der laparoskopischen Gruppe nach 3 Tagen gegenüber der konventionellen nach 4 Tagen registrieren. Es bestand aber kein Unterschied im postoperativen Zeitintervall bis zum ersten Stuhlgang 4,8 vs. 4,8 Tage. Dies mag daran
gelegen haben, dass die Patienten in den ersten Tagen nicht oral ernährt wurden.
In einer eigenen kontrollierten Studie wurde nach kolorektalen Resektionen ebenfalls die Dauer des postoperativen Ileus untersucht[38]. Der erste Flatus wurde
nach 50±19 Stunden in der laparoskopischen und nach 79±21 Stunden in der konventionellen Gruppe beobachtet, während der erste Stuhlgang nach 70±32 Stunden
gegenüber 91±22 Stunden auftrat. Neben den klinischen Parametern wurde auch
die intestinale Transitzeit mit radioopaquen Markern gemessen. In der laparoskopischen Gruppe hatten mehr Marker am 3. postoperativen Tag das rechte Kolon
und am 5. postoperativen Tag das linke Kolon erreicht als nach konventionellen
Resektionen.

Die gegenwärtig vorhandenen kontrollierten Studien zur kolorektalen Chirurgie mit ausreichend hoher Fallzahl berichten demnach übereinstimmend über eine
verkürzte Dauer des postoperativen Ileus. Ob diese Verkürzung auch nach der
Cholezystektomie zu verzeichnen ist, ist noch nicht eindeutig bestätigt, während
sie nach der Appendektomie klinisch nicht zu Tage tritt. Die kürzere Dauer der
postoperativen Motilitätsstörung mit klinisch verkürzter Ileusdauer ist mithin ein
eindeutiger Vorteil der laparoskopischen Operationsmethode, wobei dieser Vorteil
jedoch nur bei Operationen größeren Ausmaßes klinisch relevant zu sein scheint.

6.5
Literatur

1. Alverdy JC, Aoys E, Moss GS. (1988) Total parenteral nutrition promotes bacterial translocation from the gut. Surgery 104:185-189.
2. Arai K. (1922) Experimentelle Untersuchung über die Magen-Darmbewegungen bei akuter Peritonitis. Arch Exp Pathol Pharmakol 94:149-189.
3. Barquist E, Zinner M, Rivier J, Tache Y. (1992) Abdominal surgery-induced delayed gastric emptying: role of CRF and sensory neurons. Am J Physiol 262:G616-G620.
4. Bauwens K, Schwenk W, Böhm B, Hasart O, Neudecker J, Müller JM. (1998) Rekonvaleszenz und Arbeitsunfähigkeitsdauer nach laparoskopischer und konventioneller Appendektomie. Chirurg 69:541-545.
5. Bessler M, Whelan RL, Halverson A, Allendorf JDF, Nowygrod R, Treat MR. (1996) Controlled trial of laparoscopic-assisted vs open colon resection in a porcine model. Surg Endosc 10:732-735.
6. Böhm B, Milsom JW, Fazio VW. (1995) Postoperativ intestinal motility following conventional and laparoscopic intestinal surgery. Arch Surg 130:415-419.
7. Bueno L, Ferre JP, Ruckebusch Y. (1978) Effects of anesthesia and surgical procedures on intestinal motility in rats. Am J Dig Dis 23:690-695.
8. Bueno L, Fioramonti J, Delvaux M, Frexinos J. (1997) Mediators and pharmacology of visceral sensitivity: from basic to clinical investigations. Gastroenterology 112:1714-1743.
9. Cannon WB, Murphy FT. (1906) The movements of the stomach and intestines in some surgical procedures. Ann Surg 43:512-536.
10. Cannon WB, Murphy TP. (1907) Physiologic observations on experimentally produced ileus. JAMA 49:840-843.
11. Castex N, Fioramonti J, Fargeas MJ, More J, Bueno L. (1994) Role of 5-HT3 receptors and afferent fibers in the effects of mast cell degranulation on colonic motility in rats. Gastroenterology 107:976-984.
12. Condon RE, Cowles V, Schulte WJ, Frantzides CT, Mahoney JL, Sarna SK. (1986) Resolution of postoperative ileus in humans. Ann Surg 203:574-581.
13. Dauchel J, Schang JC, Kachelhoffer J, Eloy R, Grenier JF. (1976) Gastrointestinal myoelectrical activity during postoperative period in man. Digestion 14:293-303.
14. Davies W, Kollmorgen CF, Tu QM, Donohue JH, Thompson GB, Nelson H, et al. (1997) Laparoscopic colectomy shortens postoperative ileus in a canine model. Surgery 121:550-555.
15. De Winter BY, Robbrecht P, Boeckxstaens GE, De Man JG, Moreels TG, Herman AG, et al. (1998) Role of VIP1/PACAP receptors in postoperative ileus in rats. Br J Pharmacol 124:1181-1186.

16.   Disbrow EA, Bennett HL, Owings JT. (1993) Effect of preoperative sug-
       gestion on postoperative gastrointestinal motility. West J Med
       158:488-492.
17.   Douglas DM, Mann FC. (1941) The effect of peritoneal irritation on the
       activity of the intestine. Br Med J 1:227-231.
18.   García-Caballero M, Vara-Thorbeck C. (1993) The evolution of postopera-
       tiv ileus after laparoscopic cholecystectomy. Surg-Endosc 7:416-419.
19.   Goltz F. (1872) Studium über die Bewegung der Speiseröhre und des Ma-
       gens der Frösche. Arch Ges Physiol 6:616-642.
20.   Graber JN, Schulte WJ, Condon RE, Cowles VE. (1982) Relationship of
       duration of postoperative ileus to extent and site of operative dissection.
       Surgery 92:87-92.
21.   Hotokezaka M, Combs MJ, Mentis EP, Schirmer BD. (1996) Recovery of
       fasted and fed gastrointestinal motility after open versus laparoscopic cho-
       lecystectomy in dogs. Ann Surg 223:413-419.
22.   Hotokezaka M, Combs MJ, Schirmer BD. (1995) Recovery of gastrointesti-
       nal motility is more rapid after laparoscopic versus open colon resection.
       Gastroenterology 108:A617
23.   Hotokezaka M, Dix J, Mentis EP, Minasi JS, Schirmer BD. (1996) Gast-
       rointestinal recovery following laparoscopic vs open colon resection. Surg
       Endosc 10:485-489.
24.   Hotokezaka M, Mentis EP, Patel SP, Combs MJ, Teates CD, Schirmer BD.
       (1997) Recovery of gastrointestinal tract motility and myoelectric activity
       change after abdominal surgery. Arch Surg 132:410-417.
25.   Kalff JC, Schraut WH, Simmons RL, Bauer AJ. (1998) Surgical manipula-
       tion of the gut elicits an intestinal muscularis inflammatory response resul-
       ting in postsurgical ileus. Ann Surg 228:652-663.
26.   Lacy AM, Garcia-Valdecasas JC, Pique JM, Delgado S, Campo E, Bordas
       JM, et al. (1995) Short-term outcome analysis of a randomized study com-
       paring laparoscopic versus open colectomy for colon cancer. Surg Endosc
       9:1101-1105.
27.   Livingston EH, Passaro EP. (1990) Postoperative ileus. Dig Dis Sci
       35:121-132.
28.   Milsom JW, Böhm B, Hammerhofer KA, Fazio V, Steiger E. (1998) A pro-
       spektiv randomized trial comparing laparoscopic versus conventional tech-
       niques in colorectal cancer surgery: a preliminary report. J Am Coll Surg
       187:46-57.
29.   Resnick J, Greenwald DA, Brandt LJ. (1997) Delayed gastric emptying and
       postoperative ileus after nongastric abdominal surgery: Part II. Am J Gast-
       roenterol 92:934-940.
30.   Resnick J, Greenwald DA, Brandt LJ. (1997) Delayed gastric emptying and
       postoperative ileus after nongastric abdominal surgery: Part I. Am J Gast-
       roenterol 92:751-762.
31.   Salaymeh BM, Cowles V, Tekin, Zhu Y, Browne B, Condon RE. (1992)

Selective adrenergic agonists and colon motility in monkeys. Surgery 111:694-698.

32. Sarna SK. (1986) Myoelectric correlates of colonic motor complexes and contractile activity. Am J Physiol 250:G213-G220.

33. Sarna SK. (1991) Physiology and pathophysiology of colonic motor activity. Part 2/2. Dig Dis Sci 36:998-1018.

34. Sarna SK. (1991) Physiology and pathophysiology of colonic motor activity. Part 1/2. Dig Dis Sci 36:827-862.

35. Sarna SK. (1993) Colonic Motor Activity. Surg Clin North Am 73:1201-1223.

36. Schippers E, Öttinger AP, Anurov M, Polivoda M, Schumpelick V. (1993) Laparoscopic cholecystectomy: A minor abdominal trauma? World J Surg 17:539-543.

37. Schwartz SI. (1989) Manifestations of gastrointestinal disease. In: Schwartz SI, editor. Principles of surgery. 5th ed. McGraw-Hill. New York: 1061-1102.

38. Schwenk W, Böhm B, Haase O, Junghans T, Müller JM. (1998) Laparoscopic versus conventional colorectal resection: a prospective randomised study of postoperative ileus and early postoperative nutrition. Langenbecks Arch Chir 383:49-55.

39. Sengupta JN, Gebhart GF. (1998) The sensory innervation of the colon and its modulation. Current Opinion in Gastroenterology. 14:15-20.

40. Sengupta JN, Su X, Gebhart GF. (1996) Kappa, but not mu or delta, opioids attenuate responses to distention of afferent fibers innervating the rat colon. Gastroenterology 111:968-980.

41. Tache Y, Monnikes H, Bonaz B, Rivier J. (1993) Role of CRF in stress-related alterations of gastric and colonic motor function. Ann N Y Acad Sci 697:233-243.

42. Tate JJT, Dawson JW, Chung SCS, Lau WY, Li AKC. (1993) Laparoscopic versus open appendectomy: prospective randomised trial. Lancet 342:633-637.

43. Tittel A, Schippers E, Grablowitz V, Polivoda M, Anurov M, Öttinger AP, et al. (1995) Intraabdominal humidity and electromyographic activity of the gastrointestinal tract. Surg Endosc 9:786-790.

44. Tittel A, Schippers E, Titkova S, Öttinger AP, Schumpelick V. (1997) Kürzere postoperative Atonie nach laparoskopischer Kolonresektion? Langenbecks Arch Chir Suppl I:237-239.

45. Tollesson PO, Cassuto, Rimback G. (1992) Patterns of propulsive motility in the human colon after abdominal operations. Eur J Surg 158:233-236.

46. Vaupel P, Ewe K. (1997) Funktionen des Magen-Darm-Kanals. In: Schmidt RF, Thews G, editors. Physiologie des Menschen. 27th ed. Springer-Verlag. Berlin Heidelberg: 806-848.

47. Waldhausen JHT, Shaffrey ME, Skenderis BS, Jones RS, Schirmer BD. (1990) Gastrointestinal myoelectric and clinical patterns of recovery after

laparotomy. Ann Surg 211:777-785.

48.   Wallin G, Cassuto J, Högström S, Rimbäck G, Faxén A, Tollesson PO. (1986) Failure of epidural anesthesia to prevent postoperative paralytic ileus. Anesthesiology 65:292-297.

49.   Wells C, Tinckler L, Rawlinson K, Jones H. (1964) Postoperative gastrointestinal motility. Lancet 4-10.

50.   Wilson JP. (1975) Postoperative motility of the large intestine in man. Gut. 16:689-692.

7 Die Durchblutung und Funktion der Niere
B. Böhm, T. Junghans

Bereits seit längerer Zeit ist bekannt, dass ein erhöhter IAP durch Aszites, Ileus oder Blutung zu einer Beeinträchtigung der Nierenfunktion führen kann. Bereits 1876 untersuchte Wendt in Selbstversuchen den Einfluss eines erhöhten IAP auf die Urinproduktion[21]. Richards et al.[19], Kron et al.[14] und Jacques und Lee[10] berichteten von Patienten, bei denen nach massiver intraperitonealer Blutung mit erhöhtem IAP ein akutes Nierenversagen auftrat, das nach der Dekompression des Abdomens sofort reversibel war. Auch Celoria et al.[4] bemerkten eine Oligurie, die auf den erhöhten IAP durch einen großen Ovarialtumor zurückgeführt wurde. Von Harman et al.[6] wurde in einem Tiermodell nachgewiesen, dass ein erhöhter IAP von 20 und 40 mm Hg die Nierendurchblutung und glomeruläre Filtration vermindern. Obgleich die meisten laparoskopischen Operationen heute bei einem niedrigeren IAP durchgeführt werden, könnte ein Pneumoperitoneum möglicherweise die Nierenfunktion einschränken.

7.1
Funktion und Durchblutung der Niere

Die Funktionen der Niere sind vielfältig und dienen der Homöostase des Körpers. Sie sind im Wesentlichen an der Aufrechterhaltung des Volumens und der Osmolalität des Extrazellulärraumes beteiligt, indem sie die Salz- und Wasserausscheidung regulieren. Außerdem sind die Nieren am Säure-Basen-Haushalt und der Ausscheidung von Stoffwechselprodukten wie Harnstoff, Harnsäure, Ammoniak, Kreatinin, Medikamenten und Wasser beteiligt, indem die Substanzen filtriert und/oder sezerniert werden. Die Niere partizipiert auch an der Bildung und Inaktivierung mehrerer Hormone.

Die funktionelle Einheit der Niere ist das Nephron, von denen es ungefähr 1,2 Millionen pro Niere gibt. Das Nephron besteht aus dem Glomerulus, in dem das Blut gefiltert wird, dem proximalen Tubulus, der Henleschen Schleife und dem distalen Tubulus, in dem der größte Teil des Filtrates wieder resorbiert wird. Die Niere wird über die A. renalis durchblutet, die sich in die Aa. interlobulares und schließlich in die Arteriolen aufteilen. Die Nierenarteriole bzw. das Vas afferens zweigt sich am Glomerulus in Kapillaren auf, die sich dann zum Vas efferens wieder vereinigen, aus dem das tubuläre Kapillarnetz entspringt. Die Niere verfügt demnach über zwei hintereinandergeschaltete Kapillarnetze, wobei sich das zweite peritubuläre Kapillarnetz je nach Nephrontyp unterscheidet. Im ersten Kapillarnetz am Glomerulus besteht ein relativ hoher arterieller Druck, der im zweiten Kapillarnetz deutlich abnimmt.

Die Gesamtdurchblutung der Nieren beträgt ungefähr 1,2 l*min⁻¹, das entspricht 1800 l*d⁻¹. Bei einem Nierengewicht von 300 g beträgt die spezifische Durchblutung demnach 400 ml*min⁻¹*100g⁻¹ Nierengewebe. Durchschnittlich fließen 20-25 % des HMV durch die Nieren, so dass sie deutlich besser durchblutet sind als Gehirn, Herz oder Leber. Diese hohe Durchblutung ist notwendig, um eine hohe glomeruläre Filtrationsleistung zu gewährleisten.

Die Regulation der Nierendurchblutung ist komplex und unterliegt einem Autoregulationsmechanismus, der den renalen Blutfluss bei einem MAP von 80-180 mm Hg weitgehend konstant hält, wobei die Autoregulation unabhängig von extrarenalen Einflüssen ist. Systemische Blutdruckschwankungen werden durch proportionale Änderungen des Strömungswiderstandes ausgeglichen, indem z.B. bei steigendem arteriellen Druck afferente und/oder efferente Arteriolen enggestellt werden. Die Autoregulation wird sowohl durch einen myogenen Mechanismus als auch durch ein tubulo-glomeruläres Feedback und einen lokalen Renin-Angiotensin-Mechanismus gesteuert. Das arterielle Druckgefälle innerhalb der Niere wird in erster Linie durch die afferenten und efferenten Arteriolen festgelegt, weil sie die Hauptwiderstandsgefäße sind. In den Glomeruluskapillaren findet nur ein ganz geringer Druckabfall statt.

Als transport- und stoffwechselaktives Organ hat die Niere einen sehr hohen spezifischen O_2-Verbrauch, der durchschnittlich 5 ml*100g⁻¹*min⁻¹ Gewebe beträgt und vorwiegend durch die tubuläre Natriumresorption verursacht wird. Dabei ist die arteriovenöse Sauerstoffdifferenz mit etwa 1,5 ml*100ml⁻¹ trotzdem relativ niedrig, was sich durch die hohe Durchblutung der Niere erklärt. Erst bei drastischer Einschränkung der Durchblutung steigt die arteriovenöse Sauerstoffdifferenz an.

Funktionell gesehen ist die glomeruläre Filtrationsrate (GFR) wichtiger als die Durchblutung. Unter der GFR versteht man das pro Zeiteinheit von den Nieren gebildete Filtratvolumen. Es beträgt bezogen auf die Körperoberfläche (ungefähr 1,75 m²) bei der Frau ungefähr 110 ml*min⁻¹ und beim Mann 125 ml*min⁻¹. Das entspricht einem Filtratvolumen von 180 l*d⁻¹. Zwischen der Durchblutung und der GFR besteht ein Verhältnis von 9:1, so dass ungefähr 10 % des durchströmten Blutvolumens abfiltriert wird. Die glomeruläre Filtrationsrate lässt sich ähnlich wie die Durchblutung durch die Clearance (Klärwert) eines Stoffes berechnen, der ausschließlich glomerulär filtriert und nicht an Proteine gebunden wird, wie z.B. das Inulin mit einem Molekulargewicht von 5500 Da. Das Ausmaß der tubulären Stofftransporte kann auch von denjenigen Stoffen berechnet werden, die sowohl filtriert als auch rückresorbiert werden. Unter Kenntnis der GFR kann dann die tubuläre Funktion bestimmt werden.

Die tubulären Stofftransporte (Resorption und Sekretion) erfolgen aktiv oder passiv. Zu den aktiven Resorptions- und Sekretionsprozessen gehört z.B. der Glukosestoffwechsel. Die Glukose wird vollständig tubulär resorbiert und ist erst im Urin nachweisbar, wenn die Plasmaschwelle von etwa 1,8 g*l⁻¹ überschritten wird. Zu den passiven Resorptionsprozessen gehört die Resorption von Harnstoff, einer unpolaren Substanz von sehr niedrigem Molekulargewicht, die relativ gut durch Zellmembranen permeiert. Harnstoff wird glomerulär uneingeschränkt filtriert und durch Resorption von Wasser in der proximalen Tubulusflüsskeit konzentriert. Beim Menschen beträgt die proximale Wasserresorptionsrate ungefähr 80 % der glomerulären Filtrationsrate. Die homoiostatische Einstellung der Wasserausscheidung wird über die Wasserresorption im distalen Nephron gesteuert, wo das antidiuretische Hormon bzw. Adiuretin wirkt.

Die proximale Wasserresorption erfolgt stets isotonisch, während die distale Wasserresorption nur bei Antidiurese stattfindet und osmotisch bedingt ist. Mit dem Endharn werden so nur Bruchteile der filtrierten Mengen an Natrium, Kalium, Kalzium, Magnesium, Chlorid und Bikarbonat ausgeschieden. Die Natriumresorption im proximalen Tubulus beruht auf einem aktivem Transport, während die Wasserresorption passiv dem Natriumtransport folgt.

Die Permeabilität der Epithelien des distalen Nephrons ist beträchtlich niedriger als die des proximalen Konvolutes. Infolgedessen kann Natrium dort aktiv gegen ein beträchtliches Konzentrationsgefälle resorbiert werden. Der Wasserhaushalt wird durch Steuerung der renalen Wasserausscheidung und -resorption reguliert, indem Osmorezeptoren durch die Änderung der Natriumkonzentration angeregt werden. Sowohl die Mineralkortikoide (besonders Aldosteron) als auch in geringem Maße die Glukokortikoide erhöhen die tubuläre Resorption von Natrium und zugleich die tubuläre Sekretion von Kalium und Wasserstoffionen. Das Adiuretin (ADH) erhöht die distale Wasserresorption und reduziert die Harnausscheidung, indem es die Permeabilität der Epithelien des distalen Konvolutes und Sammelrohres für Wasser erhöht.

Eine Verminderung des Blutvolumens oder Änderung in der Blutverteilung und auch eine afferente Stimulation durch Schmerzreize aktivieren die Freisetzung von ADH. So steigt bei Zunahme des Blutvolumens in der Regel das venöse Blutangebot des Herzens mit konsekutiver Steigerung des HMV. Wenn dabei der periphere Gefäßwiderstand nicht abfällt, steigt der MAP an und die Harnausscheidung nimmt zu. Bei einer Hypovolämie ist dagegen der venöse Rückfluss des Blutes reduziert, so dass es zu einem Absinken des HMV und des MAP mit konsekutiver Freisetzung von ADH sowie zur Aktivierung des über den juxta-glomerulären Apparates vermittelten Renin-Angiotensin-Aldosteron-Mechanismus kommt. Diese humoralen Mechanismen wirken dem Blutdruckabfall entgegen und erhöhen das Volumen der extrazellulären Flüssigkeit. Renin ist eine Protease, die besonders in den Epitheloidzellen des juxta-glomerulären Apparates produziert wird und aus Angiotensinogen, einem Alpha-2-Globulin, das Dekapeptid Angiotensin I abspaltet. Ein konvertierendes Enzym der Lunge wandelt dann das Angiotensin I in Angiotensin II um, das zu den am stärksten wirkenden vasokonstriktorischen Substanzen zählt. Es ruft eine ausgeprägte und anhaltende Erhöhung des peripheren Widerstandes und damit einen starken Anstieg des arteriellen Blutdrucks hervor.

In den Myozyten beider Vorhöfe wird das Peptid Atriopeptin (atriales natriuretisches Peptid bzw. ANP) gebildet, das nach Dehnung des Vorhofes vermehrt freigesetzt wird. ANP hemmt die Freisetzung von ADH, Renin und Aldosteron. Es fördert die glomeruläre Filtrationsrate und Natriurese, - selbst wenn die Durchblutung nicht eingeschränkt oder sogar vermindert ist. Dies scheint darauf hinzuweisen, dass es an den Nierenarteriolen eine afferente Dilatation und efferente Konstriktion hervorruft. Es wirkt außerdem der Vasokonstriktion entgegen, indem es kompetitiv Noradrenalin und nicht-kompetitiv Angiotensin II hemmt. Letztlich zielt ANP auf eine Reduktion des Blutdruckes und -volumens. Eine zusätzliche Infusion von ANP erhöht postoperativ nach abdominellen Eingriffen die GFR, Diurese und Natriumausscheidung[2].

7.2
Messung der Nierendurchblutung

Der Blutfluss in der A. renalis kann durch elektromagnetische Sonden oder durch ein Ultraschalllaufzeitmeter verlässlich quantifiziert werden (s. Kapitel 5). Die Nierendurchblutung bzw. Durchblutungsverteilung der Niere kann aber auch mit der Farbstoffverdünnungs- und Isotopenauswaschtechnik, mit Mikrosphären oder Antibasalmembranantikörpern gemessen werden.

Eine einfache und verlässliche Methode zur Bestimmung der Durchblutung und auch der Filtrationsleistung erlaubt die Bestimmung der Clearance eines Stoffes. Unter Clearance wird dasjenige Plasmavolumen verstanden, das in einem bestimmten Zeitintervall durch die Niere fließen muss, um ein bestimmtes Substrat auszuscheiden. Wird die Ausscheidungsrate einer Substanz X auf dessen Konzentration im Blutplasma (P_x) bezogen, so kann die renale Clearance dieser Substanz X berechnet werden, wenn die Konzentration der Substanz im Urin (U_x) und das Harnminutenvolumen (V) bekannt sind:

$$C_x = \frac{(U_x * V)}{P_x} \quad [ml*min^{-1}]$$

Unter renaler Clearance wird also das Verhältnis der pro Zeiteinheit ausgeschiedenen Substanzmenge zur Plasmakonzentration der betreffenden Substanz verstanden. Wenn eine Substanz verfügbar wäre, die aus dem Plasma von der Niere vollständig eliminiert werden würde, dann könnte aus der Nierenclearance direkt die Nierendurchblutung abgeleitet werden. In experimentellen oder klinischen Studien wird die Nierendurchblutung häufig mit der PAH-Clearance gemessen. Es handelt sich um ein Verfahren, bei dem die Indikatorsubstanz (PAH=p-Aminohippurat) appliziert wird, die bei der Nierenpassage des Blutes durch Filtration und tubuläre Sekretion bis auf 8 % eliminiert wird. Die C_{PAH} wird aufgrund dieser Eigenschaften mit dem effektiven Nierenplasmafluss (ERPF) gleichgesetzt:

$$C_{PAH} = ERPF$$

Sollte der tatsächliche Nierenplasmafluss (NPF) bestimmt werden, dann müsste auch die arteriovenöse Konzentrationsdifferenz des PAH aus der A. renalis und V. renalis gemessen werden, was aufwendig und invasiv ist.

Der effektive Nierenplasmafluss wird auf die Körperoberfläche des Menschen von ungefähr 1,75 m^2 bezogen und beträgt bei der Frau 600 ml*min^{-1} und beim Mann 650 ml*min^{-1}. Aus der ERPF kann unter Kenntnis des Hämatokrites (HKT) der renale Blufluss (RBF) berechnet werden:

$$RBF = \frac{ERPF}{(1-HKT)} \quad [ml*min^{-1}]$$

7.3
Perioperativer Einfluss auf die Nierendurchblutung und Filtration

Die Nierenfunktion und -durchblutung wird perioperativ durch Vasokonstriktion bzw. Vasodilatation und Natriumerhalt bzw. -verlust moduliert, die sich unter normalen physiologischen Umständen im Gleichgewicht befinden (Abb.7-1). Im Falle einer Hypotension oder Hypovolämie wird der Sympathikus und das Renin-Angiotensin-Aldosteron-System aktiviert sowie vermehrt ADH ausgeschüttet, um den pathologischen Zustand durch eine Vasokonstriktion, Natrium- und Wasserretention zu kompensieren. Prostaglandine, Bradykinin und ANP werden dagegen bei einer Hypertension oder Hypervolämie vermehrt freigesetzt und führen zu einer Vasodilatation, Natrium- und Wasserausscheidung.

Diese generellen Strategien des Organismus zur Gegenregulation einer gestörten Homöostase werden perioperativ in unterschiedlichem Ausmaß aktiviert. So wird nach der Einleitung einer Allgemeinanästhesie auch die Nierendurchblutung durch die systemischen hämodynamischen Veränderungen beeinflusst, wobei die Operation der entscheidende Faktor zu sein scheint. Sie ruft eine besonders intensive Vasokonstriktion und Natrium- und Wasserretention hervor, die postoperativ eine Oligurie und Ödembildung bewirken.

Erhöht sich durch die Anästhesie oder Operation der Sympathikotonus, so wirkt der sympathische Reiz auf α-adrenerge Rezeptoren, die in den Gefäßen eine Vasokonstriktion auslösen. Außerdem wird vermehrt Renin aus dem juxtaglomerulären Apparat freigesetzt. Eine schwache sympathische Stimulation führt zunächst nur zu einer Vasokonstriktion der efferenten Arteriolen, so dass die GFR weiterhin wenig beeinflusst wird. Eine starke sympathische Stimulation führt dann auch zu einer Vasokonstriktion der afferenten Arteriolen, so dass nicht nur der renale Blutfluss, sondern auch die GFR abnimmt. Alle Katecholamine vermindern mit ihrem starken α-adrenergen Effekt die Nierendurchblutung. Geringe Dosen von Dopamin (1-3 µg*kg^{-1}*min^{-1}) fördern dagegen selektiv die Nierendurchblutung und wirken dem α-adrenergen Effekt entgegen. Allerdings ist es unwahrscheinlich, dass die sympathisch induzierte Vasokonstriktion durch Dopamin abgeschwächt wird [1,22].

Die Renin-Sekretion reagiert sowohl auf eine Hypovolämie als auch auf eine

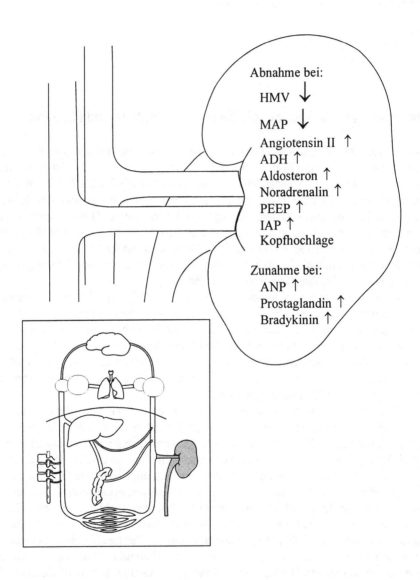

Abnahme bei:

HMV ↓

MAP ↓

Angiotensin II ↑
ADH ↑
Aldosteron ↑
Noradrenalin ↑
PEEP ↑
IAP ↑
Kopfhochlage

Zunahme bei:
ANP ↑
Prostaglandin ↑
Bradykinin ↑

Abb. 7-1   Regulierende Einflüsse der Nierendurchblutung

Hypotension. Diese Reaktion basiert nicht nur auf einem erhöhten Sympathikotonus, sondern auch auf einem tubulo-glomerulären Feedback-Mechanismus, der auf die Chlorid-Konzentration in der tubulären Flüssigkeit reagiert. Renin ist der limitierende Faktor in der Bildung von Angiotensin II, einem sehr potenten Vasokonstriktor. Bereits eine geringe Konzentration von Angiotensin II führt zu einer Vasokonstriktion an den efferenten Arteriolen, um eine hohe GFR zu erhalten. Steigt die Konzentration an Angiotensin II aber weiter an, so wird auch eine Vasokonstriktion im Bereich der Mesangium-Zellen mit einer deutlichen Reduktion der glomerulären Filtration hervorgerufen. Durch ein negatives Feedback wird zugleich die Sekretion von Renin gehemmt.

Das Renin-Angiotensin-Aldosteron-System spielt so eine bedeutende Rolle im Flüssigkeits- und Elektrolythaushalt und in der Regulation des MAP. So steigt nach Einleitung der Anästhesie mit Halothan und Isofluran der Plasma-Renin-Spiegel an und nimmt bei der Operation (z.B. der konventionellen Cholezystektomie) weiter zu[12]. Ähnlich verhält sich das Aldosteron, das während der Operation sogar auf das dreifache ansteigt.

ADH ist an der Regulation der Urinausscheidung und Plasmaosmolalität beteiligt. Es ruft eine erhöhte Natriumresorption an der Henleschen Schleife und eine vermehrte Wasserresorption an den Sammelrohren hervor. In höheren Konzentrationen wirkt es auch vasokonstriktorisch. Bereits geringe Änderungen in der Osmolarität, gemessen durch Osmorezeptoren im Hypothalamus, führten genauso zu einer vermehrten Sekretion von ADH wie eine Stimulation der Dehnungsrezeptoren im linken Vorhof und den Pulmonalvenen, die auf eine Verminderung des Blutvolumens reagieren. Auch die Barorezeptoren in der Aorta und A. carotis, die auf einen Blutdruckabfall reagieren, stimulieren die ADH-Sekretion. Der chirurgische Eingriff ist nachweislich ein potenter Auslöser für eine erhöhte Ausschüttung an ADH (s. Kapitel 2), wobei bisher nicht eindeutig geklärt ist, ob der Schmerz oder die Veränderung des Blutvolumens der entscheidende Reiz ist.

Ob die intraoperative Ausschüttung von Prostaglandinen einen nennenswerten Effekt auf die Nierendurchblutung hat, ist bisher ungewiss. Ihr vasodilatatorischer Effekt mag die Niere partiell vor einem ischämischen Schaden schützen.

Eine Beatmung mit einem positiven end-exspiratorischen Druck führt ebenfalls zu einer Abnahme der GFR und des renalen Blutflusses, indem das HMV vermindert und der venöse Rückfluss erschwert wird. Ein Abfall des HMV und des MAP aktiviert die Barorezeptoren und erhöht den Sympathikotonus und die ADH-Sekretion mit nachfolgender Vasokonstriktion und Antidiurese.

Auch die Körperposition während einer Allgemeinanästhesie verändert die hormonelle Reaktion des Organismus wie Hirose et al.[8] bei Patienten in 6° Kopftieflage im Vergleich zur Horizontallage nachwiesen. Dabei kam es einerseits zu einer Abnahme der Katecholaminkonzentration im Plasma und andererseits zu einer Zunahme der Konzentrationen von Aldosteron und Cortisol. Die Natriumausscheidung nahm während der Kopftieflage deutlich zu, allerdings blieben die Reninplasmaaktivität, die ADH- und die ANP-Plasmakonzentration, ebenso wie das Urinvolumen und die Kreatinin-Clearance durch die veränderte Körperposition unbeeinflusst.

7.4
Nierendurchblutung und erhöhter intraabdomineller Druck

Inwieweit ein erhöhter IAP auch die Nierenfunktion bzw. Nierendurchblutung be-einträchtigt, wurde in mehreren Tierstudien experimentell untersucht. Bei 7 Hun-den erhöhten Harman et al.[6] in Pentobarbitalanästhesie mit Hilfe eines aufblas-baren Ballons den IAP auf 20 bzw. 40 mm Hg. Mit zunehmendem IAP sank dabei der renale Blutfluss von 160 über 36 auf 9 ml*min^{-1} und die GFR nahm von 46 über 10 auf 9 ml*min^{-1} ab. Caldwell und Ricotta[3] erzeugten dagegen bei 9 Hun-den in Pentobarbitalanästhesie für 30 Minuten ein Kapnoperitoneum von 20-40 mm Hg. Sie bestimmten die Nierenperfusion mit Mikrosphären und konn-ten unter Normokapnie bei diesen Druckverhältnissen keine wesentlichen renalen Durchblutungsstörungen feststellen

An 7 Schweinen wurde von Hashikura et al.[7] in Halothannarkose die Nieren-perfusion mit der Wasserstoff-Clearance-Methode gemessen. In dieser Untersu-chung nahm die Nierendurchblutung bei einem Kapnoperitoneum von 6-24 mm Hg mit zunehmendem IAP kontinuierlich ab. In einer weiteren Studie an 16 Schweinen verglichen Shuto et al.[20] ein Pneumoperitoneum mit CO_2 (n=8) und Helium (n=8) bei intraperitonealen Drücken von 8 bis 20 mm Hg, die für je-weils 20 min konstant gehalten wurden. Sie wiesen mit steigendem IAP eine Re-duktion der Nierendurchblutung bis auf 74 % des Ausgangswertes nach. Auch die Urinausscheidung nahm mit zunehmendem IAP ab. Unterschiede in der Nieren-durchblutung oder Urinausscheidung in Abhängigkeit vom verwendeten Insuffla-tionsgas (Helium oder CO_2) konnten jedoch nicht nachgewiesen werden.

McDougall et al.[15] untersuchten die Nierenfunktion ebenfalls in einem expe-rimentellen Aufbau mit Schweinen als Versuchstier. Sie legten bei jeweils 3 Tieren ein Kapnoperitoneum mit 0, 5, 10, 15 und 20 mm Hg, ein Argonperitoneum mit 20 mm Hg oder ein Kapnoretroperitoneum mit 20 mm Hg an. Bei weiteren Grup-pen à 3 Schweinen führten sie eine gaslose Laparoskopie durch oder erzeugten ein Kapnoperitoneum mit 15 mm Hg unter gleichzeitiger Dopamininfusion. Nachdem in Isoflurannarkose Messkatheter in die A. und V. renalis und beide Ureteren plat-ziert worden waren, wurde der entsprechende IAP mit den genannten Gasen für 4 Stunden aufrechterhalten. In dieser Studie nahm die Urinausscheidung mit zu-nehmenden Druck ab, während der Druck in der A. renalis anstieg und der Blut-fluss in der V. renalis abnahm. Die zusätzliche Gabe von Dopamin führte nicht zur Verbesserung der Nierendurchblutung. Bei der gaslosen Laparoskopie wurden kei-ne relevanten Veränderungen der untersuchten Parameter nachgewiesen.

In einem weiteren Tiermodell wurde bei 15 Schweinen von Chiu et al.[5] mit dem Laser-Doppler und dem Ultraschalllaufzeitmeter die Nierendurchblutung ana-lysiert. Es wurde ein Kapnoperitoneum mit 15 mm Hg angelegt. Die Durchblutung betrug vor der abdominellen Insufflation in der Nierenrinde 50±17 und im Nieren-mark 9±3 ml*min^{-1}*100g^{-1}. Bei einem IAP von 15 mm Hg verminderte sich die kortikale Durchblutung auf 20 ± 5 ml*min^{-1}*100g^{-1}. Es bestand eine sehr gute Korrelation zwischen der Laser-Doppler-Untersuchung und der Ultraschalllaufzeitmessung.

Razvi et al.[18] vermuteten, dass die direkte Kompression des Nierenparenchyms die Abnahme der Durchblutung und GFR verursacht. Sie komprimierten das Parenchym bei 5 Hunden mit einem Druck von 15 mm Hg, ohne dabei den Nierenhilus zu tangieren. Nach Kompression fiel die GFR und der effektive Nierenplasmafluss um 20-25 %.

In einer eigenen Studie wurde ebenfalls unter experimentellen Bedingungen die renale Durchblutung an 18 Schweinen mit dem Ultraschalllaufzeitmeter gemessen[11]. Die intraabdominellen Drücke (8, 12, 16 mm Hg), die Körperpositionen (Horizontal-, Kopftief- und Kopfhochlage) und die Insufflationsgase (Helium, Argon, CO_2) wurden während des Versuches modifiziert. Die Art des Gases hatte in diesem Versuch keinen eigenständigen Einfluss auf die Nierendurchblutung. Mit zunehmendem IAP verminderte sich die Nierendurchblutung geringgradig und wurde in Kopfhochlage weiter reduziert.

Klinische Untersuchungen zur Veränderung der Nierenfunktion bei laparoskopischen Operationen liegen bislang nur vereinzelt vor. Iwase et al.[9] verglichen die renale Funktion bei laparoskopischen Cholezystektomien (n=7) und Minilaparotomie-Cholezystektomien (n=7). Die Nierendurchblutung wurde mit der PAH-Clearance gemessen. In der laparoskopischen Gruppe waren die PAH-Clearance und die intraoperative Urinausscheidung deutlich niedriger als in der Minilaparotomie-Gruppe. Nach Desufflation des Kapnoperitoneums erholte sich die Urinausscheidung und PAH-Clearance rasch. ADH, ANP, Aldosteron, Reninaktivität und Angiotensin II wurden ebenfalls im Blut gemessen, unterschieden sich aber zwischen beiden Gruppen nicht. Miki et al.[16] verglichen die laparoskopische Cholezystektomie mit dem gaslosen Verfahren und beschrieben ebenfalls in der laparoskopischen Gruppe eine verminderte Urinproduktion, effektiven renalen Plasmafluss und glomeruläre Filtrationsrate.

Auch Ninomiya et al.[17] überprüften in einer randomisierten Studie bei 20 Patienten während der laparoskopischen und gaslosen Cholezystektomie, ob sich die Nierenfunktion veränderte. Innerhalb von 15 min nach dem Aufbau des Kapnoperitoneums nahm die PAH-Clearance und die GFR um 65 % ab. Gleichzeitig sank das Herzminutenvolumen um 20 %. Nach weiteren 15 min verbesserten sich die Werte, so dass nur noch eine Verminderung um 30 % nachweisbar war. Nach Desufflation kehrten beide Parameter rasch zu ihren Normalwerten zurück. Bei der gaslosen Cholezystektomie fand sich keine wesentliche Veränderung der Nierenfunktion.

Auch Koivusalo et al.[13] wiesen in einer prospektiv randomisierten Studie nach, dass ein erhöhter IAP bei der laparoskopischen Cholezystektomie (n=12) im Vergleich zur gaslosen Operation (n=12) den Reninspiegel erhöht und die Diurese erniedrigt. Allerdings bestand in beiden Gruppen kein Unterschied im ADH-Spiegel, den postoperativen Harnstoff- und Kreatinin-Werten.

Die vorhandenen experimentellen und klinischen Studien belegen eindrucksvoll, dass ein Pneumoperitoneum die Nierendurchblutung und GFR zu Beginn deutlich reduziert und eine Verminderung der Urinproduktion bewirkt. Da die Auswirkungen auf die Nierenfunktion direkt proportional zum IAP sind, sollte der IAP so niedrig wie möglich gehalten werden. Die nachgewiesene verminderte Nierendurchblutung ist sehr wahrscheinlich auf das abnehmende HMV und den erhöhten Druck in der Nierenvene mit konsekutiver Abflussbehinderung zurückzuführen, die über reflektorische und humorale Faktoren eine Vasokonstriktion der Nierenarterien auslösten. Allerdings scheinen sich die Veränderungen in der Nierendurchblutung selbst nach länger andauernden laparoskopischen Operationen nicht klinisch auszuwirken. Inwieweit der passageren Durchblutungsstörung während eines Pneumoperitoneums mit 12-14 mm Hg überhaupt eine klinische Relevanz zukommt, ist nicht geklärt.

7.5
Literatur

1.   Baldwin L, Henderson A, Hickman P. (1994) Effect of postoperative low-dose dopamine on renal function after elective major vascular surgery. Ann Intern Med 120:744-747.

2.   Bergman A, Odar Cederlof I, Theodorsson E, Westman L. (1994) Renal effects of human atrial natriuretic peptide in patients after major vascular surgery. Acta Anaesthesiol Scand 38:667-671.

3.   Caldwell CB, Ricotta JJ. (1987) Changes in the visceral blood-flow with elevated intraabdominal pressure. J Surgical Research 43:14-20.

4.   Celoria G, Steingrub J, Dawson JA, Teres D. (1987) Oliguria from high intra-abdominal pressure secondary to ovarian mass. Crit Care Med 15:78-79.

5.   Chiu AW, Chang LS, Birkett DH, Babayan RK. (1996) A porcine model for renal hemodynamic study during laparoscopy. J Surg Res 60:61-68.

6.   Harman PK, Kron IL, McLachlan HD, Freedlender AE, Nolan SP. (1982) Elevated intra-abdominal pressure and renal function. Ann Surg 196:594-597.

7.   Hashikura Y, Kawasaki F, Munakata Y, Hashimoto S, Hayashi K, Makuuchi M. (1994) Effects of peritoneal insufflation on hepatic and renal blood flow. Surg Endosc 8:759-761.

8.   Hirose M, Hashimoto S, Tanaka Y. (1993) Effect of the head-down tilt position during lower abdominal surgery on endocrine and renal function response. Anesth Analg 76:40-44.

9.   Iwase K, Takenaka H, Ishizaka T, Ohata T, Oshima S, Sakaguchi K. (1993) Serial changes in renal function during laparoscopic cholecystectomy. Eur Surg Res 25:203-212.

10.   Jacques T, Lee R. (1988) Improvement of renal function after relief of raised intra-abdominal pressure due to traumatic retroperitoneal haematoma. Anaesth Intensive Care 16:478-482.

11.   Junghans T, Böhm B, Gründel K, Schwenk W, Müller JM. (1997) Does pneumoperitoneum with different gases, body positions, and intraperitoneal pressures influence renal and hepatic blood flow? Surgery 121:206-211.

12.   Kataja J, Viinamaki O, Punnonen R, Kaukinen S. (1988) Renin-angiotensin-aldosterone system and plasma vasopressin in surgical patients anaesthetized with halothane or isoflurane. Eur J Anaesthesiol 5:121-129.

13.   Koivusalo AM, Kellokumpu I, Scheinin M, Tikkanen I, Halme L, Lindgren L. (1996) Randomized comparison of the neuroendocrine response to laparoscopic cholecystectomy using either conventional or abdominal wall lift techniques. Br J Surg 83:1532-1536.

14.   Kron IL, Harman PK, Nolan SP. (1984) The measurement of in-

tra-abdominal pressure as a criterion for abdominal re-exploration. Ann Surg 199:28-30.

15.   McDougall EM, Monk TG, Wolf JS, Jr., Hicks M, Clayman RV, Gardner S, et al. (1996) The effect of prolonged pneumoperitoneum on renal function in an animal model. J Am Coll Surg 182:317-328.

16.   Miki Y, Iwase K, Kamiike W, Taniguchi E, Sakaguchi K, Sumimura J, et al. (1997) Laparoscopic cholecystectomy and time-course changes in renal function. The effect of the retraction method on renal function. Surg Endosc 11:838-841.

17.   Ninomiya K, Kitano S, Yoshida T, Bandoh T, Baatar D, Matsumoto T. (1998) Comparison of pneumoperitoneum and abdominal wall lifting as to hemodynamics and surgical stress response during laparoscopic cholecystectomy. Surg Endosc 12:124-128.

18.   Razvi HA, Fields D, Vargas JC, Vaughan EDR, Vukasin A, Sosa RE. (1996) Oliguria during laparoscopic surgery: evidence for direct renal parenchymal compression as an etiologic factor. J Endourol 10:1-4.

19.   Richards WO, Scovill W, Shin B, Reed W. (1983) Acute renal failure associated with increased intra-abdominal pressure. Ann Surg 197:183-187.

20.   Shuto K, Kitano S, Yoshida T, Bandoh T, Mitarai Y, Kobayashi M. (1995) Hemodynamic and arterial blood gas changes during carbon dioxide and helium pneumoperitoneum in pigs. Surg Endosc 9:1173-1178.

21.   Wendt E. (1876) Über den Einfluss des intraabdominalen Druckes auf die Absonderungsgeschwindigkeit des Harnes. Arch Heilkunde 17:527-546.

22.   Winso O, Biber B, Martner J. (1985) Does dopamine suppress stress-induced intestinal and renal vasoconstriction? Acta Anaesthesiol Scand 29:508-514.

8 Der intrakranielle Druck
T. Junghans, B. Böhm

Die klinischen Symptome einer intrakraniellen Drucksteigerung sind zumeist unspezifisch und äußern sich in Kopfschmerzen, Übelkeit, Schwindel, Erbrechen, Geh- und Sehstörungen und Somnolenz bis hin zur Bewusstlosigkeit. Gelegentlich wird in traumatologischen oder intensivmedizinischen Zentren der behandelnde Arzt mit der Frage konfrontiert, ob eine abdominelle Intervention laparoskopisch oder konventionell bei einem Patienten durchgeführt werden sollte, der ein Schädel-Hirn-Trauma erlitten hat oder an einer anderen neurologischen Erkrankung mit erhöhtem intrakraniellen Druck leidet. Die Indikation zum laparoskopischen Verfahren wird gegenwärtig noch sehr zurückhaltend gestellt, weil in experimentellen und klinischen Studien bei laparoskopischen Operationen mit einem Pneumoperitoneum eine Erhöhung des intrakraniellen Druckes (ICP) nachgewiesen wurde. Vor der Indikationsstellung zum laparoskopischen Eingriff muss deshalb zwischen den bekannten Vorteilen der Laparoskopie und den möglichen Risiken bei Patienten mit Schädel-Hirn-Verletzungen abgewogen werden, zumal eine Beziehung zwischen einem erhöhten ICP und einem schlechten neurologischen Ergebnis besteht.

8.1
Der intrakranielle Druck

Das zentrale Nervensystem und seine Anhangsgebilde bestehen aus vier Kompartimenten: dem ossären Hirnschädel mit dem Spinalkanal, dem parenchymatösen Hirngewebe mit dem Rückenmark, dem vaskulären- und dem liquorösen Kompartiment. Alle vier Kompartimente sind gänzlich inkompressibel, so dass Volumenveränderungen in einem oder mehreren dieser Kompartimente bei Erwachsenen zu reziproken Volumenverschiebungen in den verbleibenden nicht ossären Kompartimenten führen[7]. In den meisten Fällen kann durch dieses „Druckpuffersystem" ein konstanter ICP aufrecht erhalten werden. Nimmt das intrakranielle Volumen zu, so erhöht sich der ICP gleichförmig. Steigt der ICP aber über 24 mm Hg, so nimmt er bei weiter ansteigendem intrakraniellen Volumen exponentiell zu, weil die Kompensationsmechanismen des relativen Druckausgleiches sich zunehmend erschöpfen[11]. Dadurch vermindert sich die Hirndurchblutung mit nachfolgender Azidose und Ischämie des cerebralen Gewebes.

Beim Erwachsenen wird die graue Substanz des Gehirns mit durchschnittlich 75 ml*$100g^{-1}$*min^{-1} Blut versorgt und die weiße Substanz mit durchschnittlich 45 ml*$100g^{-1}$*min^{-1} Blut. Nimmt der Blutfluss auf 12-18 ml*$100g^{-1}$*min^{-1} ab, lassen sich pathologische Veränderungen im EEG nachweisen. Der Blutfluss im Gehirn hängt vom cerebralen Perfusionsdruck ab, der definiert ist als die Druckdifferenz zwischen dem arteriellen Druck in den kraniellen Gefäßen und dem Druck in den drainierenden Venen. Der Perfusionsdruck beträgt beim Gesunden normalerweise 70-100 mm Hg. Die kritische Grenze liegt bei 30-40 mm Hg. Wenn der ICP den Druck im venösen Abflussgebiet überschreitet, dann wird er statt des Venendruckes für die Berechnung der Druckdifferenz herangezogen. Ein stark erhöhter ICP von 35 mm Hg und ein erniedrigter kranieller arterieller Druck von unter 70 mm Hg wäre also als kritisch anzusehen und könnte eine ischämische Schädigung bewirken.

Der ICP kann prinzipiell durch Volumenveränderungen im parenchymatösen, im vaskulären oder liquorösen Kompartiment modifiziert werden. Eine umschriebene Zunahme des Volumens im parenchymatösen Organ wird durch eine Verletzung des Hirngewebes mit konsekutiver Einblutung oder Ödembildung, einen proliferativen tumorösen Prozess oder Abszedierungen hervorgerufen. Diffuse Hirnschwellungen können durch schwere epileptische Anfälle, Hirnkontusionen, Infektionen des ZNS mit nachfolgender Meningitis oder Enzephalitis oder metabolische Entgleisungen wie beim hepatorenalen Versagen sowie bei hyperosmolarer, hypoglykämischer und ketoazidotischer diabetischer Dekompensation verursacht werden.

Die nicht-ossären Kompartimente des ZNS stehen miteinander in enger Verbindung. Der Liquor cerebro-spinalis wird zum größten Teil durch den Plexus choroideus aktiv sezerniert (ca. 500 ml$*$d^{-1}). Er umgibt in offener Verbindung den Extrazellulärraum des Gehirns und tritt einem Druckgefälle folgend über die Arachnoidalvilli in die venösen Sinus über. Der mittlere ICP ist mit dem intraventrikulären Liquordruck identisch. Er beträgt bei Erwachsenen zwischen 7 und 15 mm Hg und liegt stets über dem Druck in den venösen Sinus. Kommt es zu einer Steigerung des ICP, wird aufgrund des erhöhten hydrostatischen Druckes Liquor über die Arachnoidalvilli in die venösen Sinus gepresst, wodurch sich der ICP vermindert. Durch diesen Mechanismus kann ein weitgehend konstanter ICP aufrechterhalten werden. Das liquoröse Kompartiment nimmt vor allem durch kongenitale oder erworbene Abflussstörungen mit konsekutivem Hydrozephalus zu.

Das vaskuläre Kompartiment wird sowohl durch den arteriellen Zustrom als auch durch den venösen Abstrom beeinflusst. Für die Autoregulation der arteriellen Gehirndurchblutung spielt der Quotient zwischen dem PCO$_2$ des Liquors und des Gehirns eine wichtige Rolle. Dieser Quotient beträgt normalerweise 1,27 und verändert sich bei Schwankungen des Säure-Basen-Haushaltes oder des PaCO$_2$. Innerhalb weniger Minuten führt eine Alkalose zu einer Vasokonstriktion der Arteriolen mit Durchblutungsminderung, während eine Azidose zu einer Vasodilatation und Durchblutungszunahme führt. Eine gesteigerte Durchblutung kann auch das Volumen des vaskulären Kompartimentes und damit den ICP erhöhen. Allerdings ist die Zunahme des ICP aufgrund von Kompensationsmechanismen nicht direkt proportional zum gesteigerten cerebralen Blutfluss[3]. Das venöse Blut von Gehirn und Rückenmark wird entweder über die Sinus venosus in die V. jugularis oder in die Venae lumbales drainiert. Deshalb führt eine Abflussstörung oder Druckerhöhung in den ableitenden Venen zu einer Volumenzunahme des vaskulären Kompartiments. Bei Patienten mit einem grenzwertig erhöhten ICP und gestörter Autoregulation der cerebralen Durchblutung sowie erschöpften Kompensationsmechanismen können bereits geringe Veränderungen des ICP zu einer kritischen Durchblutungsstörung des ZNS führen.

8.2
Erhöhter intraabdomineller Druck, Hyperventilation und intrakranieller Druck

Während der laparoskopischen Chirurgie mit einem Pneumoperitoneum können zwei Faktoren den ICP erhöhen: das insufflierte Gas und der erhöhte intraperitoneale Druck. Beide Faktoren können das vaskuläre Kompartiment des zentralen Nervensystems und damit auch den ICP beeinflussen.

Das bei einem Kapnoperitoneum verwendete CO_2 kann eine systemische Hyperkapnie und Azidose induzieren und über die $PaCO_2$-abhängige Autoregulation eine cerebrovaskuläre Vasodilatation mit nachfolgender Volumenzunahme des vaskulären Kompartimentes auslösen, die schließlich den ICP ansteigen lässt. Der Einfluss des $PaCO_2$ und PaO_2 auf den ICP wurde von Fortune et al.[3] in einer experimentellen Studie an 8 gesunden Probanden untersucht. Der cerebrale Blutfluss wurde duplexsonographisch über der A. carotis interna und das cerebrale Blutvolumen nach Markierung der Erythrozyten mit ^{99m}Tc scintigraphisch gemessen. Nach einer Hyperventilation mit sukzessivem $PaCO_2$-Abfall reduzierte sich der cerebrale Blutfluss um 31 % und das cerebrale Blutvolumen um 7 %. Eine Hyperkapnie, die durch Inspiration von 6 %igem CO_2 erreicht wurde, erhöhte den cerebralen Blutfluss dagegen um 40 % und das cerebrale Blutvolumen um 13 %. Auch eine Hypoxämie, die durch Einatmung von 10 %igem O_2 aufrechterhalten wurde, erhöhte den cerebralen Blutfluss um 18 % und das cerebrale Blutvolumen um 5 %. Da eine Hypokapnie den Blutfluss sehr stark beeinträchtigt, aber das Blutvolumen nur gering vermindert, ist eine Hyperventilation nur bedingt dazu geeignet, den ICP zu reduzieren.

In einer prospektiven Beobachtungstudie untersuchten Yoshihara et al.[13] bei insgesamt 49 Patienten mit einem Schädel-Hirn-Trauma die Veränderungen des ICP in Abhängigkeit vom $PaCO_2$. Bei diesen Patienten bestand eine sehr hohe Korrelation zwischen dem ICP und dem end-exspiratorischen PCO_2. Eine Hyperkapnie sollte also möglichst vermieden werden, was durch eine kontrollierte Hyperventilation oder durch die Verwendung eines anderen Insufflationsgases auch fast immer gelingt.

Die Erhöhung des intraabdominellen Druckes hat weder einen direkten Einfluss auf das ossäre, noch auf das parenchymatöse oder das liquoröse Kompartiment. Der Effekt auf das vaskuläre Kompartiment mit Erhöhung des ICP wird wahrscheinlich durch den Druck in der V. cava verursacht, der sich auf die in die

V. cava drainierenden Venen des lumbalen Plexus fortsetzt, die wiederum das Blut aus dem Spinalkanal aufnehmen. Die Erhöhung des venösen Widerstandes erschwert den spinalen und kranialen venösen Abfluss, so dass das Volumen im vaskulären Kompartiment zunimmt. Eine Erhöhung des ICP ist dann die Folge.

Da Patienten mit einem Schädel-Hirn-Trauma häufig einen ICP in kritischer Höhe aufweisen, sind sie für weitere Druckschwankungen besonders empfindlich, so dass bereits geringe Änderungen des ICP, wie sie bei der Laparoskopie möglicherweise induziert werden, negative Auswirkungen haben könnten.

8.3
Intrakranieller Druck bei der laparoskopischen Chirurgie

In tierexperimentellen Studien wurde überprüft, inwieweit ein Pneumoperitoneum den ICP beeinflusst. Josephs et al.[7] dokumentierten bei 5 Schweinen unter Normokapnie den ICP vor, während und nach Etablierung eines Kapnoperitoneums von 15 mm Hg. Der ICP stieg von 13,5 mm Hg nach dem Aufbau des Pneumoperitoneums auf 18,7 mm Hg an. Die Untersucher wiederholten den Versuchsablauf nach iatrogener Erhöhung des ICP durch einen epidural platzierten Ballon. Jetzt stieg der ICP durch Aufblasen des epiduralen Ballons auf 22,6 mm Hg und nahm nach Etablierung des Pneumoperitoneums auf 27,4 mm Hg zu. Ein Pneumoperitoneum von 15 mm Hg erhöhte in dieser Studie den ICP also um 5 mm Hg.

Ähnliche Ergebnisse wurden auch von Rosenthal et al.[9] beschrieben, die in einem vergleichenbaren Tiermodell an 5 Schweinen den ICP bei verschiedenen intraperitonealen Drücken (0, 8, 16 und 24 mm Hg) und Körperpositionen (Horizontal- und Kopftieflage) untersuchten. In Horizontallage und bei einem IAP von 24 mm Hg stieg der ICP von 16 auf 25 mm Hg. In Kopftieflage betrug der ICP bei einem IAP von 0 mm Hg bereits 22 mm Hg und stieg bei einem IAP von 24 mm Hg auf 31 mm Hg an. Auch diese Arbeitsgruppe wiederholte den Versuch nach Implantation eines aufgeblasenen epidural platzierten Ballons. In Horizontallage nahm der ICP von 31 auf 39 mm Hg zu und in Kopftieflage stieg der ICP von 34 auf 42 mm Hg. Der ICP stieg in allen Gruppen um ungefähr 8 mm Hg an, wenn der IAP um 24 mm Hg angehoben wurde. Sowohl die Kopftieflage als auch der epidurale Ballon erhöhten jeweils unabhängig voneinander den ICP.

In einer zweiten Tierstudie belegte dieselbe Arbeitsgruppe[8], dass eine Hypoventilation mit konsekutiver Hyperkapnie den ICP deutlich erhöht. Der negative Effekt auf den ICP durch einen erhöhten IAP von 10 und 20 mm Hg wird durch die Hypoventilation weiter verstärkt und durch eine Hyperventilation abgeschwächt.

Durch welchen Mechanismus kann die Zunahme des ICP durch ein Kapnoperitoneum erklärt werden? Eine denkbare, bereits angeführte Erklärung wäre die Verschlechterung des venösen Rückstromes aufgrund des erhöhten intravenösen Druckes. Halverson et al.[4] untersuchten an 9 Schweinen zusätzlich zum ICP den zentralvenösen Druck, den Druck in der V. cava inferior und im Lumbalkanal. Der IAP betrug 0, 5, 10 und 15 mm Hg. Zusätzlich wurden die Körperpositionen verändert (Horizontal-, Kopfhoch- und Kopftieflage). Auch in dieser Studie erhöhte sich mit zunehmendem IAP der ICP, wobei der ICP in Kopftieflage noch weiter zunahm. Die Druckmessungen in der V. cava inferior zeigten eine hohe Korrelation mit dem Druck im Lumbalkanal (r>0,95), was indirekt darauf hinweist, dass ein erhöhter intraperitonealer Druck und die Kopftieflage eine venöse Abflussstörung bedingen, so dass das intrakranielle Volumen des vaskulären Kompartments mit konsekutiver Erhöhung des ICP zunimmt.

Da der ICP sowohl durch den IAP als auch durch eine Hyperkapnie beeinflusst wird, wurde von Schöb et al.[10] an insgesamt 24 Schweinen überprüft, ob die Verwendung unterschiedlicher Insufflationsgase (CO_2, Helium und N_2O) die Reaktionen des ICPs verändert. Der IAP betrug 15 mm Hg und der Versuchsablauf wurde nach Implantation eines epidural-platzierten Ballons wiederholt. Bei allen Gasen stieg nach Aufbau des Pneumoperitoneums der ICP an. Eine Kopftieflage erhöhte auch in dieser Studie den ICP. Ein Kapnoperitoneum mit Hyperkapnie erwies sich in dieser Studie gegenüber den anderen Insufflationsgasen als nachteilig, weil nach Desufflation des Abdomens weiterhin ein erhöhter ICP bestehen blieb, was auf den durchblutungsfördernden Effekt des CO_2 hinweist, der verzögert eintritt und selbst nach Desufflation noch über weitere Zeit bestehen bleibt.

Möglicherweise ist dafür die erhöhte intracerebrale Durchblutung verantwortlich. Abe et al.[1] bestimmten während eines Kapnoperitoneums in Kopftieflage den Blutfluss in der A. cerebri media mit dem transkraniellen Doppler. Nach dem Aufbau des Kapnoperitoneums steigt der arterielle Fluss in enger Korrelation zum $PaCO_2$, der ebenfalls anstieg. Eine Hyperkapnie, die auch nach der Desufflation des Kapnoperitoneums nachweisbar ist (s. Kapitel 4), erhöht auch noch zu diesem Zeitpunkt den Blutfluss, so dass der ICP nach einem Kapnoperitoneum nicht so schnell abnimmt wie bei Verwendung anderer Gase.

Aufgrund der vorgestellten Untersuchungen ist zu vermuten, dass der IAP unabhängig vom verwendeten Gas den ICP erhöht, indem der venöse Abfluss behindert wird (Abb. 8-1). Dies erklärt, warum der ICP so rasch steigt und auch nach Desufflation so rasch wieder abfällt. Wird der erhöhte IAP noch von einer Hyperkapnie begleitet, so verstärkt sich dieser Effekt, allerdings mit einer größeren Latenz.

Inwieweit die Erhöhung des ICP aber tatsächlich klinisch relevant ist, ist ungeklärt. Bis heute finden sich lediglich einige Fallbeschreibungen über einen laparoskopischen Eingriff bei gefährdeten Patienten. Irgau et al.[6] führten bei einer 37jährigen Patientin, die an einem langsam wachsenden Gliom des rechten Temporallappens litt, wegen einer rezidivierenden Cholezystitis bei Cholezystolithiasis eine elektive laparoskopische Cholezystektomie durch. Intraoperativ wurde der ICP mit einer intrakraniellen Drucksonde gemessen. Nach Induktion der Allgemeinanästhesie und Plazierung der Messsonde lag der ICP bei 4 mm Hg. Nach Etablierung eines Kapnoperitoneums von 15 mm Hg in Kopftieflage stieg der ICP auf 13 mm Hg an. In Kopfhochlage war der ICP mit 9 mm Hg noch immer höher als der Ausgangswert. Nach Ablassen des Kapnoperitoneums sank der ICP wieder auf 4 mm Hg ab und blieb in den folgenden 18 Stunden bei diesem Wert. Insge-

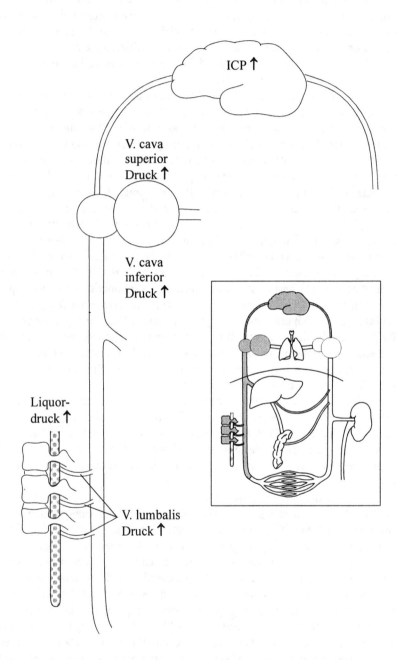

Abb. 8-1 Beeinflussung des intrakraniellen Druckes (ICP) durch einen erhöhten IAP

samt blieb der ICP aber in einem „unproblematischen" Bereich.

Während einer laparoskopischen Blasenaugmentation beschrieben Uzzo et al.[12] bei zwei Kindern, die wegen einer Myelodysplasie infolge einer Arnold-Chiari-Malformation bereits mit einem ventrikulo-peritonealen Shunt versorgt worden waren, dass in Kopftieflage der Druck im Shunt von 7,4-8,8 mm Hg auf 18,5 mm Hg anstieg, nachdem der IAP auf 10 mm Hg eingestellt wurde. Der erhöhte ICP wurde intraoperativ durch Punktion von ca. 30 ml Liquor gesenkt. Beide Kinder wiesen postoperativ keine Veränderung in ihrem neurologischen Status auf.

Eine weitere Möglichkeit, Patienten mit erhöhtem ICP ohne die zusätzlichen Auswirkungen des Kapnoperitoneums laparoskopisch zu operieren, bietet sicherlich die gaslose Laparoskopie unter Verwendung von Bauchdeckenretraktoren. In zwei tierexperimentellen Studien an Schweinen konnten Este-McDonald et al.[2] und Holthausen et al.[5] eindeutig nachweisen, dass das Kapnoperitoneum sowohl bei initial normalem als auch bei erhöhtem ICP eine Zunahme des ICP induziert, während sich bei der gaslosen Laparoskopie der ICP im Vergleich zum Ausgangswert nicht veränderte.

8.4
Empfehlungen zur laparoskopischen Chirurgie

Insgesamt weisen die klinischen Daten darauf hin, dass die in den Tierversuchen gewonnenen Erfahrungen auch auf den Menschen zutreffen und dass ein laparoskopischer Eingriff bei Patienten mit Verdacht auf erhöhten intrakraniellen Druck nicht absolut kontraindiziert ist. Da diese Patienten aber einem höheren Risiko ausgesetzt sind, müssen die Vor- und Nachteile einer laparoskopischen Operation besonders sorgfältig gegeneinander abgewogen werden. Bei Patienten mit einem Schädel-Hirn-Trauma oder anderen neurologischen Erkrankungen mit einem erhöhten ICP sollte ein laparoskopischer Eingriff mit einem Kapnoperitoneum nur durchgeführt werden, wenn der ICP intraoperativ gemessen werden kann. Außerdem sollte eine Hyperkapnie durch eine kontrollierte Hyperventilation unbedingt vermieden werden. Eine Kopftieflage und ein IAP von über 12 mm Hg sollte unterlassen und eine gaslose Laparoskopie erwogen werden.

8.5
Literatur

1. Abe K, Hashimoto N, Taniguchi A, Yoshiya I. (1998) Middle cerebral artery blood flow velocity during laparoscopic surgery in head-down position. Surg Laparosc Endosc 8:1-4.

2. Este McDonald JR, Josephs LG, Birkett DH, Hirsch EF. (1995) Changes in intracranial pressure associated with apneumic retractors. Arch Surg 130:362-365.

3.   Fortune JB, Feustel PJ, deLuna C, Graca L, Hasselbarth J, Kupinski AM. (1995) Cerebral blood flow and blood volume in response to O2 and CO2 changes in normal humans. J Trauma 39:463-471.

4.   Halverson A, Buchanan R, Jacobs L, Shayani V, Hunt T, Riedel C, et al. (1998) Evaluation of mechanism of increased intracranial pressure with insufflation. Surg Endosc 12:266-269.

5.   Holthausen UH, Razek TS, Hinchey EJ, Oung CM, Chiu RC, Nagelschmidt M, et al. (1997) Monitoring des intrakraniellen Druckes im Modell eines "Schädeltraumas": Kohlendioxid (CO_2)-Pneumoperitoneum versus Laparolift-Verfahren. Langenbecks Arch Chir Suppl I:257-260.

6.   Irgau I, Koyfman Y, Tikellis JI. (1995) Elective intraoperative intracranial pressure monitoring during laparoscopic cholecystectomy. Arch Surg 130:1011-1013.

7.   Josephs LG, Este McDonald JR, Birkett DH, Hirsch EF. (1994) Diagnostic laparoscopy increases intracranial pressure. J Trauma 36:815-818.

8.   Rosenthal RJ, Friedman RL, Chidambaram A, Khan AM, Martz J, Shi Q, et al. (1998) Effects of hyperventilation and hypoventilation on PaCO2 and intracranial pressure during acute elevations of intraabdominal pressure with CO2 pneumoperitoneum: large animal observations. J Am Coll Surg 187:32-38.

9.   Rosenthal RJ, Hiatt JR, Phillips EH, Hewitt W, Demetriou AA, Grode M. (1997) Intracranial pressure. Effects of pneumoperitoneum in a large-animal model. Surg Endosc 11:376-380.

10.   Schob OM, Allen DC, Benzel E, Curet MJ, Adams MS, Baldwin NG, et al. (1996) A comparison of the pathophysiologic effects of carbon dioxide, nitrous oxide, and helium pneumoperitoneum on intracranial pressure. Am J Surg 172:248-253.

11.   Sullivan HG, Miller JD, Becker DP, Flora RE, Allen GA. (1977) The physiological basis of intracranial pressure change with progressive epidural brain compression. An experimental evaluation in cats. J Neurosurg 47:532-550.

12.   Uzzo RG, Bilsky M, Mininberg DT, Poppas DP. (1997) Laparoscopic surgery in children with ventriculoperitoneal shunts: effect of pneumoperitoneum on intracranial pressure--preliminary experience. Urology 49:753-757.

13.   Yoshihara M, Bandoh K, Marmarou A. (1995) Cerebrovascular carbon dioxide reactivity assessed by intracranial pressure dynamics in severely head injured patients. J Neurosurg 82:386-393.

II. Systemische Veränderungen

9 Der Wärmehaushalt
B. Böhm, K. Gründel

Nach Einführung der laparoskopischen Operationstechnik wurde von einigen Autoren[39] darauf aufmerksam gemacht, dass bei laparoskopischen Eingriffen häufiger Hypothermien auftraten, die auf die Gasinsufflation zurückgeführt wurden. Darauf hin wurden neue Insufflationssysteme entwickelt, um das Insufflationsgas zu erwärmen. Ob und in welchem Maß die laparoskopische Methode aber tatsächlich die Körpertemperatur beeinflusst, ist bislang umstritten.

9.1 Thermoregulation

Der Mensch ist ein homoiothermes Lebewesen, dessen Körperkerntemperatur durch ein komplexes Regelsystem bis auf Abweichungen von einigen Zehnteln Grad Celsius konstant gehalten wird. Selbst kleine Schwankungen im Körperkern werden durch die Thermoregulation auf ein Minimum beschränkt, um die Stoffwechselprozesse nicht zu beeinträchtigen, die sich im Laufe der Evolution optimiert haben. Die Körpertemperatur ist eine Stellgröße, die im menschlichen Organismus sehr fein reguliert wird. Während die Kerntemperatur bei geringen zirkadianen Schwankungen (und monatlichen Schwankungen bei der Frau) weitgehend konstant gehalten wird, wechselt die Temperatur in der Körperperipherie zwischen 31-35° C, wobei in der Haut sogar Temperaturen von 28-32° C erreicht werden.

Bezüglich der Thermoregulation wird zwischen dem Körperkern und der Körperperipherie unterschieden. Eine eindeutige anatomische Definition dieser beiden Bereiche ist nicht möglich, so dass heute eine funktionelle Definition verwendet wird. Als Körperkern wird derjenige Körperabschnitt bezeichnet, der auch bei veränderten Umweltbedingungen durch geeignete Regulationsmechanismen eine weitgehend konstante Körpertemperatur aufrechterhält. Zum Körperkern gehören ZNS, die viszeralen Organe und die großen Gefäße im Rumpf. Zur Körperperipherie gehören diejenigen Bereiche, die deutlichen Temperaturschwankungen unterliegen. Die Periphere fungiert im Grunde als eine Schutzzone für den Körperkern, die je nach den Umweltbedingungen Wärme aufnimmt oder abgibt.

Die thermoregulatorischen Reaktionen des menschlichen Organismus können prinzipiell in zwei Arten eingeteilt werden: In Änderungen der Verhaltensweisen und in autonome Reaktionen. Die bewussten Verhaltensänderungen des Menschen, wie das Tragen bestimmter Kleidung, körperliche Betätigung oder das Aufsuchen warmer bzw. kühler Orte sind die bedeutendsten und effektivsten Reaktionen auf Temperaturunterschiede. Die autonome Regulation tritt dabei in den Hintergrund.

Es wird vermutet, dass diese beiden verschiedenen Reaktionsweisen sogar von unterschiedlichen Neuronen im ZNS gesteuert und durch unterschiedliche Temperaturschwellenwerte aktiviert werden. Die integrativen Prozesse, die die fein adaptierte Thermoregulation steuern, sind nicht an einen einzigen Thermoregler gebunden. Während früher angenommen wurde, dass ausschließlich der Hypothalamus für die Thermoregulation verantwortlich ist, setzte sich in den letzten Jahren zunehmend die Erkenntnis durch, dass die Körpertemperatur durch komplexe Regulationsmechanismen von hierarchisch abgestimmten Zentren reguliert wird [19]. Sicherlich haben Neurone im präoptischen Bereich und die Kerne im anterioren und posterioren Hypothalamus die größte Bedeutung für die Koordination einer adäquaten Thermoregulation. Allerdings können auch „niedere" Strukturen im ZNS die Körpertemperatur beeinflussen[19].

Die Thermoregulation des Organismus beruht auf integrativen Prozessen im Nervensystem, die Informationen von den Thermorezeptoren auswerten. Da die bewussten Verhaltensänderungen bei anästhesierten Patienten im Operationssaal keine Rolle spielen, werden im Folgenden nur die grundlegenden Prinzipien der autonomen Temperaturregulation vorgestellt.

Der Zustand des Organismus wird dem Thermoregulationszentrum durch die Thermorezeptoren mitgeteilt, die als freie Nervenenden in der haarlosen Haut, den Schleimhäuten, inneren Organen und im ZNS lokalisiert sind. Sie lassen sich nicht nur in der Peripherie nachweisen, sondern auch als zentrale Rezeptoren im Körperkern. Selbst der Hypothalamus enthält thermosensitive Neurone, die bis zu 20 % des totalen Inputs zur Thermoregulation beitragen. Aber auch andere Teile des ZNS, der Muskulatur und der inneren Organe haben ihren Anteil am Input der Thermoregulation[21].

Die peripheren Thermorezeptoren werden in Wärme- und Kälterezeptoren eingeteilt, wobei Kälterezeptoren in der Haut 4-10mal häufiger sind als Wärmerezeptoren. Kälterezeptoren zeigen einen Erregungsanstieg bei Abkühlung mit einer besonders hohen Entladungsfrequenz (8-14 Impulse pro Sekunde) bei Temperaturen von 25-30° C, deren Erregungen von A-δ-Fasern fortgeleitet werden. Wärmerezeptoren haben dagegen eine zunehmende Aktivität bei steigender Temperatur mit einer maximalen Entladungsfrequenz bei Temperaturen um 43° C. Ihre Erregung wird von nicht-myelinisierten C-Fasern fortgeleitet. Alle Thermorezeptoren zeichnen sich durch ihre Fähigkeit zur Adaptation aus, das heißt, die Rezeptoraktivität vermindert sich mit der zunehmenden Dauer des Reizes. Subjektiv kommt es deshalb relativ rasch zu einem Nachlassen der Empfindung für Wärme oder Kälte, so dass das betroffene Individuum die Temperatur nicht absolut sondern nur relativ empfindet. Die afferenten Impulse der Thermorezeptoren werden über aufsteigende Bahnen im Tractus spinothalamicus lateralis zum Hypothalamus geleitet.

Sowohl die Thermorezeptoren der Haut als auch die des Körperkernes leisten einen wichtigen Beitrag zur autonomen Thermoregulation, die aber hauptsächlich von der Körperkerntemperatur beeinflusst wird, während die Hauttemperatur nur mit 5-20 % an dieser Regulation beteiligt ist. Die Hauttemperatur ruft durch die jeweilige Wärme- bzw. Kälteempfindung in erster Linie bewusste Verhaltensänderungen des Menschen hervor. Da die meisten Wärmerezeptoren der Haut bei Temperaturen unter 33° C noch nicht reagieren und die Hauttemperatur normalerweise deutlich unter 33° C liegt, senden die Kälterezeptoren die wesentlichen Temperatursignale der Haut zum ZNS. Werden z.B. die afferenten Signale der Kälterezeptoren durch eine Regionalanästhesie blockiert, so wertet das Regulationszentrum diesen Effekt als Erwärmung und der Patient empfindet ein Wärmegefühl.

In Abhängigkeit von den Informationen, die durch die Thermorezeptoren dem ZNS vermittelt werden, wird als autonome Reaktion eine vermehrte Wärmebildung oder -abgabe induziert. Zur Wärmebildung wird entweder ein Muskelzittern ausgelöst oder die zitterfreie Wärmebildung initiiert. Allerdings spielt die zitterfreie Wärmebildung nur bei Neugeborenen eine Rolle, da Neugeborene das mitochondrienreiche, braune Fettgewebe als Energiequelle verwenden können. Das Muskelzittern ist eine vergleichsweise ineffektive metabolische Reaktion. Sie erhöht jedoch die Wärmeproduktion um 200-500 % und trägt so entscheidend zur Wärmebildung bei. Eine pharmakologische Störung des Muskelzitterns ist durch die Einwirkung von Muskelrelaxantien an der neuromuskulären Endplatte möglich, während die zitterfreie Wärmebildung durch die Blockade des Sympathikus oder Ganglienblocker reduziert werden kann.

Die Wärmebildung wird bei Kälteexposition auch über die hormonalen Umsatzsteuerungen der Hypophyse, durch Ausschüttung von TSH und ACTH, beeinflusst. TSH löst über die vermehrte Abgabe von Schilddrüsenhormonen eine Steigerung des Zellumsatzes aus, die die Wärmebildung erhöht. Der Hypothalamus stimuliert über die Sekretion von ACTH die Synthese von Glukokortikoiden, die eine Umstellung in der Speicherung, der Mobilisierung und dem Abbau von Energieträgern bewirken. Hormonale Mechanismen treten aber erst bei einer länger andauernden Kälteexposition auf[1]. Beim Menschen beträgt der Grundumsatz 270-310 $kJ*h^{-1}$ (ungefähr 4,3 $kJ*h^{-1}*kg^{-1}$ Körpergewicht), der bei einem körperlich nicht schwer arbeitenden Menschen auf 360-414 $kJ*h^{-1}$ steigt.

Die Wärme wird über die Haut und die Atemwege abgegeben, da der Körper nur an diesen Stellen mit der Umgebung in Kontakt tritt. Dabei gehen nur etwa 10 % der metabolischen Wärme über den Respirationstrakt verloren, selbst wenn trockene kalte Luft eingeatmet wird[10]. Die Fähigkeit zur Wärmeabgabe ist proportional zur Temperaturdifferenz zwischen dem Körperkern und der Umgebung und hängt von den Faktoren Wärmeleitung, Wärmestrahlung, Wärmekonvektion und Verdunstung ab.

Die Wärmeleitung bzw. Konduktion verläuft entlang eines Temperaturgefälles und hängt von der Wärmeleitfähigkeit der einzelnen Schichten ab, welche die Wärme durchlaufen muss. Dabei sind die Fett- und Hornschicht der Haut schlechte Wärmeleiter, während die Muskelschicht und das Blut gute Wärmeleiter sind. Dementsprechend verstärkt sich die Wärmeleitung, wenn das Gewebe mit gut wärmeleitenden Körperflüssigkeiten durchströmt wird. Auch die Leitfähigkeit des Umgebungsmediums determiniert, wieviel Wärme übernommen werden kann, wobei z. B. Luft die Wärme schlechter aufnimmt als Wasser. Eine Wärmeleitung findet aber tatsächlich nur dort statt, wo der Körper im engen Kontakt mit einer festen Unterlage steht.

Die Konvektion ist dagegen ein Wärmetransport, der an sich bewegende Träger gebunden ist. Als Wärmeträger wirken im Körper das Blut und die interstitielle Flüssigkeit, während in der normalen Umgebung die Luftmoleküle die Trägersubstanz für die Energie sind. Das Ausmaß der Konvektion hängt von der Wärmekapazität, der Bewegungsgeschwindigkeit und der Menge des Trägers ab. Die Konvektion ist die zweitwichtigste Ursache des Wärmeverlustes und tritt immer dann in den Vordergrund, wenn der Körper mit Luft oder Wasser in Kontakt kommt.

Die wichtigste Quelle des Wärmeverlustes ist die Abstrahlung der Wärme durch elektromagnetische Strahlen von der Körperoberfläche in die Umgebung. Der Umfang der Wärmestrahlung wird von der Oberfläche, der Strahlungsstärke und der Temperaturdifferenz zwischen dem strahlenden Körper und der Umgebung festgelegt. Bei hohen Außenwerten kann auch eine Wärmeaufnahme durch Absorption stattfinden, wie sie bei der Erwärmung des Patienten genutzt wird.

Die Verdunstung ist ein weiterer wichtiger Mechanismus zur Wärmeabgabe, der durch Schweißabsonderung der Haut verstärkt wird. So entzieht die Verdunstung von 1 l Schweiß dem Körper ungefähr 2400 kJ Energie. Unter extremen Bedingungen wird die Wärmeabgabe deshalb über die Schweißsekretion reguliert, wobei die maximale Schweißsekretion ungefähr bei 2 $l*h^{-1}$ liegt, was einem Wärmeverlust von ungefähr 2,7 $MJ*m^{-2}*h^{-1}$ [21] bzw. der 15fachen basalen Wärmebildung entspricht. Allerdings ist die Schweißsekretion nach ungefähr 5 $l*d^{-1}$ erschöpft.

Die Wärmeabgabe kann durch die Modulation der Durchblutung oder Schweißsekretion gut reguliert werden. Die Schweißdrüsen werden über cholinerge sympathische Fasern aktiviert. Durch noradrenerge sympathische Nerven werden dagegen die Akrendurchblutung und die Weite der arterio-venösen Anastomosen in der Körperperipherie gesteuert. So kann durch eine Erweiterung der Anastomosen in den Extremitäten die Durchblutung und damit der konvektive Wärmetransport ganz erheblich gesteigert werden. Eine Vasokonstriktion vermindert dagegen sehr effektiv die Wärmeabgabe an die Umgebung.

Da die vom Organismus produzierte Wärme in die Umgebung abgegeben wird, findet sich sowohl ein Temperaturgefälle in „Längsrichtung", d.h. vom Kern zur Peripherie, als auch in radialer Richtung, d.h. senkrecht zur Körperoberfläche. Dadurch entsteht ein komplexes Temperaturfeld, das bei der Messung von Körpertemperaturen im Rahmen von Studien unbedingt berücksichtigt werden muss, um die Ergebnisse adäquat interpretieren zu können. Es ist demnach nicht hinreichend, die Körpertemperatur des Menschen durch eine einzige Kennzahl anzugeben. Um die gesamte Körpertemperatur abschätzen zu können, ist es erforderlich, die Temperatur im Kern und in der Peripherie zu bestimmen. Deshalb werden in Versuchsanordnungen die Temperaturen auch meistens an unterschiedlichen Orten gemessen, wie am Trommelfell, im Ösophagus oder Rektum, in der Blase, an den Extremitäten oder Zehen. Generell wird die Temperatur im distalen Ösophagus als verlässlichste Temperatur des Körperkernes angesehen. Es besteht aber auch eine sehr gute Korrelation mit der Temperatur des Trommelfelles, so dass diese häufig in Studien zur Thermoregulation verwendet wird. Die Messung im Rektum hat sich als unzuverlässig erwiesen, weil sie gegenüber Temperaturänderungen nur sehr träge reagiert.

Die Körpertemperatur wird also durch die Thermoregulation im Bereich weniger Zehntel konstant gehalten. Der Organismus reagiert bei einer erhöhten Temperatur mit einer erhöhten Wärmeabgabe vermittelt durch eine präkapilläre Vasodilatation und Schwitzen. Eine erniedrigte Temperatur führt dagegen zur Drosselung der Wärmeabgabe durch Vasokonstriktion von arterio-venösen Shunts und durch Wärmebildung mittels Muskelzittern. Der Temperaturbereich, in dem weder Schwitzen/Vasodilatation noch Muskelzittern/Vasokonstriktion getriggert wird, wird thermische Neutralzone genannt (Abb. 9-1). Wenn die untere oder obere Grenze dieser Neutralzone überschritten wird, beginnt der Körper geeignete Maßnahmen einzuleiten, um die Körpertemperatur konstant zu erhalten.

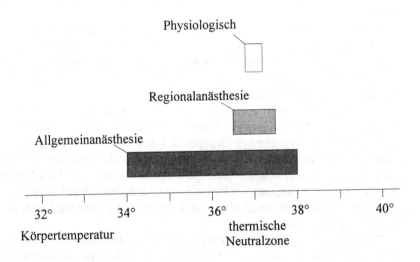

Abb. 9-1 Die thermische Neutralzone des Körpers, in der weder eine Wärmebildung noch eine Wärmekonservierung getriggert wird, beträgt unter physiologischen Bedingungen ungefähr 0,2-0,4°C. In Regionalanästhesie nimmt sie auf ungefähr 0,9° C und in Allgemeinanästhesie auf bis zu 4° C zu.

9.2
Nachteile der perioperativen Hypothermie

Warum ist es so wichtig, eine perioperative Hypothermie zu vermeiden? Da die Hypothermie Stoffwechselprozesse verlangsamen kann, wäre sie bei einigen Operationen sogar wünschenswert, um die Ischämietoleranz der betroffenen Gewebe zu erhöhen. Die Hypothermie geht aber auch mit einer Reihe von unerwünschten Nebenwirkungen einher, die nachweislich die postoperative Komplikationsrate erhöhen[26,47]. Aus diesem Grund sollte eine perioperative Hypothermie unbedingt vermieden werden.

In einer prospektiven Studie von Bush et al.[6] wird über den postoperativen Verlauf nach elektiven Operationen von Bauchaortenaneurysmen berichtet. Die Autoren gelangten dabei zu dem Schluss, dass die Hypothermie ein wichtiger Faktor für die postoperative Morbidität sei. Leider kann aufgrund des suboptimalen Studiendesigns nicht sicher ausgeschlossen werden, dass die Schwere der Grunderkrankung oder Begleiterkrankungen sowohl für die Inzidenz postoperativer Komplikationen als auch für das Ausmaß der Hypothermie (höherer Blutverlust, schwierigere Operation) verantwortlich waren. In einer weiteren nicht-randomisierten Studie bei Patienten mit elektiven gefäßchirurgischen Eingriffen an den unteren Extremitäten traten bei Temperaturen von unter 35° C vermehrt Myokardischämien, Angina pectoris Anfälle und Hypoxämien (PaO_2 von weniger als 80 mm Hg) in der frühen postoperativen Phase auf[11]. Andere Autoren berichteten bei Patienten mit kardialen Risiken über gehäufte ventrikuläre Tachykardien[13].

In einer randomisierten Studie[15] an 74 Patienten wurde offenbar, dass eine Abnahme der Körperkerntemperatur von 1,5° C in der postoperativen Aufwärmphase zu einer erhöhten peripheren Vasokonstriktion, einer Noradrenalin-Ausschüttung und einem erhöhtem Blutdruck führte. Der Adrenalin- und Cortisolspiegel unterschied sich dabei nicht zwischen beiden Gruppen.

In einer randomisierten kontrollierten Studie bei Patienten, die älter als 60 Jahre waren, wurde der Sauerstoffverbrauch in der frühen postoperativen Phase bestimmt[14]. In der hypothermen Gruppe mit Muskelzittern war der Sauerstoffverbrauch um 38 Prozent höher als in der Gruppe ohne Muskelzittern. Männer zeigten häufiger Muskelzittern und benötigten auch mehr Sauerstoff als Frauen. Die Hypothermie stellt demnach für Patienten mit kardialen Erkrankungen durch die vermehrte Noradrenalinausschüttung und den erhöhten Sauerstoffverbrauch ein zusätzliches Risiko dar.

Die Fähigkeit zur Bildung reaktiver Mediatoren der Leukozyten und auch die Phagozytosekapazität nehmen mit verminderter Körpertemperatur deutlich ab[51]. Des weiteren scheint eine Hypothermie auch die Wundheilungsvorgänge zu stören[46]. In einer Doppel-Blind-Studie[26] wurde nach elektiven kolorektalen Resektionen nachgewiesen, dass die Infektionsrate in der hypothermen Gruppe 19 % und in der normothermen Gruppe nur 6 % betrug. Die Krankenhausverweildauer war in der hypothermen Gruppe 2,6 Tage länger. In einer anderen randomisierten Stu-

die an nur 12 Patienten nach Hüftoperationen zeigte sich in der Gruppe der unter-
kühlten Patienten eine deutliche Abnahme des Gesamtkaliums, eine nicht-signifi-
kante Abnahme des Glutamins und ein erhöhter Stickstoffverlust[7].

In Tierexperimenten wurde nachgewiesen, dass eine Hypothermie zu einer
Thrombozytenfunktionsstörung und Koagulopathie führt[9,50], was indirekt in
einer klinischen randomisierten Studie bestätigt wurde, in der es bei Hypothermie
zu einer gesteigerten Blutungsneigung mit erhöhtem Blutbedarf kam, obgleich die
routinemäßig gemessenen Laborwerte unauffällig waren[43].

9.3
Ursachen einer perioperativen Hypothermie

Die perioperative Körpertemperatur wird durch zahlreiche Faktoren beeinflusst.
Die wichtigsten sind die Anästhesie, das Alter, die Umgebungsbedingungen und
die Operation.

9.3.1
Anästhesie

Die Anästhesie ist nachweislich die wichtigste Einflussgröße, die die Körpertemperatur verändert. Sie wirkt in fünffacher Weise:

1. Der Mensch wird daran gehindert, durch bewusste Änderungen seines Verhal-
   tens auf eine Temperaturänderung zu reagieren.
2. Das Thermoregulationszentrum wird beeinflusst.
3. Die Körperwärme wird vom Kern zur Peripherie umverteilt.
4. Die Fähigkeit zur Wärmebildung wird eingeschränkt.
5. Der weitere Wärmeverlust an die Umgebung wird durch eine Vasokonstriktion
   verhindert.

Wenn der Patient von der Station in den Operationstrakt gebracht und dort auf
die Operation vorbereitet wird, sind seine Möglichkeiten, auf eine Änderung der
Temperatur mit einer bewussten Verhaltensänderung zu reagieren, auf ein Minimum eingeschränkt. Derartige Verhaltensänderungen spielen daher perioperativ
keine Rolle. Der Patient ist bei der Aufrechterhaltung der Homoiothermie somit
weitgehend auf die autonome Thermoregulation angewiesen.

Anästhetika führen zu einer Dysfunktion des Hypothalamus, dem wesentlichen
Steuerungszentrum der Temperaturregulation. Dieser Störung kommt eine besondere Bedeutung zu, weil der Körper jetzt nicht mehr durch geeignete Maßnahmen
den Wärmeverlust verringern oder die Wärmebildung anregen kann. Obgleich die
genauen Mechanismen noch ungeklärt sind, mit denen Anästhetika die Temperaturregulation beeinflussen, äußert sich die Dysfunktion des Hypothalamus darin,
dass die Schwellenwerte für thermoregulatorische Reaktionen verschoben werden.
Die thermische Neutralzone ist der Temperaturbereich, in dem Temperaturänderungen keine thermoregulatorischen Gegenreaktionen bewirken. Sie beträgt beim
wachen Gesunden ungefähr 0,2-0,4° C (Abb. 9-1). In Regionalanästhesie wird die-

se Neutralzone auf ungefähr 0,9° C erweitert. In Allgemeinanästhesie nimmt die Breite der thermoregulatorischen Neutralzone sogar auf bis zu 4° C zu[28]. Das bedeutet, dass in Allgemeinanästhesie die Thermoregulation erst bei deutlich niedrigeren Temperaturen die Gegenregulation mittels Vasokonstriktion einleitet als bei nicht-narkotisierten Menschen. Die Breite der Neutralzone ist außerdem direkt proportional zur Konzentration des Anästhetikums[29,31,48], wobei es keine Rolle spielt, ob es sich um volatile oder intravenöse Anästhetika handelt.

Nach Einleitung der Anästhesie sinkt die Körpertemperatur innerhalb der ersten Stunde um 1° C. Dieser Abfall der Körpertemperatur tritt bei operierten und nicht-operierten Patienten auf. Der chirurgische Eingriff selbst ist demnach nicht für diese Temperaturabnahme verantwortlich. Während zunächst vermutet wurde, dass die nach Einleitung der Allgemeinanästhesie induzierte Vasodilatation den Wärmeverlust des Körpers über die Haut erhöht, offenbaren exakte Messungen, dass der Wärmeverlust über die Haut nur 25,2 kJ*h^{-1} beträgt. Damit die Körpertemperatur aber um 1° C abnimmt, hätte der Körper etwa 250 kJ*h^{-1} abgeben müssen. Der geringere Wärmeverlust über die Haut konnte deshalb nicht die Ursache für die gemessene Temperaturabnahme im Körperkern sein. In Wirklichkeit wird die Abnahme der Körperkerntemperatur durch eine Wärmeumverteilung vom Kern zur Peripherie verursacht, die durch die induzierte Vasodilatation bedingt ist (Abb. 9-2). Ungefähr 80 % des gemessenen Temperaturabfalles im Körperkern innerhalb der ersten Stunde ist auf diese Umverteilung zurückzuführen[32], die auch in den beiden darauffolgenden Stunden noch für 43 Prozent der weiteren Temperaturabnahme verantwortlich ist. Die Wärmekapazität des peripheren Kompartiments beträgt annähernd 630 kJ, so dass in der Peripherie zunächst ein Großteil der Wärme aufgenommen werden kann. Erst bei einer weiteren Temperaturabnahme im Kern wird regulatorisch eine Vasokonstriktion ausgelöst und damit der weitere Wärmeverlust aus dem Körperkern verringert, so dass sich die Körperkerntemperatur bei ungefähr 34-35° C stabilisiert.

Die metabolische Wärmebildung ist beim anästhesierten Patienten nur geringgradig eingeschränkt. Die zusätzliche Wärmebildung durch Muskelzittern ist aber in der Allgemeinanästhesie aufgehoben. Ein anästhesierter Patient produziert ungefähr 240 kJ*h^{-1} Wärme[25] bei einem gleichzeitigen Wärmeverlust von ungefähr 280-360 kJ*h^{-1}. Es kommt deshalb während der Anästhesie zu einem Nettowärmeverlust, der je nach Anästhesieart und Narkosedauer unterschiedlich ausgeprägt ist. Es wird geschätzt, dass der Nettowärmeverlust während der Allgemeinanästhesie 42-67 kJ*h^{-1} beträgt[21], wobei höhere Raten bei älteren Patienten nachweisbar sind.

Die Vasokonstriktion ist eine effektive Maßnahme des Organismus, um einen weiteren intraoperativen Wärmeverlust über die Haut zu vermeiden. Sie isoliert den Körperkern, so dass die metabolische Wärme in ihm gehalten wird[25]. Die Intensität der Vasokonstriktion scheint dabei linear mit der Temperaturabnahme zuzunehmen[8]. Der Wärmegehalt in der Peripherie wird durch die Vasokonstriktion besonders im Bereich der distalen Extremitäten sehr stark vermindert, während die proximalen Extremitäten nur mäßiggradig an Wärmegehalt verlieren[33].

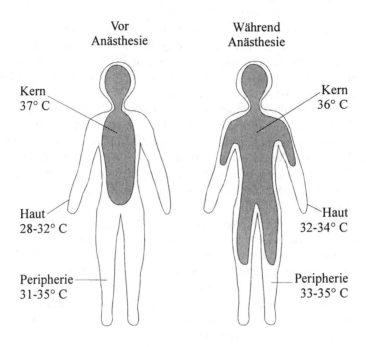

Abb.9-2 Wärmeumverteilung des Körpers nach Einleitung einer Allgemeinanästhesie. Die Kerntemperatur vermindert sich, während die Temperaturen in der Peripherie und Haut ansteigen.

Leider reagiert der Organismus erst dann mit einer Vasokonstriktion, wenn der Patient bereits hypotherm ist. Es wird zwar eine weitere Abnahme der Temperatur vermieden, aber aufgrund der geringen Wärmeproduktion steigt die Körpertemperatur nicht wieder an.

Verschiedene Anästhesieformen wirken sich unterschiedlich auf den Temperaturverlauf aus. Unter einer Allgemeinanästhesie mit Propofol (ungefähr 150 $\mu g*kg^{-1}*min^{-1}$) und einer geringen Menge Isofluran wurden die thermoregulatorischen Mechanismen in einer experimentellen klinischen Studie von Kurz et al.[25] erforscht. In dieser Untersuchung wurde während der Allgemeinanästhesie eine Vasodilatation induziert, die zu einem kontinuierlichen Wärmeverlust von ungefähr 0,6° $C*h^{-1}$ führte. Nachdem bei denselben anästhesierten Probanden in einem zweiten Schritt eine Vasokonstriktion experimentell induziert wurde, kam es zu keinem weiteren Abfall der Körpertemperatur mehr, was auf die effektive Wärmekonservierung des Körperkernes durch die Vasokonstriktion hinweist.

Auch die Regionalanästhesie erniedrigt den unteren Schwellenwert der thermischen Neutralzone. Dadurch erfolgt die Gegenregulation im Vergleich zum wachen Patienten erst bei geringeren Temperaturen, wobei es keinen Unterschied zwischen der Spinal- und Epiduralanästhesie zu geben scheint[40].

Durch die Regionalanästhesie werden sympathische Fasern blockiert, die normalerweise die periphere Vasokonstriktion zur Wärmekonservierung auslösen. Das Ausmaß der Störung der Thermoregulation hängt somit auch vom Ausmaß der Blockade durch die Regionalanästhesie ab[29]. Je mehr Dermatome ausgeschaltet sind, umso ausgeprägter ist der Wärmeverlust. Im Vergleich zwischen Regional- und Allgemeinanästhesie treten zudem deutlichere Wärmeverluste in Allgemeinanästhesie auf, weil die Vasodilatation im Bereich der Regionalanästhesie nur auf einige Körperabschnitte beschränkt ist und die Vasokonstriktion in den anderen Bereichen einen weiteren Wärmeverlust verhindert[32]. Außerdem bleibt in Regionalanästhesie die Wärmebildung erhalten, was sich häufig in Muskelzittern manifestiert. In einer relativ kühlen Umgebung wie dem Operationssal reduziert deshalb eine Regionalanästhesie für sich allein weniger die Körpertemperatur als eine Allgemeinanästhesie[12].

Wie verhält sich die Wärmeregulation, wenn Allgemein- und Regionalanästhesie gemeinsam angewendet werden? Die eigenen Ergebnisse einer randomisierten kontrollierten Studie weisen darauf hin, dass die Körpertemperatur im Vergleich zur alleinigen Allgemeinanästhesie nach 3 Stunden ungefähr 1° C niedriger war, wenn Regional- und Allgemeinanästhesie kombiniert wurden[5]. Diese Verminderung von 1° C steht in sehr guter Übereinstimmung mit einer experimentellen und klinisch kontrollierten Studie von Joris et al.[22]. Unter Laborbedingungen wurde in dieser Studie nachgewiesen, dass sich in Allgemeinanästhesie der Schwellenwert zur Vasokonstriktion um 0,9° C vermindert, wenn eine zusätzliche Epiduralanästhesie verwendet wird. Unter klinischen Bedingungen betrug der Schwellenwert zur Vasokonstriktion unter Allgemeinanästhesie 35,8±0,8° C und unter einer kombinierten Epidural/Allgemeinanästhesie nur 34,6±0,6° C. Der Grund für eine Beeinträchtigung der Thermoregulation wird von diesen Autoren darin gesehen, dass die Allgemeinanästhesie sowohl die zentral regulierte Vasokonstriktion hemmt als auch das Muskelzittern zur Thermogenese einschränkt. Da die Regionalanästhesie zusätzlich die Vasokonstriktion in den abhängigen Arealen verhindert, ist die Abkühlungsrate höher. Sie beträgt für die Allgemeinanästhesie 0,2±0,1° C*h^{-1} und für die kombinierte Epidural/Allgemeinanästhesie 0,8±0,2° C*h^{-1}[22]. In der Kombinationsanästhesie wird also die Vasokonstriktion zentral verschlechtert und peripher verhindert, so dass eine konstante Abkühlung einsetzt und sich kein Temperaturplateau ausbildet.

9.3.2
Alter und Körperkonstitution

Ältere Menschen kühlen intraoperativ offenbar wesentlich schneller aus als jüngere Menschen. Die Ursache dafür ist die Veränderung der Empfindlichkeit des Feedback-Mechanismus mit zunehmendem Alter. Es ist hinlänglich bekannt, dass ältere Patienten einen niedrigeren Schwellenwert haben, bei dem die periphere

Vasokonstriktion zur Verminderung der Wärmeabgabe getriggert wird. In Allgemeinanästhesie ist die Triggerschwelle für die Vasokonstriktion bei Patienten mit einem durchschnittlichen Alter von 70 Jahren um 1° C niedriger als bei 40jährigen Patienten. Da die Abkühlungsrate für junge und alte Patienten gleich ist, dauert es ungefähr 1,5 Stunden länger, bis der Körper älterer Menschen auf die Temperatursenkung reagiert und den Wärmeverlust durch Vasokonstriktion einschränkt. Da ältere Patienten andererseits ihren Metabolismus nicht in demselben Maße anregen können wie jüngere Patienten, erwärmen sie sich auch nicht so schnell aus eigener Kraft.

Diese Erkenntnis steht in Übereinstimmung mit den Ergebnissen einer nicht-randomisierten Studie, in der bei 97 Patienten neben der Anästhesieform (Allgemein- versus Regionalanästhesie) und der Raumtemperatur im Operationssaal auch das Alter der Patienten das Auftreten einer Hypothermie begünstigt[12].

Kurz et al.[27] wiesen nach, dass auch der Anteil des Körperfettes bzw. das Verhältnis zwischen dem Körpergewicht und der Hautoberfläche die Temperaturabnahme beeinflusst. In ihrer Studie bei 40 kolorektalen Resektionen war der Wärmeverlust umgekehrt proportional zum Anteil des Körperfettes und zum oben genannten Verhältnis. Mit zunehmendem Anteil an Körperfett nimmt demnach die Auskühlung ab, wobei sich aber nicht der Schwellenwert verändert, bei dem die Vasokonstriktion getriggert wird.

Aus diesem Grund sind gerade die älteren Patienten, die zumeist auch noch andere Risikofaktoren wie koronare Herzerkrankung, Hypertonie, Diabetes mellitus, o. ä. aufweisen, durch eine Hypothermie besonders gefährdet.

9.3.3
Umgebungstemperatur

In dem Moment, wo der Patient unbekleidet im Operationssaal liegt, setzt er sich ohne Schutz einer niedrigeren Temperatur aus, so dass es zwangsläufig zum Wärmeverlust kommt.

Morris und Wilkey[37] belegten an 17 Patienten unterschiedlichen Alters, dass die Körpertemperatur bei Operationen ohne Eröffnung der großen Körperhöhlen tatsächlich eine deutliche Abhängigkeit von der Temperatur im Operationssaal zeigt. Die Raumtemperaturen schwankten zwischen 17,5° C und 23,8° C. Wenn die Raumtemperatur mehr als 21° C betrug, konnten die Patienten ihre Körpertemperatur auf 36,0-37,5° C einstellen. War die Raumtemperatur niedriger als 21° C, so verminderte sich die Körpertemperatur kontinuierlich. Während Morris und Wilkey 21° C Raumtemperatur als kritischen Punkt für die Fähigkeit zur effektiven Thermoregulation ansahen, zeigt die genauere Betrachtung der Ergebnisse, dass ein solcher Schnittpunkt nicht eindeutig zu finden ist. Vielmehr bestand über dem gesamten Temperaturbereich eine lineare Beziehung zwischen der Raum- und der Körpertemperatur. In einer weiteren Studie an 45 Patienten bekräftigte Morris[34] aber seine Aussage, dass die Raumtemperatur einen signifikanten Einfluss ausübt und dass Raumtemperaturen unter 21° C eine Hyopthermie begünstigen, - unabhängig von der verwendeten Anästhesie, dem Alter oder der Art der Operation.

In zwei weiteren nicht-randomisierten Studien wurde ebenfalls nachgewiesen, dass die Patienten in Allgemeinanästhesie in kühleren Operationssälen (21° C) deutlich stärker auskühlen als bei einer Raumtemperatur von 24° C[12]. Es scheint also, dass die Temperatur im Operationssaal einen eigenständigen Einfluss auf die Körpertemperatur hat. Wie groß dieser Effekt ist und welche Raumtemperatur generell zu bevorzugen ist, hängt sowohl von der Art der Narkose (Allgemein- versus Regionalanästhesie) als auch von anderen Maßnahmen zur aktiven Wärmekonservierung ab.

9.3.4
Operationen

Ein chirurgischer Eingriff beeinflusst die Körpertemperatur in vielfältiger Weise. Bereits die Desinfektion des Operationsgebietes kann die Temperatur vermindern. Ausgedehnte Inzisionen oder die Exposition viszeraler Organe tragen ebenfalls zur Hypothermie bei.

In einer experimentellen klinischen Studie wurde evaluiert, ob die Verdunstung von Desinfektionslösungen an der Körperoberfläche, die zur Vorbereitung des Operationsgebietes angewendet werden, die Temperaturabnahme fördert[45]. Unangewärmte Desinfektionslösungen, die sich ähnlich wie Wasser verhalten, führen zu einem totalen Wärmeverlust von ungefähr 113 ± 50 kJ$*$m^{-2}, was beim Abwaschen eines 70 kg schweren Patienten einem Temperaturabfall von $0{,}4\pm0{,}2°$ C$*$m^2 abgewaschener Körperoberfläche entsprechen würde. Wird dagegen eine Lösung verwendet, die einen hohen Äthanolanteil aufweist, dann erhöht sich der totale Wärmeverlust auf ungefähr 172 ± 59 kJ$*$m^{-2} bzw. einem Temperaturabfall von $0{,}7\pm0{,}2°$ C$*$m^2 abgewaschener Körperoberfläche. Da die „typische" Größe der desinfizierten Körperoberfläche bei ausgedehnten Laparotomien eher 50 cm x 50 cm (d. h. 0,25 m^2) entsprechen dürfte, ist der gesamte Wärmeverlust durch die Desinfektion eher als gering (0,1 -0,2° C) einzustufen.

In welchem Ausmaß abdominelle Operationen die Körpertemperatur vermindern, ist nur durch wenige Daten belegt. In einer tierexperimentelle Studie an Kaninchen konnte Roe belegen[42], dass die ungeschützte Exposition des Darmes innerhalb von einer Stunde zu einem ausgeprägten Wärmeverlust von 3,5° C führt. Das Einpacken des Darmes in eine Plastikmembran verminderte den Wärmeverlust auf lediglich 2° C. Roe[42] schätzte den gesamten Wärmeverlust bei ungeschütztem Darm auf 16,8 kJ, während bei Verwendung eines Schutzbeutels nur 8,4 kJ verloren gingen. Der Autor vermutete, dass der gemessene Effekt auf den Wärmeverlust durch Verdunstung zurückzuführen ist. In gewisser Hinsicht widerspricht eine klinische Studie von Morris[35] den Vermutungen von Roe, weil Morris nachgewiesen hat, dass in erster Linie die Raumtemperatur einen signifikanten Einfluss auf die Körpertemperatur hat, unabhängig davon ob ein oberflächlicher Eingriff oder eine Eröffnung der Körperhöhle vorgenommen wurde.

Auch die Temperatur infundierter Lösungen verändert die Körpertemperatur. So benötigt der Organismus etwa 71 kJ Energie, um die Infusion von 1 l Flüssigkeit mit einer Temperatur von 20° C auf 37° C zu erwärmen. Da die spezifische Wärme des menschlichen Gewebes mit durchschnittlich 3,5 kJ*kg⁻¹*°C⁻¹ angegeben wird, enthält das Gewebe eines 70 kg schweren Patienten ungefähr 245 kJ*°C⁻¹. Würden 1 l einer 20° C kalten Lösung infundiert, so würden 71 kJ verloren gehen und sich die Körpertemperatur um ungefähr 0,28° C vermindern. Sollte in einer Notfallsituation dagegen 1 l kaltes Blut (4° C) dem Patienten transfundiert werden, so müsste der Körper ungefähr 125 kJ zur Erwärmung aufbringen[21], was zu einem Temperaturabfall von 0,51° C führen würde.

9.4
Laparoskopisch bedingte Hypothermie

Auch bei laparoskopischen Operationen vermindert sich zwangsläufig die Körpertemperatur, wenn keine adäquaten Gegenmaßnahmen ergriffen werden. Die Temperaturabnahme, die durch die Anästhesie bedingt ist, wird durch die laparoskopische Technik nicht tangiert. Allerdings ist zu berücksichtigen, dass die Operationszeiten länger sind, während der Wärmeverlust über die Inzisionen möglicherweise geringer sein könnte.

Von einigen Autoren wurde darauf hin gewiesen, dass auch die Insufflation von Gas zum Aufbau eines Pneumoperitoneums die Körpertemperatur vermindern könnte. Bereits Ott beschrieb in einer nicht-randomisierten Beobachtungsstudie, dass die Körperkerntemperatur bei Insufflation von 1-3 l*min⁻¹ ungewärmten Kohlendioxids um 0,3° C für jeweils 50 Liter Gas abnimmt[39]. Er führte diese Erscheinung darauf zurück, dass das kalte Gas (21° C) die Temperatur in der Bauchhöhle reduziert und dadurch der Körper abkühlt.

Üblicherweise wird in der laparoskopischen Chirurgie Kohlendioxid als Insufflationsgas verwendet, das in Druckflaschen geliefert wird, in denen ein Druck von mindestens 54 bar (5400 kPa) herrscht, weil Kohlendioxid bei diesem Druck bereits bei 15° C in den flüssigen Zustand übergeht und so besser gelagert und transportiert werden kann. Bei der Verwendung des Gases verlässt es die Druckflasche und wird im Insufflator auf einen Druck von 2 kPa bei Raumtemperatur expandiert. Je nachdem, ob der Insufflator das Gas erwärmt oder nicht, ändert sich die Temperatur des applizierten Gases.

In einer vergleichenden nicht-randomisierten Studie konnte Ott den Temperaturabfall durch das kühlere Gas dadurch ausgleichen, indem er erwärmtes Gas (35,0-35,5° C) insufflierte[38]. Leider ging Ott nicht auf die anderen relevanten Faktoren ein, die die gemessene Körpertemperatur beeinflussen. Er berücksichtigte bei seinen Berechnungen lediglich die Körpertemperatur und das insufflierte Volumen des Gases, ohne es genau zu quantifizieren. Insgesamt entstand so der Eindruck, als ob eine Anwärmung des insufflierten Gases sinnvoll wäre, um das Ausmaß der Hypothermie abzuschwächen.

In zwei Studien von Bessler et al.[3,4] und eigenen Versuchen[18] an Hausschweinen wurde der Einfluss der Gasinsufflation auf die Körpertemperatur experimentell untersucht. In der Studie von Bessler et al.[3] wurden die Tiere während des Versuches in eine wärmeisolierende Decke eingewickelt, um die Wärmeabgabe über die Haut zu reduzieren. Die Umgebungstemperatur betrug 24° C. Die Körpertemperatur wurde im Ösophagus gemessen. Die Insufflationsrate betrug 10 l*min^{-1} über einen Zeitraum von 3 Stunden. Der intraperitoneale Druck wurde bei 10 mm Hg konstant gehalten.

Im ersten Versuch untersuchten Bessler et al.[3] zunächst, ob die Insufflation von kaltem oder angewärmten Gas (25° C versus 30° C) bei niedriger relativer Luftfeuchtigkeit (2 %) einen Einfluss auf die Körpertemperatur hat. Nach drei Stunden konnten sie keinen wesentlichen Unterschied zwischen beiden Gruppen messen. Die Temperatur war in beiden Gruppen von 36,9° C auf 36,1° C gefallen. Offensichtlich war die Erwärmung des Gases von 25° C auf 30° C nicht ausreichend, um die Abkühlung zu vermeiden. Diese Temperaturabnahme von 0,8° C beruhte letztlich auf einer Insufflation von 1800 l Kohlendioxid. In der Kontrollgruppe ohne Gasinsufflation kam es dagegen während der drei Stunden zu einer Zunahme der Temperatur von 36,9° C auf 37,2° C.

Das experimentelle Ergebnis, dass die Anwärmung des trockenen Gases keine wesentliche Temperaturänderung bewirkt, führten diese Autoren darauf zurück, dass der Körper zur Erwärmung des Gases von 25° C auf 37° C lediglich 3,24 kJ*h^{-1} Energie verbraucht und bei einer Erwärmung von 30° C auf 37° C sogar nur 1,73 kJ*h^{-1}. Bei einem Grundumsatz von 270-310 kJ*h^{-1} würde dieser Energieverlust nicht ins Gewicht fallen. Nach Ansicht der Autoren sind es vielmehr die Energieverluste, die bei der Anfeuchtung des trockenen Gases in der Peritonealhöhle entstehen, die den Abfall der Körpertemperatur bedingen, denn für diese Anfeuchtung werden 64,8 kJ*h^{-1} benötigt.

In einem zweiten Versuch mit demselben Tiermodell wurde von derselben Arbeitsgruppe der Temperaturverlauf eines trockenen, kühlen Gases (24° C und 2 % relative Luftfeuchtigkeit) mit einem angewärmten, feuchten Gas (41° C und 98,3 % relative Luftfeuchtigkeit) miteinander verglichen[4]. Das exsufflierte Gas zeigte in beiden Gruppen eine relative Luftfeuchtigkeit von 88-89 % sowie eine Temperatur von 31,4° C in der Gruppe mit dem kühleren Gas und von 34,5° C in der Gruppe mit dem angewärmten Gas. Nach 3 Stunden und einer Insufflation von 1800 Litern Kohlendioxid ließ sich zwischen den Gruppen ein Unterschied von 1,2° C nachweisen, der von den Autoren ausschließlich auf den Wärmeverlust durch Verdunstung zurückgeführt wurde. Der Wärmeverlust durch die intraperitoneale Anwärmung des Gases ist zu vernachlässigen. Aus ihren Ergebnissen ziehen die Autoren den Schluss, dass lediglich angefeuchtete Luft den laparoskopisch bedingten Wärmeverlust vermindern wird. Eine Anwärmung des trockenen Gases allein ist nicht ausreichend.

Ähnliche Folgerungen wurden aus einer eigenen Studie an insgesamt 18 Tieren gezogen. Die Umgebungstemperatur betrug bei diesen Experimenten 21° C. Die Körpertemperatur wurde in der A. pulmonalis kontinuierlich gemessen. Die Insufflationsrate betrug 5, 15 oder 30 l*min^{-1} über einen Zeitraum von 1 Stunde. In der

Gruppe A betrug die insufflierte Gastemperatur 21° C und in der Gruppe B 28° C. Der intraperitoneale Druck wurde bei 6 mm Hg konstant gehalten. Nach einer Stunde ließ sich zwischen dem normalen und angewärmten Gas kein wesentlicher Unterschied in der Körperkerntemperatur nachweisen. Die Kerntemperatur fiel ungefähr um 0,7-1,3° C ab. Die Temperaturdifferenz war nicht vom hohen Gasfluss abhängig. Lediglich die intraperitoneale Temperatur nahm mit zunehmender Flussrate ab. Die relative Luftfeuchtigkeit in der Bauchhöhle unterschied sich ebenfalls nicht zwischen beiden Gruppen, sie fiel aber bei hohen Flussraten ab[18].

Die angeführten tierexperimentellen Studien belegen, dass die Erwärmung des Gases allein, ohne zusätzliche Anfeuchtung, keinen positiven Einfluss auf die Körpertemperatur hat. Lediglich die Erwärmung mit einer Anfeuchtung des Gases scheint der Auskühlung durch das Gas vorzubeugen.

In einer randomisierten kontrollierten Studie von Bäcklund at al.[2] wurde der Effekt des kühlen Gases (21° C) mit einem erwärmten Gas (37° C) bei 26 Patienten verglichen. Der intraperitoneale Druck wurde bei 11-15 mm Hg gehalten. Die Insufflationsmenge betrug in der Gruppe mit dem kühlen Gas 171±76 l und in der Gruppe mit dem erwärmten Gas 110±53 l. Die Temperatur war in der Gruppe mit dem kühlen Gas zu Beginn der Operation 35,5±0,4° C und am Ende der Operation 35,4±0,6° C, was einen Unterschied von 0,1±0,3° C entspricht. In der Gruppe mit dem erwärmten Gas betrug die Temperatur zu Beginn der Operation 35,6±0,3° C und am Ende 35,8±0,4° C, was einer Zunahme von 0,2° C entspricht. Obgleich die Autoren auf die Signifikanz der Ergebnisse hinweisen, erscheint die klinische Relevanz bei diesen geringen Temperaturunterschieden fraglich. Da die gesamte Insufflationsmenge aber nicht sehr groß war, ist mit einem ausgeprägten Effekt auch nicht zu rechnen gewesen.

Inwieweit die Unterkühlung durch das Gas eine klinische Relevanz bei relativ kurzen Eingriffen hat, lässt sich aus einer Studie ermessen, in der die laparoskopische und gaslose Cholezystektomie miteinander verglichen wurde. Zwischen beiden Gruppen wurde lediglich ein Temperaturunterschied von 0,2° C am Trommelfell nachgewiesen[23]. Auch Goldberg et al.[17] konnten in einer weiteren randomisierten Studie keinen Unterschied in der Ösophagustemperatur finden.

Huntington und LeMaster[20] bestimmten die Luftfeuchtigkeit des exsufflierten Gases bei vier Patienten und berechneten den potentiellen Wärmeverlust. Bei einem durchschnittlichen Gasfluss von 7 l*min^{-1} werden zur Erwärmung eines 10° C warmen Gases ungefähr 0,0138 J*l^{-1} und zur Befeuchtung eines trockenen Gases 0,113 J*l^{-1} benötigt. Dies würde bedeuten, dass mindestens 2100 l Gas auf 37° C erwärmt und auf 100 % relative Feuchtigkeit gesättigt werden müssten, um die Körpertemperatur um 1° C zu reduzieren. Der Einfluss des Insufflationsgases dürfte also eher als gering einzuschätzen sein.

In einer nicht-randomisierten Beobachtungsstudie an 40 Patienten nach konventioneller und laparoskopischer Cholezystektomie wurde die Ösophagus-, Rektum- und Hauttemperatur während des operativen Eingriffes gemessen[30]. Es wurde in beiden Gruppen ein Temperaturabfall von 0,8° C nachgewiesen.

9.5
Empfehlungen zur Vermeidung der Hypothermie

Da die Hypothermie einen nicht unerheblichen Einfluss auf den postoperativen Verlauf hat, sollten alle Maßnahmen ergriffen werden, um eine Hypothermie zu vermeiden. Aus den vorherigen Ausführungen lässt sich entnehmen, dass sich die intraoperative Abnahme der Körpertemperatur in drei Phasen einteilen lässt. In der ersten Phase vermindert sich die Kerntemperatur relativ schnell durch die Anästhesie-induzierte Vasodilatation, die zugleich mit einer Verminderung des Schwellenwertes für die Vasokonstriktion verbunden ist. Es kommt zu einer Umverteilung der Wärme vom Kern zur Peripherie mit einer Temperaturabnahme von ungefähr 1° C innerhalb von einer Stunde. Diese verteilungsbedingte Abnahme der Körpertemperatur ließe sich durch eine periphere Erwärmung des Körpers verhindern, die aber unbedingt vor Einleitung der Anästhesie appliziert werden müsste. Dadurch würde der Peripherie Wärme zugeführt und der Temperaturgradient zwischen Peripherie und Kern vermindert.

In der zweiten Phase wird der weitere Temperaturabfall zwar abgeschwächt, die Körpertemperatur nimmt aber weiterhin kontinuierlich ab, weil der Wärmeverlust die metabolische Wärmebildung überschreitet. Da die Wärme fast ausschließlich über die Haut verloren geht und der Wärmeverlust über den Respirationstrakt minimal ist, könnte die Temperaturabnahme durch eine ausreichende Bedeckung der Haut reduziert werden. Eine Abdeckung der Haut mit einer einzigen Schicht verringert bereits den Wärmeverlust um 30 %. Wichtiger als die Bedeckung mit mehreren Lagen ist aber, dass die Fläche der unbedeckten Haut auf ein Minimum reduziert bleibt. Am Besten ist eine aktive Erwärmung durch Warmluftsysteme, weil sie nicht nur einem weiteren Wärmeverlust vorbeugen, sondern dem Körper sogar noch Wärme zuführen. Diese Erwärmung sollte natürlich begonnen werden, bevor der Kern durch Vasokonstriktion von der Peripherie isoliert ist.

Die anderen Faktoren, die auch einen wichtigen Einfluss auf die Körpertemperatur ausüben, sind die Umgebungstemperatur im Operationssaal, die Temperatur von Infusionen und möglicherweise die Verdunstungskälte durch die chirurgische Wunde. Obgleich nicht bekannt ist, welches Ausmaß die chirurgische Intervention am Wärmeverlust tatsächlich hat, wird vermutet, dass er beträchtlich sein kann. Diese sehr vagen Vermutungen treffen sowohl für die konventionelle als auch für die laparoskopische Operation zu. Wenn eine hohe Menge an Insufflationsgas verwendet wird und keine aktive Wärmezufuhr zur Verfügung steht, dann sollte erwogen werden, das Gas anzuwärmen und anzufeuchten. Mit wärmezuführenden Maßnahmen lässt sich aber auch in dieser Phase verhindern, dass die Temperatur absinkt[44].

In der dritten Phase, ungefähr 3-4 Stunden nach Beginn der Anästhesie, hat sich die Körpertemperatur auf einem Plateau reguliert, wobei es ober- oder unterhalb des Schwellenwertes für die Vasokonstriktion liegen kann. Liegt eine Hypothermie mit Triggerung der Vasokonstriktion vor, so wird die metabolische Wärme im Körperkern eingeschlossen und eine weitere Temperaturabnahme verhindert. Die nur geringgradig eingeschränkte metabolische Wärmebildung reicht offensichtlich aus, um die Temperatur in dem relativ kleinen Kern zu konservieren. Besser ist es natürlich, die Vasokonstriktion zu vermeiden, um dem Körper auch weiterhin Wärme zuführen zu können.

In vielen Krankenhäusern werden intraoperativ Luftbefeuchter für das Atemgas und Wärmematten angewendet, um eine starke Unterkühlung zu vermeiden[49]. Diese Maßnahmen sind häufig nicht ausreichend und die Wärmematte ist nachweislich wenig effektiv[24,36]. Am wirksamsten lässt sich die Normothermie durch eine intraoperative Wärmekonservierung mit Hilfe von Warmluftsystemen erreichen[16,41].

9.6
Literatur

1.   Arancibia S, Rage F, Astier H, Tapia Arancibia L. (1996) Neuroendocrine and autonomous mechanisms underlying thermoregulation in cold environment. Neuroendocrinology 64:257-267.

2.   Bäcklund M, Kellokumpu I, Scheinin T, Von Schmitten K, Tikkanen I, Lindgren L. (1998) Effect of temperature of insufflated CO2 during and after prolonged laparoscopic surgery. Surg Endosc 12:1126-1130.

3.   Bessell JR, Karatassas A, Patterson JR, Jamieson GG, Maddern GJ. (1995) Hypothermia induced by laparoscopic insufflation. A randomized study in a pig model. Surg Endosc 9:791-796.

4.   Bessell JR, Maddern GJ. (1998) Influence of gas temperature during laparoscopic procedures. In: Rosenthal RJ, Friedman RL, Phillips EH, editors. The pathophysiology of pneumoperitoneum. Springer. Berlin: 18-27.

5.   Böhm B, Neudecker J, Zuckermann H, Mansmann U. (1998) Einfluss der thorakalen Epiduralanästhesie auf die intraoperative Körpertemperatur -Ergebnisse aus einer prospektiven randomisierten Studie. (Unveröffentlichte Studie)

6.   Bush HL, Hydo LJ, Fischer E, Fantini GA, Silane MF, Barie PS. (1995) Hypothermia during elective abdominal aortic aneurysm repair: The high price of avoidable morbidity. J Vasc Surg 21:392-402.

7.   Carli F, Emery PW, Freemantle CA. (1989) Effect of peroperative normothermia on postoperative protein metabolism in elderly patients undergoing hip arthroplasty. Br J Anaesth 63:276-282.

8.   Cheng C, Matsukawa T, Sessler DI, Ozaki M, Kurz A, Merrifield B, et al. (1995) Increasing mean skin temperature linearly reduces the core-temperature thresholds for vasoconstriction and shivering in humans. Anesthesiol 82:1160-1168.

9.   Ellis ER, Kleinsasser LJ, Speer RJ. (1957) Changes in coagulation occurring in dogs during hypothermia and cardiac surgery. Surgery 41:198-210.

10.   Forstot RM. (1995) The etiology and management of inadvertent periope-

rative hypothermia. J Clin Anesth 7:657-674.

11. Frank SM, Beattie C, Christopherson R, Norris EJ, Perler BA, Williams GM, et al. (1993) Unintentional hypothermia is associated with postoperative myocardial ischemia. The Perioperative Ischemia Randomized Anesthesia Trial Study Group. Anesthesiol 78:468-476.

12. Frank SM, Beattie C, Christopherson R, Norris EJ, Rock P, Parker S, et al. (1992) Epidural versus general anesthesia, ambient operating room temperature, and patient age as predictors of inadvertent hypothermia. Anesthesiol 77:252-257.

13. Frank SM, Fleisher LA, Breslow MJ, Higgins MS, Olson KF, Myers TP, et al. (1995) Postoperative ventricular tachycardia occurs more frequently in mildly hypothermic patients: a prospective randomized trial. Anesthesiol 83:A79

14. Frank SM, Fleisher LA, Olson KF, Gorman RB, Higgins MS, Breslow MJ, et al. (1995) Multivariate determinants of early postoperative oxygen consumption in elderly patients. Effects of shivering, body temperature, and gender. Anesthesiol 83:241-249.

15. Frank SM, Higgins MS, Breslow MJ, Fleisher LA, Gorman RB, Sitzmann JV, et al. (1995) The catecholamine, cortisol, and hemodynamic responses to mild perioperative hypothermia. Anesthesiol 82:83-93.

16. Giesbrecht GG, Ducharme MB, McGuire JP. (1994) Comparison of forced-air patient warming systems for perioperative use. Anesthesiol 80:671-679.

17. Goldberg JM, Maurer WG. (1997) A randomized comparison of gasless laparoscopy and CO2 pneumoperitoneum. Obstet Gynecol 90:416-420.

18. Gründel K, Böhm B, Junghans T, Schwenk W, Müller JM. (1999) Veränderungen der Körperkerntemperatur und des intraperitonealen Milieus während eines Pneumoperitoneums. Langenbecks Arch Chir Suppl. I 209-215

19. Hammel HT. (1988) Anesthetics and body temperature regulation. Anesthesiol 68:833-835.

20. Huntington TR, LeMaster CB. (1997) Laparoscopic hypothermia: heat loss from insufflation gas flow. Surg Laparosc Endosc 7:153-155.

21. Imrie MM, Hall GM. (1990) Body temperature and anaesthesia. Br J Anaesth 64:346-354.

22. Joris J, Ozaki M, Sessler DI, Hardy AF, Lamy M, McGuire J, et al. (1994) Epidural anesthesia impairs both central peripheral thermoregulartory control during general anesthesia. Anesthesiol 80:268-277.

23. Koivusalo AM, Kellokumpu I, Scheinin M, Tikkanen I, Halme L, Lindgren L. (1996) Randomized comparison of the neuroendocrine response to laparoscopic cholecystectomy using either conventional or abdominal wall lift techniques. Br J Surg 83:1532-1536.

24. Kurz A, Kurz M, Poeschl G, Faryniak B, Redl G, Hackl W. (1993) Forced-air warming maintains intraoperative normothermia better than circu-

lating-water mattresses. Anesth Analg 77:89-95.

25. Kurz A, Sessler DI, Christensen R, Dechert M. (1995) Heat balance and distribution during the core-temperature plateau in anesthetized humans. Anesthesiol 83:491-499.

26. Kurz A, Sessler DI, Lenhardt R. (1996) Periopcrative normothermia to reduce the incidence of surgical- wound infection and shorten hospitalization. Study of Wound Infection and Temperature Group. N Engl J Med 334:1209-1215.

27. Kurz A, Sessler DI, Narzt E, Lenhardt R, Lackner F. (1995) Morphometric influences on intraoperative core temperature changes. Anesth Analg 80:562-567.

28. Kurz A, Sessler DI, Schroeder M, Kurz M. (1993) Thermoregulatory response thresholds during spinal anesthesia. Anesth Analg 77:721-726.

29. Leslie K, Sessler DI. (1996) Reduction in the shivering threshold is proportional to spinal block height. Anesthesiol 84:1327-1331.

30. Makinen MT. (1997) Comparison of body temperature changes during laparoscopic and open cholecystectomy. Acta Anaesthesiol Scand 41:736-740.

31. Matsukawa T, Kurz A, Sessler DI, Bjorksten AR, Merrifield B, Cheng C. (1995) Propofol linearly reduces the vasoconstriction and shivering thresholds. Anesthesiol 82:1169-1180.

32. Matsukawa T, Sessler DI, Christensen R, Ozaki M, Schroeder M. (1995) Heat flow and distribution during epidural anesthesia. Anesthesiol 83:961-967.

33. Matsukawa T, Sessler DI, Sessler AM, Schroeder M, Ozaki M, Kurz A, et al. (1995) Heat flow and distribution during induction of general anesthesia. Anesthesiol 82:662-673.

34. Morris RH. (1971) Operating room temperature and the anesthetized, paralyzed patient. Arch Surg 102:95-97.

35. Morris RH. (1971) Influence of ambient temperature on patient temperature during intraabdominal surgery. Ann Surg 173:230-233.

36. Morris RH, Kumar A. (1972) The effect of warming blankets on maintenance of body temperature of the anesthetized, paralyzed adult patient. Anesthesiol 36:408-411.

37. Morris RH, Wilkey BR. (1970) The effects of ambient temperature on patient temperature during surgery not involving body cavities. Anesthesiol 32:102-107.

38. Ott DE. (1991) Correction of laparoscopic insufflation hypothermia. J Laparoendosc Surg 1:183-186.

39. Ott DE. (1991) Laparoscopic hypothermia. J Laparoendosc Surg 1:127-131.

40. Ozaki M, Kurz A, Sessler DI, Lenhardt R, Schroeder M, Moayeri A, et al. (1994) Thermoregulatory thresholds during epidural and spinal anesthesia. Anesthesiol 81:282-288.

41.   Rasmussen YH, Leikersfeldt G, Drenck N-E. (1998) Forced-air surface warming oesophageal heat exchanger in the prevention of peroperative hypothermia. Acta Anaesthesiol Scand 42:348-352.

42.   Roe CF. (1971) Effect of bowel exposure on body temperature during surgical operations. Am J Surg 122:13-15.

43.   Schmied H, Kurz A, Sessler DI, Kozek S, Reiter A. (1996) Mild hypothermia increases blood loss and transfusion requirements during total hip arthroplasty. Lancet 347:289-292.

44.   Seitzinger MR, Dudgeon LS. (1993) Decreasing the degree of hypothermia during prolonged laparoscopic procedures. J Reprod Med 38:511-513.

45.   Sessler DI, Sessler AM, Hudson S, Moayeri A. (1993) Heat loss during surgical skin preparation. Anesthesiol 78:1055-1064.

46.   Sheffield CW, Sessler DI, Hunt TK. (1994) Mild hypothermia during isoflurane anesthesia decreases resistance to E. coli dermal infection in guinea pigs. Acta Anaesthesiol Scand 38:201-205.

47.   Slotman GJ, Jed EH, Burchard KW. (1985) Adverse effects of hypothermia in postoperative patients. Am J Surg 149:495-501.

48.   Stoen R, Sessler DI. (1990) The thermoregulatory threshold is inversely proportional to isoflurane concentration. Anesthesiol 72:822-827.

49.   Tollofsrud SG, Gundersen Y, Andersen R. (1984) Peroperative hypothermia. Acta Anaesthesiol Scand 28:511-515.

50.   Valeri CR, Feingold H, Cassidy G, Ragno G, Khuri S, Altschule MD. (1987) Hypothermia-induced reversible platelet dysfunction. Ann Surg 205:175-181.

51.   Wenisch C, Narzt E, Sessler DI, Parschalk B, Lenhardt R, Kurz A, et al. (1996) Mild intraoperative hypothermia reduces production of reactive oxygen intermediates by polymorphonuclear leukocytes. Anesth Analg 82:810-816.

10 Die intravasale Fibrinolyse
W. Schwenk, B. Böhm

Der Aufbau eines Pneumoperitoneums führt zu charakteristischen hämodynamischen Veränderungen und geht mit einer ausgeprägten venösen Stase einher, so dass aufgrund der venösen Rückflussbehinderung (s. Kapitel 3) das Risiko thromboembolischer Komplikationen nach laparoskopischen Operationen erhöht sein könnte. Nach laparoskopische Cholezystektomie schwankte die Inzidenz dopplersonographisch nachweisbarer Thrombosen an den unteren Extremitäten sehr stark zwischen 1,6 % und 55 %[13,15]. Klinisch apparente Thrombosen oder Lungenembolien traten in größeren klinischen Studien allerdings nur selten auf[8,12]. Als Grund für diesen vermeintlichen Widerspruch, des theoretisch höheren Thromboserisiko einerseits und der niedrigen Inzidenz thromboembolischer Komplikationen andererseits, wird vermutet, dass die intravasale Fibrinolyseaktivität nach minimal-invasiven und konventionellen Eingriffen unterschiedlich sein könnte.

10.1
Physiologische Grundlagen der Fibrinolyse

Als Fibrinolyse bezeichnet man den Abbau von Fibrin zu Fibrinspaltprodukten durch Plasmin, die hauptsächlich im arteriellen und venösen Gefäßsystem, aber auch in der Peritonealhöhle stattfindet. Die Funktion der intravasalen Fibrinolyse ist die Vermeidung bzw. sofortige Auflösung von Fibrinablagerungen im Kreislaufsystem, so dass sie den Organismus vor unerwünschten arteriellen und venösen Thrombosen schützt.

Die intravasale Fibrinolyse steht mit der Koagulation in einem hochsensiblen und äußerst exakt regulierten Gleichgewicht. Das zentrale Enzym der Fibrinolyse ist Plasmin, ein zweikettiges Protein mit einem Molekulargewicht von 90.000 Da, das im Plasma normalerweise nicht nachweisbar ist. Plasmin, das Fibrin in seine Spaltprodukte teilt, entsteht aus Plasminogen durch irreversible Spaltung von Aminosäurebindungen. Plasminogen ist ein Glykoprotein mit einem Molekulargewicht von 92.000 Da, das in der Leber synthetisiert wird und in einer physiologischen Konzentration von 1,5-2,0 μmol*l^{-1} vorliegt, wobei die Hälfte des Plasminogens als Komplex an Histidinreiches Protein gebunden ist. Durch die irreversible Abspaltung von weiteren Aminosäuren entstehen zwei verschiedene Formen des Plasminogens, die nach ihrer terminalen Aminosäure als Lysin-Plasminogen (Lys-Plasminogen) und Glutamin-Plasminogen (Glu-Plasminogen) bezeichnet werden. Wenn Lys-Plasminogen sich an Fibrin gebunden hat, dann wird es sehr leicht zu

aktivem Plasmin konvertiert und setzt schnell die Fibrinolyse in Gang. Glu-Plasminogen bindet sich dagegen zwar schwächer als Lys-Plasminogen an Fibrin, aber
es verfügt über eine höhere Affinität zu Fibrinspaltprodukten, so dass es den ein-
mal begonnenen Prozess der Fibrinolyse rasch potenziert.

Bei der Spaltung von Fibrin durch aktiviertes Plasmin entstehen Bruchstücke
unterschiedlicher Größe, deren Konzentration im Plasma mit ELISA-Tests gemessen werden kann. Die einzelnen Schritte der Fibrinspaltung lassen sich einfacher
am Fibrinogenmonomer erläutern. Fibrinogen ist die nicht quer vernetzte und
nicht polymerisierte Form des Fibrins. Durch die Einwirkung von Plasmin werden
vom C-terminalen Ende der α-Ketten des Fibrinogens die Peptide A, B und C abgespalten (Abb. 10-1). Daraus resultiert das gerinnungsfähige Fragment X, ein
inhomogenes Gemisch an Spaltprodukten mit Molekulargewichten von 240.000-
300.000 Da. Im zweiten Schritt wird ein weiteres Peptid vom N-terminalen Ende
der β-Kette und 3 Peptidketten vom Fragment X abgespalten. Diese 3 Ketten werden als Fragment D bezeichnet. Der Rest des Fragments X wird Fragment Y genannt. Dieses Fragment Y ist homogen mit einem Molekulargewicht von
155.000 Da. Das Fragment Y wird weiter in die Fragmente D und E gespalten.

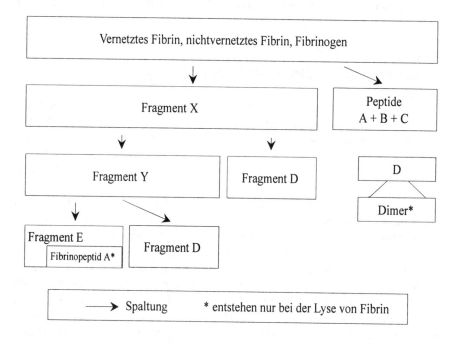

Abb. 10-1 Schematische Darstellung der Fibrinolyse und der entstehenden Fibrinspaltprodukte.
Aus 1 Mol Fibrinogen entstehen 1 Mol Peptide A+B+C, 2 Mol Fragmente D und 1 Mol Fragment
E. Nur bei der Lyse von vernetztem Fibrin werden auch D-Dimere und Fibrinopeptid A gebildet.

Das Fragment D ist heterogen mit einem Molekulargewicht von etwa 85.000 Da und kann weiter gespalten werden. Das Fragment E ist dagegen ein Dimer aus zwei dreikettigen Polypeptiden, die durch Disulfidbrücken miteinander verbunden sind. Das N-terminale Ende des Fragmentes E enthält außerdem das Fibrinopeptid A. Bei vollständiger Lyse von 1 Mol Fibrinogen erhält man somit 2 Mol Fragment D, 1 Mol Fragment E und die Peptide A, B und C.

Die Spaltung von nicht-vernetztem Fibrin folgt den gleichen Reaktionsschritten wie die Spaltung von Fibrinogen, allerdings enthält das Fragment E kein Fibrinopeptid A. Das vernetzte Fibrin ist aber durch die Quervernetzung der Polypeptidketten plasminresistenter als unvernetztes Fibrin. Die Fragmente X und Y sind nicht löslich und bleiben im Fibrinnetz gebunden. Erst die Fragmente D und E sind löslich. Endprodukte der Fibrinolyse von vernetztem Fibrin sind neben den Fragmenten D und E weitere Fragmente, die die Quervernetzungen tragen. Diese Fragmente wurden lange Zeit als typische Produkte der Fibrinspaltung angesehen. Sie sind inhomogen und werden D-Dimere genannt (z. B. γ-γ-Dimer oder D-Dimer-E-Komplex).

Die Fibrinolyse wird nicht direkt durch die Steuerung des Plasmins reguliert, sondern durch die Kontrolle der Plasminogenaktivierung. Der wichtigste physiologische Aktivator des Plasminogens ist der Gewebe-(tissue)-Plasminogen-Aktivator (t-PA). t-PA ist eine Serinprotease mit einem Molekulargewicht von 68.000 Da. Der wichtigste Produktionsort des t-PA sind Endothelzellen. t-PA wird aber auch von Mesothelzellen, megakaryozytären Zellen oder Monozyten gebildet. Die Endothelzellen der verschiedenen Körperregionen produzieren unterschiedlich viel t-PA. So setzen die Endothelien der oberen Extremität etwa viermal soviel t-PA frei wie die der unteren Extremitäten. Die biologische Halbwertszeit des t-PA im Plasma ist von der Leberfunktion abhängig und beläuft sich auf wenige Minuten. Die Konzentration von t-PA im Blut beträgt etwa 70 pmol*l^{-1}. t-PA existiert als einkettiges (single chain-t-PA bzw. sct-PA) und als zweikettiges (double chain-t-PA bzw. dct-PA) Molekül und kann gentechnologisch hergestellt werden. t-PA koppelt sich nur an Plasminogen, das bereits an Fibrin oder seine Spaltprodukte gebunden ist, und aktiviert Plasminogen, indem es die Konformität des Moleküles ändert.

Ein Plasminogenaktivator von eher nachgeordneter Bedeutung ist die Urokinase, eine Protease mit einem Molekulargewicht von 54.000 Da. Die Konzentration der Urokinase im Plasma beträgt etwa 150 pmol*l^{-1}. Urokinase liegt im Plasma als double chain Urokinase (dc-Urokinase) vor, die erst durch die Spaltung in single chain-Urokinase (sc-Urokinase) aktiviert wird. Im Gegensatz zu t-PA und Urokinase ist Streptokinase ein exogener Aktivator des Plasminogens, der physiologisch nicht im menschlichen Blutplasma vorkommt und aus Bakterien isoliert wird.

Der direkte physiologische Inhibitor des Plasmins ist das α_2-Antiplasmin, welches die fibrinolytische Wirkung von Plasmin sofort hemmt, indem es inaktive Plasmin-Antiplasmin-Komplexe (PAP) bildet. α_2-Antiplasmin ist ebenfalls ein Glykoprotein mit einem Molekulargewicht von etwa 65.000 Da, dessen Konzentration im Blut etwa 1 µmol*l^{-1} beträgt. α_2-Antiplasmin ist vor allem in Thrombozyten enthalten. Es wird aber auch in großem Umfang in der Leber synthetisiert. Da das α_2-Antiplasmin zusätzlich mit dem Faktor XIIa des Koagulationssystems reagiert, ist es auch an der Bildung und Stabilisierung von Fibrin beteiligt. Es wirkt somit fibrinolysehemmend und zugleich koagulationsfördernd. Ein angeborener kompletter Antiplasminmangel geht deshalb mit einer erhöhten Blutungsneigung einher.

Die Fibrinolyse wird nicht unmittelbar auf der Plasminebene gehemmt, sondern durch die Beeinflussung des t-PA. Da t-PA am Fibrin die Konversion von Plasminogen zu Plasmin bewirkt, beeinflusst die t-PA Aktivität (PAA) direkt die Fibrinolyse. t-PA wird durch den Plasminogen-Aktivator Inhibitor-1 (PAI-1), einem Glykoprotein mit einem Molekulargewicht von 50.000 Da gehemmt. PAI-1 gehört zu den Akute-Phase-Proteinen und wird bei Entzündungen, Traumata, Wundheilungen und malignen Erkrankungen vermehrt freigesetzt. Die physiologische Konzentration von PAI-1 im Blut beträgt 0,1 μmol*l^{-1}. PAI-1 ist ebenfalls in Thrombozyten enthalten. Weitere Synthese- und Speicherungsorte für PAI-1 sind Endothelzellen, glatte Gefäßmuskulatur, Hepatozyten und Mesothelzellen. Dabei bestehen offensichtlich zwei voneinander unabhängige PAI-1-Pools in den Endothelien und den Thrombozyten. PAI-1 ist im Plasma zu mehr als 50 % als unwirksamer Komplex an Plasmaproteine gebunden. Bei Messungen der PAI-1-Aktivität im Blut ist zu beachten, dass PAI-1 in vitro bei 37° Celsius in eine latente Form mit einer Halbwertszeit von etwa 2-3 Stunden übergehen kann, die mit den üblichen Tests nicht erfasst wird, so dass die Aktivität nicht richtig gemessen wird. Außer dem PAI-1, gibt es noch zwei weitere Formen. PAI-2 tritt vermehrt im Plasma von Schwangeren auf und gilt deshalb auch als Indikator für die Plazentafunktion. PAI-2 lässt sich auch in erheblichen Konzentrationen in der Peritonealhöhle nachweisen. PAI-3 wurde im Urin nachgewiesen und spielt unter physiologischen Bedingungen keine Rolle für die intravasale oder intraperitoneale Fibrinolyse.

Die Fibrinolyse wird also durch eine Wechselwirkung von t-PA und PAI-1 nach den jeweiligen Bedürfnissen des Organismus abgestimmt. Die klinische Bedeutung des PAI-1 offenbart sich bei PAI-1-Mangel in einer erhöhten Blutungsneigung und bei erhöhten PAI-1-Plasmaspiegeln in einem erhöhten Risiko, einen Myokardinfarkt oder eine Thrombose zu erleiden.

Heparin beeinflusst ebenfalls die Fibrinolyse. Es bindet sich sowohl an Plasminogen, t-PA und PAI-1 und hemmt somit sowohl t-PA als auch PAI-1. Unter geeigneten Bedingungen kann Heparin auch die t-PA-Aktivität erhöhen, wobei dieser Vorgang durch den Cofaktor Lipoprotein A gehemmt wird. Die Wirkung des Lipoprotein A ist aber davon abhängig, ob es im Plasma frei gelöst oder an Zelloberflächen gebunden ist. Das Histidinreiche Protein hemmt ebenfalls die Fibrinolyse, indem es die Bindung des Plasminogens an Fibrin verhindert. Antithrombin III kann als Proteasehemmer alle wesentlichen Proteasen des Gerinnungs- und Fibrinolysesystems hemmen, darunter auch Plasmin und t-PA.

Zellrezeptoren, die vor allem auf Thrombozyten und Endothelzellen lokalisiert sind, können auch Glu-Plasminogen binden, das dann durch t-PA rascher zu Plasmin aktiviert wird und sich deutlich langsamer mit α_2-Antiplasmin zu einem Komplex bindet. Wird ein zellständiger Plasmin-α_2-Antiplasmin-Komplex gebildet, so wird dieser von der Zelloberfläche abgespalten und im Plasma abgebaut. Es existieren zwei Typen von t-PA-Rezeptoren auf den Hepatozyten und Endothelzellen mit unterschiedlicher t-PA-Affinität, wobei Rezeptoren mit hoher Affinität zellgebundenes PAI-1 darstellen und t-PA inaktivieren. Die auf den Hepatozyten lokalisierten Rezeptoren binden dagegen wahrscheinlich t-PA/PAI-1-Kompexe und eliminieren sie.

Die Fibrinolyse wird durch die Interaktion von t-PA und PAI-1 kontrolliert. Bei gesunden Probanden liegt PAI-1 mit 400 pMol in 5fach höherer Konzentration als t-PA (80 pMol) vor. Erst wenn die PAI-1-Aktivität deutlich sinkt wird die t-PA-Aktivität beeinflusst. Veränderungen der freien und somit aktiven t-PA-Plasmakonzentration können deshalb nur die Folge der modifizierten PAI-1-Konzentration sein. Die PAI-1-Synthese und Sekretion reguliert so die t-PA-Aktivität.

Die positiven Feedback-Mechanismen der Fibrinolyse können stark vereinfacht folgendermaßen dargestellt werden (Abb. 10-2): Nach Adsorption von Glu-Plasminogen an t-PA und Fibrin wird Plasmin gebildet, wobei alle drei Faktoren vorhanden sein müssen, um den Prozess der Fibrinolyse in Gang zu setzen. Durch die Spaltung des Fibrins werden zusätzliche C-terminale Fibrinenden frei, so dass t-PA und Plasminogen sich noch besser binden können. Es entsteht einerseits dct-PA, das eine höhere Aktivität aufweist als sct-PA, und andererseits Lys-Plasminogen, das sich leichter an Fibrin bindet und deutlich aktiver ist als Glu-Plasminogen. Auf diese Weise wird die Fibrinolyse in ihrer Aktivität beschleunigt.

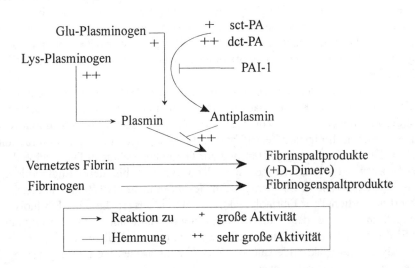

Abb. 10-2 Einfaches Modell zur Regulation der intravasalen Fibrinolyse. Der Plasminogen-Aktivator-Inhibitor (PAI) hemmt den tissue-Plasminogen-Aktivator (t-PA), Plasminogen zu Plasmin konvertieren. Durch Plasmin wird das Fibrin in seine Spaltprodukte zerlegt.

10.2
Analyse der Fibrinolyseaktivität

Die Fibrinolyseaktivität kann in Blut- oder Gewebeproben mit globalen Tests oder Faktorenanalysen gemessen werden. Während das Ziel der globalen Tests die orientierende Beurteilung der gesamten Fibrinolyseaktivität ist, werden bei der Faktorenanalyse die Aktivitäten und/oder Konzentrationen der erwähnten Parameter einzeln betrachtet. Da die Fibrinolyseaktivität bereits durch geringe Veränderungen der äußeren Umstände beträchtlich beeinflusst wird, kommt der standardisierten Entnahme der Proben eine besondere Bedeutung zu. Unter idealen Bedingungen sollten die Patienten bei der Entnahme von Blutproben mindestens 10-12 Stunden nüchtern sein. Sie sollten 20-30 min vor der Blutentnahme liegen und keinerlei psychischem Stress ausgesetzt werden. Die Vene sollte ohne Tourniquet direkt mit einer großlumigen Kanüle in ein gekühltes Röhrchen mit Natriumcitrat punktiert werden. Zur PAI-1-Bestimmung muss die Entnahme in spezielle Röhrchen vorgenommen werden, da sonst die in vitro Reaktion von t-PA und PAI-1 den PAI-1-Spiegel unkontrolliert verändert.

Neben der Entnahmetechnik können auch Rauchen, alkoholische Getränke, kohlenhydratreiche Mahlzeiten und die zirkadiane Rhythmik des Patienten die Ergebnisse der globalen Tests und der Faktorenanalyse unvorhersehbar beeinflussen. Eine Plasminogenaktivierung ist auch durch die medikamentöse Verabreichung von Streptokinase, Urokinase oder t-PA möglich, während Adrenalin, Nikotinsäure, Sulfonylharnstoffe, Biguanide und anabole Steroide die Freisetzung und Aktivierung von PAI-1 stimulieren können. Ein unsachgemäßer Transport der Proben kann die Untersuchungsergebnisse verfälschen. Diese müssen bei 4° C transportiert und weiterverarbeitet werden, da sich bei höheren Temperaturen die PAI-1-Aktivität erhöht und damit die Fibrinolyseaktivität in vitro abnimmt. Zur Lagerung von Proben sind Kühleinrichtungen von mindestens -30° bzw. -70° C erforderlich.

Im folgenden werden die Prinzipien der einzelnen Tests und ihrer potentiellen Fehlerquellen in aller Kürze erläutert. Der Euglobulin-Lyse-Test ist ein globaler Test der Fibrinolyseaktivität. Zunächst wird aus der Citratplasmaprobe durch Ansäuerung und nachfolgende Zentrifugation die präzipitierende Euglobulinfraktion isoliert. Diese wird dann gepuffert und zur Gerinnung gebracht. Die Euglobulin-Clot-Lysezeit (ELCT) ist der Zeitraum, der verstreicht, bis dieses Euglobulingerinnsel lysiert ist. Die ELCT beträgt beim Gesunden mehr als 150 min und ist umgekehrt proportional zur Fibrinolyseaktivität, d.h. je ausgeprägter die Fibrinolyseaktivität, umso kürzer dauert die Lyse des Euglobulinthrombus. Die Bestimmung der ELCT basiert auf einem artifiziellen System, das die Bedingungen der in vivo Fibrinolyse nicht exakt widerspiegelt. Zudem können niedrige Fibrinogenspiegel in der Probe den Test verfälschen.

Ein weiterer globaler Test der Fibrinolyse ist der Fibrinplattentest. Auch in diesem Test wird aus der Euglobulinfraktion der Blutprobe eine definierte Menge entnommen. Diese wird auf einer standardisierten plasminogenreichen Fibrinplatte aufgebracht. Nach einer Inkubationszeit von 18 Stunden bei 37° C wird das Ausmaß der Lyse ausgewertet. Der Fibrinplattentest gilt als einfacher, sensitiver und präziser Test zur Messung der Fibrinolyseaktivität. Die Nachteile dieses Tests sind einerseits die sehr lange Inkubationszeit und andererseits die Notwendigkeit, die Normwerte für jedes Labor neu zu bestimmen, da die Fibrinplatten in jedem Labor selbst hergestellt werden müssen.

Die globalen Tests werden dazu eingesetzt, die basale oder die stimulierte Fibrinolyse zu bestimmen. Um die stimulierte Fibrinolyse zu messen, hat es sich bewährt, die Extremität, an der später das Blut entnommen wird, über 15-20 min mit einem Staudruck zu komprimieren, der zwischen dem diastolischen und systolischen Blutdruck liegt. Bei dieser Technik steigt die t-PA-Aktivität im Plasma um das 10- bis 100fache an. Bei etwa 7 % aller Probanden lässt sich auf diese Weise die Fibrinolyse aber nicht stimulieren, weil wahrscheinlich das PAI-1 im Plasma in zu großem Überschuss vorliegt. Die Nachteile dieser Stimulationsmethode sind, dass die 15minütige Stauung als unangenehm empfunden wird und einige Erkrankungen wie z.B. Diabetes mellitus, Koronarsklerose, periphere arterielle Verschlusserkrankung, Rauchen, Adipositas, Hyperlipoproteinämie und Niereninsuffizienz die Stimulation abschwächen.

Die biologische Aktivität der einzelnen Faktoren des fibrinolytischen Systems werden mit einem Chromogentest und die Konzentration der Faktoren mittels ELISA- bzw. RIA-Tests bestimmt. Da diese Faktoren im Serum oftmals in inaktiver Form an Proteine gebunden werden oder in verschiedenen Konformitäten mit unterschiedlichen Aktivitäten vorliegen, entspricht die absolute Konzentration des jeweiligen Faktors nicht unbedingt seiner tatsächlichen biologischen Aktivität. Dieser wichtige Unterschied muss bei der Beurteilung und Analyse wissenschaftlicher Studien zur Fibrinolyse beachtet werden. Insbesondere bei der Bestimmung des PAI-1 treffen mehrere methodische Probleme aufeinander. PAI-1 existiert im Plasma als aktives PAI-1, kann in vitro jedoch in latentes PAI-1 übergehen, das keine Wirkung auf t-PA ausübt. Außerdem reagieren PAI-1 und t-PA in vivo und in vitro fortgesetzt miteinander und bilden inaktive t-PA/PAI-1-Komplexe, so dass angegeben werden müsste, ob ungebundener oder gebundener PAI-1 gemessen wurde. Schließlich können Thrombozyten erhebliche Mengen an PAI-1 freisetzen und die Angaben zur PAI-1-Aktivität und -Konzentration verfälschen.

10.3
Fibrinolyse bei abdominalchirurgischen Eingriffen

Die postoperativen Veränderungen der intravasalen Fibrinolyseaktivität nach abdominalchirurgischen Operationen wurden bereits vor mehr als 20 Jahren mit Hilfe globaler Fibrinolysetests wie der ELCT untersucht. Erst nachdem die biochemische Struktur der wesentlichen Enzyme und Co-Enzyme der Fibrinolyse bekannt war, konnten in den 80iger und 90iger Jahren die Konzentrationen und Aktivitäten einzelner Fibrinolysefaktoren gemessen werden.

Mellbring et al.[14] untersuchten in einer nicht-randomisierten Studie die Plasmaaktivität von t-PA, PAI-1 und die Konzentration von Plasmin-Antiplasminkomplexen nach elektiven konventionellen Cholezystektomien (n=30) und größeren abdominalchirurgischen Eingriffen (n=30). Sie stellten perioperativ eine erhöhte t-PA-Aktivität (PAA) in beiden Gruppen fest, während die PAI-1-Aktivität erst nach 3 Stunden zunahm und am 1. postoperativen Tag bereits wieder gesunken war. Ab dem 1. postoperativen Tag waren allerdings alle Aktivitäten wieder im Normbereich. Der Anstieg der PAA war nach der Cholezystektomie signifikant höher als bei den größeren abdominellen Eingriffen. Da die PAI-1-Aktivität bei den cholezystektomierten Patienten weniger stark anstieg und auch rascher wieder in den Normbereich abfiel als bei den größeren Operationen, zogen die Autoren den Schluss, dass der postoperativ geringere Aktivitätsgrad der Fibrinolyse (sog. „fibrinolytic shut-down") durch die höhere PAI-1-Aktivität bedingt ist. Da die Plasmin-Antiplasminkomplex-Konzentration erst ab dem 3. postoperativen Tag in beiden Gruppen anstieg, wurde in der frühen postoperativen Phase eine Aktivierung der Fibrinolyse ausgeschlossen.

Der Einfluss einer abdominellen Hysterektomie auf die Fibrinolyseaktivität wurde von Bredbacka et al.[3] an 20 prämenopausalen Patientinnen untersucht, indem sie die Plasminogen-, Antiplasmin-, Fibrinogen- und Fibrinopeptid-A-Konzentrationen im Plasma bestimmten. Am Operationstag wurde ein Anstieg des Fibrinogens und Fibrinopeptid A sowie ein passagerer Abfall des Plasminogens und Antiplasmins nachgewiesen, so dass die Autoren eine passagere postoperative Aktivierung des fibrinolytischen Systems annahmen. Da die gemessenen Veränderungen auch durch das postoperativ erhöhte Fibrinangebot erklärbar sind und Fibrinogen zudem als Akute-Phase-Protein nach Traumen vermehrt freigesetzt wird, kann aus dieser Studie das Ausmaß der postoperativen fibrinolytischen Aktivität nicht sicher beurteilt werden.

Die meisten aktuelleren Studien zur postoperativen Fibrinolyseaktivität evaluierten die Fibrinolyse bei gleichzeitiger intermittierender pneumatischer Kompression (IPC) der unteren Extremität zur Verbesserung des venösen Rückstromes (s. Kapitel 3). Allenby et al.[1] untersuchten die Fibrinolyse mit Hilfe der ELCT in einer randomisierten Studie bei Operationen mit benigner oder maligner Erkrankung, indem sie in einer Gruppe eine IPC anlegten und in der anderen Gruppe nicht. Die Art der Eingriffe wurde von den Autoren leider nicht näher spezifiziert. Sie stellten nach Operationen wegen maligner Erkrankungen eine stärkere Abnahme der Fibrinolyseaktivität fest als bei gutartigen Erkrankungen. Die IPC aktivierte lediglich in der Gruppe der gutartigen Erkrankungen die postoperative Fibrinolyse. Die Autoren vermuteten, dass die IPC nicht nur die intraoperative venöse Stase beseitigt, sondern auch die intravasale Fibrinolyse aktiviert. Tarnay et al.[17] unterstützten diese Ansicht durch eine Beobachtungsstudie an gesunden Probanden, denen während einer Unterschenkel-IPC entweder Blut aus der Anticubitalvene oder Femoralvene entnommen wurde. In einer Gruppe (n=20) verkürzte sich die ELCT um 22 % im Femoralvenenblut und in einer zweiten Gruppe (n=57) um 6 % im Antikubitalvenenblut, so dass die Autoren folgerten, dass die IPC sowohl die lokale als auch systemische Fibrinolyseaktivität modifiziert.

In einer randomisierten Studie belegten Knight und Dawson[11], dass die IPC die systemische Fibrinolyse aktiviert. In dieser Studie wurden 121 Patienten, die wegen benigner Erkrankungen laparotomiert wurden, in eine Gruppe mit und ohne IPC-Therapie eingeteilt. Die IPC wurde intraoperativ und postoperativ für die ersten 24 Stunden an beiden Armen vom Handgelenk bis zur Schulter angelegt. Postoperativ wurde die ELCT und das Fibrinogen im Plasma gemessen und durch I^{125}-Fibrinogenszintigraphien überprüft, ob venöse Thromben an den unteren Extremitäten nachweisbar waren. Am 1. und 2. postoperativen Tag war die fibrinolytische Aktivität in der Kontrollgruppe (-IPC) niedriger als in der IPC-Gruppe. Die postoperativen Fibrinogenspiegel unterschieden sich zwischen beiden Gruppen nicht. Die Thromboseinzidenz war mit 31,6 % in der -IPC-Gruppe gegenüber den IPC-Patienten mit 16,6 % deutlich erhöht. Knight und Dawson folgerten aus ihrer Studie, dass die Freisetzung fibrinolytischer Substanzen für die thromboseprophylaktische Wirkung der IPC verantwortlich ist.

In einer nicht-randomisierten Studie untersuchten Inada et al.[9] am 1., 2. und 5. postoperativen Tag nach abdominalchirurgischen Eingriffen die Fibrinolyseaktivität durch Messung der ELCT. Die Studienpopulation umfasste drei Gruppen: Patienten mit benignen Leiden (n=16), Patienten mit malignen Leiden (n=26) und Patienten mit malignen Leiden und zusätzlicher sequentieller intermittierender Kompression (SIPC; n=29). Die Fibrinolyseaktivität nahm in allen 3 Gruppen am 1., 2. und 5. Tag deutlich ab, sie war außerdem in der Gruppe 2 deutlich schwächer als in Gruppe 1 und in Gruppe 3. Diese Studie wies ebenfalls darauf hin, dass nach malignen Erkrankungen eine stärkere Fibrinolysehemmung auftritt und das die SIPC die postoperative Fibrinolyseaktivität steigert. Insgesamt erweckten alle Studien den Eindruck, dass die IPC bzw. SIPC nicht nur den venösen Rückstrom verbessern (s. Kapitel 3), sondern auch die postoperative Fibrinolyse aktivieren.

In neueren Studien über die Wirkung der IPC auf die Fibrinolyseaktivität wurden auch die einzelnen Fibrinolysefaktoren untersucht. Conchonnet et al.[5] wiesen bei 21 Probanden nach, das eine 24 Stunden andauernde kontinuierliche elastische Kompression der unteren Extremitäten keine wesentlichen Veränderungen der ELCT, t-PA-Antigenkonzentration, PAI-1-Antigenkonzentration und PAI-1-Aktivität verursachen. Jacobs et al.[10] fanden bei 4 gesunden, 20-40 Jahre alten und nicht rauchenden Probanden, dass die ELCT, PAI-1-Antigenkonzentration, Fibrin- und Fibrinogenspaltprodukte während der SIPC abnahmen. Die Autoren folgerten, dass die PAI-1-Konzentation durch die SIPC reduziert wird und so bei gleichbleibender t-PA-Konzentration die PAA ansteigt und die Fibrinolyse vermehrt aktiviert wird. Comerota et al.[4] analysierten an 6 postthrombotischen und 6 gesunden Probanden die Auswirkungen von 5 verschiedenen IPC- und SIPC-Geräten, indem sie einerseits die t-PA-Konzentration, PAA, PAI-1-Konzentration bzw. PAI-1-Aktivität bestimmten und andererseits die globale Fibrinolyse mit dem Fibrinplattentest überprüften. In beiden Patientengruppen nahm unabhängig von der Art der Kompressionsgeräte die fibrinolytische Aktivität während der Kompressionstherapie zu. Die t-PA-Konzentration, PAI-1-Konzentration und PAI-1-Aktivität fielen in beiden Gruppen ab, während die PAA bei den gesunden Probanden leicht anstieg und bei postthrombotischen Patienten unverändert blieb. Diese Ergebnisse bestätigen die von Jacobs et al.[10] aufgestellte Hypothese, dass die Steigerung der Fibrinolyseaktivität nicht, wie zunächst vermutet wurde, auf einer erhöhten t-PA-Konzentration beruht, sondern vielmehr durch einen Abfall der PAI-1-Konzentration bedingt ist, die dann zu einem relativen Anstieg der PAA führt.

In einer kontrollierten Studie der eigenen Klinik wurde die perioperative Fibrinolyseaktivität nach laparoskopischer Cholezystektomie mit (n=14) und ohne intraoperative SIPC (n=13) untersucht. Zu diesem Zweck wurden präoperativ, nach der Hautnaht sowie am 1. und 3. postoperativen Tag die PAA, die PAI-1-Aktivität, die Plasmin-Antiplasmin-Komplex-, Fibrinspaltprodukt- und D-Dimer-Konzentrationen im peripheren Venenblut gemessen. Präoperativ waren die Aktivitäten und Konzentrationen in beiden Gruppen vergleichbar, die Variabilität der Daten war jedoch wie bei den anderen Untersuchern hoch. Bei der Analyse des postoperativen Konzentrationsverlaufes in beiden Gruppen konnte weder zum Zeitpunkt der Hautnaht, noch für die gesamte Fläche unter der Verlaufskurve (AUC) ein großer und somit klinisch bedeutsamer Unterschied zwischen beiden Gruppen festgestellt werden. Die AUC der PAA war in der +IPC-Gruppe mit 901 ± 411 $U*l^{-1}*h^{-1}$ höher als in der-IPC-Gruppe mit 645 ± 253 $U*l^{-1}*h^{-1}$, dieser Unterschied erreichte bei der Fallzahl jedoch nicht das Signifikanzniveau. Die AUC der PAI-1-Aktivität wurde bei den IPC-Patienten mit 406 ± 267 $U*l^{-1}*h^{-1}$ und in der anderen Gruppe mit 473 ± 229 $U*l^{-1}*h^{-1}$ berechnet.

Insgesamt scheint die Fibrinolyse durch abdominalchirurgische Eingriffe vorübergehend gehemmt zu werden, weil vermehrt PAI freigesetzt wird und sich damit die PAA vermindert. Dieser „fibrinolytic shutdown" ist bei Patienten mit malignen Erkrankungen offensichtlich stärker ausgeprägt als bei gutartigen Erkrankungen. Die IPC-Therapie reduziert die PAI-1-Aktivität im Blut, so dass die Aktivität der Fibrinolyse zumindestens vorübergehend gesteigert wird. Eine postoperativ kontinuierlich durchgeführte IPC-Therapie könnte so die Hemmung der Fibrinolyseaktivität vermeiden. Das der nachgewiesene thromboembolieprophylaktische Effekt der IPC vorwiegend auf diese vorübergehende Fibrinolysestimulation zurückgeführt werden kann, muss jedoch bezweifelt werden. Eine länger anhaltende Zunahme der Fibrinolyseaktivität durch die ausschließlich intraoperative Anwendung der SIPC konnte bislang nicht nachgewiesen werden.

10.4
Fibrinolyseaktivität in der laparoskopischen Chirurgie

Der Einfluss der laparoskopischen Operationstechnik auf die intravasale Fibrinolyseaktivität wurde zwar von zahlreichen Arbeitsgruppen untersucht, aber es liegen nur wenige kontrollierte Studien vor. Schander et al.[16] verglichen in einer nicht-kontrollierten Studie die postoperativen Fibrinogenspiegel bei Patientinnen, die sich entweder einer laparoskopischen Tubenligatur oder einer konventionellen Hysterektomie unterzogen. Am 1., 2. und 3. postoperativen Tag war der Fibrinogenspiegel bei den hysterektomierten Patienten deutlich höher. Gleichzeitig war der ATIII-Spiegel am Ende des Eingriffs, 6 Stunden nach der Operation und am 1. postoperativen Tag in der konventionellen Gruppe niedriger. Die Autoren behaupteten zwar, dass das Risiko einer thromboembolischen Komplikation nach laparoskopischen Eingriffen aufgrund des verminderten Fibrinogenspiegels nicht erhöht sei, aber diese Aussage kann durchaus bezweifelt werden, weil sie ausgedehnte konventionelle Eingriffe (Hysterektomie) mit kleinen laparoskopischen Eingriffen (Tubenligatur) verglichen.

Dexter et al.[7] untersuchten die Fibrinolyseaktivität in einer nicht-randomisierten Studie bei konventioneller (n=12) und laparoskopischer (n=14) Cholezystektomie, indem sie die t-PA- und PAI-1-Aktivität, ELCT und D-Dimer-Konzentration bestimmten. Auffällig war in dieser Studie, wie auch in allen anderen Studien, die hohe präoperative Schwankungsbreite des t-PA- und PAI-1-Antigens und der PAI-1-Aktivität. Die Fibrinolyseaktivität war in beiden Gruppen bereits intraoperativ erhöht. Sie nahm nach laparoskopischer Cholezystektomie jedoch rascher ab, und 6 Stunden nach der Operation fand sich ein signifikanter Unterschied zwischen beiden Gruppen. Sowohl der PAI-1-Antigenspiegel als auch die PAI-1-Aktivität waren 6 Stunden nach der konventionellen Cholezystektomie wesentlich höher als nach laparoskopischen Operationen. Allerdings war die D-Dimerkonzentration in beiden Gruppen nicht unterschiedlich, so dass keine wesentlichen Unterschiede im Ausmaß des Abbaues von vernetztem Fibrin bestanden.

In einer weiteren nicht-randomisierten Studie untersuchten Dabrowiecki et al.[6] bei konventioneller (n=17) und laparoskopischer (n=24) Cholezystektomie die Thrombozytenzahl, Fibrinogenkonzentration, t-PA-Antigenkonzentration, Plasmin-Antiplasmin-Konzentration und PAI-1-Aktivität. Es wurde intraoperativ und am 1. postoperativen Tag ein Abfall der Thrombozytenzahl dokumentiert. Die Fibrinogenplasmakonzentration stieg am 1. und 3. postoperativen Tag an, während das t-PA-Antigen (durch einen Anstieg) und die PAI-1-Aktivität (durch einen Abfall) vor allem intraoperativ auf die chirurgische Intervention reagierten. Weder intra- noch postoperativ ließen sich Unterschiede dieser Parameter zwischen der laparoskopischen oder der konventionellen Gruppe nachweisen. Allerdings war der PAI-1-Abfall in der laparoskopischen Gruppe etwas weniger stark ausgeprägt und das Plasmin-Antiplasmin stieg postoperativ in der konventionellen Gruppe stärker an als in der laparoskopischen Gruppe. Die Autoren zogen trotz der hohen Schwankungsbreite der Daten den Schluss, dass die venöse Stase bei laparoskopischen Cholezystektomien weder zu lokalen noch zu systemischen Alterationen der Fibrinolyse führt.

Van der Velpen et al.[18] untersuchten ebenfalls in einer nicht-randomisierten Studie die Veränderungen der Fibrinolyse nach laparoskopischer (n=14) und konventioneller (n=10) Cholezystektomie. Die perioperativen Konzentrationen von Fibrinogen und PAI-1-Antigen waren zwischen beiden Gruppen nicht verschieden. Die t-PA-Antigenkonzentration schien zwar in der konventionellen Gruppe etwas höher zu sein als nach laparoskopischen Operationen, allerdings zeigten diese Werte bei den konventionellen Patienten wiederum eine große Variabilität, so dass das Signifikanzniveau beim Vergleich beider Gruppen nicht erreicht wurde. Ähnlich wie Dabrowiecki et al.[6] folgerten auch Vander Velpen et al.[18], dass ein Trend zur höheren fibrinolytischen Aktivität nach konventionellen Operationen besteht.

Es liegen bislang keine Daten aus kontrollierten Studien vor, die belegen, dass laparoskopische oder konventionelle Operationstechniken einen unterschiedlichen Einfluss auf die Aktivität der intravasalen Fibrinolyse haben. Die trotz der eindeutig nachgewiesenen venösen Stase während eines Pneumoperitoneums relativ niedrige Inzidenz thromboembolischer Komplikationen nach laparoskopischen Eingriffen[2,8,12] scheint daher nicht auf einer unterschiedlichen Beeinflussung der Fibrinolyse zu beruhen. Eine kontinuierliche IPC-Therapie könnte die postoperative Reduktion der Fibrinolyseaktivität evtl. verhindern oder zumindest ihren Schwergrad reduzieren. Der nachgewiesene thromboseprophylaktische Effekt der IPC[19] scheint jedoch eher auf den hämodynamischen als auf den fibrinolytischen Auswirkungen der IPC zu beruhen.

10.5
Literatur

1. Allenby F, Boardman L, Pflug JJ, Calnan JS. (1973) Effects of external pneumatic intermittent compression on fibrinolysis in man. Lancet 2:1412-1414.

2. Baca I, Schneider B, Kohler T, Misselwitz F, Zehle A, Muhe F. (1997) Thromboembolieprophylaxe bei minimal-ivasiven Eingriffen und kurzstationärer Behandlung. Ergebnisse einer multizentrischen, prospektiven, randomisierten kontrollierten Studie mit einem niedermolekularen Heparin. Chirurg 68:1275-1280.

3. Bredbacka S, Blomback M, Hagnevik K, Irestedt L, Raabe N. (1986) Per- and postoperative changes in coagulation and fibrinolytic variables during abdominal hysterectomy under epidural or general anaesthesia. Acta Anaesthesiol Scand 30:204-210.

4. Comerota AJ, Chouhan V, Harada RN, Sun L, Hosking J, Veermansunemi R, et al. (1997) The fibrinolytic effects of intermittent pneumatic compression: mechanism of enhanced fibrinolysis. Ann Surg 226:306-313.

5. Conchonnet P, Mismetti P, Reynaud J, Laporte Simitsidis S, Tardy Poncet B, Boissier C, et al. (1994) Fibrinolysis and elastic compression: no fibrinolytic effect of elastic compression in healthy volunteers. Blood Coagul Fibrinolysis 5:949-953.

6. Dabrowiecki S, Rosc D, Jurkowski P. (1997) The influence of laparoscopic cholecystectomy on perioperative blood clotting and fibrinolysis. Blood Coagul Fibrinolysis 8:1-5.

7. Dexter SP, Griffith JP, Grant PJ, McMahon MJ. (1996) Activation of coagulation and fibrinolysis in open and laparoscopic cholecystectomy. Surg Endosc 10:1069-1074.

8. Deziel DJ, Millikan KW, Economou SG, Doolas A, Ko ST, Airan MC. (1993) Complications of laparoscopic cholecystectomy: a national survey of 4,292 hospitals and an analysis of 77,604 cases. Am J Surg 165:9-14.

9. Inada K, Koike S, Shirai N, Matsumoto K, Hirose M. (1988) Effects of intermittent pneumatic leg compression for prevention of postoperative deep venous thrombosis with special reference to fibrinolytic activity. Am J Surg 155:602-605.

10. Jacobs DG, Piotrowski JJ, Hoppensteadt DA, Salvator AE, Fareed J. (1996) Hemodynamic and fibrinolytic consequences of intermittent pneumatic compression: preliminary results. J Trauma 40:710-716.

11. Knight MT, Dawson R. (1976) Effect of intermittent compression of the arms on deep venous thrombosis in the legs. Lancet 2:1265-1268.

12. Köckerling F, Schneider C, Reymond MA, Scheidbach A, Konradt J, Bährlener J, et al. (1998) Early results of a prospectiv multicenter study on 500 consecutive cases of laparoscopic colorectal surgery. Surg Endosc 12:37-41.

13. Lord RVN, Ling JJ, Hugh TB, Coleman MJ, Doust BD, Nivison-Smith I. (1998) Incidence of deep vein thrombosis after laparoscopic versus minilaparotomy cholecystectomy. Arch Surg 133:967-973.

14. Mellbring G, Dahlgren S, Wiman B. (1985) Plasma fibrinolytic activity in patients undergoing major abdominal surgery. Acta Chir Scand 151:109-114.

15. Patel MI, Hardman DTA, Nicholls D, Fisher CM, Appleberg M. (1996) The incidence of deep venous thrombosis after laparoscopic cholecystectomy. MJA 164:652-656.

16. Schander K, Koenig UD, Rehm A. (1979) Untersuchungen zum Verhalten der Blutgerinnung und Fibrinolyse bei der laparoskopischen Tubensterilisation. Arch Gynecol 228:627-629.

17. Tarnay TJ, Rohr PR, Davidson AG, Stevenson MM, Byars EF, Hopkins GR. (1980) Pneumatic calf compression, fibrinolysis, and the prevention of deep venous thrombosis. Surgery 88:489-496.

18. van der Velpen G, Penninckx F, Kerremans R, van Damme J, Arnout J. (1994) Interleukin-6 and coagulation-fibrinolysis fluctuations after laparooscopic and conventional cholecystectomy. Surg Endosc 8:1216-1220.

19. Vanek VW. (1998) Meta- analysis of effectiveness of intermittent pneumatic compression devices with a comparison of tigh-high to knee-high sleeves. Am Surg 64:1050-1058.

11 Der Stoffwechsel
B. Böhm, S. Grebe

Die metabolische Reaktion auf den operativen Stress nach laparoskopischen und nach konventionellen Eingriffen wurde in mehreren Studien verglichen. Noch immer wird kontrovers diskutiert, inwieweit sich beiden Techniken in ihrer Stoffwechselreaktion unterscheiden. Obgleich es unwahrscheinlich ist, dass sich die allgemeine metabolische Reaktion des Organismus auf laparoskopische Operationen von der auf konventionelle Operationsverfahren qualitativ unterscheidet, würde man doch erwarten, dass sich das Ausmaß der metabolischen Veränderungen quantitativ vermindert, denn laparoskopisch operierte Patienten scheinen sich deutlich schneller zu erholen.

11.1
Metabolische Reaktionen nach einer abdominellen Operation

Der Stoffwechsel des Organismus ist prinzipiell darauf ausgerichtet, den Körper ausreichend mit Substanzen und Energie zu versorgen, um die Funktionen der einzelnen Organe aufrechtzuerhalten und somit die Existenz des Organismus zu sichern. Dazu müssen ausreichend Sauerstoff, Aufbaustoffe und Energieträger bereitgestellt und die Stoffwechselprodukte metabolisiert oder ausgeschieden werden. Da der Organismus unter physiologischen Bedingungen über genügend Sauerstoff und Nährstoffe für die oxidative Phosphorylierung verfügt, nimmt das Gewebe die notwendigen Substanzen lediglich nach dem jeweiligen Bedarf auf. Der gesunde Organismus befindet sich in einer Homöostase, einem physiologischen Gleichgewicht, so dass die einzelnen Bestandteile des Organismus in einem energieverbrauchenden kontinuierlichen Austauschprozess mit der Umwelt sukzessive erneuert werden.

Wird diese Homöostase durch eine Verletzung oder Operation gestört, so versucht der Organismus, durch effektive Gegenmaßnahmen die Homöostase wiederherzustellen. Dazu induziert er zunächst eine ausgeprägte neuroendokrine Stressreaktion, um die akute Gefahr abzuwenden. Danach wird eine Katabolie und ein gesteigerter Stoffwechsel zur Beseitigung der Schäden ausgelöst. Der Organismus reagiert sowohl am Ort der Gewebeverletzung als auch systemisch auf das operative Trauma, indem einerseits humorale Faktoren wie Prostaglandine, Kinine, Zytokine (s. Kapitel 12) usw. freigesetzt und andererseits afferente Nervenbahnen stimuliert werden.

Zusätzlich zur lokalen Reaktion auf die Verletzung wird bereits intraoperativ eine neuroendokrine Stressreaktion ausgelöst, indem über vegetative Regulationsmechanismen Hormone im Hypothalamus (CRH, TRH), in der Hypophyse (TSH, ACTH), Schilddrüse und Nebenniere freigesetzt werden und zugleich der Sympathikotonus erhöht wird. Die Katecholamine Noradrenalin, Adrenalin und auch Dopamin werden als erste freigesetzt, um den exogenen Stress zu bewältigen. Da die Halbwertszeiten der Katecholamine im Plasma relativ kurz sind, lässt sich an der Höhe und Kinetik ihrer Konzentration das Ausmaß und die Dauer der Belastung gut ablesen. Die Plasmaspiegel sinken nach einer mittelgroßen Operation (z.B. Cholezystektomie) meistens innerhalb von 24 Stunden auf die ursprünglichen Werte (Abb. 11-1). Die Noradrenalin-Konzentration im Blut ist dabei am ehesten als Ausdruck für die Aktivität des Sympathikus und die Adrenalin-Konzentration als Ausdruck der Nebennierenstimulation anzusehen. Die Katecholamine verändern den Metabolismus, indem sie die hepatische Glykogenolyse aktivieren, die Freisetzung glukoplastischer Aminosäuren fördern, die Lipolyse und die Freisetzung von ACTH stimulieren und die Sekretion von Insulin hemmen.

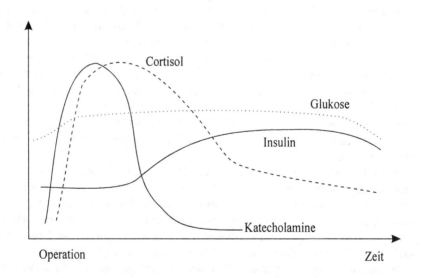

Abb. 11-1 Schematischer Verlauf der Plasmaspiegel von Katecholaminen, Cortisol, Insulin und Glukose bei komplikationslosem Verlauf eines großen abdominellen Eingriffes

Gleichzeitig mit der Aktivierung des Sympathikus wird auch die Hypothalamus-Hypophysen-Nebennieren-Achse stimuliert, wobei das Ausmaß der ACTH-Bildung nicht allein von der Stimulation durch das CRH abhängt, sondern durch die gleichzeitige Zunahme einiger Zytokine (Il-1, Il-6 oder TNF-α) noch verstärkt wird. Das Cortisol steigt nach einigen Stunden an, erreicht seinen höchsten Wert ungefähr nach 12 Stunden und fällt innerhalb von wenigen Tagen wieder ab. Die Glukokortikoide stimulieren die Lipolyse, hemmen die Proteinsynthese, setzen vermehrt Aminosäuren aus der Muskulatur frei und fördern die Glukoneogenese in Leber und Niere. Sie hemmen wie das Adrenalin die Insulinsekretion und setzen gleichzeitig die Insulinempfindlichkeit im peripheren Gewebe herab. Eine feste Beziehung zwischen der Höhe der Cortisolausschüttung und ihrer metabolischen Wirkung auf den Glukose- und Proteinstoffwechsel scheint aber nicht zu bestehen.

Eine ähnlich katabole Wirkung entfaltet das Glukagon, das von den α-Zellen des Pankreas nach der Operation ausgeschüttet wird. Dieses Hormon stimuliert besonders die Glukoneogenese und Glykogenolyse in den Hepatozyten und fördert ebenfalls die Lipolyse und die Proteolyse im peripheren Gewebe. Letztlich führen alle freigesetzten Hormone zu einem gesteigerten Proteinabbau mit negativer Stickstoffbilanz und vermehrter Harnstoffbildung.

Die neuroendokrine Stressreaktion (Katecholamine, Cortisol, Glukagon) erhöhte also letztlich den metabolischen Umsatz mit konsekutiver Hyperglykämie, Hyperinsulinämie, Insulinresistenz und negativer Stickstoffbilanz. Die Hyperglykämie ist dabei einerseits das Resultat einer gesteigerten Glykogenolyse und andererseits einer zunehmenden Glukosebildung und einer peripheren Glukoseverwertungsstörung. Normalerweise wird die Glukoneogenese zwar durch eine Hyperglykämie gehemmt, aber postoperativ wird die hepatische Glukoneogenese noch zusätzlich stimuliert, weil der Leber durch die Gewebeverletzung und -destruktion große Mengen an Laktat aus schlecht durchblutetem Gewebe, Glycerol aus dem Fettgewebe und Alanin aus dem Proteinabbau angeboten werden.

Die Freisetzung anabol wirkender Hormone wie Insulin und Wachstumshormon werden postoperativ ebenfalls beeinflusst. Insulin wird postoperativ zunächst vermindert freigesetzt und in seiner Wirkung zusätzlich durch die periphere Insulinresistenz beeinträchtigt, so dass der Blutglukosespiegel deutlich steigt. Im späteren Stadium wird Insulin vermehrt sezerniert, ohne allerdings seine anabolen Fähigkeiten voll entfalten zu können. Da die endogene Glukoseproduktion durch Insulin nicht gehemmt wird, findet sich auch weiterhin eine Hyperglykämie. Zugleich greifen wegen der peripheren Glukoseverwertungsstörung die meisten Gewebe auf die Fettoxidation als alternative Energiequelle zurück, zumal die intrazelluläre Lipolyse durch die Katecholamine noch angeregt wird.

Die metabolische Stressreaktion induziert eine periphere Glukoseverwertungsstörung und einen gesteigerten Proteinabbau bei gleichzeitiger Zunahme der hepatischen Glukoneogenese. Da die Proteinsynthese gehemmt ist und der Katabolismus weiterhin fortbesteht, resultiert direkt nach der Operation eine Nettoproteinabnahme mit negativer Stickstoffbilanz. Die Harnstoffbildung kann als Maß für die renale und hepatische Aminosäuredesaminierung herangezogen werden. Der Abbau endogener Proteine liefert durchschnittlich 25 % des Energieumsatzes, wobei nicht nur die Muskulatur des Bewegungsapparates von der Katabolie betroffen ist, sondern auch das Myokard (mit konsekutiver Dilatation der Herzkammern und verminderter Auswurfleistung) und die zirkulierenden Funktionsproteine. Der hauptsächliche Proteinabbau findet aber in der Skelettmuskulatur statt, obwohl die Verluste über die Haut, den Darm und die Lunge ebenfalls erheblich sein können. Der Muskelabbau kann durch Messung des 3-Methylhistidins bestimmt werden, einer Aminosäure, die ausschließlich im Aktin und Myosin der Muskulatur vorkommt und unverändert ausgeschieden wird[10]. Der Proteinabbau wird durch Immobilisation, Fieber, Hunger und Glukokortikoide noch verstärkt. Zum Zeitpunkt der maximalen Katabolie sind also weder die Katecholamine noch das Cortisol erhöht, während der Insulin-Spiegel sehr stark ansteigt.

Durch den Stress bedingt werden auch vermehrt Wachstumshormone aus der Hypophyse freigesetzt, die insgesamt die Nettosynthese von Proteinen und somit die Wundheilung fördern. Des weiteren wird auch der „Insulin-like Growth Factor I" (IGF-I) sezerniert. IGF-1 ähnelt in seinem molekularen Aufbau dem Insulin, bindet sich an Zellmembranen und erhöht die Aufnahme von Glukose und Aminosäuren. Gleichzeitig stimuliert es die Bildung von Proteinen und RNA. Es wird vermutet, dass IGF-1 in einigen Zellen die DNA-Synthese und Zelldifferenzierung fördert und die Apoptose der Zellen hemmt. IGF-1 scheint den Metabolismus, das Zellwachstum und die Regeneration zu fördern.

Auch Änderungen der Hämodynamik und selbst Temperaturunterschiede[2] triggern Modifikationen im Metabolismus. Eine Verminderung des zirkulierenden Blutvolumens während der Operation wird über druck-sensitive Barorezeptoren in der Aorta, den Carotiden und Nierenarterien sowie von volumen-sensitiven Rezeptoren in den Vorhöfen registriert. Der Körper reagiert auf die Hypovolämie mit einer Ausschüttung von ACTH, ADH und Renin sowie einer Erhöhung des Sympathikotonus mit konsekutiver Katecholaminausschüttung, Erhöhung des HMV und Vasokonstriktion.

11.2
Metabolismus nach laparoskopischen Eingriffen

Um den Einfluss der laparoskopischen Technik auf die metabolische Reaktion zu untersuchen, wurden zahlreiche vergleichende, meist nicht-randomisierte Studien durchgeführt, die hauptsächlich den intra- und postoperativen Verlauf der Katecholamine, ACTH, Cortisol, Insulin und Glucose bestimmten.

Mealy et al.[11] verglichen bereits 1992 die metabolische Reaktion zwischen laparoskopischer und konventioneller Cholezystektomie, indem sie die neuroendokrinen Spaltprodukte vom Beginn der Operation an im 24h-Urin bestimmten. Sie entdeckten keinen Unterschied zwischen den beiden Operationsverfahren. Mikami et al.[12] untersuchten den Adrenalin- und Noradrenalinspiegel während des Aufbaues eines Kapnoperitoneums. Weder nach der Hautinzision noch nach der Punktion der Bauchhöhle stiegen die Katecholaminspiegel an. Erst nach dem Aufbau des Kapnoperitoneums stieg an der Adrenalinspiegel von 50 auf 600 pg*ml^{-1} und der Noradrenalinspiegel von 280 auf 450 pg*ml^{-1}, so dass auch die Herzfrequenz und der Blutdruck zunahmen.

Schauer und Sirinek[14] untersuchten in einer nicht-randomisierten Beobachtungsstudie bei der laparoskopischen (n=12) und konventionellen (n=11) Cholezystektomie die neuroendokrine Reaktion über einen Zeitraum von 9 Stunden. Bereits 30 min nach Beginn der Operation stiegen die Katecholaminspiegel (Noradrenalin, Adrenalin und Dopamin) an. Der Noradrenalinspiegel stieg von 300 auf 800 pg*ml^{-1} bei beiden Operationsmethoden und erreichte 2 Stunden nach der Hautinzision den höchsten Wert. Danach fiel der Noradrenalinspiegel in beiden Gruppen zunächst kontinuierlich ab, um in der konventionellen Gruppe 6 Stunden nach der Hautinzision wieder anzusteigen. Auch nach 9 Stunden war das Serum-Noradrenalin in der konventionellen Gruppe immer noch deutlich erhöht. Auch der Adrenalinspiegel stieg in der laparoskopischen Gruppe innerhalb von 1 Stunde von 50 auf 200 pg*ml^{-1} und in der konventionellen Gruppe auf 380 pg*ml^{-1}. Danach nahm der Adrenalinspiegel kontinuierlich ab. In der konventionellen Gruppe zeigte sich derselbe biphasische Verlauf wie beim Noradrenalinspiegel. Nach 9 Stunden ließ sich immer noch ein erhöhter Adrenalinspiegel in der konventionellen Gruppe nachweisen. Das Dopamin verhielt sich ähnlich wie das Adrenalin. Die Gesamtheit aller Katecholamine stieg postoperativ in beiden Gruppen an. Dieser Anstieg war in der laparoskopischen Gruppe aber deutlich niedriger als in der konventionellen Gruppe. In beiden Gruppen stieg der Cortisolspiegel von 15 mg*dl^{-1} auf 39 mg*dl^{-1} innerhalb von 3 Stunden. Danach fiel der Cortisolspiegel in der laparoskopischen Gruppe schneller ab. Die Glukosekonzentration stieg nach der Hautinzision nur geringgradig an. Sie war in der konventionellen Gruppe nach 4 Stunden und im weiteren Verlauf mit über 20 mg*dl^{-1} höher als in der laparoskopischen Gruppe. Die Autoren schlossen aus ihrer Untersuchung, dass die laparoskopische Methode geringere metabolische Reaktionen auslöst und postoperativ nicht so belastend für den Organismus ist.

In einer anderen nicht-randomisierten Beobachtungsstudie verglichen Glaser et al.[4] die Stressreaktion nach laparoskopischer (n=40) und konventioneller (n=18) Cholezystektomie bis zum 2. postoperativen Tag. Intraoperativ stiegen Noradrenalin- und Adrenalinspiegel in beiden Gruppen deutlich an, wobei wie bei Schauer und Sirinek[14] der Adrenalinspiegel in der konventionellen Gruppe geringradig höher war. Der Noradrenalinspiegel war in beiden Gruppen in gleichem Maße angestiegen. Postoperativ fielen die Katecholaminspiegel zwar ab, blieben aber in der konventionellen Gruppe höher als in der laparoskopischen Gruppe. Das ACTH stieg intraoperativ in beiden Gruppen an, es wurde direkt postoperativ in der konventionellen Gruppe jedoch geringgradig vermehrt sezerniert. Konsekutiv unterschieden sich die erhöhten Cortisolwerte intraoperativ nicht und waren im weiteren postoperativen Verlauf in der konventionellen Gruppe etwas höher. Dieser Unterschied war aber aufgrund der großen Schwankungsbreite der Werte und der relativ geringen Fallzahl statistisch nicht signifikant. Auch der Glukosespiegel war im weiteren postoperativen Verlauf in der konventionellen Gruppe höher. Beide Studien scheinen darauf hinzuweisen, dass die laparoskopische Methode metabolisch vorteilhaft sein könnte.

In einer nicht-randomisierten Beobachtungsstudie verglichen Targarona et al.[16] ebenfalls die metabolischen Veränderungen nach konventioneller (n=13) und laparoskopischer (n=12) Cholezystektomie. Die Werte wurden präoperativ, 1, 24 und 72 Stunden nach der Operation bestimmt. Sie fanden keinen Unterschied in der neuroendokrinen Reaktion (ACTH, Cortisol, HGF, Prolaktin, Insulin, Glukagon, Laktat. Protein). Katecholaminspiegel wurde nicht gemessen. Offensichtlich sind die kurzfristigen metabolischen Veränderungen zwischen den beiden Operationsverfahren nach 24 Stunden weitgehend aufgehoben.

Hammerqvist et al.[6] beschrieben ebenfalls keinen Unterschied im Stickstoffverlust, in der Abnahme an Glutamin und an Polyribosomen in den Muskelzellen zwischen laparoskopischer und konventioneller Cholezystektomie. Sie fanden am 2. postoperativen Tag keinen Unterschied im Glukagonspiegel, aber der Cortisolspiegel betrug 300 nmol*l^{-1} in der laparoskopischen Gruppe und 435 nmol*l^{-1} in der konventionellen Gruppe. Hagmüller et al.[5] bestimmten das Ausmaß der postoperativen Katabolie, indem sie mit dem ^{13}C-Leuzin-Tracermodell den Eiweißkatabolismus (Proteinsynthese, Proteinabbau und Nettobilanz) nach laparoskopischer und konventioneller Cholezystektomie bei jeweils 10 Patienten studierten. Damit wiesen sie eindeutig nach, dass nach laparoskopischer Cholezystektomie der periphere Eiweißkatabolismus niedriger ist.

Es liegen bisher zwei kontrollierte Studien vor, in denen die metabolischen Reaktionen zwischen laparoskopischer und konventioneller Cholezystektomie verglichen wurden. In der ersten Studie untersuchten Ortega et al.[13] bei Patienten nach konventioneller (n=10) und laparoskopischer Cholezystektomie (n=10) die postoperative endokrine Reaktion. Die Operationszeiten waren vergleichbar und die laparoskopisch operierten Patienten hatten weniger Schmerzen. 90 % aller Patienten wurden innerhalb von 24 Stunden aus dem Krankenhaus entlassen. Die Aussagekraft der Studie leidet aber an der zu niedrigen Fallzahl, die bei der sehr hohen Variationsbreite der Hormonreaktionen keine statistisch sinnvolle Auswertung zulässt. Das ACTH fiel in beiden Gruppen innerhalb von 8 Stunden auf seinen Ausgangswert. Der Cortisolspiegel im Blut betrug in der konventionellen Gruppe durchschnittlich 10 pg*ml^{-1} mehr als in der laparoskopischen Gruppe. Der Adrenalinspiegel war am Ende der Operation in der laparoskopischen mit 300 ng*l^{-1} höher als in der konventionellen Gruppe mit 195 ng*l^{-1}. Der Noradrenalinspiegel und die Schilddrüsenhormonkonzentrationen unterschieden sich dagegen nicht. Der ADH-Spiegel war in der laparoskopischen Gruppe (280 pg*ml^{-1}) höher als in der konventionellen Gruppe (54 pg*ml^{-1}). Die Glukose- und Insulinspiegel waren in den ersten 24 Stunden nach der Operation in der konventionellen Gruppe ebenfalls deutlich höher. Die Autoren kamen zu der Erkenntnis, dass die Stressreaktion in der laparoskopischen Gruppe während der Operation am größten ist. In der konventionellen Gruppe trat die Stressreaktion erst in der postoperativen Phase in den Vordergrund. Die intraoperative Erhöhung des Adrenalins wurde auf

den Sympathikusreiz durch das Kapnoperitoneum und die erhöhte ADH-Freisetzung auf den verminderten venösen intrathorakalen Füllungsdruck zurückgeführt.
Insgesamt hatten die Autoren den Eindruck, dass die laparoskopische Operationsmethode eine geringere Belastung für den Organismus darstellt.

In der zweiten Studie mit einer höheren Fallzahl wurden die Stresshormone
nach laparoskopischer (n=41) und konventioneller Cholezystektomie (n=42) gemessen. 10 min nach der Hautinzision waren die Noradrenalin- und Adrenalinspiegel angestiegen. Das Ausmaß der Katecholaminfreisetzung war in der laparoskopischen Gruppe innerhalb der ersten 24 Stunden geringer. Auch die Cortisolse-
kretion und der Glukosespiegel waren in der laparoskopischen Gruppe niedriger.
Aufgrund der Ergebnisse der beiden kontrollierten Studien kann gefolgert werden,
dass sich die metabolische Reaktion innerhalb der ersten 24 Stunden zwischen den
Operationsverfahren geringgradig zugunsten der laparoskopischen Chirurgie unterscheidet, obwohl die Unterschiede in der ersten Studie wegen der geringen Fallzahl statistisch nicht signifikant waren.

Koivusalo et al.[8] verglichen in einer randomisierten Studie die intraoperative
neuroendokrine Reaktion bei laparoskopischer Cholezystektomie mit (n=12) und
ohne (n=12) Kapnoperitoneum. Der Noradrenalinspiegel betrug mit Kapnoperitoneum 2,0 nmol$*$l^{-1} und ohne Kapnoperitoneum 1,4 nmol$*$l^{-1}. Dieser Unterschied
war aber nicht signifikant. Das ADH stieg in beiden Gruppen deutlich an, obwohl
in der gaslosen Gruppe nur 6 l CO_2 statt 42 l CO_2 appliziert wurden. Offensichtlich
ist für die ADH-Ausschüttung nicht allein das Vorhandensein eines hohen IAP
verantwortlich. Inwieweit die gaslose Cholezystektomie die metabolische Reaktion
noch weiter abschwächt, werden zukünftige Studien zeigen müssen.

Der Cortisolspiegel wurde auch bei einer entzündlichen Erkrankung untersucht. Nach operativer Behandlung eines perforierten Ulcus duodeni oder ventricu-
li ließ sich im postoperativen Verlauf kein eindeutiger Unterschied des Cortisol-
spiegels zwischen der laparoskopischen und konventionellen Methode belegen[9].
Möglicherweise ist die entzündliche Reaktion nach der Hohlorganperforation mit
entsprechender lokaler Peritonitis ein bedeutenderer Faktor als die Operationsmethode und überlagert die potentiellen Unterschiede (s. Kapitel 13).

Senagore et al.[15] bestimmten die Stickstoffbilanz nach laparoskopischer
(n=9) und konventioneller (n=10) Kolektomie in einer nicht-randomisierten Studie. Die Stickstoffausscheidung im Urin war zwischen den Operationsverfahren
nicht verschieden. Allerdings konnten die laparoskopisch operierten Patienten früher oral ernährt werden, so dass den laparoskopisch operierten Patienten mehr
Stickstoff zugeführt wurde und die Nettostickstoffbilanz bei 80 % der Patienten
bereits nach 3 Tagen wieder positiv war. In der konventionellen Gruppe dauerte es
dagegen 7 Tage bis 80 % der Patienten eine positive Stickstoffbilanz aufwiesen.
Der Nachweis von 3-Methylhistidin im Urin als Ausdruck des Proteinumbaus in
der Skelettmuskulatur unterschied sich nicht zwischen den beiden Gruppen.

Fukushima et al.[3] bestimmten am 1., 3. und 5. postoperativen Tag neben
CRP und IL-6 auch die Glukagon- und Katecholaminspiegel im Urin nach laparoskopischen (n=8) und konventionellen (n=6) Kolektomien in einer prospektiven

Beobachtungsstudie. Am 1. postoperativen Tag war der Il-6-Spiegel in der laparo-skopischen Gruppe höher, während der CRP-Spiegel im weiteren Verlauf in der konventionellen Gruppe höher war. Es fanden sich im Verlauf der ersten fünf post-operativen Tage allerdings keine Unterschiede bei den Glukagon- oder den Kate-cholaminspiegeln.

In einer tierexperimentellen Studie an Ratten überprüften Bouvy et al.[1], wie sich bei laparoskopischen und konventionellen Operationen der „Insulin-like Growth Factor 1" (IGF-1) verändert. Während sich bei einfacher Laparoskopie oder Laparotomie kein Unterschied nachweisen ließ, führte eine konventionelle Dünndarmresektion zu einem deutlichen niedrigeren Spiegel an IGF-1 im Ver-gleich zur laparoskopischen Dünndarmresektion, was nach Meinung der Untersu-cher darauf hindeutet, dass das chirurgische Trauma geringer ist. Allerdings wurde auch nicht ausgeschlossen, dass sich das IGF-1 aufgrund einer geringeren post-operativen Nahrungsaufnahme vermindert haben könnte[7].

Inwieweit sich das perioperative Ausmaß der neuroendokrinen Reaktion zwi-schen laparoskopischen und konventionellen Operationen unterscheidet, ist z.Z. noch nicht sicher beurteilbar. Allerdings weisen die Ergebnisse aus den beiden kontrollierten Studien darauf hin, dass die metabolische Reaktion bei der laparo-skopischen Technik abgeschwächt und auch im postoperativen Verlauf nicht so ausgeprägt ist.

11.3
Literatur

1. Bouvy ND, Marquet RL, Tseng LN, Steyerberg EW, Lamberts SW, Jeekel H, et al. (1998) Laparoscopic vs conventional bowel resection in the rat. Earlier restoration of serum insulin-like growth factor 1 levels. Surg Endosc 12:412-415.

2. Frank SM, Higgins MS, Breslow MJ, Fleisher LA, Gorman RB, Sitzmann JV, et al. (1995) The catecholamine, cortisol, and hemodynamic responses to mild perioperative hypothermia. Anesthesiol 82:83-93.

3. Fukushima R, Kawamura YJ, Saito H, Saito Y, Hashiguchi Y, Sawada T, et al. (1996) Interleukin-6 and stress hormone responses after uncomplicated gasless laparoscopic-assisted and open sigmoid colectomy. Dis Colon Rectum 39:S29-34.

4. Glaser F, Sannwald GA, Buhr HJ, Kuntz C, Mayer H, Klee F, et al. (1995) General stress response to conventional and laparoscopic cholecystectomy. Ann Surg 221:372-380.

5. Hagmüller E, Lorenz D, Gunther HJ, Rumstadt B, Jentschura D. (1997) Untersuchungen zum Ausmass der postoperativen Katabolie nach laparoskopischer und konventioneller Cholecystektomie unter Anwendung eines 13C-Leuzin-Tracermodells. Langenbecks Arch Chir Suppl I:241-245.

6. Hammarqvist F, Westman B, Leijonmarck CE, Andersson K, Wernerman J. (1996) Decrease in muscle glutamine, ribosomes, and the nitrogen losses are similar after laparoscopic compared with open cholecystectomy during the immediate postoperative period. Surgery 119:417-423.

7. Ketelslegers JM, Maiter D, Maes M, Underwood LE, Thissen JP. (1996) Nutritional regulation of the growth hormone and insulin-like growth factor-binding proteins. Horm Res 45:252-257.

8. Koivusalo AM, Kellokumpu I, Scheinin M, Tikkanen I, Halme L, Lindgren L. (1996) Randomized comparison of the neuroendocrine response to laparoscopic cholecystectomy using either conventional or abdominal wall lift techniques. Br J Surg 83:1532-1536.

9. Lau JY, Lo SY, Ng EK, Lee DW, Lam YH, Chung SC. (1998) A randomized comparison of acute phase response and endotoxemia in patients with perforated peptic ulcers receiving laparoscopic or open patch repair. Am J Surg 175:325-327.

10. Long CL, Haverberg LN, Young VR, Kinney JM, Munro HN, Geiger JW. (1975) Metabolism of 3-methylhistidine in man. Metabolism 24:929-935.

11. Mealy K, Gallagher H, Barry M, Lennon F, Traynor O, Hyland J. (1992) Physiological and metabolic responses to open and laparoscopic cholecystectomy. Br J Surg 79:1061-1064.

12. Mikami O, Kawakita S, Fujise K, Shingu K, Takahashi H, Matsuda T. (1996) Catecholamine release caused by carbon dioxide insufflation during laparoscopic surgery. J Urol 155:1368-1371.

13. Ortega AE, Peters JH, Incarbone R, Estrada L, Ehsan A, Kwan Y, et al. (1996) A prospective randomized comparison of the metabolic and stress hormonal responses of laparoscopic and open cholecystectomy. J Am Coll Surg 183:249-256.

14. Schauer PR, Sirinek KR. (1995) The laparoscopic approach reduces the endocrine response to elective cholecystectomy. Am Surg 61:106-111.

15. Senagore AJ, Kilbride MJ, Luchtefeld MA, MacKeigan JM, Davis AT, Moore JD. (1995) Superior nitrogen balance after laparoscopic-assisted colectomy. Ann Surg 221:171-175.

16. Targarona EM, Pons MJ, Balague C, Espert JJ, Moral A, Martinez J, et al. (1996) Acute phase is the only significantly reduced component of the injury response after laparoscopic cholecystectomy. World J Surg 20:528-533.

12 Das Immunsystem
J. Neudecker, W. Schwenk

Das Immunsystem ist ein komplexer Mechanismus, der den Organismus während der gesamten Lebensdauer vor einer Schädigung durch körperfremde Antigene (z.B. Bakterien oder Viren), vor mutierten Zellen oder vor transplantiertem Gewebe schützt. Die überwiegende Anzahl körperfremder Antigene wird bereits durch physikalische Barrieren daran gehindert, in den Körper einzudringen. Da jedoch jeder Organismus durch den Austausch von Stoffen mit der Umwelt am Leben erhalten wird, ist die Aufnahme fremder Substanzen unvermeidlich. Um eine schädliche Wirkung dieser Fremdstoffe zu vermeiden, existieren verschiedene immunologische Erkennungs- und Eliminationsmechanismen, deren Bedeutung für die Entstehung oder den Verlauf zahlreicher Krankheiten z.Z. nur unvollständig bekannt ist. Besonders bei einem operativen Eingriff ist eine adäquate immunologische Reaktion des Organismus von erheblicher Bedeutung für den postoperativen Verlauf und die Prognose der Grunderkrankung.

12.1
Grundlagen der Immunologie

Das Immunsystem wird in eine unspezifische, angeborene Immunität und eine spezifische, erworbene (adaptive) Immunität eingeteilt, die in enger Verbindung miteinander stehen. Allen Komponenten der angeborenen Immunität ist gemeinsam, dass sie bereits bei der Geburt funktionsfähig sind und nicht erst durch den Kontakt mit Antigenen erworben werden müssen. Zu den Bestandteilen der angeborenen Immunität zählen auch die einfachen physikalischen Barrieren des Körpers wie die Haut und Schleimhäute mit ihren bakteriostatischen und bakteriziden Sekreten (Fettsäuren, Milchsäure, muköse Sekrete, Magensäure, Tränenflüssigkeit, Speichel). Weitere Bestandteile der unspezifischen Abwehr sind die Akute-Phase-Proteine, das Komplementsystem und Lysozyme. Akute-Phase-Proteine (z.B. C-reaktives Protein, Fibrinogen und α_1-Antitrypsin) werden während einer akuten Entzündungsreaktion vorwiegend in der Leber gebildet und verbessern unspezifisch die Präsentation von Organismen oder Partikeln für phagozytierende Zellen (sog. „Opsonierung"). Das Komplementsytem besteht aus verschiedenen Proteinen, die kaskadenartig aktiviert werden und einen Komplex bilden, der zur Lyse von Zellmembranen fähig ist. Das Komplementsystem arbeitet unspezifisch und wirkt bei einer Vielzahl immunologischer Reaktionen mit. Darüberhinaus verstärkt das Komplementsytem die Phagozytose und die lysosomale Verdauung.
Die wesentlichen zellulären Bestandteile der angeborenen Immunität sind die

Natürlichen-Killer-Zellen (NK-Zellen) und die Phagozyten. NK-Zellen gehören zur Gruppe der Lymphozyten, reifen im Knochenmark und lysieren wie die zytotoxischen T-Lymphozyten infizierte Körperzellen, Tumorzellen und Zellen transplantierter Organe. NK-Zellen weisen im Unterschied zu den T-Zellen keinen spezifischen T-Zellrezeptor (CD3) auf, sie besitzen jedoch die Fähigkeit zur Antikörper-vermittelten Zytotoxizität. Sie sind in der Lage, unabhängig vom Vorhandensein spezifischer Membranmoleküle eine Vielzahl verschiedener Zellen (z.B. Tumorzellen oder virusinfizierte Zellen) zu phagozytieren und durch Apoptose zu vernichten. Das zytolytische Potential der NK-Zellen kann durch Zytokine wie Interferone, Il-2, IL-12 und TNF erhöht werden. Phagozyten werden in polymorphonukleäre Zellen (Neutrophile bzw. PMN) und mononukleäre Phagozyten (Monozyten oder Makrophagen) unterteilt. Neutrophile machen ungefähr 90 % der zirkulierenden Granulozyten aus. Sie reagieren mit Immunglobulinen und sind ein wichtiges Verbindungsglied zwischen dem zellulären und dem humoralen Immunsystem. Makrophagen können aus dem Gefäßsystem in Organe auswandern und dort einige Eigenschaften des Organgewebes annehmen. Diese Gewebemakrophagen (Peritonealmakrophagen, Gliazellen im ZNS, Alveolarmakrophagen in der Lunge oder Kupffer-Zellen in der Leber) wehren Infektionserreger und Tumorzellen ab. Sie regulieren außerdem den Fettstoffwechsel, steuern die Größe des Granulozyten- und Erythrozyten-Pools, detoxifizieren Zellen und Moleküle und unterstützen die Wundheilung.

12.1.1
Zelluläre Immunität

Die humorale und zellvermittelte Immunität können nicht streng voneinander getrennt werden, da beide Systeme funktionell eng miteinander verbunden sind. Eine der wichtigsten Fähigkeiten des Immunsystems ist die erworbene oder adaptive Immunität, dessen Grundlage die Lymphozyten bilden. Lymphozyten werden in den primären lymphatischen Organen gebildet, dem Knochenmark und Thymus, und dort auch zu immunkompetenten Lymphozyten differenziert. In den sekundären lymphatischen Geweben, der Milz, den Lymphknoten, dem Darm und anderen Epithelien reagiert das adaptive Immunsystem antigenabhängig.

    Lymphozyten können in weitere Gruppen unterteilt werden. Ihre Klassifikation beruht darauf, dass an der Lymphzytenoberfläche spezifische Antigene exprimiert werden, die einem sogenannten „Cluster of Differentiation" (CD) zugeordnet werden. Etwa 80 % der peripher zirkulierenden Lymphozyten sind T-Zellen, die im Thymus reifen. Allen T-Zellen ist gemeinsam, dass sie Antigene nur erkennen, wenn die Antigene mit Hilfe sogenannter MHC-Moleküle (Major Histocompatibility Complex) präsentiert werden (Abb. 12-1). Diese MHC-Moleküle sind auf den Zellmembranen derjenigen Zellen lokalisiert, die auch das Antigen präsentieren. Antigen und MHC-Molekül binden sich an T-Zell-Rezeptoren (CD3), die sich an der Oberfläche der T-Zellen befinden. Unabhängig von ihrer weiteren Differenzierung tragen alle T-Zellen das CD3-Antigen auf ihrer Oberfläche und werden daher

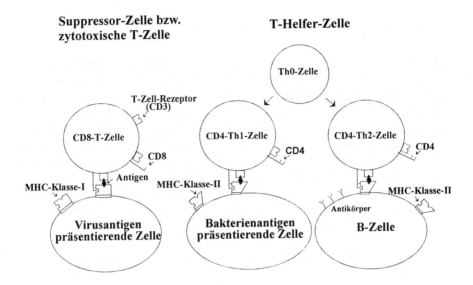

Abb. 12-1 Suppressor-Zellen bzw. zytotoxische T-Zellen (CD8-T-Zelle) tragen an ihrer Oberfläche neben dem CD3- auch den CD8-Rezeptor und reagieren mit Zellen, die das Antigen durch MHC-I-Moleküle präsentieren. Die T-Helfer-Zellen tragen an ihrer Oberfläche den CD3- und den CD4-Rezeptor. Wird das Antigen durch ein MHC-II-Molekül präsentiert, so wird die Zelle lysiert oder B-Zellen zur Bildung von Antikörpern angeregt.

auch als CD3-positiv (CD3+) bezeichnet.

Der zelluläre Kontakt zwischen der T-Zelle und einer antigenpräsentierenden Zelle wird einerseits davon bestimmt, ob die antigenpräsentierende Zelle ein MHC-Molekül der Klasse I oder II an der Oberfläche exprimiert. Andererseits müssen auch bestimmte Adhäsionsmoleküle und Corezeptoren vorhanden sein. MHC-I-Moleküle binden genau dann an den CD3-Rezeptor der T-Zelle, wenn gleichzeitig sogenannte CD8-Antigene an der T-Zellmembran vorhanden sind. Diese T-Zellen werden dann als CD3-CD8-positiv (CD8+) oder T-Suppressor-Zellen bzw. zytotoxische T-Zellen bezeichnet. Andere T-Lymphozyten stellen Bindungen zu antigenpräsentierenden Zellen her, wenn diese MHC-II-Moleküle an ihrer Oberfläche tragen. Diese Bindung an den CD3-Rezeptor wird mit Hilfe des CD4-Antigens der T-Zelle ermöglicht. Diese T-Zellen sind sowohl CD3- als auch CD4-positiv und wurden T-Helfer-Zellen genannt. Sie differenzieren sich zu Th1-Zellen oder Th2-Zellen. Die CD4-Th1-Zellen potenzieren die zellvermittelte Immunität durch Stimulation der Makrophagenaktivität, während die CD4-Th2-Zellen die

Umwandlung von B-Zellen in Plasmazellen fördern.

CD4- und CD8-Lymphozyten kontrollieren also die erworbene Immunität durch die Steuerung der Differenzierung anderer immunkompetenter Zellen.

12.1.2
Humorale Abwehr

B-Zellen sind der Ausgangspunkt der humoralen Immunantwort. Im Gegensatz zu den T-Zellen differenzieren sich B-Zellen in der Leber des Fetus und im Knochenmark von Erwachsenen. B-Zellen machen etwa 10-15 % der zirkulierenden Lymphozyten aus und exprimieren keine CD3-Antigene an ihrer Oberfläche, sie sind also CD3 negativ. B-Zellen bilden an ihrer Oberfläche jedoch MHC II-Moleküle aus, so dass sie durch unmittelbaren Kontakt mit CD4-Th2-Lymphozyten interagieren können. Der Kontakt von B-Zellen mit Antigenen transformiert diese Zellen zu sogenannte Plasmazellen, die spezifische Antikörper gegen das Antigen bilden. Obwohl diese Transformation prinzipiell auch ohne T-Zell-Wirkung möglich ist, wird die Antikörpersynthese durch CD4-Zellen zusätzlich stimuliert.

Antikörper sind Glykoproteine und bestehen aus vier Polypeptidketten, 2 "leichten" und 2 "schweren" Ketten, die über Disulfidbrücken miteinander verbunden sind. Jede der vier Ketten verfügt über einen variablen (N-terminalen) und einen konstanten (C-terminalen) Anteil. In der variablen Region des Antikörpers werden Antigene spezifisch gebunden, während der C-terminale Anteil die Bindung an Komplementkomponenten oder an Fc-Rezeptoren vermittelt. Fc-Rezeptoren finden sich auf Monozyten/Makrophagen, Granulozyten, Mastzellen und Endothelien und vermitteln die rezeptorvermittelte Phagozytose, antikörper-vermittelte zelluläre Zytotoxizität oder Mediatorenfreisetzung.

Wenn sich neugebildete Antikörper an das Antigen binden, aktivieren sie das Komplementsystem, so dass die antigentragende Zelle sofort lysiert wird oder sich leichter an Makrophagen oder Neutrophile bindet. Eine Koppelung der antigentragenden Zelle an Phagozyten kann einerseits die sofortige Phagozytose und Lyse der Zelle bewirken oder andererseits der T-Zelle das Antigen präsentieren. Die T-Zellen würden dann ihrerseits entweder die antigentragende Zelle selber abtöten oder Substanzen freisetzen, die Makrophagen oder Neutrophile zur Phagozytose der Zelle stimulieren.

Neben dem unmittelbaren Kontakt mit antigenpräsentierenden Zellen verfügen Lymphozyten und andere immunkompetente Zellen auch über kontaktunabhängige Signalstoffe, mit denen sie das Verhalten anderer Zellen in ihrer Nähe beeinflussen. Diese Signalstoffe werden als Zytokine bezeichnet. Zytokine sind lösliche Proteine, die spezifische Reaktionen benachbarter Zellen (parakrine Wirkung), der zytokinproduzierenden Zelle selbst (autokrine Wirkung) oder entfernter Zell- oder Organsysteme (endokrine Wirkung) auslösen. Die Wirkung der Zytokine hängt von der Art der Zellen ab, deren Membranrezeptoren sie aktivieren.

Der Tumor-Nekrose-Faktor (TNF) ist ein aus 157 Aminosäuren bestehendes Polypeptid. Es werden zwei Polypeptide, TNFα und TNFβ, unterschieden, die beide an denselben Rezeptor binden und auch ähnlich wirken. Von beiden Polypeptiden tritt TNFα wesentlich häufiger auf und gilt als ein wichtiger Mediator der Immunantwort gegen gramnegative Bakterien. Er wird vorwiegend von aktivierten Monozyten/Makrophagen gebildet, in geringeren Mengen jedoch auch von aktivierten T- und NK-Zellen. TNFα aktiviert in niedrigen Konzentrationen Adhäsionsmoleküle auf vaskulären Endothelzellen, so dass die Einwanderung von Infiltratzellen in entzündetes Gewebe gefördert wird. TNFα induziert die Abtötung von Mikroben durch Leukozyten, stimuliert mononukleäre Phagozyten zur Produktion von Zytokinen, wirkt antiviral und erhöht die Expression von MHC-I-Molekülen. Wird TNFα in hohen Konzentrationen gebildet, diffundiert es in die interstitielle Flüssigkeit und ins Plasma. Im Plasma wirkt es pyrogen und erhöht die Sekretion von IL-1β und IL-6. Die Zytokine TNFα, IL-1β und IL-6 sind wahrscheinlich gemeinsam für die Induktion der Akute-Phase-Reaktion verantwortlich. TNFα aktiviert zudem das Gerinnungssystem, hemmt die Stammzellproliferation, führt bei langdauernder Erhöhung zur Kachexie und in hoher Konzentration zu schockähnlichen Zuständen bis hin zum Tod.

Interleukin-1 (IL-1) bezeichnet zwei verschiedene Substanzen (IL-1α und IL-1β) mit einem Molekulargewicht von etwa 17.000 Da, die am IL-1-Rezeptor binden und gleichartig wirken. Daher wird in einigen Studien der Begriff IL-1 synonym für IL-1β verwendet. IL-1β und IL-1α werden hauptsächlich von aktivierten Monozyten/Makrophagen produziert, in geringen Mengen jedoch auch von stimulierten T-Lymphozyten, NK-Zellen und Mastzellen. Zudem kann IL-1β nach TNFα-Stimulation ebenso von Epithelien oder Endothelien gebildet werden. IL-1β ist ein wesentlicher Mediator der Immunantwort auf gramnegative Bakterien. Es hat eine dem TNFα verwandte Wirkung, besitzt jedoch eine andere Struktur und wirkt über andere Zellrezeptoren. IL-1β stimuliert die Freisetzung von Prostaglandinen im anterioren Hypothalamus und wirkt daher pyrogen. IL-1β induziert in der Leber die Synthese von Akute-Phase-Proteinen und führt im Bindegewebe zur Degradation von Kollagenfasern.

Der Interleukin-1Rezeptorantagonist (IL-1RA) ist ein Zytokin, das ebenfalls zur IL-1-Familie gehört und vorwiegend von Makrophagen gebildet wird. Es hat ein Molekulargewicht von 23.000-25.000 Da und bindet ebenfalls an den IL-1-Rezeptor, ohne dabei jedoch eine intrazelluläre Reaktion auszulösen. IL-1RA blockiert somit den IL-1-Rezeptor für IL-1β und ist ein echter IL-1-Antagonist, so dass es als antiinflammatorisches Zytokin gilt. In 10.000-100.000fach höheren Konzentrationen als IL-1β kann IL-1RA die klinischen Auswirkungen einer IL-1-Gabe verhindern. Da Plasmakonzentrationen des IL-1RA aber nur das 100-10.000fache des IL-1-Spiegels erreichen, ist die physiologische Bedeutung des IL-1RA noch nicht völlig aufgeklärt.

Interleukin-2 (IL-2) ist ein Protein mit einem Molekulargewicht von etwa 15.500 Da, das hauptsächlich von CD4-T-Zellen nach antigenspezifischer Stimulation gebildet wird. IL-2-wirkt über einen spezifischen IL-2-Rezeptor sowohl autokrin als auch parakrin. IL-2 ist der wichtigste bekannte Wachstumsfaktor von T-Zellen. Es induziert die Proliferation und Differenzierung der T-Zellen zu T-Effektorzellen und stimuliert B-Lymphozyten, NK-Zellen, Monozyten und Makrophagen. Das Ausmaß der IL-2-Produktion bestimmt die Stärke der zellulären Immunantwort, so dass ein Mangel an IL-2 zu einer antigenspezifischen Anergie führt. Durch IL-2 wird die Synthese anderer Zytokine stimuliert und das Wachstum der NK-Zellen sowie ihre zytolytische Aktivität gefördert.

Interleukin-6 (IL-6) ist ein Glykoprotein mit einer Masse von 21.000-28.000 Da und wirkt über einen spezifischen IL-6-Rezeptor. IL-6 ist ein pleiotrophes Zytokin und wird von Monozyten/Makrophagen, Endothelzellen und anderen Zellen nach Stimulation durch IL-1β und TNFα gebildet. Gemeinsam mit IL-1β und TNFα ist es auch endokrin wirksam. Es ist der bedeutendste Stimulus zur Bildung von Akute-Phase-Proteinen in der Leber. Es fungiert als Wachstums- und Differenzierungsfaktor für B-Zellen, ist ein Cofaktor für die Stammzellproliferation und ein Costimulator bei der T-Zellaktivierung. Erhöhte Konzentrationen von IL-6 wurden u.a. bei Verbrennungspatienten, bei stark traumatisierten Patienten und bei Patienten mit bakteriellen Infekten nachgewiesen.

Interleukin-8 (IL-8) ist ein Glykoprotein mit einer Masse von etwa 10.000 Da und wird von Monozyten, Lymphozyten, Neutrophilen, Fibroblasten, Synovialzellen, Epithelialzellen, Muskelzellen gebildet. IL-8 ist ein potenter Auslöser inflammatorischer Reaktionen, weil es auf Neutrophile chemotaktisch und aktivierend wirkt.

Interleukin-10 (IL-10) ist ein antiinflammatorisches Zytokin, das vor allem von Th2-Lymphozyten gebildet wird und die Funktion von Th1-Zellen inhibiert. Es hat ein Molekulargewicht von etwa 35.000 Da und wird ebenfalls von Monozyten/Makrophagen, B-Zellen und Mastzellen gebildet. Die antigenpräsentierende Funktion für Th1-Zellen wird durch IL-10 ebenso reduziert wie die Zytokinsynthese von Th1-Zellen und CD8-Lymphozyten. IL-10 führt zu einer Steigerung der B-Zell-Proliferation mit wachsender Antikörpersekretion und erhöhter MHC-II-Expression an der Zelloberfläche. Die DTH-Reaktion (DTH=delayed hypersensitivity reaction=verzögerte Hypersensitivitätsreaktion) wird durch IL-10 gehemmt.

Der Begriff „Typ I-Interferon" fasst zwei verschiedene Interferon-Typen zusammen, das Interferon-alpha (IFNα) und das Interferon-beta (IFNβ). IFNα besteht wiederum aus einer Gruppe von etwa 20 verschiedenen Polypeptiden, während sich IFNβ lediglich auf ein einziges Glykoprotein bezieht. Beide Interferone binden an den gleichen Rezeptor und lösen ähnliche intrazelluläre Reaktionen aus. Typ I-Interferone haben verschiedene Aufgaben. Sie werden von virusinfizierten Zellen gebildet und hemmen die virale Replikation in benachbarten Zellen. Gleichzeitig inhibieren sie das Zellwachstum, erhöhen das zytolytische Potential der NK-Zellen und modifizieren die Expression von MHC-I- (Zunahme) und MHC-II-Molekülen (Abnahme) auf Zelloberflächen. Interferone werden von vielen Zellen synthetisiert und spielen bei der Abwehr viraler Infekte eine wesentliche Rolle. Bei der Immunantwort induzieren antigenaktivierte T-Zellen die Bildung von Interferon in Monozyten/Makrophagen.

Typ II-Interferon (IFNγ) wird von aktivierten T-Helferzellen (CD4), T-Suppressorzellen (CD8) und NK-Zellen produziert. IFNγ wirkt über einen spezifischen Rezeptor antiviral und antiproliferativ. Daneben aktiviert es Phagozyten wie Makrophagen oder neutrophile Granulozyten und erhöht die zytolytische Aktivität der NK-Zellen. IFNγ unterstützt die Differenzierung der T-Helferzellen zu Th1-Zellen und hemmt die Differenzierung zu Th2-Zellen. IFNγ führt bei vaskulären Endothelzellen zur Expression von Adhäsionsmolekülen. Schließlich erhöht IFNγ die Expression von MHC-I- und MHC-II-Molekülen und verbessert damit die Antigenpräsentation.

Weitere bei der Immunantwort auf Infekte, Traumata und chirurgische Eingriffe mitwirkende Zytokine sind die sogenannten Colony-Stimulating-Factors (CSF). Dabei handelt es sich um eine heterogene Gruppe von Molekülen, die die Hämatopoese fördern. Folgende Zytokine werden zur Gruppe der CSF gerechnet: Interleukin-3 (IL-3), Interleukin-7 (IL-7), Granulozyten-Makrophagen-Koloniestimulierender Faktor (GM-CSF), Monozyten-Makrophagen-Koloniestimulierender-Faktor (M-CSF) und der Granulozyten-Kolonie-stimulierende-Faktor (G-CSF). Die CSF wirken auf unterschiedliche Differenzierungsstadien der Blutzellen ein.

Das C-reaktive-Protein (CRP) ist der wichtigste Vertreter der Akute-Phase-Proteine. CRP wird in der Leber gebildet, aktiviert das Komplementsystem und steigert die Phagozytosefähigkeit von Makrophagen und neutrophilen Granulozyten durch Opsonierung. Die CRP-Synthese wird durch IL-6 sowie durch Prostaglandine der E- und F-Reihe stimuliert. Das CRP stimuliert in der Akute-Phase Reaktion das Komplementsystem sowie Leukozyten und Thrombozyten. Auf diese Weise löst es im Entzündungsgeschehen immun- und nicht-immunbezogene Aktivitäten aus, noch bevor spezifische Antikörper in die Immunantwort eingreifen. CRP nimmt an unspezifischen Immunreaktionen teil, indem es das Komplementsystem auf dem klassischen Wege aktiviert und die Zytolyse stärkt. Zudem aktiviert CRP die zytotoxischen T-Zellen, stimuliert die Thromboxan-A2-Bildung in den Thrombozyten und damit indirekt die Plättchenaggregation. Weitere Moleküle, deren Plasmakonzentrationen durch die Akute-Phase-Reaktion beeinflusst werden sind Präalbumin, Transferrin, Fibrinogen, Plasminogenaktivatorinhibitor und α1-Antichymotrypsin.

Das Komplementsystem umfasst etwa 25 Proteine, die im Plasma und anderen Körperflüssigkeiten in inaktiver Form vorliegen. Bei der Aktivierung des Komplementsystems werden zwei Wege unterschieden. Durch die Bildung von Antigen-Antikörper-Komplexen wird der "klassische Weg" der Komplementaktivierung gestartet. Der gebundene Antikörper (IgM oder IgG) fungiert dabei als Bindungsstelle für die erste Komplementkomponente, die dabei ihre enzymatische Aktivität erlangt und Auslöser für eine Folge von sich aktivierenden Enzymen und Spaltprodukten ist, die letztlich zum terminalen Komplementkomplex führen. Dieser terminale Komplementkomplex bildet an Zellmembranen transmembranale Poren aus, die zum Kalziumeinstrom und damit zur Lyse der Zelle führen. Dabei kann der terminale Komplementkomplex nicht nur Erythrozyten, sondern auch nukleäre Zellen, Bakterien oder Viren schädigen und abtöten.

Der "alternative Aktivierungsweg" des Komplementsystems läuft unabhängig von Immunkomplexen ab, endet aber auch mit der Bildung des terminalen Komplementkomplexes. Die bei der Komplementaktivierung freigesetzten Spaltprodukte, auch als Anaphylatoxine bezeichnet, bewirken eine Freisetzung biologischer Mediatoren. Diese Freisetzung biogener Amine und Zytokine erklärt den proinflammatorischen Effekt des Komplementsystems. Anaphylatoxine wirken chemotaktisch und aktivieren Phagozyten.

12.2
Messung immunologischer Reaktionen

Immunologische Reaktionen können in vitro und in vivo gemessen werden. Bei in vitro Messungen werden aus Körperflüssigkeiten einzelne Zelllinien isoliert, in Gewebekulturen gezüchtet und definierten Stimulantien ausgesetzt. Die wesentliche Technik zur Isolierung einzelner Zellgruppen aus dem peripheren Blut ist die Ficoll-Dichtegradientenzentrifugation. Danach können die polymorphonukleäre Leukozyten (PMN) durch Adhäsion an Glas- oder Plastikoberflächen von den Lymphozyten getrennt werden. Nach der hypotonen Lyse von Erythrozyten verbleiben PMN in einer Reinheit von mehr als 98 %. In den Gewebekulturen werden als Hauptuntersuchungstechniken folgende Verfahren angewendet.

12.2.1
Gemischte Lymphozytenkulturen

Die Lymphozyten werden durch Zugabe eines Mitogens (z. B. Phytohämagglutinin PHA, Antithymozytenglobulin=ATG oder Bakterienbestandteile) zur Nährlösung stimuliert. Die Lymphozytenfunktion wird dann anhand der DNA-Syntheserate bestimmt, die wiederum durch die Neuaufnahme radioaktiv markierten Thymidins gemessen wird. Eine besondere Form der Stimulation von Lymphozyten ist die sogenannte gemischte Lymphozytenkultur (mixed lymphozyte culture bzw. MLC). Dabei werden die Lymphozyten genetisch inkompatibler Individuen miteinander gemischt und so eine Aktivierung der Lymphozyten ausgelöst. Meistens werden die stimulierenden Zellen zuvor bestrahlt, so dass sie keine DNA mehr synthetisieren und die Thymidinaufnahme allein durch die DNA-Synthese der zu testenden Lymphozyten bedingt ist. Ein weiterer Weg zur in vitro Überprüfung der zellvermittelten Immunität ist die zellvermittelte Lympholysereaktion. Dabei werden ^{51}Cr-markierte Zielorganismen durch die zuvor aktivierten Lymphozyten zerstört. Die Freisetzung von ^{51}Cr in das Kulturmedium ist dann ein Maßstab für die lytische Aktivität der Lymphozyten.

12.2.2
Aktivität polymorphonukleärer Zellen

Die Aktivität polymorphonukleärer Zellen wird anhand ihrer Fähigkeit zur Chemotaxis, Phagozytose, Degranulation, Freisetzung von Superoxidanionen und Expression spezifischer Membranmoleküle beurteilt. Die Chemotaxis wird untersucht, indem die PMN in einer sogenannten Boydenkammer durch eine chemotaktisch wirksame Substanz zur Migration durch eine Membran angeregt werden. Nach einer festgelegten Inkubationsdauer gibt der Anteil der migrierten Zellen Auskunft über die Migrationsfähigkeit der PMN. Die Phagozytosefähigkeiten von PMN werden in der Regel anhand ihrer Kapazität zur Phagozytose von Pathogenen wie Candida albicans oder Escherischia coli gemessen. Die Anzahl der PMN, die das Pathogen phagozytiert haben, wird dann entweder unter dem Licht- oder Fluoreszenzmikroskop oder durch die vorhergehende Markierung des Pathogens mittels Durchflusszytometrie gezählt.

Die Degranulationsfähigkeit von PMN wird dadurch quantifiziert, dass eine Koppelung von oberflächengebundenen Gammmaglobulinen mit den PMN erzeugt wird. Die Bindung dieser Gammaglobuline an die Zellmembran der PMN und der Kontakt zu den intrazellulären Phagolysosomen führt zur Freisetzung der lysierenden Metabolite in das Medium, da sich die Zellmembran um die kunststoffgebundenen Gammaglobuline nicht schließen kann. Die Konzentration der Metaboliten im Medium wird dann gemessen. Die Degranulation von PMN wird nach Stimulation der Zellen anhand der Granularität der PMN in der Flowzytometrie bestimmt.

Die intrazelluläre Elimination von Pathogenen geht mit der Freisetzung von Superoxidanionen, Wasserstoffperoxid, Hydroxylradikalen und HCl einher (sog. "respiratory burst"). Durch die Entwicklung fluorogener Substrate kann mittels Durchflusszytometrie das Auftreten spezifischer intrazellulärer Oxidationsmetaboliten nachgewiesen werden. Zunächst werden die fluoreszierenden Substrate in die zu untersuchenden PMN eingeschleust, danach werden die PMN durch spezielle Reize stimuliert. Die beim „respiratory burst" frei werdenden Sauerstoffradikale reagieren mit den fluoreszierenden Substraten, deren Farbveränderung in der Durchflusszytometrie gemessen wird. Sowohl die Anzahl der fluoreszierenden Zellen als auch die Intensität der Fluoreszenz ist ein Maß für die PMN-Aktivität. Auf dem gleichen Prinzip beruht die Detektion des „respiratory burst" mit der Chemolumineszenzmethode. Hier führt die Reaktion chemolumineszierender Substrate mit den Sauerstoffradikalen zu einer messbaren elektromagnetischen Strahlung, deren Intensität mit dem Grad der PMN-Aktivität korreliert.

Schließlich dient die Expression der Adhäsionsmoleküle CD11a, CD11b und CD18 als Maß für die Migrationsfähigkeit von PMN. CD14 wird als der wesentliche Rezeptor zur Bindung von Bakterien-Lipopolysaccharid (LPS) an der Oberfläche aktivierter PMN ebenfalls vermehrt exprimiert. Die genannten Verfahren zur Untersuchung der PMN-Aktivität können in gleicher oder ähnlicher Form auch zur Untersuchung der Funktion von mononukleären Zellen und Makrophagen herangezogen werden.

12.2.3
Bioassays und ELISA

Sowohl in vitro als auch in vivo können die Konzentrationen immunologisch interessanter Substanzen mit Hilfe von Bioassays, ELISA-Tests oder RIA-Tests unmittelbar bestimmt werden. Durch diese Techniken werden z.B. die Konzentrationen der Zytokine in verschiedenen Medien gemessen. Beim Bioassay werden Zelllinien verwendet, deren Auswahl sich nach der Empfindlichkeit gegenüber den zu analysierenden Substanzen richtet. Nach Inkubation reagieren diese Zellen mit den nachzuweisenden Substanzen in der Flüssigkeit und das Ausmaß der Reaktion wird durch spezielle Färbungen und nachfolgende Spektrophotometrie quantifiziert. Der Nachteil dieser Bioassays ist, dass diese Zelllinien nicht ausschließlich für einen bestimmten Stoff sensibel sind und unerwünschte Kreuzreaktionen nicht ausgeschlossen werden können. Aus diesem Grund werden die Zytokinkonzentrationen heute bevorzugt mit dem Enzyme Linked Immunosorbent Assay (ELISA) bestimmt, bei dem ein farbloser Stoff durch Reaktion mit monoklonalen Antikörpern zu einer farbigen oder fluoreszierenden Substanz konvertiert. Am häufigsten werden gegenwärtig nicht-kompetitive ELISA-Tests in der sogenannten Sandwichtechnik verwendet. Bei diesem Test wird die Testsubstanz mit einem oberflächenfixierten Antikörper inkubiert, so dass sich ein immobiler Antigen-Antikörper-Komplex bildet. Dieser wird nun mit einem im Überschuss vorhandenen, enzymtragenden Antikörper zur Reaktion gebracht, der an den immobilen Immunkomplex bindet. Die Antigenkonzentration ist somit direkt proportional zur angekoppelten Menge des enzymtragenden Antikörpers.

12.2.4
Durchflusszytometrie

Erst nachdem die Leukozytensubpopulationen aufgrund ihrer Oberflächenmoleküle in verschiedene Typen eingeteilt werden konnten, wurde es möglich, ihre zellspezifischen immunologischen Funktionen genauer zu charakterisieren. Bei dieser Typisierung werden Antikörper verwendet, die mit bestimmten Oberflächenmolekülen der Leukozyten reagieren und in der Durchflusszytometrie automatisch detektiert werden. Die Durchflusszytometrie ist damit die wichtigste Untersuchungsmethode zur direkten Untersuchung der Aktivität immunkompetenter Zellen.

Die Durchflusszytometrie nutzt die Interaktionen eines einfallenden Laserstrahles mit den Zellen und misst die Strahlung, die das Medium ohne Ablenkung passiert und die im rechten Winkel abgelenkte Strahlung. Der Laserstrahl wird durch die Zelle seitlich abgelenkt, wenn er auf den Kern oder intrazelluläre Granula trifft. Die seitliche Streuung ist somit ein Hinweis auf die Zelldichte und -komplexität. Das durch das Medium hindurchtretende Licht gibt dagegen Auskunft über die Größe der Zellen. Darüberhinaus wirkt sich natürlich auch die Wellenlänge des Lasers auf dieses Streuungsphänomen aus. Wenn die Zellen zusätzlich mit einem fluoreszierenden Material markiert werden (z. B. Fluoreszinisothiocyanat FITC), das durch Antikörperkoppelung mit speziellen Oberflächenmolekülen reagiert, können diese fluoreszierenden Zellen erkannt werden. Durch die Kombination verschiedener Antikörper-FITC-Mischungen werden die einzelnen Zellsubpopulationen sicher identifiziert.

12.2.5
Verzögerte Hypersensitivitätsreaktion

Die zellvermittelte Immunkompetenz kann in vivo durch die verzögerte Hypersensitivitätsreaktion (delayed hypersensitivity reaction bzw. DTH) beurteilt werden. 24 Stunden nach dem Kontakt mit einem Antigen setzen antigensensibilisierte CD4-T-Lymphozyten am Ort des Antigenkontaktes Zytokine frei, die zur Einwanderung von Makrophagen führen. Die entstehende Reaktion fällt klinisch als Rötung und Induration der Haut auf. Die Größe der Induration (und nicht das Ausmass der Rötung) weist auf die globale Aktivität der zellvermittelten Immunität hin. Je ausgeprägter die Induration, desto intakter ist die zellvermittelte Immunreaktion. Die DTH-Reaktion wird häufig durch Phytohämagglutinin (PHA) oder Bakterienbestandteile ausgelöst.

12.3
Immunologische Veränderungen
nach abdominalchirurgischen Eingriffen

Das Gewebetrauma eines abdominalchirurgischen Eingriffes induziert eine sogenannte Akute-Phase-Reaktion (APR), die durch Gewebsmakrophagen und Monozyten initialisiert wird. Aktivierte Makrophagen setzen eine breite Palette von Mediatoren frei, wobei zunächst die Zytokine der IL-1- und TNF-Gruppen entscheidend sind[4]. Im weiteren Verlauf der APR wird IL-8 freigesetzt, das einen sehr starken chemotaktischen Reiz auf Neutrophile und mononukleäre Zellen ausübt. Es werden außerdem Mediatoren wie Prostaglandine und Histamin ausgeschüttet, die eine Vasodilatation und Erhöhung der Gefäßpermeabilität bewirken. Dadurch wird die Migration von immunkompetenten Zellen aus den Gefäßen ins traumatisierte Gewebe erleichtert. TNFα und IL-1β stimulieren die Synthese weiterer Zytokine, zu denen vor allem das IL-6 zählt.

In der Leber werden die Proteine der APR synthetisiert. IL-1β- und IL-6-Rezeptoren auf der Oberfläche der Hepatozyten vermitteln in erster Linie die für die Akute-Phase-Reaktion charakteristische Bildung von Fibrinogen, Haptoglobin, α1-Antichymotrypsin, α1-Trypsin, Thiostatin, α2-Makroglobulin, C-reaktives Protein, Serumamyloid A und Komplement C3. Nach einem einmaligen Trauma oder Reiz klingt die APR innerhalb von 24-48 Stunden wieder ab (Abb. 12-2). Die zeitliche Begrenzung der APR ist sowohl durch die kurze Halbwertzeit der biologisch aktiven Substanzen als auch durch die antiinflammatorische Wirkung der Zytokine IL-4 und IL-10 bedingt.

Zur Beurteilung eines operativen Traumas werden häufig die Konzentrationen der Akute-Phase-Proteine und Zytokine im peripheren Blut herangezogen. Die Kinetik dieser Stoffe wurde in zahlreichen klinischen Studien untersucht. Shenkin et al.[46] bestimmten die Plasmaspiegel von TNFα, IL-1, IL-6 und CRP nach elektiven konventionellen Cholezystektomien. Sie dokumentierten einen maximalen IL-6-Spiegel von 50 U*ml^{-1} zwischen 1,5 und 4 Stunden nach der Laparotomie,

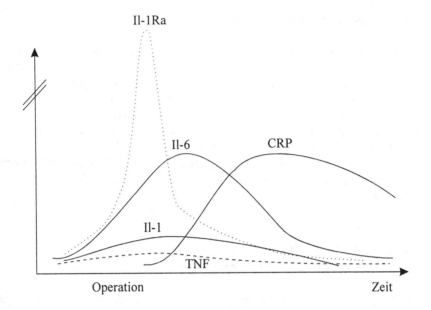

Abb. 12-2 Schematischer Verlauf der perioperativen Freisetzung von Zytokinen bei komplikationslosem Verlauf nach einem mittelgroßen abdominellen Eingriff

während TNFα nicht über 20 pg*ml^{-1} anstieg und ein messbarer IL-1-Spiegel post-
operativ nur bei einem Patienten auftrat. Da eine gute Korrelation zwischen der
IL-6-Konzentration und dem Ausmaß der Gewebeverletzung bestand, wurde die
IL-6-Konzentration als Maß für die Gewebetraumatisierung angesehen. Mehrere
nachfolgende Untersuchungen[3,11,12,15,39] bestätigten bei Magenresektionen,
Ösophagektomien, Aortenaneurysmaoperationen und Hysterektomien den Zusam-
menhang zwischen dem Schweregrad konventioneller Operationen und der
IL-6-Konzentration im peripheren Blut. Nach komplexen abdominalchirurgischen
Operationen kommt es offensichtlich zu einer regelhaften Freisetzung verschiede-
ner Zytokine, deren Plasmakonzentrationen einer definierten Kinetik folgt.

Der Frage nach der Herkunft des IL-6 nach abdominalchirurgischen Eingriffen
wurde in verschiedenen Studien nachgegangen. Zum Vergleich der IL-6-Konzen-
trationen im portalen und peripheren Blut implantierten Maeba et al.[34] im Rahmen größerer abdominalchirurgischer Eingriffe einen Katheter in die Vena portae.
Aus diesem Katheter wurden jeweils 3, 6, 12, 24 und 72 Stunden nach Laparotomie ebenso wie 1 und 2 Wochen postoperativ Blutproben entnommen. Präoperativ,
sowie 24, 48 und 72 Stunden nach der Laparotomie und nach 1 und 2 Wochen
wurde auch aus einer peripheren Zugang Blut gewonnen. In allen Blutproben wurde der IL-6-Spiegel durch einen ELISA-Test bestimmt und in den peripheren Blutproben wurde die CRP-Konzentration gemessen. Die Maximalkonzentrationen des

IL-6 betrugen im Pfortaderblut 107-880 pg*ml^{-1} und im peripheren Blut 25-820 pg*ml^{-1}. In der Pfortader und im peripheren Blut wurden die Spitzenkonzentrationen des IL-6 nach 12-24 Stunden gemessen. Das IL-6 im Pfortaderblut war 3, 6 und 12 Stunden nach dem Eingriff um 33-81 pg*ml^{-1} höher als im peripheren Blut. Nach 24 Stunden waren keine Unterschiede zwischen Portalstrombahn und Peripherie mehr nachweisbar. Die CRP-Werte erreichten noch 48 Stunden nach der Operation ihr Maximum (14,2±6,3 mg*dl^{-1}), um danach wieder abzufallen. Sowohl der maximale IL-6-Wert im Pfortaderblut (r=0,74) als auch der im peripheren Blut (r=0,70) korrelierten mit der CRP-Konzentration nach 48 Stunden. Aus diesen Ergebnissen schlossen die Autoren, dass das bei abdominellen Eingriffen gebildete IL-6 über die Portalvene in den Blutkreislauf gelangt und bei der Leberpassage die Bildung von Akute-Phase-Proteinen stimuliert.

Baigrie et al.[3] verglichen den postoperativen Verlauf der Serumkonzentrationen von IL-6, IL-1β, IFNγ, TNFα und CRP nach großen (Bauchaortenaneurysmen: n=17) und kleineren Operationen (inguinalen Herniotomien: n=5). IL-1β war nur unmittelbar nach großen Eingriffen im Serum nachweisbar, IFNγ bei keinem Patienten und TNFα nur bei einem Patienten nach einem größeren Eingriff. Eine frühzeitige Erhöhung des IL-1β ging dem Anstieg des Il-6 bei allen Patienten mit größeren Eingriffen voraus. Gleichzeitig wurden die höchsten IL-6-Spiegel bei denjenigen Patienten nachgewiesen, die postoperativ eine schwerwiegende Komplikation erlitten.

Murata et al.[39] fanden nach abdomino-thorakalen Ösophagektomien und Gastrektomien ebenso wie andere Arbeitsgruppen eine Korrelation zwischen den IL-6- und CRP-Spitzenwerten im Serum. Gleichzeitig korrelierte das IL-6 mit der Dauer der Operation (r=0,63) und dem Blutverlust (r=0,65). Nach diesen großen Eingriffen stieg der IL-1β-Serumspiegel niemals über 50 pg*ml^{-1} an. Auch nach abdominellen Hysterektomien[11] erhöhte sich das IL-1β nur kurzzeitig auf das Zweifache des Ausgangswertes, während die IL-6-Konzentration auf das 8-10fache anstieg.

Die Arbeitsgruppe um O'Nualláin et al.[40] untersuchte die Veränderungen der IL-1RA-Serumkonzentration nach abdomino-perinealen Durchzugsoperationen bei Kleinkindern, die an einem M. Hirschsprung erkrankt waren. Sie fanden einen frühzeitigen Anstieg des IL-1RA mit einem Spitzenwert innerhalb von 3 bis 5 Stunden und eine rasche Normalisierung nach 24 bis 72 Stunden. Die Serumkonzentration des IL-1RA betrug etwa das 10.000fache der IL-1β-Konzentration, die zu keinem Zeitpunkt erhöht war. TNFα war postoperativ unverändert, während für das IL-6 die bekannte Kinetik mit einem Maximum innerhalb von 24 Stunden und einer Normalisierung nach 48-72 Stunden beschrieben wurde. Um die Frage zu klären, ob die IL1-RA-Freisetzung bei jedem chirurgischen Eingriff oder nur bei bestimmten Eingriffen ansteigt, untersuchte dieselbe Arbeitsgruppe die Zytokinspiegel von IL-1RA, IL-1β und Il-6 im peripheren Blut bei 51 Kindern und 22 erwachsenen Patienten, die sich unterschiedlichen Operationen unterzogen. Dabei wurden IL1-RA und IL-6 nur bei größeren abdominellen und thorakalen Eingriffen freigesetzt. Bei 18 Eingriffen erreichte IL1-RA seinen Maximalwert vor dem des IL-6, wohingegen bei 20 Eingriffen die beiden Zytokine ihre maximale Ausprägung zum gleichen Zeitpunkt hatten. Demgegenüber wurde IL-1β lediglich bei 6 Patienten freigesetzt, wobei messbare Endotoxinspiegel nicht nachgewiesen wurden. Die Bildung von IL1-RA wird offensichtlich vor allem in der Frühphase eines größeren chirurgischen Traumas induziert.

Von der systemischen Reaktion auf das operative Trauma ist die lokale intraabdominelle Reaktion zu unterscheiden. Tsukada et al.[57] bestimmten bei 49 Patienten am 1. postoperativen Tag nach abdominalchirurgischen Eingriffen wegen eines Malignoms die Zytokinkonzentrationen in der peritonealen Drainageflüssigkeit. Die TNFα-Konzentrationen betrugen bis zu 0,5 pg*ml^{-1}, die IL-1-Konzentrationen bis 5 pg*ml^{-1} und die IL-6-Konzentrationen mehr als 100 pg*ml^{-1}. Die Konzentrationen aller Zytokine in der Drainageflüssigkeit korrelierten mit der Operationsdauer und waren um ein Vielfaches höher als die im Serum gemessenen Werte[2,44,55].

Neben den Zytokinspiegeln und der CRP-Konzentration beeinflusst eine Laparotomie auch die Funktion der weißen Blutkörperchen im peripheren Blut. Hiraoka et al.[24] untersuchten die Chemotaxis- und Phagozytosefähigkeit polymorphkerniger Neutrophiler nach thorako-abdominellen Ösophagektomie (n=11) oder Gastrektomie (n=10) im Plasma und in der Drainageflüssigkeit. Während die Chemotaxis der Zellen des Drainagesekretes wesentlich höher war als die der Neutrophilen im peripheren Blut, war die Phagozytosefähigkeit der Zellen in der Drainageflüssigkeit im Vergleich zum Blut herabgesetzt.

Decker et al.[13] untersuchten in einer prospektiven Studie nach laparoskopischer und konventioneller Cholecystektomie die Veränderung der Zytokinkonzentrationen (IL-6, IL-8, IL-1RA) mit der ELISA-Technik und die zelluläre Expression von Membranmolekülen (CD25, CD 30, HLA-DR) mittels Durchflusszytometrie. Dafür wurde Blut 24 Stunden vor der Operation, unmittelbar vor dem Hautschnitt, 2 Stunden nach dem Hautschnitt sowie 24 Stunden und 48 Stunden postoperativ entnommen. Nach 2 und 24 Stunden stiegen die humoralen wie auch die zellulären Faktoren in der konventionellen Gruppe stärker an als bei den laparoskopisch resezierten Patienten und die HLA-DR-Expression auf Monozyten war bei den konventionell operierten Patienten niedriger.

Hansborough et al.[21] beschrieben nach konventionellen Cholezystektomien eine Leukozytose ohne Veränderungen der absoluten Lymphozytenzahlen. An den ersten beiden postoperativen Tagen fielen vorübergehend die T-Helfer-Zellen (CD4) ab und gleichzeitig stiegen die Suppressorzellen (CD8) an. Demgegenüber sanken in der Untersuchung von Hamid et al.[20] bei 20 Patienten nach elektiven abdominal-chirurgischen Eingriffen wegen gutartiger Erkrankungen die Lymphozyten bis auf ein Drittel des präoperativen Wertes, um am 4. postoperativen Tag wieder die präoperativen Werte zu erreichen. In dieser Studie waren T-Helfer-/-T-Suppressor-Zellen gleichermaßen vermindert, so dass das T-Helfer-/-T-Suppressorzell-Verhältnis (CD4/CD8) im Gegensatz zur Untersuchung von Hansbrough et al.[21] konstant blieb.

Lennard et al.[32] untersuchten die zelluläre Immunität nach kleineren (n=15) und größeren (n=20) chirurgischen Eingriffen sowie bei 105 gesunden Probanden. Am 1. Tag waren nach großen Operationen die Gesamtleukozytenzahl, der T-Zell- und der NK-Zell-Anteil stärker reduziert als nach kleineren Operationen. Dieser Unterschied bestand auch noch nach 7 Tagen. Nach kleineren chirurgischen Eingriffen nahmen die zirkulierenden T-Helfer-Zellen ab, so dass sich die Balance der Helfer/Suppressor-T-Lymphozyten zugunsten der Suppressor-T-Zellen verschob. Nach großen chirurgischen Operationen nahmen dagegen sowohl die T-Helfer- als auch die T-Suppressor-Zellen ab, so dass sich das Verhältnis nicht veränderte (Tabelle 12-1). Ein operatives Trauma führte also zu einer im peripheren Blut nachweisbaren zellulären Immunsuppression, die mit der Schwere des chirurgischen Traumas korrelierte.

Bakterien oder andere Antigene in der Peritonealhöhle werden primär durch Peritonealmakrophagen oder in der Leber durch Kupfferzellen neutralisiert. In welchem Maße die Immunkompetenz von Peritonealmakrophagen oder Kupfferzellen nach Operationen komprommittiert ist, untersuchten Redmond et al.[41] bei Mäusen. Zu diesem Zweck wurden 160 Tiere einer Kontroll-, Anästhesie- oder Laparotomiegruppe zugeordnet. Am 1. und 3. postoperativen Tag wurden Peritonealmakrophagen und Kupfferzellen isoliert und ihre Fähigkeit zur Superoxidanionenbildung, zur Phagozytose von Candida albicans und zur C. albicans-Tötung untersucht. Weiterhin wurde die MHC-Molekül-Expression und PGE$_2$-Produktion analysiert. Nach einer Laparotomie nahm die Zahl der Peritonealmakrophagen am 1. postoperativen Tag zu. Die Anzahl der Kupfferzellen unterschieden sich nicht zwischen den Gruppen. Die Superoxidanionenbildung war in den Zellen der Laparotomiegruppe am 1. Tag niedriger und am 3. Tag höher als in der Kontrollgruppe. Die Fähigkeit der Peritonealmakrophagen zur Phagozytose und Tötung von Candida albicans, die PGE$_2$-Freisetzung und die Expression von MHC-Molekülen waren am 1. Tag nach der Laparotomie reduziert. Die Kupfferzellen zeigten dagegen keine Funktionseinschränkung. Die durch eine Laparotomie verminderte Makrophagen- und Lymphozytenfunktion war demnach auf

Tabelle 12-1 Veränderung der zellulären Immunität im peripheren Blut am 2.-4. postoperativen Tag nach einer mittelgroßen abdominellen Operation

Gesamtleukozyten	↑
Gesamtlymphozyten	↓
CD3-Lymphozyten	↓
CD4-Lymphozyten	↓
CD8-Lymphozyten	↓
CD4/CD8-Ratio	+/-
NK-Zellen	↓
Granulozyten	↑
Monozyten	↓ +/-
Expression von HLA-DR	↓

(+/- - keine wesentliche Änderung, ↑ - Zunahme, ↓ - Abnahme)

die Peritonealhöhle beschränkt und betraf die Kupfferzellen nicht. Zellweger et al.[57] berichteten ebenfalls, dass nach einer Laparotomie die Funktion der Peritonealmakrophagen im Mausmodell beeinträchtigt sei. In ihrem Modell waren von der Funktionstörung aber nicht nur die Peritonealmakrophagen, sondern auch die Milzmakrophagen betroffen.

Den Einfluss einer Laparotomie auf die zelluläre Immunaktivität untersuchten Little et al.[33] nach präoperativer Sensibilisierung mit der DTH-Reaktion. Jeweils 10 Tiere wurden randomisiert einer alleinigen Narkose, einer Laparotomie oder einer „Beinahe"-Laparotomie ohne Eröffnung des Peritoneums zugeordnet. Tiere der Kontrollgruppe und der „Beinahe"-Laparotomie-Gruppe zeigten eine vergleichbare DTH-Reaktion, während die DTH-Reaktion nach Laparotomie wesentlich geringer ausfiel. In einem zweiten Experiment wurde der gleiche Test bei Kontrolltieren, nach Laparotomie mit intra- und postoperativer Instillation von 0,9 %iger NaCl-Lösung (NaCl-Gruppe) bzw. intra- und postoperativer Instillation von 2 %iger Taurolidin-Lösung (Taurolidin-Gruppe) durchgeführt. In der NaCl-Gruppe war die DTH-Reaktion deutlich supprimiert, während die Immunreaktion in der Taurolidin-Gruppe mit der Kontrollgruppe vergleichbar war. Little et al.[33] folgerten daraus, dass die Eröffnung des Peritoneums der entscheidende Schritt für die Induktion einer Immunsuppression sei und dass die intra- und postoperative Gabe von Taurolidin eine zelluläre Immunsuppression verhindert.

Es besteht heute kein Zweifel mehr, dass das operative Trauma einen Anstieg pro- und antiinflammatorischer Zytokine im Serum auslöst. Während TNFα- und IL-1β nur wenig und für kurze Zeit freigesetzt werden, sind IL-6 und IL-1RA länger nachweisbar. Aufgrund der endokrinen Wirkung der Interleukine wird die hepatogene Akute-Phase-Reaktion induziert, so dass die CRP-Konzentration in Abhängigkeit von der Schwere des Eingriffs mit einer Verzögerung von etwa 24 Stunden ebenfalls ansteigt. Die Funktion der Peritonealmakrophagen und anderer immunkompetenter Zellen wird durch eine Laparotomie vorübergehend vermindert, so dass die zelluläre Immunantwort in der postoperativen Phase deutlich reduziert ist. Sie erholt sich erst nach einigen Tagen.

12.4
Immunfunktion und Laparoskopie

Da die Eröffnung des Peritoneums und die Exposition der viszeralen Organe der wesentliche Faktor zu sein scheint, der eine verstärkte Immunreaktion bedingt, könnte ein laparoskopischer Eingriff aufgrund der geringeren peritonealen Läsionen und der reduzierten Manipulation der intraabdominellen Organe durchaus die Immunsuppression vermindern.

In nicht-randomisierten Studien mit kleiner Fallzahl wurde von verschiedenen Autoren bereits zu Beginn der 90er Jahre darauf hingewiesen, dass das laparoskopische gegenüber dem konventionellen Vorgehen bei Cholezystektomien[7,8,10,14,18,19,26,29,37,48] und Kolonresektionen[22] mit einer geringeren postoperativen Immunsuppression einherzugehen scheint. Diese klinischen Erfahrungen wurden in umfangreichen tierexperimentellen Studien überprüft.

12.4.1
Tierexperimentelle Studien

Zunächst wurde eindeutig belegt, dass die zelluläre Immunantwort im Tierexperiment nach einer Laparoskopie weniger stark beeinträchtigt wird als nach einer Laparotomie. Trokel et al.[50] teilten Ratten in drei Gruppen ein: Kontrolle, Kapnoperitoneum und Laparotomie. Die zelluläre Immunantwort wurde mit Hilfe der DTH-Reaktion 24 und 48 Stunden nach dem Eingriff gemessen und zeigte in der Laparotomiegruppe eine deutlich schwächere Ausprägung als in den anderen Gruppen.

Mendoza-Sagaon et al.[38] studierten im Rattenmodell, ob sich die zellvermittelte Immunität bei den unterschiedlichen operativen Zugängen unterscheidet. 2 Wochen vor Durchführung des Versuches sensibilisierten sie die Tiere und teilten sie dann in 5 Gruppen ein: 1. Kontrollgruppe, 2. nur Anästhesie, 3. Anästhesie und Mittellinieninzision ohne Eröffnung des Peritoneums, 4. Anästhesie und Laparoskopie unter Kapnoperitoneum und 5. Anästhesie und Mittellinienlaparotomie. Präoperativ sowie am 3. und am 6. postoperativen Tag wurde die DTH-Reaktion bestimmt. Die postoperative DTH-Reaktion war in der Inzisions- und der Laparotomiegruppe im Vergleich zu allen anderen Gruppen geringer ausgeprägt. Nach einer Woche waren aber keine Unterschiede mehr zwischen den Gruppen feststellbar. Die zellvermittelte Immunität war also nach abdominellen Operationen supprimiert und erholte sich bis zum 7. postoperativen Tag wieder. Die laparoskopische Methode führte zu einer geringeren Immunsuppression als die konventionelle Technik.

Bessler et al.[6] führten laparoskopische und konventionelle Kolonresektionen im Schweinemodell durch und untersuchten ebenfalls die postoperative DTH-Reaktion. Sowohl am 2. als auch am 3. postoperativen Tag war die DTH-Reaktion nach laparoskopischen Eingriffen eindeutig stärker ausgeprägt als nach konventionellen Operationen, was auf eine geringere Immunsuppression hinweist. Auch Allendorf et al.[1] studierten im Rattenmodell die DTH-Reaktion. Sie teilten die Tiere in 5 Gruppen ein: 1. Anästhesie, 2. Minilaparotomie (3,5 cm), 3. Laparotomie (7 cm), 4. konventionelle Darmresektion und 5. laparoskopische Darmresektion. Die DTH-Reaktionen waren in der Gruppe der konventionell resezierten Tiere deutlich geringer als in den laparoskopisch operierten Ratten. Neben der DTH-Reaktion wurde auch die Funktion der NK-Zellen ex vivo untersucht[1]. 60 Ratten wurden in folgende Gruppen eingeteilt: Kontrolle, Kapnoperitoneum, konventionelle retroperitoneale Dissektion und laparoskopische retroperitoneale Dissektion. 24 Stunden nach dem Eingriff wurde die NK-Zelltoxizität anhand der Freisetzung radioaktiv markierten Chroms nach vorheriger Phagozytose chromhaltiger Zielzellen überprüft. Die NK-Zelltoxizität war in der Gruppe der offenen Dissektion deutlich niedriger als in der Gruppe mit dem alleinigen Kapnoperitoneum. Zwischen offener und laparoskopischer Dissektion bestand in diesem Modell jedoch kein Unterschied.

Alle Studien belegen somit einhellig, dass die zelluläre Immunität im Tiermodell durch das laparoskopische Vorgehen besser erhalten bleibt als durch das konventionelle.

Inwieweit sich die Akute-Phase-Reaktion bei laparoskopischen und konventionellen kolorektalen Resektionen unterscheidet, wurde von Kuntz et al.[30] bei Ratten untersucht. Diese wurden in 3 Gruppen zu jeweils 15 Tieren eingeteilt und entweder nur einer Anästhesie, einer laparoskopischen oder einer konventionellen Resektion des Colon ascendens unterzogen. Postoperativ wurde mehrfach die Konzentration von Neopterin und IL-1β im peripheren Blut untersucht. Neopterin ist ein Molekül, dessen Synthese durch das operative Trauma stimuliert wird und das wahrscheinlich aus Interferon-aktivierten Makrophagen oder Monozyten stammt. Postoperativ waren sowohl die Neopterin- als auch die IL-1β-Spiegel bei konventionellen Resektionen höher als bei laparoskopischen Eingriffen.

Inwieweit verschiedene Insufflationsgase oder Operationstechniken die Immunität beeinflussen, evaluierten Watson et al.[53] in zwei Experimenten an Mäusen. Zunächst wurden 4 Gruppen zu je 25 Tieren gebildet: Kontrollgruppe, Kapnoperitoneum, Luftperitoneum und Laparotomie. Zielkriterien dieser Studie waren die Fähigkeit der Peritonealmakrophagen zur Superoxidanionen-Freisetzung, TNFα-Sekretion, Phagozytose von markierten Candida albicans und Expression des Mac1(CD11b/CR3)-Rezeptors. 24 Stunden nach dem Luftperitoneum und der Laparotomie war die Fähigkeit zur Superoxidanionenbildung im Vergleich zur Kontrollgruppe und zum Kapnoperitoneum erhöht. TNFα wurde in der Kontrollgruppe und nach Kapnoperitoneum in geringerem Maße gebildet als nach Luftinsufflation oder Laparotomie. Die Phagozytosefähigkeit und Expression des Mac1-Moleküls waren in der Kontrollgruppe und nach CO_2-Insufflation ebenfalls wesentlich höher als in den anderen Gruppen. Die Laparotomie und das Luftperitoneum hatte offensichtlich einen stärkeren stimulierenden Effekt auf das Immunsystem als die Kontrollgruppe oder das Kapnoperitoneum.

In einer zweiten Studie derselben Arbeitsgruppe wurden den Tieren FITC-markierte Lipopolysaccharide (LPS) in einer Menge injiziert, die dem LPS-Gehalt der Luft entsprach[43]. 24 Stunden später wurden die Tiere in dieselben vier Gruppen wie im obigen Versuch eingeteilt[53]. Das Zielkriterium der Studie war der Nachweis von an Peritonealmakrophagen gekoppeltes Lipopolysaccharid 24 Stunden nach der Operation, das von den Autoren als Maß für den Schweregrad der bakteriellen Translokation gedeutet wurde. In der Kontrollgruppe und nach dem Kapnoperitoneum war kein gekoppeltes LPS vorhanden, während es nach Anlage des Luftperitoneums und nach der Laparotomie nachweisbar war. Die Autoren folgerten aus diesen Ergebnissen, dass in der Luft zirkulierende Faktoren möglicherweise eine LPS-Translokation induzieren, die dann im weiteren Verlauf für die frühe postoperative Immunantwort verantwortlich ist.

West et al.[54] untersuchten in vitro den Einfluss verschiedener Insufflationsgase auf die Funktion der Peritonealmakrophagen. Dabei wurden zunächst Kulturen aus Peritonealmakrophagen von Mäusen angelegt und diese dann vier verschiedenen Gruppen zugeordnet: Inkubation unter 95:5 % Luft:CO_2-Gasgemisch, Inkubation unter 100 % Luft, Inkubation unter 100 % CO_2 und Inkubation unter 100 % Helium. Nach einer zweistündigen Inkubationsphase mit den jeweiligen Insufflationsgasen wurden die Zellkulturen für weitere 2 oder 24 Stunden unter Standardbedingungen inkubiert und danach einem Medium mit und ohne LPS für weitere 4 Stunden ausgesetzt. Am Ende des Versuchs wurde die Freisetzung von TNFα, IL-1β in das Kulturmedium sowie der intra- und extrazelluläre pH-Wert gemessen. In den Gruppen, deren Medien in den letzten 4 Stunden kein LPS zugesetzt worden war, wurden die Makrophagen nicht aktiviert. TNFα- und IL-1β wurde nach LPS-Stimulation im Vergleich zur Luft/CO_2-Gruppe nur in der CO_2-Gruppe vermehrt gebildet. Um auszuschließen, dass eine O_2-Kontamination der Gase oder eine Asphyxie in einzelnen Gruppen einen Einfluss auf diese Ergebnisse gehabt haben könnte, führten die Autoren weitere Versuchsreihen mit einem Gemisch von CO_2/O_2 (80:20) bzw. He/O_2 (80:20) durch und fanden wiederum eine Suppression der Funktion der Peritonealmakrophagen bei Inkubation mit hochprozentigem CO_2 im Vergleich zu Helium[54]. Die Messung des intra- und extrazellulären pH-Wertes ergab nach Inkubation mit CO_2 eine schwere Azidose im Zytosol und Kulturmedium.

In einer weiteren Versuchsreihe dieser Autoren wurde bei Ratten ein Pneumoperitoneum mit einem der 4 Insufflationsgase (CO_2/O_2, Luft, CO_2 oder Helium) über 1 Stunde aufrechterhalten. Danach wurden Peritonealmakrophagen durch eine Lavage gewonnen und in vitro weiter untersucht. Bei diesem ex vivo Experiment waren der Gewebe-pH und die TNFα-Produktion durch die Peritonealmakrophagen die Zielkrierien. Es wurden ähnliche Ergebnisse wie in der vorhergehenden Studie gefunden: die Aktivität der Peritonealmakrophagen war unter CO_2 supprimiert und der Gewebe-pH deutlich reduziert. Die Studien weisen darauf hin, dass eine vorübergehende CO_2-Exposition in vitro und in vivo eine erhebliche Reduktion der LPS-induzierten Zytokinfreisetzung aus Peritonealmakrophagen bewirkt. Die Ursache dieser CO_2-Wirkung könnte in der intrazellulären Abnahme des pH mit nachfolgender Beeinträchtigung der Peritonealmakrophagen liegen.

Iwanaka et al.[25] führten bei Mäusen eine Laparoskopie mit einem Kapnoperitoneum, eine gaslose Laparoskopie und eine Laparotomie durch und verglichen die Funktion der Peritonealmakrophagen mit einer Kontrollgruppe ohne operativen Eingriff. Zielkriterien waren dabei die Makrophagenzahl, die Produktion von TNFα, die Freisetzung von NO und die Viabilität der Makrophagen. Die Makrophagenzahl war nach 4 Stunden in allen Gruppen niedriger als in der Kontrollgruppe. Sie nahm in der Laparotomie-Gruppe jedoch stärker ab als nach Laparoskopie mit einem Kapnoperitoneum. 24 Stunden nach der Laparotomie oder gaslosen Laparoskopie war die Zahl der Peritonealmakrophagen weiterhin erniedrigt, während sie sich nach Laparoskopie mit Kapnoperitoneum bereits normalisiert hatte. Die Makrophagenviabilität war 4 Stunden nach der Laparotomie vermindert, in den anderen Gruppen jedoch nicht beeinträchtigt. Die TNFα-Freisetzung aus Peritonealmakrophagen war 4 Stunden, 24 Stunden und 5 Tage nach dem Eingriff in der Laparotomiegruppe signifikant höher als in den anderen Gruppen. Die NO-

Produktion war ebenfalls nach 24 Stunden und 5 Tagen in der Laparotomiegruppe am höchsten. In diesem Modell führte ein Kapnoperitoneum im Gegensatz zur Laparotomie und gaslosen Laparoskopie zu keiner Beeinträchtigung der Peritonealmakrophagen. Die gesteigerte Zytokinproduktion nach einer Laparotomie weist nach Ansicht der Autoren auf ein größeres operatives Trauma hin.

Inwieweit sich die Funktion der Peritonealmakrophagen nach intraoperativer Kontamination der Bauchhöhle durch E. coli ändert, wurde von Collet et al.[9] in einem Schweinemodell untersucht. Bei 16 Tieren wurde entweder eine laparoskopische oder eine konventionelle Fundoplikatio nach Nissen vorgenommen und intraperitoneal entweder Kochsalzlösung mit E.coli oder nur Kochsalzlösung appliziert. Zu Beginn der Operation sowie nach 2, 4, und 8 Stunden wurde aus der liegenden Drainage Peritonealsekret zur Anlage von Bakterienkulturen gewonnen und die Phagozytosefähigkeit der Peritonealmakrophagen überprüft. Die TNFα-Konzentration und Leukozytenzahl im peripheren Blut wurden zeitgleich anhand von venösen Blutproben gemessen. Die TNFα-Konzentration, Leukozyten- und Bakterienzahl war postoperativ in der kontaminierten und konventionell operierten Gruppe höher als in der kontaminierten und laparoskopierten Gruppe. Die Superoxidproduktion nach Stimulation der Peritonealmakrophagen unterschied sich allerdings nicht zwischen beiden Gruppen.

Im Rattenmodell untersuchten Kuntz et al.[56] die Unterschiede in der T-Zellaktivierung nach laparoskopischen und konventionellen Kolonresektionen sowie nach der Anästhesie. Hierzu wurden CD3, CD4, CD8 und CD71 (Transferrinrezeptor) präoperativ, unmittelbar postoperativ sowie am 1. und 7. Tag nach dem Eingriff aus dem peripheren venösen Blut bestimmt. In der konventionellen Gruppe waren die CD8-positiven Zellen länger aktiviert. Bei den übrigen Parametern ergaben sich keine Unterschiede zwischen den Gruppen.

Die tierexperimentellen Untersuchungen belegen, dass durch die laparoskopische Technik die Immunsuppression, die normalerweise nach konventionellen Operationen auftritt, abgeschwächt wird. Die zelluläre und humorale Immunreaktion bleibt nach laparoskopischen Eingriffen offensichtlich besser erhalten.

12.4.2
Klinische Studien

Ob das laparoskopische Verfahren auch beim Patienten zu einer modifizierten Immunreaktion führt, wurde in zahlreichen nicht-kontrollierten und einigen kontrollierten Studien analysiert. Am häufigsten wurden die immunologischen Veränderungen bei Patienten nach laparoskopischer Cholezystektomie untersucht. In den meisten nicht-randomisierten Studien wurden nach laparoskopischen Eingriffen geringere Zytokinspiegel und CRP-Werte bei besser erhaltener zellulärer Immunität festgestellt[7,8,10,14,18,19,26,27,29,51]. Es gab aber auch einige Arbeitsgruppen, die keine Unterschiede zwischen laparoskopischer (LCE) und konventioneller Cholezystektomie (CCE) fanden[37,42,49,52].

McMahon et al.[36] analysierten bei jeweils 10 Patienten, die im Rahmen einer größeren Studie zufällig den Operationsverfahren LCE oder Minilaparotomie-Cholezystektomie (MCE) zugeordnet worden waren, die Serumkonzentrationen von IL-6 und CRP. Die Autoren fanden für IL-6 vergleichbare Werte. Die CRP war zwar nach LCE nur etwa halb so hoch wie die nach MCE, dieser Unterschied erreichte aber aufgrund der geringen Fallzahl nicht das Signifikanzniveau. Für Transferrin und die Anzahl der weißen Blutkörperchen fanden die Autoren ebenfalls keine Unterschiede zwischen beiden Gruppen. Auch Berggren et al.[5] konnten keine Unterschiede in der Akute-Phase-Reaktion dokumentieren, nachdem sie 15 Patienten zur laparoskopischen und 12 Patienten zur konventionellen Cholezystektomie randomisiert hatten. Das IL-6 betrug in der laparoskopischen Gruppe maximal 55 pg*ml^{-1} und in der konventionellen Gruppe 61 pg*ml^{-1}, während das CRP in beiden Gruppen mit Spitzenkonzentrationen von 37 mg*l^{-1} angegeben wurde.

Demgegenüber beschrieben Dionigi et al.[16] in einer randomisierten Studie bei laparoskopischer (n=30) und konventioneller (n=27) Cholezystektomie, dass die Akute-Phase-Reaktion nach Laparoskopie geringer ausgeprägt ist. Die CD3-Zellen fielen nach konventioneller Cholezystektomie deutlich ab, wohingegen der Anteil der aktivierten Lymphozyten anstieg. Interleukinspiegel wurden in dieser Studie nicht bestimmt. Karayiannakis et al.[28] untersuchten in einer kontrollierten Studie ebenfalls die immunologische Reaktion nach laparoskopischer (n=41) und konventioneller (n=42) Cholezystektomie. IL-6 und CRP wurden präoperativ, intraoperativ und 4, 8 und 24 Stunden postoperativ gemessen. IL-6 stieg 4 Stunden postoperativ in beiden Gruppen an und blieb dann während der gesamten Studiendauer erhöht. Sie war jedoch in der laparoskopischen Gruppe 4, 8 und 24 Stunden nach dem Eingriff niedriger als in der konventionellen Gruppe. Die CRP-Plasmaspiegel waren nach 24 Stunden in der konventionellen Gruppe mit 51 mg*l^{-1} wesentlich höher als bei den laparoskopischen Patienten mit 32 mg*l^{-1}.

Targarona et al.[48] ordneten Patienten mit Cholezystolithiasis nach der zufälligen Verfügbarkeit des laparoskopischen Instrumentariums einer LCE-Gruppe (n=12) und einer CCE-Gruppe (n=13) zu. Die beiden Gruppen waren in Alter, Geschlecht, ASA-Klassifikation, Größe und Gewicht nicht unterschiedlich. IL-6 und CRP waren in der konventionellen Gruppe deutlich höher als in der laparoskopischen. Der Spitzenwert des IL-6 erreichte in der CCE-Gruppe über 90 pg*ml^{-1} und nach LCE dagegen nur etwa 30 pg*ml^{-1}. In einer weiteren kontrollierten Studie überprüften auch Maruszynski und Pojda[35] die IL-6-Serumspiegel von Patienten nach laparoskopischer (n=11) und konventioneller (n=14) Cholezystektomie zur Behandlung einer akuten Cholezystitis. Nach 12 und 24 Stunden betrugen die IL-6-Werte in der konventionellen Gruppe 38,8 und 48,8 pg*ml^{-1}, während sie in der laparoskopischen Gruppe nur auf 5,5 und 12,5 pg*ml^{-1} anstiegen.

Die verschiedenen kontrollierten Studien weisen darauf hin, dass nach laparoskopischen Cholezystektomien die Akute-Phase-Reaktion geringer ausgeprägt ist. Die Ergebnisse von McMahon et al.[36] und Berggren et al.[5] enthalten jedoch aufgrund der geringen Fallzahl möglicherweise einen Fehler 2. Art.

Nach Unterbaucheingriffen und Hernienoperationen wurden in kontrollierten

Studien keinerlei Unterschiede zwischen dem konventionellen und laparoskopischen Zugangsweg nachgewiesen. Ellström et al.[17] randomisierten die Patientinnen entweder zur laparoskopischen (n=12) oder konventionellen (n=12) Hysterektomie, wobei sich IL-6- und CRP im Serum postoperativ nicht unterschieden. In einer randomisierten Studie von Schrenk et al.[45] wurden laparoskopische (n=15) und offene (n=15) Leistenhernienoperation verglichen. Zu Beginn und am Ende der Operation sowie am Morgen des 1. und 2. postoperativen Tages wurden die Plasmaspiegel von IL-1, IL-6, TNFα, CRP, Fibrinogen, Transferrin, Alpha-1-Antitrypsin und die Leukozyten bestimmt. Bei allen gemessenen Parametern zeigte sich kein Unterschied zwischen den beiden Gruppen.

Inwieweit sich die Akute-Phase-Reaktion auch zwischen der laparoskopischen oder konventionellen Technik nach Notfalleingriffen mit Peritonitis unterscheidet, wurde von Lau et al.[31] bei Patienten mit perforierten gastroduodenalen Ulcera untersucht, die laparoskopisch (n=12) oder konventionell (n=10) einen Omentummajus-Patch erhielten. Drei laparoskopische Patienten mussten konvertiert werden und wurden deshalb nicht in die Analyse eingeschlossen. Perioperativ wurden wiederholt IL-6, CRP und Endotoxin im Serum bestimmt. Aufgrund der perforationsbedingten Peritonitis traten die höchsten IL-6-Spiegel bereits präoperativ auf. Postoperativ bestanden keine Unterschiede im IL-6- und CRP-Verlauf zwischen beiden Gruppen. Eine Endotoxinämie war in beiden Gruppen nicht nachweisbar. Offensichtlich hatte die ausgeprägte Entzündung in diesem Patientengut die vermeintlich geringere Aktivierung der APR durch die laparoskopische Operation überdeckt, so dass das mit dem Zugangsweg verbundene Trauma eine nachgeordnete Rolle spielte.

Stage et al.[47] randomisierten 29 Patienten aus 3 chirurgischen Kliniken zur konventionellen (n=14) oder laparoskopischen (n=15) Kolonresektion. Alle Patienten erhielten präoperativ den Zyklooxygenasehemmer Piroxicam. Die Allgemeinnarkose wurde zusätzlich durch eine thorakale Epiduralanalgesie mit einem Lokalanästhetikum und Morphin ergänzt. Die Serumkonzentrationen von IL-6 und CRP wurden am 1., 3. und 10. Tag gemessen. Die IL-6- und CRP-Konzentration waren in der laparoskopischen Gruppe überraschenderweise am 1. postoperativen Tag deutlich höher als bei den konventionell resezierten Patienten. Danach traten keine Unterschiede mehr auf.

Hewitt et al.[23] randomisierten 25 Patienten in einer weiteren kontrollierten Studie, mussten aber 9 Patienten wegen Protokollverletzungen wieder ausschliessen. Bei 16 Patienten (laparoskopisch=8, konventionell=8) nach Kolonresektionen wurden die IL-6-Konzentration im Serum und in der Drainageflüssigkeit sowie die Zusammensetzung der weißen Blutkörperchen im Serum untersucht. Die Ausschlusskriterien wurden sehr streng gestellt, so dass diese 16 Patienten nur etwa 4 % aller kolorektalen Resektionen und etwa 10 % aller laparoskopisch resektablen Patienten in den Kliniken dieser Autoren entsprachen. Die höchste IL-6-Konzentration betrug nach konventioneller Resektion 313 ± 294 pg*ml^{-1} und nach laparoskopischen Eingriffen 173 ± 156 pg*ml^{-1}. Im Peritonealexsudat wurde IL-6 mit einer Konzentration von 236 ± 387 pg*ml^{-1} in der laparoskopischen Gruppe und

518 ± 718 pg*ml^{-1} in der konventionellen Gruppe gemessen. Die Zellzahlen waren in beiden Gruppen vergleichbar. Die nachweisbaren deutlichen Unterschiede erreichten nicht das Signifikanzniveau, doch weisen die Autoren selber auf die geringe Fallzahl ihrer Untersuchung hin. Die gemessenen IL-6-Werte hätten nach ihren Berechnungen bei einer höheren Fallzahl (43 Patienten pro Gruppe) das Signifikanzniveau erreicht. Da die Rekrutierung einer derartigen Fallzahl unter den strengen Ausschlusskriterien in den Kliniken der Autoren mindestens weitere 3 Jahre benötigt hätte, wurde die Studie bei der genannten Fallzahl vorzeitig abgebrochen.

In einer eigenen kontrollierten Studie wurden 60 (34,1 %) von 176 Patienten, bei denen ein kolorektaler Tumor reseziert werden musste, für laparoskopisch resektabel gehalten und alle 60 Patienten nach Randomisierung einer laparoskopischen (n=30) oder konventionellen (n=30) Resektion zugeführt. Postoperativ wurden IL-1-RA, IL-6, IL-10 und CRP gemessen. Alter, Geschlecht, ASA-Klassifikation, Art der Resektion und Tumorstadium waren in beiden Gruppen vergleichbar, die Operationsdauer war in der laparoskopischen Gruppe jedoch wesentlich länger als bei den konventionellen Eingriffen. Die Spiegel von IL1-RA, IL-6 und CRP stiegen postoperativ an und blieben während der gesamten ersten postoperativen Woche über den präoperativen Ausgangswerten. Im Gegensatz dazu war der IL-10-Spiegel nur bis zum 1. postoperativen Tag erhöht. IL-1RA und IL-10 waren postoperativ in beiden Gruppen nicht unterschiedlich. Die Spitzenkonzentrationen von IL-6 waren in der laparoskopischen Gruppe mit 202 ± 122 pg*ml^{-1} niedriger als in der konventionellen Gruppe mit 283 ± 56 pg*ml^{-1}. Das CRP war nach laparoskopischen Eingriffen mit 97 ± 32 mg*l^{-1} wesentlich niedriger als nach konventionellen Resektionen mit 140 ± 37 mg*l^{-1}.

Obwohl zahlreiche tierexperimentelle Untersuchungen darauf hinweisen, dass die Immunsuppression nach laparoskopischen Operationen weniger stark ausgeprägt ist als nach konventionellen Eingriffen, sind die Daten aus kontrollierten klinischen Studien nicht so eindeutig. Nach Cholezystektomien konnten in den größeren Studien geringe Unterschiede zwischen laparoskopischer und konventioneller Technik nachgewiesen werden. Für Unterbaucheingriffe und inguinale Herniotomien fanden sich bei kleinen Fallzahlen keine immunologischen Vorteile der minimal invasiven Technik. Da diese Eingriffe bei benignen Erkrankungen durchgeführt werden und mit einer sehr geringen Quote infektiöser Komplikationen einhergehen, wäre die klinische Relevanz einer modifizierten Immunantwort auf die laparoskopische Operation auch nur gering.

Nach kolorektalen Resektionen ist ein immunologischer Vorteil wahrscheinlich, auch wenn die Ergebnisse der multizentrischen Studie von Stage et al.[47] dem zu widersprechen scheinen. Zukünftige Studien mit größerer Fallzahl werden diese Kontroverse hoffentlich klären.

12.5
Literatur

1. Allendorf JD, Bessler M, Whelan RL, Trokel M, Laird DA, Terry MB, et al. (1996) Better preservation of immune function after laparoscopic-assisted vs. open bowel resection in a murine model. Dis Colon Rectum 39:S67-72.

2. Badia JM, Whawell SA, Scott Coombes DM, Abel PD, Williamson RC, Thompson JN. (1996) Peritoneal and systemic cytokine response to laparotomy. Br J Surg 83:347-348.

3. Baigrie RJ, Lamont PM, Dallman M, Morris PJ. (1991) The release of interleukin-1 beta (IL-1) precedes that of interleukin 6 (IL-6) in patients undergoing major surgery. Lymphokine Cytokine Res 10:253-256.

4. Baumann H, Gauldie J. (1994) The acute phase response. Immunol Today 15:74-80.

5. Berggren U, Gordh T, Grama D, Haglund U, Rastad J, Arvidsson D. (1994) Laparoscopic versus open cholecystectomy: hospitalization, sick leave, analgesia and trauma responses. Br J Surg 81:1362-1365.

6. Bessler M, Whelan RL, Halverson A, Allendorf JDF, Nowygrod R, Treat MR. (1996) Controlled trial of laparoscopic-assisted vs open colon resection in a porcine model. Surg Endosc 10:732-735.

7. Carey PD, Wakefield CH, Thayeb A, Monson JR, Darzi A, Guillou PJ. (1994) Effects of minimally invasive surgery on hypochlorous acid production by neutrophils. Br J Surg 81:557-560.

8. Cho JM, La Porta AJ, Clarc JR, Schofield MJ, Hammond SL, Mallory II PL. (1994) Response of serum cytokines in patients undergoing laparoscopic cholecystectomy. Surg Endosc 8:1380-1384.

9. Collet D, Vitale GC, Reynolds M, Klar E, Cheadle WG. (1995) Peritoneal host defenses are less impaired by laparoscopy than by open operation. Surg Endosc 9:1059-1064.

10. Cristaldi M, Rovati M, Elli M, Gerlinzani S, Lesma A, Balzarotti L, et al. (1997) Lymphocytic subpopulation changes after open and laparoscopic cholecystectomy: a prospective and comparative study on 38 patients. Surg Laparosc Endosc 7:255-261.

11. Crozier TA, Muller JE, Quittkatt D, Weyland W, Sydow M, Wuttke W, et al. (1993) Interleukin-1 und Interleukin-6-Plasmakonzentrationen bei Laparotomien. Anaesthesist 42:343-349.

12. Cruickshank AM, Fraser WD, Burns HJG, van Damme J, Shenkin A. (1990) Response of serum interleukin-6 in patients undergoing elective surgery of varying severity. Clinical Science 79:161-165.

13. Decker D, Lindemann C, Low A, Bidlingmaier F, Hirner A, von Ruecker A. (1997) Veränderung der Zytokinkonzentration (Il-6, Il-8, Il-1ra) und der zellulären Expression von Membranmolekülen (CD25, CD30, HLA-DR) nach operativem Trauma. Zentralbl Chir 122:157-163.

14. Decker D, Schondorf M, Bidlingmaier F, Hirner A, von Ruecker AA. (1996) Surgical stress induces a shift in the type-1/type-2 T-helper cell balance, suggesting down-regulation of cell-mediated and up-regulation of antibody-mediated immunity commensurate to the trauma. Surgery 119:316-325.

15. Di Padova F, Pozzi C, Tondre MJ, Tritapepe R. (1991) Selective and early increase of IL-1 inhibitors, IL-6 and cortisol after elective surgery. Clin Exp Immunol 85:137-142.

16. Dionigi R, Dominioni L, Benevento A, Giudice G, Cuffari S, Bordone N, et al. (1994) Effects of surgical trauma of laparoscopic vs. open cholecystectomy. Hepatogastroenterology 41:471-476.

17. Ellstrom M, Bengtsson A, Tylman M, Haeger M, Olsson JH, Hahlin M. (1996) Evaluation of tissue trauma after laparoscopic and abdominal hysterectomy: measurements of neutrophil activation and release of interleukin-6, cortisol, and C-reactive protein. J Am Coll Surg 182:423-430.

18. Glaser F, Sannwald GA, Buhr HJ, Kuntz C, Mayer H, Klee F, et al. (1995) General stress response to conventional and laparoscopic cholecystectomy. Ann Surg 221:372-380.

19. Griffith JP, Everitt NJ, Lancaster F, Boylston A, Richards SJ, Scott CS, et al. (1995) Influence of laparoscopic and conventional cholecystectomy upon cell-mediated immunity. Br J Surg 82:677-680.

20. Hamid J, Bancewicz J, Brown R, Ward C, Irving MH, Ford WL. (1984) The significance of changes in blood lymphocyte populations following surgical operations. Clin Exp Immunol 56:49-57.

21. Hansbrough JF, Bender EM, Zapata Sirvent R, Anderson J. (1984) Altered helper and suppressor lymphocyte populations in surgical patients. A measure of postoperative immunosuppression. Am J Surg 148:303-307.

22. Harmon GD, Senagore AJ, Kilbride AJ, Warzynski MJ. (1994) Interleukin-6 response to laparoscopic and open colectomy. Dis Colon Rectum 37:754-759.

23. Hewitt PM, Ip SM, Kwok SP, Somers SS, Li K, Leung KL, et al. (1998) Laparoscopic-assisted vs. open surgery for colorectal cancer: comparative study of immune effects. Dis Colon Rectum 41:901-909.

24. Hiraoka N, Nishijima J, Murata A, Oka Y, Kitagawa K, Tanaka N, et al. (1993) Differential activation of polymorphonuclear leukocytes from peripheral blood and exudate in surgical patients. Eur Surg Res 25:222-232.

25. Iwanaka T, Arkovitz MS, Arya G, Ziegler MM. (1997) Evaluation of operative stress and peritoneal macrophage function in minimally invasive operations. J Am Coll Surg 184:357-363.

26. Jakeways MS, Mitchell V, Hashim IA, Chadwick SJ, Shenkin A, Green CJ, et al. (1994) Metabolic and inflammatory responses after open or laparoscopic cholecystectomy. Br J Surg 81:127-131.

27. Joris J, Cigarini I, Legrand M, Jaquet N, de Groote D, Franchimont P, et al. (1992) Metabolic and respiratory changes after cholecystectomy perfor-

med via laparatomy or laparoscopy. Br J Anaesth 69:341-345.

28. Karayiannakis AJ, Makri GG, Mantzioka A, Karousos D, Karatzas G. (1997) Systemic stress response after laparoscopic or open cholecystectomy: a randomized trial. Br J Surg 84:467-471.

29. Kloosterman T, von Blomberg BME, Borgstein P, Cuesta MA, Scheper RJ, Meijer S. (1994) Unimpaired immune functions after laparoscopic cholecystectomy. Surgery 115:424-428.

30. Kuntz C, Wunsch A, Bay F, Windeler J, Glaser F, Herfarth C. (1998) Prospective randomized study of stress and immune response after laparoscopic vs conventional colonic resection. Surg Endosc 12:963-967.

31. Lau JY, Lo SY, Ng EK, Lee DW, Lam YH, Chung SC. (1998) A randomized comparison of acute phase response and endotoxemia in patients with perforated peptic ulcers receiving laparoscopic or open patch repair. Am J Surg 175:325-327.

32. Lennard TW, Shenton BK, Borzotta A, Donnelly PK, White M, Gerrie LM, et al. (1985) The influence of surgical operations on components of the human immune system. Br J Surg 72:771-776.

33. Little D, Regan M, Keane RM, Bouchier Hayes D. (1993) Perioperative immune modulation. Surgery 114:87-91.

34. Maeba T, Maeta H, Usuki H, Wakabayashi H, Tsubouchi T, Okada S, et al. (1996) Increase in portal blood interleukin-6 soon after the commencement of digestive surgery. Surg Today 26:890-894.

35. Maruszynski M, Pojda Z. (1995) Interleukin 6 (IL-6) levels in the monitoring of surgical trauma. A comparison of serum IL-6 concentrations in patients treated by cholecystectomy via laparotomy or laparoscopy. Surg Endosc 9:882-885.

36. McMahon AJ, O'Dwyer PJ, Cruikshank AM, McMillan DC, O'Reilly DS, Lowe GDO, et al. (1993) Comparison of metabolic responses to laparoscopic and minilaparotomy cholecystectomy. Br J Surg 80:1255-1258.

37. Mealy K, Gallagher H, Barry M, Lennon F, Traynor O, Hyland J. (1992) Physiological and metabolic responses to open and laparoscopic cholecystectomy. Br J Surg 79:1061-1064.

38. Mendoza Sagaon M, Gitzelmann CA, Herreman Suquet K, Pegoli W, Jr., Talamini MA, Paidas CN. (1998) Immune response: effects of operative stress in a pediatric model. J Pediatr Surg 33:388-393.

39. Murata A, Ogawa M, Yasuda T, Nishijima J, Oka Y, Ohmachi Y, et al. (1990) Serum interleukin 6, C-reactive protein and pancreatic secretory trypsin inhibitor (PSTI) as acute phase reactants after major thoraco-abdominal surgery. Immunol Invest 19:271-278.

40. O'Nuallain EM, Puri P, Mealy K, Reen DJ. (1995) Induction of interleukin-1 receptor antagonist (IL-1ra) following surgery is associated with major trauma. Clin Immunol Immunopathol 76:96-101.

41. Redmond HP, Hofmann K, Shou J, Leon P, Kelly CJ, Daly JM. (1992) Effects of laparotomy on systemic macrophage function. Surgery

111:647-655.

42. Roumen RMH, van Meurs PA, Kuypers HHC, Kraak WAG, Sauerwein RW. (1992) Serum interleukin-6 and c-reactive protein responses in patients after laparoscopic or conventionel cholecystectomy. Eur J Surg 158:541-544.

43. Rylander R, Bake B, Fischer JJ, Helander IM. (1984) Pulmonary function and symptoms after inhalation of endotoxin. Am Rev Respir Dis 140:981-986.

44. Sakamoto K, Arakawa H, Mita S, Ishiko T, Ikei S, Egami H, et al. (1994) Elevation of circulating interleukin 6 after surgery: factors influencing the serum level. Cytokine 6:181-186.

45. Schrenk P, Bettelheim P, Woisetschläger R, Rieger R, Wayand WU. (1996) Metabolic responses after laparoscopic or open hernia repair. Surg Endosc 10:628-632.

46. Shenkin A, Fraser WD, Series J, Winstanley FP, McCartney AC, Burns HJ, et al. (1989) The serum interleukin 6 response to elective surgery. Lymphokine Res 8:123-127.

47. Stage JG, Schulze S, Moller P, Overgaard H, Andersen M, Rebsdorf Pedersen VB, et al. (1997) Prospective randomized study of laparoscopic versus open colonic resection for adenocarcinoma. Br J Surg 84:391-396.

48. Targarona EM, Pons MJ, Balague C, Espert JJ, Moral A, Martinez J, et al. (1996) Acute phase is the only significantly reduced component of the injury response after laparoscopic cholecystectomy. World J Surg 20:528-533.

49. Thorell A, Nygren J, Essen P, Gutniak M, Loftenius A, Andersson B, et al. (1996) The metabolic response to cholecystectomy: insulin resistance after open compared with laparoscopic operation. Eur J Surg 162:187-191.

50. Trokel MJ, Bessler M, Treat MR, Whelan RL, Nowygrod R. (1994) Preservation of immune response after laparoscopy. Surg Endosc 8:1385-1387.

51. Ueo H, Honda M, Adachi M, Inoue H, Nakashima H, Arinaga S, et al. (1994) Minimal increase in serum interleukin-6 levels during laparoscopic cholecystectomy. Am J Surg 168:358-360.

52. van der Velpen G, Penninckx F, Kerremans R, van Damme J, Arnout J. (1994) Interleukin-6 and coagulation-fibrinolysis fluctuations after laparooscopic and conventional cholecystectomy. Surg Endosc 8:1216-1220.

53. Watson RW, Redmond HP, McCarthy J, Burke PE, Bouchier Hayes D. (1995) Exposure of the peritoneal cavity to air regulates early inflammatory responses to surgery in a murine model. Br J Surg 82:1060-1065.

54. West MA, Baker J, Bellingham J. (1996) Kinetics of decreased LPS-stimulated cytokine release by macrophages exposed to CO_2. J Surg Res 63:269-274.

55. Wortel CH, van Deventer SJ, Aarden LA, Lygidakis NJ, Buller HR, Hoek FJ, et al. (1993) Interleukin-6 mediates host defense responses induced by abdominal surgery. Surgery 114:564-570.

56. Wunsch A, Kuntz C, Bay F, Hansch M, Glaser F, Herfarth C. (1997) Unterschiede in der T-Zellaktivierung bei laparoskopischen versus konventionellen Colonresektionen bei der Ratte. Langenbecks Arch Chir Suppl Kongressbd 114:267-270.

57. Zellweger R, Ayala A, Zhu XL, Morrison MH, Chaudry IH. (1995) Effect of surgical trauma on splenocyte and peritoneal macrophage immune function. J Trauma 39:645-650.

III. Spezielle Krankheitsbilder

13 Die Peritonitis
B. Böhm, O. Haase

Eines der klassischen chirurgischen Krankheitsbilder mit der Notwendigkeit zur raschen operativen Intervention ist das akute Abdomen. Es wird häufig durch eine entzündliche Erkrankung in der Bauchhöhle ausgelöst, und der behandelnde Arzt wird möglicherweise erwägen, den entzündlichen Prozess laparoskopisch genauer zu diagnostizieren und evtl. auch laparoskopisch zu behandeln. An dieser Stelle werden lediglich die generellen Auswirkungen eines Pneumoperitoneums auf den entzündlichen Prozess diskutiert. Die potentiellen Vor- oder Nachteile der laparoskopischen Methode zur Behandlung spezieller Krankheitsbilder bleiben unberücksichtigt.

Bisher werden laparoskopische Techniken bei hochakuten entzündlichen intraabdominellen Erkrankungen nur sehr eingeschränkt eingesetzt, weil noch nicht eindeutig geklärt ist, ob ein Kapnoperitoneum mit intraabdomineller Gaszirkulation und erhöhtem IAP die Bakterien in die gesamte Bauchhöhle verschleppt und die systemische Entzündungsreaktion verstärkt. Es wäre durchaus denkbar, dass bei fortgeschrittenen entzündlichen Erkrankungen die Vorteile des laparoskopischen Zugangsweges in den Hintergrund treten oder die Patienten durch die genannten Mechanismen beim laparoskopischen Vorgehen zusätzlich geschädigt werden.

13.1
Das Peritoneum

Das Peritoneum ist eine glatte, seröse Membran, die aus einer einzelligen, 2,5-3 µm dicken Schicht abgeflachter Mesothelzellen besteht und auf einer dünnen Lage fibroelastischen Gewebes liegt. Die Mesothelzellen sind untereinander durch Desmosomen verbunden und peripher durch tight junctions. Die dünne fibroelastische Schicht, die die Basalmembran formt, ist nur 400-700 Å dick. Sie besteht aus Fibroblasten, Histiozyten, Mastzellen und Lymphozyten. Im Bereich des Zwerchfells lassen sich kleine Lücken im Mesothel nachweisen, die die Absorption größerer Partikel aus der Bauchhöhle ermöglichen. Das Bauchfell bedeckt als Peritoneum viszerale die Organe des Bauchraumes und überzieht als Peritoneum parietale das Zwerchfell, die anteriore und laterale Bauchwand und das Becken. An der vorderen und seitlichen Bauchwand wird es durch die Fascia transversalis unterstützt. Die Peritonealhöhle bildet einen geschlossenen Raum, der nur bei Frauen im Bereich der Tubenöffnungen über natürliche Außenverbindungen verfügt.

Embryologisch entwickelt sich die Peritonealhöhle aus den beiden Coelomhöhlen, nachdem der Gastrointestinaltrakt aus dem Entoderm des Dottersacks geformt wurde. Anfangs sind die beiden Coelomhöhlen noch durch das ventrale und dorsale Mesenterium getrennt. Im Laufe der Entwicklung vereinigen sich die beiden Höhlen ventral. Das ventrale Mesenterium bildet sich bis auf das Omentum minus zurück. Im hinteren Mesenterium bilden sich die Gefäße und Nerven für die intraabdominellen Organe. Die Milz entsteht aus mesodermalen Zellen im hinteren Mesoderm und wandert in den linken Oberbauch. Durch die zusätzliche Drehung des Magens entsteht die Bursa omentalis im Oberbauch, die nur noch über das Foramen Winslowii mit der Bauchhöhle in Kontakt steht. Die beiden Anteile des Peritoneums haben verschiedene embryologische Ursprünge: das parietale Peritoneum entsteht aus dem somatischen Mesoderm und das viszerale Peritoneum aus dem Mesoderm des Splanchnikus.

Die Blutversorgung des viszeralen Peritoneums, das den größten Teil des gesamten Peritoneums ausmacht, wird durch sehr kleine Gefäße aus der Darmwand bzw. aus dem subperitonealen Gewebe sichergestellt. Das parietale Peritoneum wird dagegen über die Arterien der begrenzenden Strukturen versorgt.

Das parietale Peritoneum wird sowohl durch somatische als auch durch viszerale afferente Nerven innerviert, wobei die Innervation in Abhängigkeit von der Topographie unterschiedlich ausgeprägt ist. So ist die anteriore Seite des parietalen Peritoneums besonders sensibel für Schmerzreize, während das Peritoneum des Beckens deutlich weniger sensibel ist. Aufgrund der afferenten Versorgung mit Schmerzfasern wird im Falle eines entzündlichen Reizes eine reflektorische Anspannung der Muskulatur hervorgerufen. Das viszerale Peritoneum erhält seine afferente Innervation dagegen nur vom autonomen Nervensystem. Es reagiert vorrangig auf Zug und weniger auf Druck. Im viszeralen Peritoneum scheinen nur wenige Rezeptoren vorhanden zu sein, die auf Schmerz oder Temperaturunterschiede reagieren. Die Wurzel des Mesenteriums und die extrahepatischen Gallenwege sind besonders gut innerviert. Eine starke entzündliche Reizung des viszeralen Peritoneums, aber auch starke Affektionen des parietalen Peritoneums, rufen durch die Aktivierung des autonomen Nervensystems reflektorisch eine Bradykardie oder Hypotension hervor und induzieren einen paralytischen Ileus.

Die anatomische Oberfläche des Peritoneums entspricht mit ungefähr 1,5-2 m² weitgehend der Körperoberfläche. Die funktionelle bzw. gut durchblutete Oberfläche ist aber mit ungefähr 1 m² etwas kleiner. Die Peritonealhöhle hat eine wichtige Membranfunktion und transportiert Wasser, Elektrolyte und andere kleine Moleküle, wobei einige Makromoleküle diese Membran ebenfalls passieren können. Der Fluss durch die Peritonealmembran ist grundsätzlich bidirektional zwischen der Bauchhöhle und dem Plasma. Kleine Moleküle passieren die Membran durch Diffusion (Wasser, Natrium und Kalium) oder Konvektion (Harnstoff und Kreatinin). Der transperitoneale Stoffaustausch hängt von der Temperatur und der Hydratation des Organismus, dem intraperitonealen und dem plasmatischen onkotischen Druck, dem Pfortaderdruck, dem intraabdominellen Druck sowie der Dicke des Peritoneums ab.

Große Moleküle werden in erster Linie durch Öffnungen lymphatischer Endgefäße auf der muskulären Unterseite des Zwerchfelles absorbiert, die bereits Recklinghausen 1863 beschrieb[20]. Elektronenmikroskopische Untersuchungen bestätigten, dass die Mesothelschicht hier Spalten aufweist, die sich direkt über lakunären Erweiterungen von Lymphgefäßen befinden[2]. Die Stomata haben eine maximale Porengröße von 8-12 µm, so dass Bakterien und Substanzen mit einer Größe von 10 µm durch diese Poren aus der Bauchhöhle entfernt werden[1]. Die Zwerchfellporen scheinen sich in Abhängigkeit von der Respiration zu öffnen und zu schliessen[2,19]. Sie erlauben nur einen unidirektionalen Transport aus der Bauchhöhle, weil die thorakalen Lymphgefäßklappen einen umgekehrten Fluss verhindern. Bei der Dehnung des Zwerchfelles während der Exspiration wird der Flüssigkeitsstrom in die Poren gefördert und bei der Zwerchfellkontraktion während der Inspiration weiter nach kranial zum Ductus thoracicus geleitet. Auch der negative intrathorakale Druck unterstützt den kranialwärts gerichteten Lymphabfluss. Eine Beatmung mit einem PEEP oder eine eingeschränkte Zwerchfellbeweglichkeit, z.b. nach Durchtrennung des N. phrenicus oder bei einem paralytischem Ileus, verlangsamen die Absorption größerer Partikel aus der Peritonealhöhle. Bei einem durch Luft oder Flüssigkeit erzeugten hohen IAP bleiben die Poren vermutlich offen.

Normalerweise sind in der Peritonealhöhle 100 ml einer klaren, gelblichen Flüssigkeit vorhanden, die das Gleiten der viszeralen Organe untereinander erleichtert. Diese hat einen Proteingehalt von ungefähr 3 g*dl^{-1}, wobei Albumin den Hauptanteil bildet. Es lassen sich nur relativ wenige Zellen (ungefähr 3000 ml^{-1}) nachweisen, wobei es sich zu 50 % um Lymphozyten und zu 40 % um Makrophagen handelt. Die Absorption der Peritonealflüssigkeit in den Zwerchfellporen führt zu einer kranial gerichteten Strömung. Wird eine isotonische Kochsalzlösung intraperitoneal instilliert, so wird sie mit einer Rate von ungefähr 30-35 ml*h^{-1} absorbiert. Andererseits kann das Peritoneum nach intraperitonealer Applikation einer hypertonen Lösung bis zu 500 ml*h^{-1} Sekret in die Bauchhöhle abgeben und somit zu einem massiven intravasalen Volumendefizit führen.

13.2
Peritoneale Verletzung und Entzündungen

Das Peritoneum reagiert auf eine Reizung oder Verletzung durch Ausschüttung von Mediatoren, z. B. von Histamin aus Mastzellen, die eine Änderung der Permeabilität des Peritoneums hervorrufen. Die Folge ist eine Exsudation einer eiweißreichen Flüssigkeit mit hohem Fibrinogengehalt. Auch Thromboplastin und Gewebe-(tissue)-Plasmin-Aktivator (tPA) werden nach einer Verletzung freigesetzt.

Das Peritoneum heilt sehr schnell. Der Regenerationsprozess findet dabei nicht nur an den Rändern des verletzten Areals statt, um dann nach zentral fortzuschreiten, wie es z.B. bei der Wundheilung der Haut der Fall ist. Vielmehr regeneriert sich das Peritoneum an allen Stellen gleichzeitig, so dass ein großer peritonealer Defekt genauso schnell abheilt wie eine kleinere Läsion (s. Kapitel 14).

13.2.1
Peritonitis

Die Peritonitis ist definiert als diffuse oder lokalisierte Entzündung des Peritoneums, wobei zwischen einer primären, sekundären und tertiären Peritonitis unterschieden wird. Die primäre Peritonitis entsteht nicht durch eine intraabdominelle Erkrankung, sondern als spontane bakterielle Peritonitis auf hämatogenem, lymphogenem oder kanalikulärem Wege. Die Ursache ist meistens eine Immundefizienz aufgrund einer malignen, degenerativen oder entzündlichen Erkrankung. Die aus chirurgischer Sicht weitaus wichtigere sekundäre Peritonitis ist dagegen immer die Folge einer intraabdominellen Erkrankung und je nach Ausdehnung, Intensität und Ursache des entzündlichen Prozesses unterschiedlich stark ausgeprägt. Die häufigste Ursache einer bakteriellen Peritonitis ist die gastrointestinale Perforation. Eine Perforation der Gallenblase oder des Magens mit Freisetzung aseptischen Magensaftes oder von Galleflüssigkeit in die Bauchhöhle sowie eine Pankreatitis rufen eine chemische Peritonitis hervor, die erst sekundär bakteriell besiedelt wird. Als tertiäre Peritonitis werden diejenigen Fälle bezeichnet, bei denen trotz adäquater Therapie der sekundären Peritonitis mit Antibiose und chirurgischer Intervention keine Heilung erreicht werden kann. Sie zeichnet sich durch eine Superinfektion mit Pilzen oder atypischen Erregern aus und führt zu schwerwiegenden septischen Komplikationen.

Jede entzündliche Reaktion in der Bauchhöhle ruft zunächst lokale pathologische Veränderungen am Peritoneum und dann systemische Reaktionen in der Bauchhöhle hervor, die sich sekundär auf die kardiale, vaskuläre, respiratorische, endokrine und metabolische Funktion auswirken.

13.2.2
Intraabdominelle entzündliche Reaktion des Peritoneums

Die Bauchhöhle verfügt im Wesentlichen über drei Mechanismen, um Bakterien oder andere Fremdkörper abzuwehren: die Fremdkörper werden aus der Bauchhöhle abtransportiert, sie werden phagozytiert oder durch geeignete Maßnahmen von der Umgebung isoliert.

Im Tiermodell wurde überprüft, wie schnell Erythrozyten[1] oder Bakterien [8] nach intraperitonealer Injektion aus der Bauchhöhle abtransportiert werden. Bereits nach einigen Minuten waren sie im Ductus thoracicus aber noch nicht im Blut nachweisbar, was darauf hinweist, dass sie primär über die peritonealen Spalten eliminiert werden. Auch Endotoxine werden im Tiermodell auf diesem Wege aus der Bauchhöhle transportiert[15]. Obwohl vermutet wurde, dass sich ähnliche Poren auch im großen Netz befinden, die die Partikel ins das portalvenöse Blut transportieren, wird der Abtransport von Kohlepartikeln durch eine Netzresektion nicht beeinträchtigt. Lediglich die Einschränkung der Zwerchfellbeweglichkeit vermindert den Abtransport von Partikeln aus der Bauchhöhle. Die kleinen Poren, die sich über dem muskulären Anteil des Zwerchfells befinden, sind in der Lage, innerhalb kürzester Zeit Bakterien aus der Bauchhöhle zu entfernen. Die Absorption der intraperitonealen Bakterien und Toxine über die Lymphbahnen in die Blutbahn löst dann eine systemische Reaktion aus.

Der zweite Mechanismus, intraabdominelle Bakterien oder andere Fremdkörper zu beseitigen, besteht in der Phagozytose. Auf einen entsprechenden Reiz (Bakterien) reagiert das Peritoneum zunächst mit einer Hyperämie und Exsudation sowie mit einem Ödem im subperitonealen Gewebe. Diese Reaktion wird u.a. durch eine Mastzelldegranulation mit konsekutiver Freisetzung von Entzündungsmediatoren und Aktivierung der Komplementkaskade vermittelt. Die ausgeprägte Vasodilatation und die Permeabilitätssteigerung des Peritoneums führen dann zu einer erhöhten Durchlässigkeit für Phagozyten und Makromoleküle. Diese Exsudation wird vom Einstrom polymorphnukleärer Leukozyten (PMN) in die Peritonealhöhle begleitet. Innerhalb weniger Stunden lässt sich bei einer bakteriellen Entzündung eine massive Invasion von ungefähr 100.000 Granulozyten pro μl nachweisen. Der intraperitoneale Einstrom von Granulozyten beginnt nach ungefähr 2 Stunden und erreicht sein Maximum nach 24 bis 72 Stunden[7]. Intraperitoneal lokalisierte Makrophagen intensivieren zusätzlich die Präsentation antigener Substanzen und üben eine wichtige Rolle bei der Immunantwort aus (s. Kapitel 12).

Die Granulozyten und Makrophagen phagozytieren Gewebsreste und Bakterien, schütten proteolytische Enzyme aus und bilden hochreaktive Sauerstoffradikale. Die intrazellulären Granula dieser Zellen sind gefüllt mit Hydrolasen, Elastasen, Myeloperoxidasen sowie Lysozymen und verdauen die phagozytierten Bakterien. Für eine effektive Phagozytose ist es jedoch erforderlich, dass die Partikel den Granulozyten durch Opsonierung optimal dargeboten werden. Bei der Phagozytose wird ein Teil der proteolytischen Enzyme extrazellulär freigesetzt. Proteinaseinhibitoren oder andere Makroglobuline hemmen die Wirkung dieser extrazellulär freigesetzten Enzyme. Werden mehr Proteasen freigesetzt als Inhibitoren verfügbar sind, so wird eine ungewollte unspezifische Proteolyse ausgelöst. Durch Noxen wie die freigesetzten Proteasen lösen sich die regulären mesothelialen Zellverbände auf und es bilden sich Defekte in der Mesothelschicht.

Der dritte Schutzmechanismus des Peritoneums ist die Isolierung des Erkrankungsherdes in einer bestimmten intraabdominellen Region. Durch die peritoneale Exsudation wird eine proteinreiche Flüssigkeit sezerniert, die sehr viel Fibrin enthält. Es bilden sich Fibrinbeläge und Verklebungen, die die Mesothelschäden bedecken und den entzündlichen Prozess eindämmen. Da die Fibrinolyse während einer peritonealen Entzündung weitgehend aufgehoben ist (s. Kapitel 14) und Fibrin auch für die Phagzoyten nur sehr schwer penetrierbar ist, bilden sich Abszesse, die nur selten spontan abheilen.

Der peritoneale Reiz löst am Darm zunächst eine Hypermotilität aus, die durch die reaktive Aktivierung des Sympathikus nach kurzer Zeit in einen paralytischen Ileus übergeht (s. Kapitel 6). Durch Akkumulation von Gas und Flüssigkeit bildet sich dann eine Distension der Darmschlingen, die durch die verminderte Resorptionsfähigkeit und erhöhte Sekretion im Dünndarm weiter zunimmt.

13.2.3
Systemische Folgen der entzündlichen Reaktion des Peritoneums

Da das Peritoneum auf die Fremdkörper mit einer Vasodilatation und einer Permeabilitätssteigerung reagiert, strömt Flüssigkeit in die Bauchhöhle. Insbesondere das lockere Bindegewebe unter dem Mesothel schwillt durch das Ödem an. Diese Verlagerung von Flüssigkeit, Elektrolyten und Proteinen in den „dritten Raum" entzieht dem intravasalen Raum massive Flüssigkeitsmengen. Bei einer ausgedehnten Entzündung werden innerhalb von 24 Stunden 4-6 l Flüssigkeit intraperitoneal eingelagert. Um den Flüssigkeitsverlust in den „dritten Raum" zu kompensieren, werden Aldosteron und ADH sezerniert. Da die Wasserresorption aber höher als die Natriumresorption sein kann, bildet sich nicht selten eine relative Hyponatriämie aus, die weitere Elektrolyt- und Flüssigkeitsverschiebungen zwischen den einzelnen Kompartimenten verursacht.

Durch die Katecholaminausschüttung, die zunehmende Hypovolämie und die beginnende metabolische Azidose wird das Herz-Kreislaufsystem zunehmend beeinträchtigt. Es tritt häufig eine Tachykardie und verminderte Kontraktilität des Myokards auf. Eine adäquate Volumensubstitution ist in dieser Situation die entscheidende Therapie, um das Herz-Kreislaufsystem zu stabilisieren und einem Multiorganversagen vorzubeugen.

Der Metabolismus ist außerdem durch die entzündliche Reaktion gesteigert, was den Sauerstoffbedarf erhöht. Da die kardiale und respiratorische Funktion eingeschränkt und die Mikrozirkulation häufig zusätzlich verschlechtert sind, sinkt das Sauerstoffangebot in der Peripherie. Es kommt zu einer Verschiebung vom aeroben zum anaeroben Stoffwechsel mit Anstieg des Laktates und nachfolgender metabolischer Azidose. Normalerweise führen diese metabolischen Veränderungen zu einer kompensatorischen Zunahme der Durchblutung und einer verbesserten Sauerstoffaufnahme des Gewebes. Gelingt es aufgrund systemischer hämodynamischer Verschlechterungen aber nicht, diese metabolischen Veränderungen rückgängig zu machen, entwickelt sich ein septischer Schock mit Multiorganversagen bis hin zum letalem Ausgang.

13.3
Laparoskopie bei akut entzündlichen Erkrankungen

Die Auswirkungen der Laparotomie oder Laparoskopie bei einer Peritonitis wurden in verschiedenen tierexperimentellen Modellen untersucht. Gurtner et al.[10] applizierten im Kaninchenmodell intraperitoneal 10^9 E.coli-Bakterien und führten 1 Stunde später in Gruppe A eine Laparotomie (10 cm Länge) durch, bei der die viszeralen Organe für 10 min exponiert wurden. In Gruppe B wurde 1 Stunde nach der Inokulation ein Kapnoperitoneum von 12 mm Hg für 1 Stunde angelegt. In Gruppe C wurde ebenfalls ein Pneumoperitoneum angelegt, allerdings ohne vorher Bakterien zu applizieren. Nach einer 4stündigen Beobachtungsdauer wurde das Blut auf eine Bakteriämie und Endotoxinämie untersucht. Es ließ sich zwischen der Gruppe A und B kein Unterschied im Ausmaß der Bakteriämie nachweisen. Der Endotoxinplasmaspiegel war dagegen in der Laparotomiegruppe deutlich höher als in der Laparoskopiegruppe. Die Autoren schlossen aus ihrer Studie, dass die laparoskopische Methode keine offensichtlichen Nachteile aber auch keine bedeutsamen Vorteile gegenüber der konventionellen Methode aufweist. Da die Untersucher auch davon ausgehen, dass die Bakterien nur über die subdiaphragmalen Poren in die Blutbahn gelangen und sich diese Poren eigentlich durch den erhöhten IAP öffnen müssten, mangelt es an einer geeigneten Erklärung dafür, dass in der laparoskopischen Gruppe die Bakteriämie nicht höher ist. Sie führten als Begründung an, dass möglicherweise das CO_2 direkt bakteriostatisch auf die E.coli-Bakterien wirken könnte.

Im Rattenmodell wurde von Jacobi et al.[12] eine Kolonperforation simuliert, indem eine Stuhlsuspension in die Bauchhöhle von Ratten injiziert und eine Laparotomie (n=20) oder eine Laparoskopie (n=20) vorgenommen wurde. Eine dritte, unbehandelte Kontrollgruppe (n=20) wurde ebenfalls in die Studie eingeschlossen. Nach 1 Stunde und nach 7 Tagen wurden die Bakteriämie und Endotoxinausschüttung untersucht und nach 7 Tagen die Inzidenz intraabdomineller Abszedierungen. Dabei war die Bakteriämie und Endotoxinausschüttung 1 Stunde nach der Intervention in der Laparotomiegruppe am höchsten. Allerdings wies auch die Laparoskopiegruppe häufiger eine positive Blutkultur und höhere Endotoxinspiegel auf als die Kontrollgruppe. Diese Unterschiede waren nach 7 Tagen aber nicht mehr nachweisbar, während die Inzidenz der Abszedierungen in der Laparotomiegruppe eindeutig größer war. Neutrophile Leukozyten, Lymphozyten und Monozyten nehmen nach derartigen Interventionen zunächst deutlich ab[13], um dann wieder zuzunehmen. Diese Zellen hatten sich in der Kontrollgruppe am schnellsten erholt, gefolgt von der Laparoskopiegruppe, während die Erholung dieser Zellpopulationen in der Laparotomiegruppe am längsten dauerte. Dementsprechend stiegt auch das TNF-α direkt postoperativ in der Laparotomiegruppe am höchsten an. Die Laparoskopie scheint die Situation bei einer bakteriell ausgelösten Peritonitis im Rattenmodell zumindest nicht zu verschlimmern, sondern eher vorteilhaft zu sein.

Yoshida et al.[22] beschrieben in einer kurzen Notiz, dass sie im Rattenmodell die Inzidenz von Bakterien in den mesenteriellen Lymphknoten 24 Stunden nach einer Insufflation von 20 ml CO_2 und nachfolgender Laparotomie (mit und ohne Darm- und Leberresektion) überprüften. Sie fanden in ihrer Kontrollgruppe und in der CO_2-Gruppe keine Bakterien in den Lymphknoten, so dass sie eine bakterielle Translokation ausschlossen. Nach einer Laparotomie trat dagegen immer eine bakterielle Translokation auf.

Auch Sare et al.[17] untersuchten im Rattenmodell (n=30) die Auswirkungen einer intraperitonealen Inokulation einer E.coli-Suspension nach Laparotomie und Laparoskopie. Sie zählten 8 und 16 Stunden nach der Inokulation die Anzahl der Bakterien in der Spülflüssigkeit. Die Bakterienzahl nahm in der laparoskopischen Gruppe zu und in der konventionellen Gruppe ab. In dieser Studie scheint die Laparoskopie mit CO_2 das Bakterienwachstum eher zu fördern. Die Ergebnisse sind aber schwer zu interpretieren, weil die Untersucher die Bauchhöhle mit 2 ml

Kochsalzlösung spülten, nur 0,1 ml aspirierten und analysierten. Inwieweit diese Methode tatsächlich verlässliche Ergebnisse liefert, ist ungeklärt. Die Autoren schlossen trotzdem aus ihren Ergebnissen, dass ein Kapnoperitoneum das bakterielle Wachstum fördern könne.

Bustos et al.[6] bestimmten die Bakteriämie bei Kaninchen in drei Gruppen zu jeweils 11 Tieren. In der ersten Gruppe wurde der Darm zunächst operativ verschlossen, um einen mechanischen Ileus zu induzieren. Nach 19 Stunden wurde der Darm dann perforiert und nach weiteren 6 Stunden ein Kapnoperitoneum von 10 mm Hg über 90 min angelegt. In der zweiten Gruppe wurden die Kaninchen denselben Prozeduren unterworfen, aber keine Laparoskopie vorgenommen. In der dritten Gruppe wurde lediglich eine Perforation vorgenommen und laparoskopiert. Eine Laparotomiegruppe gab es nicht. Unmittelbar nach der letzten Manipulation und 6 Stunden später wurde das Blut auf Bakterien untersucht. In den laparoskopierten Gruppen I und III wurden direkt nach der Laparoskopie deutlich mehr Bakterien im Blut nachgewiesen als in der Gruppe II, die nicht laparoskopiert wurde. Nach 6 Stunden war dieser Unterschied aber nicht mehr nachweisbar. Allerdings fand sich eine stärkere Bakteriämie in den ersten beiden Gruppen, in denen ein Ileus induziert wurde. Diese Ergebnisse zeigen eine Verstärkung der Bakteriämie durch die Laparoskopie und den mechanischen Ileus. Die Autoren sehen einen mechanischen Ileus mit der Gefahr der Perforation als Kontraindikation zum laparoskopischen Vorgehen an. Leider hat auch diese Forschergruppe nicht überprüft, inwieweit auch eine Laparotomie eine Bakteriämie fördern würde.

Özgüc et al.[16] überprüften bei drei verschiedenen Gruppen im Kaninchenmodell, inwieweit die Operationsmethode die Bakteriämie beeinflusst, nachdem 10^9 E.coli-Bakterien intraperitoneal appliziert wurden. Sie untersuchten drei Gruppen: In der Gruppe I wurden nur Bakterien appliziert, in der Gruppe II wurde 2 Stunden später eine Laparotomie durchgeführt und in der Gruppe III wurde ebenfalls 2 Stunden später für eine Stunde ein Kapnoperitoneum von 15 mm Hg angelegt. Jeweils 3 und 6 Stunden nach der Inokulation wurde Blut abgenommen. Die Untersucher fanden bezüglich der Bakteriämie keinen Unterschied zwischen den drei Gruppen.

Ipek et al.[11] öffneten im Rattenmodell das Coecum über eine Länge von 2 mm, um eine Kolonperforation zu simulieren, und verschlossen die 6-8 mm lange Laparotomiewunde wieder. Jeweils 1, 3 und 6 Stunden später wurde bei der Hälfte der Tiere über 30 min ein Pneumoperitoneum von 4-5 mm Hg angelegt. Danach wurde das Blut auf Bakterien untersucht und durch intraabdominelle Abstriche festgestellt, wieviele Bakterien in der Bauchhöhle waren. 1 Stunde nach der Eröffnung des Coecums wurden Bakterien weder im Blut noch in der Bauchhöhle entdeckt. 3 Stunden nach der Kolonverletzung war bei 80 % aller Tiere mit einem Pneumoperitoneum und nur bei 20 % aller Kontrolltiere eine Bakteriämie nachweisbar. Die Anzahl der intraabdominellen Bakterien war allerdings in der Pneumoperitoneumgruppe deutlich niedriger. 6 Stunden nach der Koloninzision betrug die Inzidenz der Bakteriämie 100 % mit mehr als 10^5 Bakterien in beiden Gruppen. Die Autoren sehen aus ihren Ergebnissen einerseits bestätigt, dass CO_2

einen bakteriostatischen Effekt hat und somit die Bakterienzahl nach 3 Stunden reduziert und andererseits die Bakteriämie durch den IAP bei Laparoskopie gefördert wird.

Nachdem nachgewiesen wurde, dass in vitro kultivierte Makrophagen deutlich weniger Interleukine ausschütten, wenn sie in Anwesenheit von CO_2 inkubiert werden, überprüften West et al.[21] bei peritonealen Mausmakrophagen, welchen Einfluss Kohlendioxid, Helium oder Luft auf die Interleukinbildung ausüben. In dem in vitro Modell sezernierten intraperitoneale Makrophagen nach Stimulation mit Lipopolysacchariden deutlich weniger TNF und IL-1, je länger sie Kohlendioxid ausgesetzt waren. Dieser positive Effekt wurde bei der Inkubation mit Luft oder Helium nicht beobachtet. Die Untersucher schließen daraus, dass die Verwendung von Kohlendioxid als Insufflationsgas die systemische Entzündungsreaktion beim laparoskopischen Eingriff hemmt.

Die bisherigen Studien zeichnen sich dadurch aus, dass die Intervention, Laparoskopie oder Laparotomie, relativ kurz nach der Induktion einer bakteriellen Infektion ausgeführt wurde. Dabei konnte kein ausgeprägter Nachteil des Pneumoperitoneums nachgewiesen werden.

Eine andere Arbeitsgruppe simulierte eine Magenperforation im Rattenmodell. Bloechle et al.[4] exponierten den Magen über eine 6-8 mm Laparotomie und inzidierten den Magen über eine Länge von 2 mm. Bei 48 Tieren wurde nach 6, 9, 12 oder 25 Stunden ein Kapnoperitoneum von 4 mm Hg über 60 min angelegt. Weitere 48 Tiere fungierten als Kontrollgruppe ohne operative Intervention. Nach jeweils 5 Stunden wurden über eine Mittellinienlaparotomie Abstriche aus der Bauchhöhle und Blutproben entnommen. Erfolgte die Laparoskopie 6 und 9 Stunden nach der Mageneröffnung, so fanden sich zwischen der Kontroll- und der Laparoskopiegruppe keine Unterschiede in der Bakteriämie und im intraabdominellen Abstrich. Wurde die Laparoskopie dagegen erst 12 oder 24 Stunden nach der Perforation vorgenommen, so trat in der Laparoskopiegruppe deutlich häufiger eine Bakteriämie auf als in der unbehandelten Kontrollgruppe. Auch die Abstriche waren bei den Ratten mit Kapnopneumoperitoneum häufiger positiv und ein intraoperativ erhobener Score zur Beurteilung der Schwere der Peritonitis war deutlich höher. Die Untersucher schlossen aus ihrer Studie, dass die laparoskopische Methode genau dann Nachteile aufweisen könnte, wenn die Perforation länger als 12 Stunden zurückliegt. Die Untersucher hatten in dieser Studie keine Gruppe mit laparotomierten Tieren integriert und die Magenperforation auch nicht behandelt, so dass die Frage zunächst unbeantwortet blieb, ob laparotomierte Tiere nicht noch schlechter abgeschnitten hätten.

Aufgrund der limitierten Aussagekraft der obigen Studie führte dieselbe Studiengruppe konsequenterweise und folgerichtig eine weitere Untersuchung zur Magenperforation durch[3]. Sie überprüften wiederum die Frage, ob die Operationstechnik die Entzündungsreaktion auf eine artifiziell hervorgerufene Magenläsion modifiziert. Zunächst wurde den Tieren (n=36) durch eine Minilaparotomie eine Gastrostomie angelegt. Nach 6 oder 12 Stunden wurde entweder konventionell oder laparoskopisch die Läsion durch Einzelknopfnähte verschlossen. Um die

Entzündungsreaktion des Organismus zu erfassen, wurden alle relevanten klinischen Parameter wie Bakteriämie, Endoxtoxinspiegel usw. sorgfältig vor und nach jeder Intervention erfasst. Die Ergebnisse zeigen eindeutig, dass das laparoskopische und konventionelle Verfahren sich nicht wesentlich unterschieden, wenn die Magenläsion nur 6 Stunden alt war. Wurde die Läsion dagegen erst nach 12 Stunden versorgt, führte die laparoskopische Technik zu einer signifikant erhöhten Bakteriämie (56 vs. 11 %) und Endotoxinfreisetzung (75 ± 17 vs. 35 ± 7 pg*ml^{-1}). Außerdem stieg die Sterblichkeit in der laparoskopischen Gruppe deutlich an (78 vs. 22 %). Die Autoren schlossen aus ihrer Studie, dass das laparoskopische Vorgehen bei einer länger andauernden Peritonitis die Gefahr in sich birgt, dass sich die entzündliche Reaktion verstärkt und die septischen Komplikationen möglicherweise zunehmen.

Um die obigen Ergebnisse auch erklären zu können, untersuchte dieselbe Arbeitsgruppe mit dem Rasterelektronenmikroskop die Oberflächenstruktur des Peritoneums im Rattenmodell[5]. Dazu wurden die Tiere in vier Gruppen eingeteilt: Kontrollgruppe, induzierte Magenperforation, alleinige Laparoskopie, Laparoskopie nach induzierter Magenperforation. Die Gewebsproben des parietalen Peritoneums wurden nach 30 Sekunden, 2 und 12 Stunden untersucht. Während sich in der Kontrollgruppe ein intakter mesothelialer Zellverband mit dichtem Rasen an Mikrovilli zeigte, führte die Peritonitis zu einer Verklumpung und Verkürzung der Villi mit nachfolgendem schollenartigen Auseinanderbrechen des Zellverbandes. Die alleinige Laparoskopie flacht die Mikrovilli ab, ohne dass aber die Integrität des Peritoneums beschädigt wird. Wird eine Laparoskopie bei einer Peritonitis vorgenommen, so brechen die Zellverbände rasch auseinander und legen das submesotheliale Gewebe frei. Bloechle et al.[5] folgerten, dass die erhöhte Bakteriämie in der laparoskopischen Gruppe auch auf die Schädigung des Peritoneums durch den IAP zurückzuführen sein könnte.

Auch Schaeff et al.[18] untersuchten elektronenmikroskopisch die morphologischen Veränderungen des Peritoneums im Verlauf von 3 Stunden nach Anlage eines Kapnoperitoneums, bei gasloser Laparoskopie und konventioneller Chirurgie. Eine Stunde nach Anlage des Kapnoperitoneums begannen die Mesothelzellen sich zu separieren und nach 3 Stunden ließen sich sogar Spalten in der Mesothelschicht nachweisen. Das submesotheliale Gewebe erschien ödematös und Leukozyten und Makrophagen wanderten in die Spalten. Bei der gaslosen Laparoskopie oder in der konventionellen Chirurgie veränderte sich das Peritoneum dagegen nur wenig.

In einer Studie an Schweinen verglichen Greif und Forse[9] den Einfluss der Laparoskopie und Laparotomie auf einen Endotoxinschock. Dazu wurde den Tieren (n=12) ein Lipopolysaccharid (LPS) von E.coli intravenös über 30 min appliziert, um einen endotoxin-induzierten Schock zu simulieren. Zusätzlich wurde kontinuierlich Adrenalin appliziert. Nach einer Wartezeit von weiteren 30 min wurde in der Gruppe A ein Kapnoperitoneum von 15 mm Hg angelegt und in der Gruppe B eine 15 cm lange Laparotomie durchgeführt. Zwei weitere Gruppen (n=4) wurden derselben Prozedur unterworfen, ohne dass zuvor Endotoxine infundiert worden waren. Bei den hämodynamischen Untersuchungen ließen sich in der Kontrollgruppe die typischen Veränderungen bei Anlage eines Kapnoperitoneums nachweisen, - die Herzfrequenz stieg geringradig an und das HMV sank. In der Endotoxingruppe kam es direkt nach der Endotoxinapplikation zu einer Zunahme der Herzfrequenz und einer Abnahme des MAP und des systemischen Gefäßwiderstandes. In der Endotoxingruppe verstärkten sich die Effekte nach der Anlage eines Pneumoperitoneums deutlich. Das HMV sank weiter, wodurch sich das Sauerstoffangebot bei gleichzeitig gestiegenem Sauerstoffbedarf reduzierte. In der Laparotomiegruppe waren die hämodynamischen Veränderungen im Endotoxinschock nicht so ausgeprägt. Das HMV und die Herzfrequenz stiegen langsamer aber trotzdem stetig an. Der MAP und der periphere systemische Gefäßwiderstand unterschieden sich nicht zwischen beiden Gruppen. Die Autoren raten deshalb, bei septischen Patienten die Indikation zum laparoskopischen Vorgehen vorsichtig zu stellen und sich der Auswirkungen auf das HMV bewusst zu sein.

Als einzige kontrollierte klinische Studie publizierten Lau et al.[14] die Daten einer Untersuchung von 19 Patienten, bei denen laparoskopisch (n=9) und konventionell (n=10) ein perforiertes peptisches Ulkus operiert wurde. Die Perforation wurde in beiden Gruppen mit einem Omentumpatch verschlossen. Die Autoren fanden keinen Unterschied in der Inzidenz der postoperativen Bakteriämie oder in der Höhe der Endotoxinspiegel.

13.3
Empfehlungen zur laparoskopischen Chirurgie

Insgesamt lässt sich noch kein klares Bild über den Einfluss des Pneumoperitoneums auf den Verlauf einer schweren entzündlichen intraabdominellen Erkrankung aus den vorliegenden Studien ableiten. Die Ergebnisse der Studien sind z.T. sehr widersprüchlich, wobei die Studie von Bloechle et al.[3] sicherlich zur Vorsicht mahnt. Sowohl der Beginn der Erkrankung, die Dynamik des Entzündungsgeschehens und der allgemeine Zustand des Patienten sollte im Entscheidungsprozess berücksichtigt werden. Die bekannte suppressive Wirkung des Pneumoperitoneums auf das HMV sollte bei bereits septischen oder kardial vorbelasteten Patienten ebenfalls kritisch in die Indikationsstellung für den laparoskopischen Eingriff einbezogen werden. Ob die Laparoskopie allerdings auch klinisch relevante Vorteile bei einen schweren septischen Krankheitsbild mit sich bringt, wird in weiteren experimentellen und klinischen Studien zu prüfen sein.

13.4
Literatur

1.   Allen L, Weatherford T. (1959) Role of fenestrated basement membrane in lymphatic absorption from the peritoneal cavity. Am J Physiol 197:551-554.

2.   Bettendarf U. (1978) Lymph flow mechanism of the subperitoneal diaphragmatic lymphatics. Lymphology 11:111-116.

3.   Bloechle C, Emmermann A, Strate T, Scheurlen UJ, Schneider C, Achilles E, et al. (1998) Laparoscopic vs open repair of gastric perforation and abdominal lavage of associated peritonitis in pigs. Surg Endosc 12:212-218.

4.   Bloechle C, Emmermann A, Treu H, Achilles E, Mack D, Zornig C, et al. (1995) Effect of a pneumoperitoneum on the extent and severity of peritonitis induced by gastric ulcer perforation in the rat. Surg Endosc 9:898-901.

5.   Bloechle C, Kluth D, Emmermann A, Zornig C, Broelsch CE. (1998) Einfluss eines Pneumoperitoneums auf die Ultrastruktur des parietalen Peritoneums bei der experimentell induzierten Peritonitis der Ratte. Langenbecks Arch Chir Suppl I:551-555.

6.   Bustos B, Gomez Ferrer F, Balique JG, Porcheron J, Gobernado M, Canton E. (1997) Laparoscopy and septic dissemination caused by perioperative perforation of the occluded small bowel: an experimental study. Surg Laparosc Endosc 7:228-231.

7.   Dunn DL, Barke RA, Ewald DC, Simmons RL. (1987) Macrophages and translymphatic absorption represent the first line of host defense of the peritoneal cavity. Arch Surg 122:105-110.

8.   Dunn DL, Barke RA, Knight NB, Humphrey EW, Simmons RL. (1985) Role of resident macrophages, peritoneal neutrophils, and translymphatic absorption in bacterial clearance from the peritoneal cavity. Infect Immun 49:257-264.

9.   Greif WM, Forse RA. (1998) Hemodynamic effects of the laparoscopic pneumoperitoneum during sepsis in a porcine endotoxic shock model. Ann Surg 227:474-480.

10.   Gurtner GC, Robertson CS, Chung SC, Ling TK, Ip SM, Li AK. (1995) Effect of carbon dioxide pneumoperitoneum on bacteraemia and endotoxaemia in an animal model of peritonitis. Br J Surg 82:844-848.

11.   Ipek T, Paksoy M, Colak T, Polat E, Uygun N. (1998) Effect of carbon dioxide pneumoperitoneum on bacteremia and severity of peritonitis in an experimental model. Surg Endosc 12:432-435.

12.   Jacobi CA, Ordemann J, Böhm B, Zieren HU, Volk HD, Lorenz W, et al. (1997) Does laparoscopy increase bacteremia and endotoxemia in a peritonitis model?. Surg Endosc 11:235-238.

13.   Jacobi CA, Ordemann J, Zieren HU, Volk HD, Bauhofer A, Halle E, et al. (1998) Increased systemic inflammation after laparotomy vs laparoscopy in

an animal model of peritonitis. Arch Surg 133:258-262.

14. Lau JY, Lo SY, Ng EK, Lee DW, Lam YH, Chung SC. (1998) A randomized comparison of acute phase response and endotoxemia in patients with perforated peptic ulcers receiving laparoscopic or open patch repair. Am J Surg 175:325-327.

15. Olofsson P, Nylander G, Olsson P. (1986) Endotoxin: Routes of transport in experimental peritonitis. Am J Surg 151:443-447.

16. Ozguc H, Yilmazlar T, Zorluoglu A, Gedikoglu S, Kaya E. (1996) Effect of CO_2 pneumoperitoneum on bacteremia in experimental peritonitis. Eur Surg Res 28:124-129.

17. Sare M, Yesilada O, Gurel M, Balkaya M, Yologlu S, Fiskin K. (1997) Effects of CO_2 insufflation on bacterial growth in rats with Escherichia coli-induced experimental peritonitis. Surg Laparosc Endosc 7:38-41.

18. Schaeff B, Paolucci V, Henze A, Schlote W, Encke A. (1998) Elektronenmikroskopische Veränderungen am Peritoneum nach laparoskopischen Operationen. Langenbecks Arch Chir Suppl I:571-573.

19. Tsilibary EC, Wissig SL. (1977) Absorption from the peritoneal cavity: SEM study of the mesothelium covering the peritoneal surface of the muscular portion of the diaphragm. Am J Anat 149:127-133.

20. Von Recklinghausen F. (1863) Zur Fettresorption. Virchow's Arch 26:172-198.

21. West MA, Baker J, Bellingham J. (1996) Kinetics of decreased LPS-stimulated cytokine release by macrophages exposed to CO_2. J Surg Res 63:269-274.

22. Yoshida T, Kobayashi E, Miyata M. (1996) Increased tumor establishment and growth after laparotomy vs laparoscopy. Arch Surg 131:219-220.

14 Die intraabdominellen Adhäsionen
B. Böhm, T. Junghans

Intraperitoneale Adhäsionen entstehen nach Verletzungen des Peritoneums. Sie sind bedeutende Folgestörungen, die selbst nach einer unkomplizierten intraabdominellen Operation auftreten und noch nach Jahren zu milden Beschwerden oder bis zu einem mechanischen Ileus führen können. Ob und in welchem Maße die laparoskopische Technik die postoperativen peritonealen Verwachsungen vermeidet, wird kontrovers diskutiert.

14.1
Heilung des Peritoneums

Das Peritoneum ist eine seröse Membran, die die gesamte Bauchhöhle auskleidet (s. Kapitel 13). Die Heilung peritonealer Verletzungen ist sehr komplex und bisher nicht in allen Einzelheiten vollständig aufgeklärt. Sie unterscheidet sich aber deutlich von der extraperitonealen Wundheilung, die einem phasenweisen Ablauf folgt, vom Rand der Wunde beginnt, zur Mitte fortschreitet und erst nach Monaten abgeschlossen ist.

Unmittelbar nach der Verletzung der Mesothelschicht wird die peritoneale Wunde von Granulozyten und Makrophagen besiedelt (Abb. 14-1). Diese Makrophagen sezernieren TNF-α und IL-1[6], die sowohl die Bildung von IL-6 stimulieren als auch die Mesothelzellen zur Produktion von Prostaglandinen (PGE$_2$ und PGI$_2$) und anderen Mediatoren (Serotonin, Kininen, Histamin) anregen. Dadurch wird innerhalb von wenigen Stunden eine Hyperämie und Permeabilitätssteigerung hervorgerufen, die wiederum zur Exsudation einer eiweißreichen Flüssigkeit mit hohem Fibrinogenanteil führt. Das lösliche Fibrinogen reagiert mit Thrombin durch die ebenfalls freigesetzte Gewebethrombokinase und polymerisiert zu Fibrinpolymeren, die aber immer noch gut von der Oberfläche löslich sind. Erst wenn das Fibrin mit anderen Faktoren wie Faktor XIIIa in Kontakt tritt, wird es unlöslich. Es verbindet sich dann mit anderen größeren Proteinen wie Fibronectin und bildet eine Fibringelmatrix, die als klebrige weißliche Substanz imponiert. Sie verklebt das Peritoneum, um so den Erkrankungsherd zu isolieren. Innerhalb von 24 Stunden bildet sich ein Fibrinfilm, der unter physiologischen Bedingungen durch eine adäquate Fibrinolyse wieder aufgelöst wird, so dass die Verletzung ohne dauerhafte Adhäsionen heilen kann.

Auf dieser Schicht aus Fibrin und Makrophagen gleiten die proliferierenden neuen Mesothelzellen über die Wunde, bilden eine Zellschicht und verhüten somit die Bildung von Verwachsungen. Der genaue Ursprung der neuen Mesothelzellen

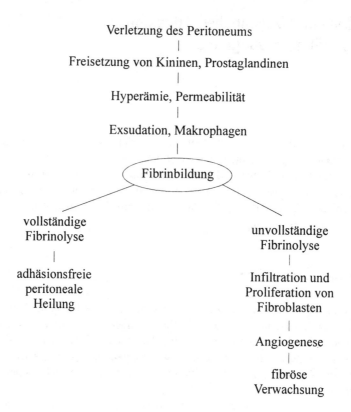

Abb.14-1 Pathogenese der Verwachsungen nach Verletzung des Peritoneums. Fibröse Verwachsungen bilden sich nur nach unvollständiger Fibrinolyse.

ist zwar nicht definitiv geklärt, aber es gibt gute Belege dafür, dass sie sich aus den bindegewebigen Zellen des subperitonealen perivaskulären Gewebes entwickeln. Innerhalb kurzer Zeit gelingt es dem Peritoneum auf diese Weise selbst große Schäden mit einer Mesothelschicht zu überziehen. Nach 8 Tagen ist die gesamte Wundfläche mit einer differenzierten Mesothelschicht vollständig bedeckt, die im Rasterelektronenmikroskop bereits die typischen Mikrovilli zeigt. Für die Restitutio ad integrum der submesothelialen Schicht wird allerdings eine längere Zeit benötigt.

14.2
Bildung von Verwachsungen

Adhäsionen werden nur dann gebildet, wenn die Fibrinschichten nicht wieder aufgelöst werden, d.h. wenn das Verhältnis zwischen Fibrinbildung und Fibrinolyse gestört ist. Unter physiologischen Bedingungen wird das Exsudat innerhalb von

5 Tagen wieder vollständig resorbiert. Der entscheidende Schritt zum Abbau des Fibrins in der Bauchhöhle ist die intraabdominelle Fibrinolyse. Der Abbau von Fibrin zu Fibrinspaltprodukten geschieht durch das Enzym Plasmin. Plasmin liegt normalerweise als inaktives Substrat Plasminogen vor, das durch Plasminogen-Aktivatoren in die aktive Form konvertiert wird (Abb. 14-2). Der Gewebe-(tissue)-Plasminogen-Aktivator (t-PA) ist der wesentliche Plasminogen-Aktivator und tritt in fast allen Geweben auf, während der Urokinase-Plasminogen-Aktivator (u-PA) nur eine untergeordnete Rolle spielt.

Die durch t-PA ausgelöste Fibrinolyse ist ein sehr effektiver Prozess, der durch die Plasminogen-Aktivator Inhibitoren vom Typ 1 (PAI-1) und vom Typ 2 (PAI-2) kontrolliert wird. Diese Inhibitoren, deren Bildung besonders durch Endotoxine, Traumata oder Infektionen stimuliert wird, antagonisieren die Effekte der Plasminogen-Aktivatoren, indem sie inaktive Komplexe mit ihnen bilden. Die t-PA- und PAI-Konzentrationen determinieren die gesamte Plasminogen-Aktivator-Aktivität (PAA) und somit das Ausmaß der Fibrinolyse. Die PAA ist vermindert, wenn die Aktivität des Gewebe-Plasminogen-Aktivators (t-PA) reduziert ist oder wenn die Aktivität des Plasminogen-Aktivator-Inhibitors (PAI-1 oder PAI-2) erhöht ist (s. Kapitel 10). Ist die PAA herabgesetzt, so wird weniger Plasmin gebildet und die Fibrinverklebungen können nicht gelöst werden. Normalerweise erholt sich die PAA innerhalb von 3 Tagen nach der Verletzung des Peritoneums und lysiert die

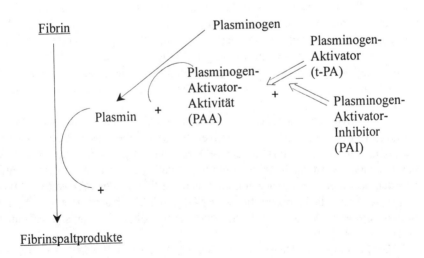

Abb.14-2   Die intraperitoneale Fibrinolyse ist von der Plasminogen-Aktivator-Aktivität (PAA) abhängig, die sich nach der Aktivität des Plasminogen-Aktivator-Inhibitors (PAI) und des Gewebe-Plasminogen-Aktivators (t-PA) richtet.

Fibrinbeläge. Bei einer ausgeprägten entzündlichen Erkrankung wird aber im Rahmen der Akute-Phase-Reaktion sehr viel PAI-1 und PAI-2 gebildet, so dass die PAA letztlich dauerhaft vermindert bleibt und Fibrinbeläge nicht vollständig abgebaut werden. Die PAA des Mesothels bleibt also der kritische Faktor in der Pathogenese der Verwachsungen.

Wenn sich zwei peritoneale Oberflächen, die von einer Fibrinschicht bedeckt sind, gegeneinanderlegen, bildet sich eine Verklebung aus. Das Fibrinnetz wird dann zunehmend dichter und Fibroblasten proliferieren entlang des Fibrins. Sie produzieren Mukopolysaccharide und Kollagen und verdichten so das fibröse Gewebe immer mehr. Sollte sich innerhalb der ersten 3 Tage ein relativ festes Fibrinnetz durch die Fibroblastenproliferation gebildet haben, so wird zunächst Präkollagen und später Kollagen eingelagert und die Proliferation von Kapillaren gefördert. Die Ausbildung der Verwachsungen ist in der Regel nach 10 Tagen abgeschlossen.

Postoperative Verwachsungen sind zwar häufig unerwünscht, sie erfüllen aber zwei wichtige Funktionen in der Bauchhöhle. Sie sind einerseits in der Lage, intraperitoneale Entzündungsprozesse von der sonstigen Bauchhöhle zu isolieren, und sie können andererseits im Falle einer lokalen Ischämie dazu beitragen, die Blutversorgung durch die kapilläre Einsprossung zu verbessern.

Der entscheidende Mechanismus, einer Adhäsionsbildung vorzubeugen, ist demnach eine zeitlich, qualitativ und quantitativ adäquate intraabdominelle Fibrinolyse. Es sollte das Ziel sein, die fibrinösen Verklebungen rechtzeitig aufzulösen, bevor sich fibröse Verwachsungen bilden, die durch die Kollageneinlagerung und spätere Kapillareinsprossung zu derbem Bindegewebe werden. Da jede entzündliche Komplikation, jedes massive Gewebetrauma und jede prolongierte Ischämie letztlich über die Entzündungsreaktion auch zu einer Verminderung der PAA führt und somit fibrinöse Adhäsionen begünstigt[22], sollten diese Faktoren bei jeder Operationen minimiert werden. In einigen Studien wurde nachgewiesen, dass die Freisetzung des proinflammatorischen Zytokins IL-1 die Adhäsionsbildung fördert[10,19], während sie durch das antiinflammatorische Zytokin Il-10 gehemmt wird[16].

Bei elektiven abdominellen Operationen reduziert sich im nicht-entzündeten Peritoneum noch während des operativen Eingriffes die Plasminogen-Aktivator-Aktivität, weil die Konzentration des t-PA abnimmt[20]. Während und direkt nach der Operation wird noch keine Inhibitoraktivität gefunden, aber bereits einige Stunden nach der Operation vermindert sich die Plasminogen-Aktivator-Aktivität weiter, weil jetzt die Konzentration an PAI-1 und PAI-2 massiv ansteigt. Die Inhibitoren werden in den Mesothelzellen und den Endothelzellen der subperitonealen Gefäße gebildet[29].

Zum Zeitpunkt der Diagnose einer Peritonitis oder abdominellen Ischämie ist die peritoneale Plasminogen-Aktivator-Aktivität bereits stark abgefallen. Es ist klinisch hinreichend bekannt, dass ischämische und entzündete Gewebe die Bildung von Verwachsungen stimulieren, - unabhängig davon, ob es sich um eine gangränöse Cholezystitis oder Appendizitis handelt oder ob die lokale Ischämie durch eine Devaskularisation oder intraabdominelle Naht hervorgerufen wird. Vipond et al.[27] beschrieben sowohl bei der ischämisch als auch chemisch oder bakteriell bedingten Peritonitis eine deutliche Verminderung der PAA. Im entzündeten Gewebe betrug die PAA im Median nur 0,07 IU*cm^{-2}, während sie im normalen Peritoneum 12 IU*cm^{-2} betrug. Die t-PA Konzentration unterschied sich mit 1,0 und 0,97 ng*ml^{-1} nicht zwischen den beiden Zuständen. PAI-1 war allerdings im normalen Peritoneum unterhalb der Nachweisbarkeitsgrenze und stieg erst bei den Entzündungen auf 8,5 ng*ml^{-1} an[26].

Goor et al.[24] wiesen bei 25 Notfalloperationen wegen eines intraabdominellen entzündlichen Prozesses nach, dass in der peritonealen Flüssigkeit sowohl t-PA, u-PA und PAI-1 als auch Fibrinspaltprodukte und Plasmin-α_2-Antiplasmin-Komplexe massiv erhöht waren. Insbesondere die Konzentration an PAI-1 war um das 800fache angestiegen. Bei ausgeprägten entzündlichen Veränderungen des Peritoneums wird also massiv PAI-1 und PAI-2 freigesetzt und weniger t-PA gebildet[25,28], so dass sich die PAA deutlich vermindert und Fibrinbeläge nicht vollständig aufgelöst werden.

In der konventionellen Chirurgie können noch weitere Faktoren eine Adhäsion begünstigen, die in unterschiedlichem Maße vom Operateur beeinflussbar sind. So wird z.B. durch den Hakendruck eine lokale Ischämie mit konsekutiver Entzündungsreaktion hervorgerufen, die die PAA vermindert. Auch beim Nähen werden die Wundränder unter geringe Spannung gesetzt, so dass eine Mikrozirkulationsstörung resultiert, die wiederum eine lokale Ischämie hervorruft und zu einer Abnahme der PAA führt. So induziert die Naht des Peritoneums bei Ratten und Kaninchen immer eine Verwachsung[7].

Eine vorsichtige intraoperative Manipulation aller viszeralen Organe ist wünschenswert, um die dünne Mesothelschicht nicht zu verletzen. Auf eine sorgfältige Dissektionstechnik und atraumatische Handhabung des Gewebes ist deshalb zu achten. Auch Fremdmaterialien wie Bauchtücher oder Tupfer verletzen das Mesothel, selbst wenn sie angefeuchtet werden. Eine sorgfältige Blutstillung ist ebenfalls sehr wichtig, um die Fibrinbelastung zu minimieren. Gepuderte Handschuhe sind nachweislich eine weitere Ursache für Adhäsionen[2,14]. Alle genannten Vorkehrungen dienen der Primärprophylaxe von Adhäsionen. Ihre Beachtung ist von höchster Priorität zur Minimierung postoperativer Verwachsungen.

Da durch das operative Trauma die fibrinolytische Kapazität bereits deutlich abgeschwächt wird, können alle folgenden Maßnahmen als Sekundärprophylaxe angesehen werden. Die Bildung von Verwachsungen könnte möglicherweise minimiert werden, indem die fibrinolytische Kapazität des Peritoneums verbessert wird[8]. Auch die Fibrosierung könnte durch antiinflammatorische Substanzen gehemmt werden. Es wird auch versucht, die peritonealen Schichten durch Barrieren aus Carboxymethylcellulose und Hyaluronidase voneinander zu trennen. Diese Barrieren lösen sich nach einigen Tagen auf, wenn sich die Mesothelschicht wieder regeneriert hat. Alle diese Optionen zur Adhäsionsvermeidung werden gegenwärtig experimentell untersucht, wobei noch nicht eindeutig geklärt ist, ob und zu welchem Zeitpunkt ein Eingriff in die pathogenetische Entwicklung von Adhäsionen mehr Schaden durch Blutungen, Narbenbrüche, Wundheilungsstörungen oder Anastomoseninsuffizienzen anrichtet, als er Nutzen bringt.

Menzies et al.[15] wiesen im Kaninchenmodell nach, dass die intraperitoneale Gabe von t-PA sowohl die primäre als auch die erneute Bildung von Verwachsungen von 80 % auf 7 % vermindert. Im Tierexperiment wurde keine Reduktion der Haltekraft der abdominellen Wunde oder der Kolonanastomosen gefunden. Wenn es demnach gelingen würde, die Plasminogen-Aktivator-Aktivität ausreichend hoch zu erhalten, dürfte sich die Bildung von Verwachsungen verringern. Stapel et al.[21] bestätigten wie Orita et al.[18] im Rattenmodell, dass die intraperitoneale Applikation von t-PA die Adhäsionsbildung nach Deserosierung vermindert. Allerdings wurde von Evans et al.[3] berichtet, dass der Hydroxyprolin-Gehalt der abdominellen Wunde nach t-PA Applikation vermindert ist, was befürchten lässt, dass die Wundheilung durch die t-PA-Appliation negativ beeinflusst wird.

14.3
Adhäsionen in der laparoskopischen Chirurgie

Luciano et al.[12] untersuchten bei Kaninchen, ob sich das Ausmaß der Verwachsungen nach einer Laparotomie und Laparoskopie unterschied. Einige Wochen nach dem primären Eingriff wurde eine erneute Laparoskopie vorgenommen und die Adhäsionen beurteilt. Es fanden sich nach der Laparoskopie deutlich weniger Verwachsungen. Als Ursache für dieses Phänomen wurde vermutet, dass die laparoskopische Operation das Peritoneum weniger verletzt, das Peritoneum weniger austrocknet und mit weniger Fremdkörpern in Berührung kommt.

Im Gegensatz zu dieser Studie fanden Filmar et al.[4] im Rattenmodell keine wesentlichen Unterschiede zwischen beiden Operationsmethoden. Die Untersucher inzidierten lediglich mit der Schere den Uterus, ohne weitere intraabdominelle Manipulationen vorzunehmen.

Um festzustellen, ob die laparoskopische Methode tatsächlich zu weniger Verwachsungen führt, untersuchten Jorgensen et al.[9] im Kaninchenmodell das Ausmaß der Verwachsungen nach laparoskopischer und konventioneller Chirurgie. Sie deserosierten im Bereich des Zökums und des korrespondierenden Peritoneum parietale eine Fläche von 2x2 cm. Bei beiden Operationsverfahren wurde auf eine sorgfältige Blutstillung geachtet, ohne dass Elektrokoagulation oder Tupfer verwendet wurden. Bei der laparoskopischen Operation wurden drei 5-mm Ports verwendet bei einem intraabdominellen Druck von 6 mm Hg. Am 7. postoperativen Tag wurden alle Tiere nachuntersucht. Jorgensen et al. fanden keine Beziehung zwischen der Art der Operation und der Wahrscheinlichkeit des Auftretens von Verwachsungen im deserosierten Bereich, also im eigentlichen Operationsgebiet. Allerdings beschrieben sie deutliche Unterschiede bei Verwachsungen zur parietalen Wunde, dem operativen Zugangsweg. Bei den 30 laparoskopischen Wunden wurde keine einzige Verwachsung entdeckt, während sich bei 70 % der Laparotomiewunden Adhäsionen nachweisen ließen.

Es scheint offensichtlich von Bedeutung zu sein, ob die beiden gegenüberliegenden Seiten des Peritoneums verletzt sind oder nur eine Seite, denn Verklebungen bilden sich am leichtesten zwischen Fibrinbelegen. Eine Verwachsung bildet sich deutlich seltener aus, wenn eine Seite des Mesothels unbeschädigt geblieben ist[5]. Um interenterische- oder Wundverwachsungen zu vermeiden, sollte deshalb die Mesothelschicht außerhalb des direkten Operationsgebietes durch geeignete Maßnahmen vor einer Schädigung bewahrt werden

Die Studie von Jorgensen et al.[9] offenbart den direkten Einfluss der verschiedenen Operationstechniken, weil in dieser Studie die anderen Ursachen, die ebenfalls Verwachsungen auslösen könnten, wie die inadäquate Gewebemanipulation, das Austrocknen der Serosa und das Einbringen von Fremdmaterialien, ausdrücklich vermieden wurden. Da bei der konventionellen Operation im Vergleich zur laparoskopischen Technik die Mesothelschicht leichter durch die Verwendung von Bauchtüchern, Hakendruck und direkte Manipulation an den viszeralen Organen verletzt wird, ist das Risiko von Verwachsungen in der konventionellen Chirurgie höher.

Das Ausmaß der Adhäsionen nach laparoskopischer und konventioneller Fundoplikatio wurde auch von Krähenbühl et al.[11] im Rattenmodell bestimmt. Es handelte sich hierbei um die Übertragung einer komplexen Operation ins Kleintiermodell. In dieser Studie war das Ausmaß und der Grad der Verwachsungen nach laparoskopischer Fundoplikatio deutlich niedriger.

Tittel et al.[23] untersuchten bei 14 Hunden das Ausmaß der Verwachsungen nach laparoskopischer und konventioneller Resektion des Coecums. Nach dem Eingriff betrug die gesamte Adhäsionsfläche 630 ± 360 mm^2 in der laparoskopischen Gruppe und 3300 ± 1007 mm^2 in der Laparotomiegruppe. Diese großen Unterschiede beruhten ausschließlich auf vermehrten Verwachsungen im Bereich der Inzisionen (144 ± 101 vs. 1006 ± 381 mm^2) und der interenterischen Verwachsungen (157 ± 108 vs. 1840 ± 606 mm^2), was die obigen Annahmen bestätigte. Die Verwachsungen zur Klammernahtreihe der Anastomose bzw. zur deserosierten Bauchwand waren in beiden Gruppen vergleichbar.

Im Schweinemodell studierten Chen et al.[1], welcher Zugang (transperitoneale Laparoskopie (n=40), extraperitonealer (n=40) oder transperitonealer (n=10) konventioneller Zugang) zur paraaortalen Lymphadenektomie die meisten Adhäsionen hervorruft. Nach Laparotomie traten bei 100 % der Tiere Verwachsungen auf, beim extraperitonealen Zugang nur in 21 % und beim laparoskopischen Zugang in 30 % der Fälle. Der Adhäsionsscore betrug in der laparoskopischen Gruppe durchschnittlich $0,4\pm0,8$, in der extraperitonealen Gruppe $0,7\pm1,9$ und in der Laparotomiegruppe $6,2\pm4,1$. In diesem Großtiermodell traten somit bei der Laparotomie deutlich häufiger Verwachsungen auf. Wenn sich die Ergebnisse von Tittel et al.[23] und Chen et al.[1] in kontrollierten klinischen Studien bestätigen ließen, könnte die laparoskopische Technik als Primärprophylaxe von postoperativen intraperitonealen Adhäsionen zunehmend an Bedeutung gewinnen.

In einer nicht-randomisierten Multizenterstudie[17] wurde die Inzidenz von Adhäsionen nach laparoskopischer Chirurgie im kleinen Becken untersucht. Die Studiengruppe fand bei 97 % aller Patienten (n=69) auch bei einer „second-look"

Laparoskopie Verwachsungen. Allerdings nahm der Adhäsionscore, den die Autoren eingeführt hatten, von 11,4±0,7 auf 5,5±0,4 deutlich ab. Offensichtlich wird auch durch eine laparoskopische Operation die normale Reaktion des Peritoneums auf eine Verletzung nicht grundsätzlich verändert.

Bisher gibt es nur eine kontrollierte Studie, in der überprüft wurde[13], wie häufig Verwachsungen nach konventioneller und laparoskopischer Operation wegen einer Tubargravidität auftraten. Durch eine erneute Laparoskopie bei 73 von 105 ursprünglich randomisierten Patientinnen wurde überprüft, ob und in welchem Ausmaß Adhäsionen aufgetreten waren. Nach laparoskopischer Operation waren die Verwachsungen nicht so ausgeprägt wie nach einer Laparotomie, aber die Durchgängigkeit der Tuben war zwischen beiden Gruppen nicht unterschiedlich. Da die Operationsmethoden und Techniken der intraoperativen Dissektion nicht einheitlich zwischen beiden Gruppen verteilt waren und sich nicht alle Patientinnen einer erneuten Beurteilung unterzogen, ist die Aussagekraft dieser Studie limitiert.

Obwohl theoretische Überlegungen und tierexperimentelle Studien dafür sprechen, dass die Verwachsungen nach der laparoskopischen Chirurgie nicht so ausgeprägt sein werden, liegen bisher keine schlüssigen Daten aus kontrollierten Studien vor, die dieses endgültig belegen. Es handelt sich deshalb z.Z. noch um eine Vermutung mit hohem Erwartungswert, die in zukünftigen Studien bestätigt werden muss.

14.4
Literatur

1.   Chen MD, Teigen GA, Reynolds HT, Johnson PR, Fowler JM. (1998) Laparoscopy versus laparotomy: an evaluation of adhesion formation after pelvic and paraaortic lymphadenectomy in a porcine model. Am J Obstet Gynecol 178:499-503X.

2.   Cooke SA, Hamilton DG. (1977) The significance of starch powder contamination in the aetiology of peritoneal adhesions. Br J Surg 64:410-412.

3.   Evans DM, McAree K, Guyton DP, Hawkins N, Stakleff K. (1993) Dose dependency and wound healing aspects of the use of tissue plasminogen activator in the prevention of intra-abdominal adhesions. Am J Surg 165:229-232.

4.   Filmar S, Gomel V, McComb PF. (1987) Operative laparoscopy versus open abdominal surgery: a comparative study on postoperative adhesion formation in the rat model. Fertil Steril 48:486-489.

5.   Haney AF, Doty ED. (1994) The formation of coalescing peritoneal adhesions requires injury to both contacting peritoneal surfaces. Fertil Steril 61:767-775.

6.   Hershlag A, Otterness IG, Bliven ML, Diamond MP, Polan ML. (1991) The effect of interleukin-1 on adhesion formation in the rat. Am J Obstet Gynecol 165:771-774.

7. Holmdahl L. (1997) The role of fibrinolysis in adhesion formation. Eur J Surg Suppl 577 24-31.

8. Holmdahl L, al Jabreen M, Risberg B. (1994) Role of fibrinolysis in the formation of postoperativ adhesions. Wound Rep Reg 2:171-176.

9. Jorgensen JO, Lalak NJ, Hunt DR. (1995) Is laparoscopy associated with a lower rate of postoperative adhesions than laparotomy? A comparative study in the rabbit. Aust N Z J Surg 65:342-344.

10. Kaidi AA, Nazzal M, Gurchumelidze T, Azhar Ali M, Dawe EJ, Silva YJ. (1995) Preoperative administration of antibodies against tumor necrosis factor-alpha (TNF-a) and interleukin-1 (IL-1) and their impact on peritoneal adhesion formation. Am Surg 61:569-572.

11. Krahenbuhl L, Schafer M, Kuzinkovas V, Renzulli P, Baer HU, Buchler MW. (1998) Experimental study of adhesion formation in open and laparoscopic fundoplication. Br J Surg 85:826-830.

12. Luciano AA, Maier DB, Koch EI, Nulsen JC, Whitman GF. (1989) A comparative study of postoperative adhesions following laser surgery by laparoscopy versus laparotomy in the rabbit model. Obstet Gynecol 74:220-224.

13. Lundorff P, Hahlin M, Kallfelt B, Thorburn J, Lindblom B. (1991) Adhesion formation after laparoscopic surgery in tubal pregnancy: a randomized trial versus laparotomy. Fertil Steril 55:911-915.

14. McEntee GP, Stuart RC, Byrne PJ, Leen E, Hennessy TP. (1990) Experimental study of starch-induced intraperitoneal adhesions. Br J Surg 77:1113-1114.

15. Menzies D, Ellis H. (1991) The role of plasminogen activator in adhesion prevention. Surg Gynecol Obstet 172:362-366.

16. Montz FJ, Holschneider CH, Bozuk M, Gotlieb, Martinez-Maza O. (1994) Interleukin 10: ability to minimize postoperative intraperitoneal adhesion formation in a murine model. Fertil Steril 61:1136-1140.

17. Operative Laparoscopy Study Group. (1991) Postoperative adhesion development after operative laparoscopy: evaluation at early second-look procedures. Fertil Steril 55:700-704.

18. Orita H, Fukasawa M, Girgis W, diZerega GS. (1991) Inhibition of postsurgical adhesions in a standardized rabbit model: intraperitoneal treatment with tissue plasminogen activator. Int J Fertil 36:172-177.

19. Saba AA, Godziachvili V, Mavani AK, Silva YJ. (1998) Serum levels of interleukin 1 and tumor necrosis factor alpha correlate with peritoneal adhesion grades in humans after major abdominal surgery. Am Surg 64:734-736.

20. Scott-Coombes D, Whawell S, Vipond MN, Thompson J. (1995) Human intraperitoneal fibrinolytic response to elective surgery. Br J Surg 82:417

21. Stapel A, Geissler N, Mlasowsky B, Jung D. (1997) Verhalten postoperativer Adhäsionen nach intraperitonealer Applikation von Fibrinolytika in einem Rattenmodell. Langenbecks Arch Chir 382:33-36.

22. Thompson JN, Paterson-Brown S, Harbourne S, Whawell SA, Kalodiki E,

Dudley HA. (1989) Reduced human peritoneal plasminogen activating activity: possible mechanism of adhesion formation. Br J Surg 76:382-384.

23.   Tittel A, Schippers E, Treutner KH, Anuroff M, Polivoda M, Öttinger A, et al. (1994) Laparoskopie versus Laparotomie. Eine tierexperimentelle Studie zum Vergleich der Adhäsionsbildung im Hund. Langenbecks Arch Chir 379:95-98.

24.   van Goor H, Bom VJ, van der Meer J, Sluiter WJ, Bleichrodt RP. (1996) Coagulation and fibrinolytic responses of human peritoneal fluid and plasma to bacterial peritonitis. Br J Surg 83:1133-1135.

25.   van Goor H, de Graf JS, Grond J, Sluiter WJ, van der Meer J, Bom VJ, et al. (1994) Fibrinolytic activity in the abdominal cavity of rats with faecal peritonitis. Br J Surg 81:1046-1049.

26.   Vipond MN, Whawell SA, Thompson JN, Dudley HA. (1990) Peritoneal fibrinolytic activity and intra-abdominal adhesions. Lancet 335:1120-1122.

27.   Vipond MN, Whawell SA, Thompson JN, Dudley HA. (1994) Effect of experimental peritonitis and ischaemia on peritoneal fibrinolytic activity. Eur J Surg 160:471-477.

28.   Whawell SA, Vipond MN, Scott Coombes DM, Thompson JN. (1993) Plasminogen activator inhibitor 2 reduces peritoneal fibrinolytic activity in inflammation. Br J Surg 80:107-109.

29.   Whawell SA, Wang Y, Fleming KA, Thompson EM, Thompson JN. (1993) Localization of plasminogen activator inhibitor-1 production in inflamed appendix by in situ mRNA hybridization. J Pathol 169:67-71.

15 Tumorzellwachstum und -verschleppung
B. Böhm, S. Grebe

Die laparoskopische Behandlung intraabdomineller Malignome ist derzeit immer noch überschattet von der potentiellen Gefahr, die durch eine Tumorzellverschleppung in die Inzisionen droht. Nach den ersten laparoskopischen Resektionen von Malignomen berichteten einige Chirurgen über Inzisionsmetastasen in der Bauchdecke, die selbst im Frühstadium potentiell kurabler Tumorleiden auftraten. Beunruhigt durch dieses neue Phänomen versuchten einige Forschungsgruppen, den Pathomechanismus der Tumorzellverschleppung bei laparoskopischen Operationen mit einem Pneumoperitoneum aufzuklären.

Die Fülle an experimentellen Untersuchungen zu diesem Themenkomplex erforderte eine strenge Systematisierung, um die Flut der z.T. widersprüchlichen Daten überschauen zu können. Insbesondere musste bei den einzelnen Studien unbedingt darauf geachtet werden, ob es sich um in vitro oder in vivo Experimente handelte und ob das entscheidende Zielkriterium der Studie das intra- oder extraperitoneale Tumorwachstum oder die Inzidenz von Inzisionsmetastasen war. Auch die Wahl des experimentellen Modells, d.h. die Tierart, der Tumorzelltyp, die Art und der Zeitpunkt der intraperitonealen Inokulation, die Anzahl der applizierten Tumorzellen sowie die speziellen experimentellen Bedingungen, hatten einen Einfluss auf die Ergebnisse und sollten deshalb bei der Interpretation der Daten berücksichtigt werden.

15.1
Inzisionsmetastasen

Inzisionsmetastasen sind frühe lokoregionäre Rezidive, die in der Bauchdecke wachsen. Bis heute wurde in mehr als 100 Fällen über solche Inzisionsmetastasen berichtet[29], wobei sie nicht nur bei intraabdominellen Malignomen wie Pankreas-, Leber-, Harnblasen-, Magen-, Ovarial- oder Dickdarmkarzinomen auftraten, sondern auch bei Malignomen im Brustkorb und im HNO-Bereich. Grundsätzlich können bei jeder Punktion, Biopsie oder sonstigen operativen Manipulation an einem Malignom Tumorzellen verschleppt werden, die sich im weiteren Verlauf als Metastasen manifestieren.

Klinisch treten sie als noduläre sehr schmerzhafte Vorwölbungen im Bereich der Narbe auf. Es handelt sich um Infiltrationen im Bereich der gesamten Bauchdecke, die klinisch so imponieren, als ob sie von der Subkutis ausgehen. In Abhängigkeit von der biologischen Aktivität der implantierten Tumorzellen wurden Tumorrezidive bereits nach 14 Tagen[10], aber auch erst nach bis zu einem Jahr entdeckt. Durchschnittlich vergehen ungefähr 6 Monate bis solche Inzisionsmetastasen klinisch in Erscheinung treten.

Inzisionsmetastasen sind auch aus der offenen konventionellen Chirurgie bekannt. Die Inzidenz beträgt hier in einigen Studien 0,6-1,6 %[16,36]. Die berichtete Inzidenz von Bauchdeckenmetastasen nach laparoskopischen Eingriffen schwankte dagegen von 0 % bis zu 21 %[45]. Insbesondere zu Beginn der laparoskopischen Ära wurde über beunruhigend hohe Zahlen dieser Inzisionsmetastasen berichtet, so dass einige Autoren die laparoskopische Methode generell für ungeeignet hielten, intraabdominelle Malignome zu behandeln. Bis heute gibt es aber keine zuverlässigen Daten aus randomisierten Studien, die die Bedeutung von Inzisionsmetastasen angeben. Umfangreiche Berichte von größeren Serien in den letzten Jahren weisen darauf hin, dass die Inzidenz sehr wahrscheinlich weniger als 2 % beträgt[37].

Da diese Inzisionsmetastasen in der konventionellen Chirurgie nicht so in Erscheinung traten, wurde zunächst vermutet, dass die Anlage eines Kapnoperitoneums diese Entitäten begünstigt, was sich in einigen Studien auch bestätigte. Jones et al.[22] untersuchten in einer Studie an Hamstern, ob nach Anlage eines Kapnoperitoneums (10 mm Hg für 10 min) häufiger Inzisionsmetastasen auftreten. Sie applizierten 10^6 Tumorzellen eines humanen Kolonkarzinoms in die Bauchhöhle und legten dann in einer Gruppe ein Kapnoperitoneum an und in der Kontrollgruppe nicht. Inzisionsmetastasen traten nach 6 Wochen in 26 % der Fälle in der Kontrollgruppe und in 75 % der Fälle mit einem Kapnoperitoneum auf. Dieselbe Arbeitsgruppe erweiterte den Versuch[47] auf 60 Tiere pro Gruppe und bestimmte nach acht Wochen das intraabdominelle Tumorwachstum und die Inzidenz an Inzisionsmetastasen. 86 % der Tiere in der Kontrollgruppe und 95 % in der Kapnoperitoneumgruppe wiesen intraperitoneale Tumore auf. Die Inzidenz von Bauchdeckenmetastasen war in der Kapnoperitoneumgruppe ebenfalls erhöht (71 vs. 44 %).

Köster et al.[23] studierten bei Mäusen, ob ein Kapnoperitoneum (6 mm Hg über 90 min) nach intraperitonealer Inokulation von Zellen eines Ovarialkarzinoms oder Mesothelioms der Lunge das Tumorwachstum im Vergleich mit einer Kontrollgruppe fördert. Beide Tumoren wuchsen deutlich schneller, nachdem ein Kapnoperitoneum angelegt worden war. Auch Schaeff et al.[39] studierten im Mäusemodell, ob ein Kapnoperitoneum (6 mm Hg über 90 min) im Vergleich zur Kontrollgruppe das intraperitoneale Tumorwachstum aufbereiteter Mesotheliomzellen stimuliert. Nach Etablierung eines Kapnoperitoneums nahm das Tumorwachstum deutlich zu (61,4 vs. 24,9 mm³).

Alle Autoren folgerten aus ihren Untersuchungen, dass die Anlage eines Kapnoperitoneums nicht bei Malignomen angewendet werden sollte, weil es im Vergleich zur Kontrollgruppe sowohl das intraperitoneale Tumorwachstum als auch die Inzidenz von Inzisionsmetastasen fördert. Leider wurde in diesen Studien die Anlage eines Kapnoperitoneums nicht mit einer Laparotomie verglichen, so dass die Folgerungen nicht schlüssig sind.

15.2
Laparoskopie versus Laparotomie

Es wurde in der Folgezeit eine große Zahl an Tierexperimenten durchgeführt, in denen sowohl das intra- und extraperitoneale Tumorwachstum als auch die Inzidenz von Inzisionsmetastasen nach Laparotomie und Laparoskopie miteinander verglichen wurden.

Allendorf et al.[3] untersuchten in einer Studie an Mäusen das Tumorwachstum nach Laparotomie oder Anlage eines Kapnoperitoneums (4-6 mm Hg über 30 min), nachdem zuvor entweder $2*10^3$ oder 10^6 Mammakarzinomzellen intradermal in die Haut des Rückens injiziert worden waren. In der Laparotomiegruppe wurden nach Injektion von $2*10^3$ Zellen deutlich häufiger Tumoren gefunden als in der Kapnoperitoneumgruppe (80 vs. 10 %). 12 Tage nach Injektion von 10^6 Zellen waren die Tumoren in der Laparotomiegruppe dreimal so groß gewachsen wie in der Kapnoperitoneumgruppe. Die Autoren schlossen daraus, dass Tumoren nach Laparotomie häufiger auftreten und rascher wachsen als nach Laparoskopie.

Bouvy et al.[5] teilten Ratten in vier Gruppen ein: Kontrolle, Kapnoperitoneum (4 mm Hg über 20 min), laparoskopische oder konventionelle Dünndarmresektion. Unmittelbar nach diesen Interventionen wurden den Tieren $5*10^5$ Kolonkarzinomzellen in die Bauchhöhle appliziert und das Tumorwachstum nach 4 Wochen semiquantitativ gemessen. Die Tumoren waren am stärksten nach der konventionellen Resektion gewachsen. In der laparoskopisch operierten Gruppe und beim Kapnoperitoneum war das Tumorwachstum dagegen eindeutig geringer. In einem ähnlichen Versuch derselben Arbeitsgruppe wurden diese Ergebnisse bestätigt[7].

Mathew et al.[31] überpüften in einem Rattenmodell, welchen Einfluss die operative Technik auf das Tumorwachstum ausübt. Sie injizierten $2*10^8$ Zellen eines Mammakarzinoms in die linke Flanke der Tiere, so dass sich dort ein Bauchwandtumor bildete. Dieser Tumor wölbte sich in die Bauchhöhle hervor und konnte nach 7 Tagen von intraperitoneal verletzt werden. Die Ratten wurden danach in 5 Gruppen eingeteilt: Kontrollgruppe mit ausschließlicher Anästhesie, Kapnoperitoneum (2 mm Hg über 60 min), Laparotomie (3 cm Länge), Kapnoperitoneum mit Verletzung des Tumors und Laparotomie mit Verletzung des Tumors. Sieben Tage nach dem Eingriff waren die Tumoren nach einer Laparotomie deutlich stärker gewachsen als nach einer Laparoskopie. Nach intraperitonealer Verletzung des Tumors waren mikroskopische Tumoren in den Wunden in 10 von 12 der laparoskopierten Tiere und 2 von 12 der laparotomierten Tiere nachweisbar.

Canis et al.[8] applizierten 10^5 Zellen eines Ovarialkarzinoms in die Bauchhöhle von Ratten. Danach wurde entweder laparotomiert oder ein Kapnoperitoneum (4 oder 10 mm Hg über 45 min) angelegt. Nach einer Laparotomie war das Tumorwachstum deutlich größer als nach einem Kapnoperitoneum. Es ließen sich in dieser Studie in der Laparotomiegruppe mehr Inzisionsmetastasen nachweisen als in der Kapnoperitoneumgruppe, was darauf hinweist, dass es während der intraabdominellen Manipulation zur Tumorzellverschleppung gekommen sein könnte.

Southall et al.[41] applizierten 10^6 Zellen eines Kolonkarzinoms oder Melanoms intrakutan und teilten die Ratten in drei Gruppen ein: Kontrollgruppe, Kapnoperitoneum (4-6 mm Hg über 20 Min) oder Laparotomie. Nach 12 Tagen war das Tumorgewicht bei beiden Zelllinien in der Laparotomiegruppe am höchsten und in der Kontrollgruppe am niedrigsten. Alle bisherigen Studien fanden also übereinstimmend ein größeres Tumorwachstum nach einer Laparotomie als nach einer Laparoskopie.

Es gibt aber drei Studien, deren Ergebnisse im Widerspruch mit den vorhergehenden stehen. Paik et al.[35] untersuchten im Rattenmodell die Inzidenz von Inzisionsmetastasen nach Laparotomie oder Anlage eines Kapnoperitoneums (15 mm Hg über 10 min), nachdem sie 2×10^5 Kolonkarzinomzellen intraperitoneal appliziert hatten. Nach Laparotomie traten bei 26 von 50 Tieren und nach Laparoskopie bei 14 von 57 Tieren Metastasen auf. In dieser Studie waren Inzisionsmetastasen nach der Laparoskopie also seltener. Möglicherweise ist die relativ kurze Expositionszeit und der für Ratten sehr hohe IAP für diese Ergebnisse verantwortlich.

Hubens et al.[15] applizierten intraperitoneal 10^4 Kolonkarzinomzellen bei Ratten, die in 4 Gruppen eingeteilt wurden: Kontrolle, Laparotomie, Kapnoperitoneum (10 mm Hg über 10 min) mit oder ohne zusätzliche Trokarhülsen. Nach 8 Wochen wurde das intraperitoneale Tumorwachstum durch einen Score beurteilt, ohne dass sich ein eindeutiger Unterschied zwischen den Gruppen nachweisen ließ. In keiner Gruppe wurden Inzisionsmetastasen nachgewiesen.

Die Resultate von Le Moine et al.[24] sind ebenfalls schwer zu interpretieren. Sie implantierten Kolonkarzinomzellen in einer Gelmatrix im Bereich des Coecums und überprüften nach 8 Wochen, ob ausschließlich ein lokoregionäres Tumorwachstum vorhanden war. Danach wurde ein Kapnoperitoneum (12 mm Hg für 20 min) zur Tumorentfernung angelegt oder der Tumor konventionell reseziert. In der laparoskopischen Gruppe trat ein diffuses Tumorwachstum häufiger auf als in der konventionellen Gruppe. Die Inzidenz von Inzisionsmetastasen unterschied sich nicht zwischen den Gruppen.

Die überwiegende Mehrheit der Studien weist also darauf hin, dass eine Laparotomie das intra- oder extraperitoneale Tumorwachstum stärker fördert, während die Inzidenz an Inzisionsmetastasen nach Anlage eines Kapnoperitoneums größer ist. Der mögliche Vorteil der laparoskopischen Methode, nämlich eine geringere Tumorstimulation, geht offensichtlich mit einem höheren Risiko einher, Inzisionsmetastasen zu entwickeln.

15.3
Inzisionsmetastasen bei verschiedenen Gasen und Drücken

Die genaue Ursache für die Entstehung von Inzisionsmetastasen bleibt bis heute verborgen. Es wurde vermutet, dass die Förderung von Inzisionsmetastasen entweder in einer speziellen Eigenschaft des Kohlendioxids oder des erhöhten IAPs begründet sein könnte. Deshalb wurde von einigen Forschergruppen untersucht, ob sich dieses Risiko durch alternative Gase vermindern lässt.

In in vitro Studien wurden Kolonkarzinomzellen über 3 Stunden entweder 100 %igem CO_2, normaler Luft, Helium oder keiner Insufflation ausgesetzt [18,20]. Sie wurden über mehrere Tage inkubiert und danach gezählt. Nach vier Tagen war die Anzahl der Zellen in der Luftgruppe nicht höher[18] als in der CO_2-Gruppe. In der Heliumgruppe war das Tumorzellwachstum tendenziell niedriger als in der CO_2-Gruppe[20]. Die Autoren schlossen daraus, dass eine Insufflation mit Luft und CO_2 das Tumorzellwachstum in vitro im Vergleich zur Kontrollgruppe förderte, während die Stimulation durch Helium nicht so ausgeprägt erschien. Ein genauer Wirkungsmechanismus wurde nicht angegeben.

Jacobi et al.[18] applizierten jeweils intraperitoneal und subkutan 10^4 Kolonkarzinomzellen bei Ratten und teilten die Tiere in 4 Gruppen ein: Kontrolle, Laparotomie, Laparoskopie mit Luft oder mit CO_2. Nach 5 Wochen wurde das Tumorgewicht gemessen. Das subkutane Tumorgewicht war nach der Laparotomie (71 ± 35 mg), CO_2- (99 ± 55 mg) und Luftinsufflation (82 ± 45 mg) größer als in der Kontrollgruppe (36 ± 33 mg). Zwischen den operativen Gruppen war kein Unterschied nachweisbar. Das intraperitoneale Tumorwachstum war am größten nach Laparotomie (1200 ± 780 mg) und nach Luftinsufflation (1080 ± 890 mg). Nach der CO_2-Insufflation war das Tumorgewicht deutlich geringer (729 ± 690 mg). Am kleinsten war es in der Kontrollgruppe (520 ± 220 mg). Inzisionsmetastasen fanden sich häufiger nach CO_2-Insufflation (76 %) als nach Luftinsufflation (48 %), nach Laparotomie (28 %) oder in der Kontrollgruppe (8 %).

Southall et al.[42] überprüften im Mäusemodell, welchen Einfluss die Insufflation von Luft oder CO_2 bei einem IAP von 4-6 mm Hg über 20 min auf das Wachstum von intradermal injizierten Mammakarzinomzellen (10^6) ausübte. Sie fanden nach 12 Tagen keinen wesentlichen Unterschied im Tumorwachstum zwischen der CO_2- und Luftgruppe. Allerdings war in der Laparotomiegruppe das Tumorwachstum ungefähr 1,5mal so groß. Lundberg et al.[28] konnten im Vergleich zwischen Luft- und CO_2-Insufflation (10 mm Hg über 45 min) ebenfalls keinen Unterschied im intraperitonealen Tumorwachstum finden, nachdem sie bei Ratten 10^5 Kolonkarzinomzellen injiziert hatten. Zwischen Luft- und CO_2-Insufflation scheint es bis auf die geringere Inzidenz von Inzisionsmetastasen[18] keinen Unterschied zu geben.

Jacobi et al.[20] verglichen im Rattenmodell auch die Heliuminsufflation mit der CO_2-Insufflation (8 mm Hg über 30 min), nachdem sie 10^4 Kolonkarzinomzellen subkutan und intraperitoneal appliziert hatten. Nach 5 Wochen war das subkutane Tumorwachstum in der Heliumgruppe eindeutig geringer als nach CO_2-Insufflation (35 ± 34 vs. 130 ± 55 mg). Das intraperitoneale Gewicht des Tumors betrug in der Heliumgruppe 550 ± 230 mg und war nicht wesentlich geringer als in der CO_2-Insufflationsgruppe mit 720 ± 320 mg. Inzisionsmetastasen waren in der Helium- (40 %) und Kontrollgruppe (33 %) deutlich seltener als in der CO_2-Gruppe (67 %). In dieser Arbeitsgruppe schien es zwischen einer Luft- und Heliuminsufflation bezüglich der Inzidenz von Inzisionsmetastasen ebenfalls keinen wesentlichen Unterschied zu geben (48 vs. 40 %)[18,20].

Dorrance et al.[11] inokulierten Karzinomzellen in die Peritonealhöhle von Mäusen bevor sie ein Kapno- oder Heliumperitoneum etablierten. Nach CO_2- und Heliuminsufflation wurde das intraperitoneale Tumorwachstum gleichermaßen stimuliert, so dass Helium keinen Vorteil aufwies.

Neuhaus et al.[33] applizierten intraperitoneal 10^7 Zellen eines Mammakarzinoms im Rattenmodell und bauten dann ein Pneumoperitoneum (2 mm Hg über 40 min) mit CO_2, Helium, Luft oder N_2O auf. 7 Tage später wurden die Inzidenz von Inzisionsmetastasen und das Ausmaß des intraperitonealen Tumorwachstums in den verschiedenen Quadranten der Bauchhöhle semiquantitativ beurteilt. Es konnte kein Unterschied zwischen Luft, CO_2 und N_2O dokumentiert werden. Nach Heliuminsufflation schien das Tumorwachstum allerdings nicht so stark stimuliert worden zu sein und Inzisionsmetastasen wurden in der Heliumgruppe ebenfalls etwas seltener festgestellt (43 vs. 73 %). Neuhaus et al.[34] überprüften den Einfluss derselben vier Gase in einem weiteren Modell. Zunächst wurde bei Ratten 10^8 Mammakarzinomzellen in die linke Flanke injiziert, um einen Tumor in der Bauchwand zu erzeugen. Sieben Tage später wurde ein Pneumoperitoneum mit Luft, CO_2, Helium und N_2O (2 mm Hg über 40 min) aufgebaut und der Tumor intraperitoneal verletzt, so dass es zu einer Tumorzellverschleppung kommen konnte. Das gesamte intraperitoneale Tumorwachstum unterschied sich nach 7 Tagen nicht zwischen den Gruppen. Allerdings waren in der Heliumgruppe deutlich seltener Inzisionsmetastasen nachweisbar als bei den anderen Gasen. Es schien demnach keinen wesentlichen Einfluss von Helium auf das intra- oder extraperitoneale Tumorwachstum zu geben. Auffällig ist aber die durchgängige Beobachtung, dass Helium zu einer Verminderung der Inzisionsmetastasen führen könnte. Wie dieser Unterschied zustandekommt, ist z.Z. jedoch ungeklärt.

Neben den verschiedenen Gasen könnte auch die Höhe des IAP einen Einfluss auf das Tumorwachstum ausüben. Gutt et al.[13] untersuchten in einem in vitro Versuch, ob ein Kapnoperitoneum mit einem Druck von 0, 6 oder 12 mm Hg das Wachstum von humanen Pankreas- und Kolonkarzinomzellen beeinflusst. Eine vierte Gruppe wurde als Kontrollgruppe mitgeführt. Das Zellwachstum wurde über 5 Tage bestimmt und zeigte eine deutliche Proliferationshemmung und Absterberate in allen Gruppen durch das CO_2, wobei dieser Effekt mit zunehmenden Druck noch verstärkt wurde. In diesem Modell schien CO_2 also einen eher protektiven Charakter zu haben.

Jacobi et al.[21] untersuchten in einer in vitro und in vivo Studie den Einfluss des Gasdruckes auf das Tumorwachstum. In der in vitro Studie wurden $5*10^6$ Kolonkarzinomzellen in reinem CO_2 unter Drücken von 0, 5, 10 und 15 mm Hg für 3 Stunden inkubiert. Nach 5 Tagen waren die Zellen in den Gruppen mit 10 und 15 mm Hg weniger stark gewachsen, so dass die Autoren von einer Schädigung durch den erhöhten Druck ausgingen. In einem in vivo Versuch an Ratten wurden 10^4 Kolonkarzinomzellen jeweils intraperitoneal und subkutan injiziert und ein Kapnoperitoneum von 5, 10 und 15 mm Hg über 30 min angelegt. Nach vier Wochen wurde das Tumorgewicht gemessen. Die subkutanen Tumoren waren in allen Gruppen größer als in der Kontrollgruppe (172-190 vs. 48 mg). Es wurden keine

Unterschiede in Abhängigkeit vom Druck gefunden und die Inzidenz von Inzisionsmetastasen war bei allen Drücken gleich groß. Das intraperitoneale Tumorgewicht betrug in der Kontrollgruppe 365±353 mg, nach 5 mm Hg 920±1090 mg, nach 10 mm Hg 1270±1520 mg und nach 15 mm Hg 730±930 mg. Die Interpretation der Ergebnisse ist aufgrund der hohen Variabilität schwierig. Lediglich die Gruppen, die einem IAP von 5 bzw. 10 mm Hg ausgesetzt waren, zeigten einen Unterschied zur Kontrollgruppe. Das Tumorwachstum nach 15 mm Hg war weder zur Kontrollgruppe noch zu den anderen beiden Gruppen verschieden. Während die Autoren behaupteten, dass bei sehr hohem Druck das Wachstum gehemmt wird, wird man bei der fehlenden Signifikanz zu den beiden Gruppen (5 und 10 mm Hg) eher geneigt sein, nicht von einem Unterschied auszugehen. Es wäre deshalb sehr spekulativ anzunehmen, dass der erhöhte IAP das Tumorwachstum vermindert. Außerdem ist zu bedenken, dass intraperitoneale Drücke von 15 mm Hg bei der Ratte extrem hohen Drücken beim Menschen entsprechen würden, die im klinischen Alltag nicht vorkommen.

15.4
Gaslose Laparoskopie

Das laparoskopische Vorgehen scheint also mit einer geringeren Stimulation des intra- und extraperitonealen Tumorwachstums im Tiermodell einherzugehen. Gleichzeitig scheint aber das Risiko von Inzisionsmetastasen erhöht zu sein, unabhängig von der Art des Gases oder des applizierten Druckes. Einige Studiengruppen haben untersucht, ob die Vermeidung eines Pneumoperitoneums bei der gaslosen Laparoskopie dieses Risiko vermindern könnte.

Bouvy et al.[6] untersuchten das Tumorwachstum nach Laparotomie, Kapnoperitoneum (6 mm Hg über 10 min) und gasloser Laparoskopie im Rattenmodell nach intraperitonealer Inokulation von $5*10^5$ Kolonkarzinomzellen. Das Tumorwachstum war nach Laparotomie am größten gefolgt vom Kapnoperitoneum. Die gaslose Laparoskopie induzierte das geringste Tumorwachstum. Es wurde auch überprüft, ob die Entfernung eines Tumors durch die Wunde zu einer erhöhten Inzidenz an Inzisionsmetastasen führt. Bei einem Kapnoperitoneum waren mehr Implantationen nachweisbar als in der gaslosen Laparoskopie. Daraus schlossen die Untersucher, dass die Extraktionsstelle immer geschützt werden sollte.

Dieselbe Arbeitsgruppe[4] studierte in einer weiteren Tierstudie, ob das Tumorwachstum durch eine Dünndarmresektion bei einem Kapnoperitoneum oder einer Luftinsufflation (jeweils 6 mm Hg über 20 min) oder einer gaslosen Laparoskopie unterschiedlich beeinflusst wird. Sie applizierten diesmal über eine kleine Laparotomie ein Osteosarkom unter die Nierenkapsel der Ratte. Zwei Tage später wurden die Ratten den genannten Versuchsbedingungen ausgesetzt. Weitere 5 Tage später wurde das subkapsuläre Tumorgewicht gemessen. Während sich zwischen dem Kapnoperitoneum und der Luftinsufflation kein Unterschied nachweisen ließ (20±8 vs. 22±9 mg), führte die gaslose Laparoskopie zu einem geringeren Tumorwachstum als das Kapnoperitoneum (17±6 vs. 10±7 mg).

Watson et al[44] applizierten 10^8 Mammakarzinomzellen in die linke Flanke von Ratten. Nach 1 Woche wurde entweder ein Kapnoperitoneum angelegt (2 mm Hg über 60 Min) oder eine gaslose Laparoskopie vorgenommen und dabei der Tumor intraperitoneal verletzt. Nach einer weiteren Woche wurde das intraperitoneale Tumorwachstum und die Inzidenz von Inzisionsmetastasen bestimmt. Während sich kein Unterschied beim intraperitonealen Tumorwachstum zeigte, waren mikroskopische Inzisionsmetastasen bei 10 von 12 Tieren nach einem Kapnoperitoneum und bei 3 von 12 nach gasloser Laparoskopie aufgetreten.

Dieselbe Arbeitsgruppe[32] überprüfte bei Ratten, welchen Einfluss eine Laparotomie, ein Kapnoperitoneum (4 mm Hg über 45 min) oder eine gaslose Laparoskopie auf das intraperitoneale Tumorwachstum nach intraperitonealer Inokulation von 10^7 Mammakarzinomzellen ausübt. Die Zellen wurden im linken oberen Quadranten appliziert. Nach Laparotomie und gasloser Laparoskopie blieben die Tumoren überwiegend auf ihren Sektor beschränkt, während sie sich nach Anlage eines Kapnoperitoneums öfter diffus in der Bauchhöhle verteilten. Leider wurde das Ausmaß des Tumorwachstums in dieser Publikation nicht weiter quantifiziert.

Iwanaka et al.[17] injizierten Neuroblastomzellen subkutan in die linke Flanke von Mäusen. 2 Wochen später wurde entweder ein Kapnoperitoneum (2-4 mm Hg über 30 min) angelegt oder eine gaslose Laparoskopie vorgenommen. Zusätzlich wurden Tumorzellen entweder intraperitoneal oder intravenös appliziert. Nach weiteren 11 Tagen wurde die Inzidenz von Bauchdeckentumoren bestimmt. Die intravenöse Applikation von Tumorzellen führte nicht zu Bauchdeckenmetastasen. Es gab keinen Unterschied im Auftreten von Inzisionsmetastasen nach Kapnoperitoneum oder gasloser Laparoskopie.

Einige der vorliegenden Studien weisen also darauf hin, dass die Vermeidung eines Kapnoperitoneums die Inzidenz von Inzisionsmetastasen reduzieren könnte.

15.5
Wertigkeit der Tiermodelle

Die bisher vorgestellten Studien wurden bei kleinen Nagetieren (Ratten, Mäusen oder Hamstern) durchgeführt, weil diese den Vorteil haben, dass sich nach Tumorzellinokulationen relativ rasch ausgedehnte extra- und intraperitoneale Tumoren entwickeln. Diese tierexperimentellen Modelle können prinzipiell in zwei Gruppen eingeteilt werden: das Tumordisseminationsmodell und das solide Tumormodell. Beim Disseminationsmodell werden Tumorzellen in hoher Konzentration (10^4-10^7) mit einem entsprechenden Trägermedium in die Bauchhöhle gegeben und somit eine Peritonealkarzinose induziert. Aufgrund der hohen Zahl der Tumorzellen ist auch eine Tumorzellverschleppung in die Inzisionen wahrscheinlich, deren Inzidenz in einigen Studien immerhin bis zu 70 % betrug. Beim soliden Tumormodell werden Tumorzellen dagegen so appliziert, dass sie primär ein lokales Tumorwachstum hervorrufen.

Wesentlich für die Modelle ist auch der Zeitpunkt der Intervention bezogen auf die Applikation der Tumorzellen. Am häufigsten wurde sofort nach der intraperitonealen Tumorzellinokulation der eigentliche Effekt (Laparoskopie oder Laparotomie) ausgeübt. In manchen Modellen wurde dagegen zunächst ein Tumor induziert und einige Tage später die verschiedenen Interventionen vorgenommen. Die meisten Studien zeichnen sich außerdem durch große Schwankungen der Messergebnisse (z.B. Tumorgewicht) aus. Diese Variabilität weist darauf hin, dass die Reaktion des Organismus auf die Tumorzellen sehr verschieden ist - was für biologische Systeme nicht ungewöhnlich ist. Obgleich die Ergebnisse, bedingt durch die unterschiedlichen Modelle und Bedingungen, auf den ersten Blick sehr unübersichtlich erscheinen, lassen sich doch folgende vorläufige Schlussfolgerungen aus den Tierexperimenten ziehen (Abb. 15-1):

2. Inzisionsmetastasen treten bei hoher intraperitonealer Zellzahl häufig auf. Sie sind nach einem Kapnoperitoneum häufiger anzutreffen als nach Laparotomie oder gasloser Laparoskopie. Eine Heliuminsufflation ist möglicherweise günstiger als die Verwendung anderer Gase. Die Höhe des intraperitonealen Druckes hat keinen wesentlichen Einfluss auf das Auftreten von Inzisionsmetastasen.

3. Das intraperitoneale Tumorwachstum ist in der Kontrollgruppe am kleinsten und nach Laparotomie am größten. Die Laparoskopie hat keinen so stimulierenden Einfluss, wohingegen die gaslose Laparoskopie noch günstiger zu sein scheint.

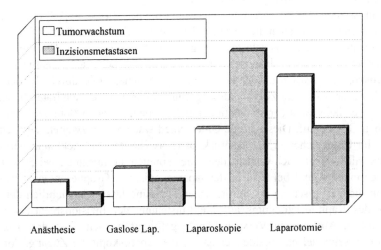

Abb. 15-1 Stimulation des intraperitonealen Tumorwachstums und Inzidenz von Inzisionsmetastasen in Abhängigkeit von der Anästhesie, gaslosen Laparoskopie, Laparoskopie mit einem Pneumoperitoneum und Laparotomie.

Wie lassen sich diese tierexperimentellen Ergebnisse nun auf die klinische Situation übertragen? Selbst wenn unterstellt wird, dass Nagetiere unter diesen modellhaften Bedingungen genauso reagieren wie Menschen, fallen doch einige Unterschiede schwerwiegend ins Gewicht, die es ratsam erscheinen lassen, aus den Tierexperimenten keine unmittelbaren klinischen Konsequenzen abzuleiten. In den Tumordisseminationsmodellen, die bisher am häufigsten durchgeführt wurden, wurden hohe Zellzahlen von ungefähr 10^5-10^8 Zellen pro kg Körpergewicht appliziert. Es handelte sich um schnellwachsende Tumoren und die Inzidenz an Inzisionsmetastasen betrug bei einem Kapnoperitoneum meistens mehr als 50 %. Die klinische Situation ist mit diesen Tiermodellen überhaupt nicht vergleichbar. Die Inzisionsmetastasen wachsen beim Menschen relativ langsam, die Anzahl der intraperitonealen Tumorzellen ist um viele Zehnerpotenzen geringer und die Inzidenz der Inzisionsmetastasen beträgt in größeren klinischen Serien weniger als 2 %[37]. Es scheint, als ob die Modelle wenig geeignet sind, die tatsächliche klinische Situation abzubilden. Vielmehr simulieren sie das seltene Bild einer äußerst aggressiven Peritonealkarzinose.

Es ist deshalb auch nicht verwunderlich, dass Wu et al.[49] im Hamstermodell nachwiesen, dass sich die Ergebnisse zwischen einem Kapnoperitoneum (10 mm Hg über 10 min) und der Kontrollgruppe deutlich unterscheiden, wenn $3,2*10^5$ oder nur $1,6*10^5$ menschliche Kolonkarzinomzellen inokuliert wurden. Nach sieben Wochen fand sich nämlich nur in den Gruppen mit hohen Zellzahlen ein deutlicher Unterschied im intraperitonealen Tumorwachstum. War dagegen die Tumorbelastung geringer, so ließen sich keine Unterschiede mehr zwischen der Kontrollgruppe und dem Kapnoperitoneum nachweisen. Dieses Ergebnis belegt, wie problematisch die angewendeten Tiermodelle sind, - schließlich war in den vorhergenannten Versuchen immer ein Unterschied zwischen dem Kapnoperitoneum und der Kontrollgruppe nachweisbar gewesen.

Ein weiterer Aspekt darf nicht unerwähnt bleiben. Lee et al.[27] untersuchten im Mäusemodell, ob auch die chirurgische Manipulation und nicht nur das Kapnoperitoneum die Inzisionsmetastasen begünstigt. Sie applizierten 10^5 Kolonkarzinomzellen unter die Milzkapsel und führten eine Woche später entweder eine laparoskopisch-assistierte oder konventionelle Splenektomie durch. Dieser Vergleich wurde insgesamt zweimal durchgeführt. Im ersten Versuch traten Inzisionsmetastasen bei 9 % in der konventionellen Gruppe und bei 36 % in der laparoskopischen Gruppe auf. Dieser große Unterschied war aber im zweiten Versuch, bei dem die Untersucher in der laparoskopisch-assistierten Splenektomie versierter waren, nicht mehr nachweisbar, denn hier konnten sie nur noch bei 5 % in der konventionellen und bei 9 % in der laparoskopischen Gruppe entdeckt werden. Allein die Verbesserung im chirurgischen Handling lässt offensichtlich den Einfluss des Kapnoperitoneums auf die Entstehung der Inzisionsmetastasen verschwinden. Aus diesem Versuch könnte gefolgert werden, dass das operative Handling sehr viel entscheidender ist als der laparoskopische Zugang. Auch er weist erneut darauf hin, wie problematisch die vorgestellten Tiermodelle sind. Zumal ein Tierversuch mit einem eindeutigen Ergebnis auch nur selten von denselben Untersuchern wiederholt wird.

Um Konsequenzen für den klinischen Alltag aus den Tiermodellen abzuleiten, wäre es wünschenswert, Modelle zu wählen, die zumindest halbwegs der klinischen Situation entsprechen. Es scheint aber so zu sein, dass die vorher beschriebenen Unterschiede zwischen den operativen Zugängen (Laparotomie vs. Laparoskopie) bzw. zwischen den Insufflationsgasen (CO_2 vs Helium) genau dann verloren gehen, wenn statt des Tumordisseminationsmodells ein Modell gewählt wird, in dem der Tumor nur geringgradig intraabdominell verletzt wird[34,44].

Alle therapeutischen Empfehlungen, die allein auf den vorhergehenden Tiermodellen beruhen - so plausibel sie auch erscheinen mögen - basieren auf Modellen, die die klinische Situation schlecht abbilden und damit zur Beantwortung klinisch relevanter Fragen wenig geeignet sind. Schlussfolgerungen aus den Kleintiermodellen stehen somit auf wackeligen Füßen.

15.6
Mechanismen der Tumorzellverschleppung

Auch wenn Inzisionsmetastasen nur selten auftreten, sind sie ein Ärgernis, das auf jeden Fall vermieden werden sollte. Um den Inzisionsmetastasen im klinischen Alltag vorzubeugen, wäre es wünschenswert zu wissen, auf welchem Wege die Tumorzellen in die Inzisionen gelangen. Naheliegend ist sicherlich der Transport über das Insufflationsgas und die direkte Implantation durch kontaminierte Instrumente. Hewett et al.[14] untersuchten deshalb im Schweinemodell, ob sich nach intraperitonealer Inokulation von 10^6 Kolonkarzinomzellen maligne Zellen im exsufflierten filtrierten Gas oder auf den Instrumenten nachweisen lassen, nachdem ein Kapnoperitoneum von 12-15 mm Hg angelegt worden war. Im filtrierten Gas wurden nur in einem Fall wenige maligne Zellen zytologisch nachgewiesen, während sie auf den Instrumenten häufiger entdeckt wurden. Die Autoren vermuteten, dass eine direkte Implantation von Tumorzellen an den Trokarinzisionen durch kontaminierte Instrumente wahrscheinlich ist.

Whelan et al.[46] untersuchten im Tiermodell und in vitro, ob während der laparoskopischen Chirurgie Tumorzellen durch das insufflierte Gas verschleppt werden. Dazu wurde zunächst in einem künstlichen System $2*10^7$ Melanom- und Kolonkarzinomzellen platziert. Danach wurden die Zellen entweder einem Druck von 50 mm Hg über 10 min oder einem kontinuierlichen Fluss von 10 l CO_2 bei einem Druck von 15 mm Hg oder 30 mm Hg ausgesetzt. Das ausgeleitete Gas wurde über 2 Wochen inkubiert und auf Tumorzellwachstum überprüft. Dabei wurden keine Tumorzellen nachgewiesen, so dass die Untersucher eine Tumorzellverschleppung über das Gas als eher unwahrscheinlich betrachteten.

In einer weiteren Studie derselben Arbeitsgruppe wurden 10^6 Melanomzellen in die Bauchhöhle von Ratten appliziert und ein Kapnoperitoneum entweder mit konstantem IAP von 15 mm Hg oder mit einem kontinuierlichen Fluss von 10 l*min^{-1} mit 5 mm Hg oder von 10 l*min^{-1} mit 10 mm Hg etabliert[40]. Das exsufflierte Gas wurde nach einer Inkubationszeit von 2 Wochen untersucht, ohne dass Tumorzellen gefunden wurden. Die Autoren schlossen daraus, dass der kontinuierliche Durchfluss von CO_2 bei einer laparoskopischen Operation wahrscheinlich nicht die Ursache für eine Tumorzellverschleppung ist.

Auch Thomas et al.[43] untersuchten, ob es während des CO_2-Durchstroms zu einer Tumorzellverschleppung in vitro kommt. Sie applizierten ein Kapnoperitoneum über einen Behälter, der eine Lösung mit 10 bis 12 Millionen kolorektalen Karzinomzellen enthielt. Es wurde ein Druck von 8-12 mm Hg über 25 Minuten aufgebaut. Der Fluss betrug 2 l*min^{-1}. Das Gas wurde über Filter abgeleitet und zytologisch untersucht. In der ersten Versuchsreihe wurde das Gas nur über die Lösung geleitet. Beim zweiten Versuchsaufbau wurde während des Gasflusses die Zelllösung mit einem Instrument bewegt und in der dritten Gruppe wurde mehrfach eine Babcock-Zange in die Lösung eingetaucht. Am Ende wurden sowohl die Ein- und Ausflussports als auch das Instrument zytologisch untersucht. An allen Instrumenten und an den Ports wurden Tumorzellen gefunden, während im exsufflierten Gas keine malignen Zellen entdeckt wurden. Die Tumorzellen scheinen daher am ehesten über eine Benetzung der Instrumente und Ports verschleppt zu werden.

Reymond et al.[38] untersuchten nach Staginglaparoskopien von 12 Patienten mit Pankreaskarzinomen die Instrumente und Trokarhülsen auf maligne Zellen mit zytologischen Verfahren und der Polymerasekettenreaktion. Sie konnten in dem exsufflierten Gas keine Tumorzellen entdecken. Allerdings ließen sich sowohl auf den Instrumenten als auch auf den Trokarhülsen viable Tumorzellen nachweisen. Champault et al.[9] studierten ebenfalls, ob im filtrierten exsufflierten Gas Zellen nachweisbar sind. Bei 9 Patienten wurde das Gas ausgeleitet und untersucht. Bei 7 Patienten wurden Zellen nachgewiesen, die peritonealen Ursprungs waren. Tumorzellen wurden nicht gefunden.

Mathew et al.[30] überprüften in einer in vivo Studie, ob Tumorzellen über exsuffliertes Gas verschleppt werden können. In dem Experiment wurden 10^8 Mammakarzinomzellen in die Bauchhöhle einer Ratte (Donor) appliziert. Ein Kapnoperitoneum wurde aufgebaut und die Bauchhöhle dieser Ratte über einen Schlauch mit der Bauchhöhle einer zweiten Ratte (Empfänger) verbunden. In der Empfängerratte wurde eine weitere Öffnung geschaffen, so dass das insufflierte Gas, das in die Donorratte geleitet wurde, auch durch die Bauchhöhle der Empfängerratte strömte, bevor es die Empfängerratte verließ. Die kontinuierliche Insufflation betrug 0,2 l*min^{-1} CO_2 über 30 min. In einer zweiten Gruppe mit demselben Versuchsaufbau wurde statt eines kontinuierlichen Gasflusses lediglich eine gaslose Laparoskopie vorgenommen. Nach 6 Tagen wurden die Donorratten und nach 21 Tagen die Empfängerratten auf Inzisionsmetastasen und intraperitoneales Tumorwachstum untersucht. In 5 von 6 Empfängerratten der Kapnoperitoneumgruppe wurden Inzisionsmetastasen gefunden, aber in keiner in der gaslosen Laparoskopie. Damit ist der in vivo Beweis erbracht, dass sich viable Tumorzellen im Gas transportieren lassen. Allerdings muss beachtet werden, dass der Insufflationsfluss beim Menschen ungefähr 10-15 l*min^{-1} entspräche und die Tumorlast in diesem Versuch sehr hoch war.

Allardyce et al.[1,2] untersuchten im Schweinemodell, von welchen Faktoren die Implantation von Zellen abhängen könnte. Sie applizierten mit der Veressnadel $5*10^6$ bzw. 10^7 mit ^{51}Cr markierte Tumorzellen und führten eine Dickdarmresektion mit einem Kapnoperitoneum und gasloser Laparoskopie durch. Die Tumorzellen verteilten sich in der gesamten Bauchhöhle und nisteten sich besonders dann in den Inzisionen ein, wenn die Trokarhülsen zurückgezogen wurden. Alle Instrumente waren von Tumorzellen besiedelt. Die höchste Anzahl an Zellen wurde in denjenigen Trokarinzisionen nachgewiesen, die am meisten während der Operation benutzt wurden (die rechte Hand des Chirurgen und die Kamera). Mit zunehmender Tumorzahl wuchs die Wahrscheinlichkeit der Einnistung. Diese Studie belegt, wie die Anzahl der Tumorzellen und die mechanische Beanspruchung der Trokarinzisionen die Tumorzellverschleppung begünstigten.

Lee et al.[26] studierten im Mäusemodell, ob die intraoperative Manipulation am Tumor die Inzidenz von Inzisionsmetastasen erhöht. Zunächst etablierten sie ein Tumorwachstum in der Milz, indem sie 10^5 Kolonkarzinomzellen in die Milz injizierten. Zehn Tage später wurde bei denjenigen Tieren, die lediglich ein lokalisiertes Tumorwachstum aufwiesen, eine Splenektomie unter folgenden Bedingungen vorgenommen: 1. nur konventionelle Splenektomie, 2. konventionelle Splenektomie mit nachfolgendem Kapnoperitoneum (4-6 mm Hg über 15 min), 3. Eröffnung des Tumors vor konventioneller Splenektomie und 4. Eröffnung des Tumors vor Splenektomie mit nachfolgendem Kapnoperitoneum. Bei allen Tieren wurden drei sehr kleine Angiokatheter als Trokarhülsen durch die Bauchdecke gelegt, um eine laparoskopische Operation zu simulieren. 12 Tage nach dem Eingriff wurden die Tiere auf Inzisionsmetastasen und Lebermetastasen untersucht. Es fand sich kein wesentlicher Unterschied in der Inzidenz von Inzisionsmetastasen zwischen den ersten beiden Gruppen, in denen der Tumor intraoperativ nicht verletzt wurde. Bei einer sorgfältigen chirurgischen Technik sind die Ergebnisse mit einem Kapnoperitoneum mithin nicht schlechter als ohne. Wurde dagegen der Tumor verletzt (Gruppe 3 und 4), dann erhöhte sich die Inzidenz von durchschnittlich 23 % auf 70 %. Zwischen den Gruppen 3 und 4 war aber wiederum kein Unterschied nachweisbar. Diese Studie belegt, wie entscheidend die intraoperative Freisetzung von Tumorzellen auf die Inzidenz von Inzisionsmetastasen ist. Die Art der Operation (mit oder ohne Kapnoperitoneum) ist offensichtlich weniger bedeutend.

15.7
Empfehlungen zur Vermeidung von Inzisionmetastasen

Die letztgenannten klinischen Studien und Tierexperimente weisen darauf hin, welche Wege beschritten werden können, um das geringe Risiko des Auftretens einer Inzisionsmetastase weiter zu vermindern. Die Tumorzellverschleppung durch das Gas ist möglich, scheint aber weniger bedeutend zu sein als die direkte Übertragung durch die Instrumente und Trokare. Es ist deshalb sinnvoll, die Instrumente beim Instrumentenwechsel während der Operation außerhalb der Bauchhöhle

abzuwischen und die Trokare vor ihrer Entfernung abzuspülen. Auch die Dislokation der Trokare aus der Bauchdecke während der Operation sollte mit geeigneten
Maßnahmen verhindert werden. Die Laparotomiewunde, durch die der Tumor entfernt wird, sollte vor einer direkten Kontamination geschützt werden. Wird der
Tumor, ohne in einen Beutel platziert worden zu sein, durch eine kleine Laparotomie entfernt und dabei gequetscht, so sollte bedacht werden, dass auch dabei Tumorzellen abgeschilfert werden können, die in der Bauchhöhle verbleiben.

Außerordentlich wichtig scheint eine sorgfältige Operationstechnik mit geringer Manipulation am Tumor zu sein, so dass nur wenige Tumorzellen freigesetzt
und verschleppt werden können. Gegenüber der chirurgischen Technik spielen die
anderen Modifikationen (Gas und Druck) nur eine untergeordnete Rolle. Sollte
dennoch der Wunsch bestehen, mit geeigneten Spüllösungen die Tumorimplanta-
tionen weiter zu verhindern, können Taurolidin oder verdünnte Polyvidon-Jod-Lösung verwendet werden.

Goldstein et al.[12] berichteten erstmalig, dass nach einer intraperitonealen
Gabe von 10^5 Karzinomzellen die zusätzliche intraperitoneale Applikation von
Heparinlösung die Inzisionsmetastasen vermindert. Es wurde vermutet, dass Hepa-
rin die Zelladhärenz reduziert und so einer Tumorzellimplantation vorbeugt.

In einem in vitro und in vivo Versuch wurde von Jacobi et al.[19] der Effekt
von Heparin und Taurolidin auf die Inzidenz von Inzisionsmetastasen studiert,
indem die Kulturmedien mit Kolonkarzinomzellen einer Heparinlösung, Tauroli-
dinlösung oder einer Kombination von beidem ausgesetzt wurden. Die Medien
wurden über 3 Tage inkubiert und die Zellen ausgezählt. Dabei zeigte sich in der
Kontroll- und Heparingruppe ein deutlich höheres Wachstum als in der Gruppe
mit Taurolidin. Außerdem wurde die Bildung des proliferationsfördernden Zytokins IL-1β der Peritonealmakrophagen gemessen, das in der Taurolidingruppe
deutlich niedriger war als in der Kontroll- und Heparingruppe. Die Autoren
schlossen daraus, dass Taurolidin die Bildung von IL-1β der Peritonealmakrophagen supprimiert und dass damit ein wichtiger Stimulus für das Tumorzellwachstum verloren geht.

Auch in vivo wurde von Jacobi et al.[19] im Rattenmodell studiert, ob die intraperitoneale Instillation von Taurolidin oder Heparin die Inzidenz von Implantationen und das Tumorwachstum reduzieren kann. Die Tiere wurden in 4 Gruppen
eingeteilt: Kontrolle, Instillation von Heparin, von Taurolidin und von Taurolidin
gemeinsam mit Heparin. Es wurden 10^4 Kolonkarzinomzellen in die Bauchhöhle
inokuliert und ein Kapnoperitoneum von 8 mm Hg über 30 min angelegt. Die Inzidenz von Inzisionsmetastasen und das Tumorwachstum wurden durch Applikation
von Taurolidin deutlich reduziert.

Lee et al.[25] beschrieben, dass auch die Spülung der Instrumente und Trokare
mit einer 8 %igen Polyvidon-Jod-Lösung die Inzidenz von Inzisionsmetastasen
deutlich vermehrt. Auch Wu et al.[50] beschrieben im Tiermodell, dass die Inzisionsmetastasen seltener (93 vs. 75 %) werden, wenn die Trokarhülse vorher ein-
mal in einer 10 %igen Polyvidon-Jod-Lösung getaucht wurden.

In einer Tierstudie an Hamstern belegten Wu et al.[48], dass die Inzidenz von

Inzisionsmetastasen von 61 auf 44 % reduzierbar ist, wenn die Wunden vor dem Wundverschluss exzidiert werden. Von dieser Maßnahme sollte unbedingt Gebrauch gemacht werden, wenn bei einer Cholezystektomie zufälligerweise ein Karzinom entdeckt wird, weil in solchen Situationen häufiger Inzisionsmetastasen auftreten.

Inwieweit die Spüllösungen die ohnehin geringe Inzidenz von Inzisionsmetastasen weiter reduzieren, ist unbekannt. Zukünftige kontrollierte Studien werden ein endgültiges Urteil über die tatsächliche Bedeutung der Inzisionsmetastasen fällen. Erst aus diesen Studien wird die Inzidenz und ihr Einfluss auf die Prognose ersichtlich werden. Bis dahin sollten durch geeignete chirurgische Maßnahmen alles vermieden werden, was Tumorzellimplantationen begünstigt. Ein besonderes Augenmerk ist auf die atraumatische Operationstechnik zu richten, so dass die Zahl an freien viablen Tumorzellen in der Bauchhöhle auf ein Minimum beschränkt bleibt. Durch die Spülung und Säuberung der Instrumente kann möglicherweise eine direkte Verschleppung vermieden werden.

15.8
Literatur

1. Allardyce R, Morreau P, Bagshaw P. (1996) Tumor cell distribution following laparoscopic colectomy in a porcine model. Dis Colon Rectum 39:S47-52.

2. Allardyce RA, Morreau P, Bagshaw PF. (1997) Operative factors affecting tumor cell distribution following laparoscopic colectomy in a porcine model. Dis Colon Rectum 40:939-945.

3. Allendorf JD, Bessler M, Kayton ML, Whelan RL, Treat MR, Nowygrod R. (1995) Tumor growth after laparotomy or laparoscopy. A preliminary study. Surg Endosc 9:49-52.

4. Bouvy ND, Giuffrida MC, Tseng LN, Steyerberg EW, Marquet RL, Jeekel H, et al. (1998) Effects of carbon dioxide pneumoperitoneum, air pneumoperitoneum, and gasless laparoscopy on body weight and tumor growth. Arch Surg 133:652-656.

5. Bouvy ND, Marquet RL, Hamming JF, Jeekel J, Bonjer HJ. (1996) Laparoscopic surgery in the rat. Beneficial effect on body weight and tumor take. Surg Endosc 10:490-494.

6. Bouvy ND, Marquet RL, Jeekel H, Bonjer HJ. (1996) Impact of gas(less) laparoscopy and laparotomy on peritoneal tumor growth and abdominal wall metastases. Ann Surg 224:694-700.

7. Bouvy ND, Marquet RL, Jeekel J, Bonjer HJ. (1997) Laparoscopic surgery is associated with less tumour growth stimulation than conventional surgery: an experimental study. Br J Surg 84:358-361.

8. Canis M, Botchorishvili R, Wattiez A, Mage G, Pouly JL, Bruhat MA. (1998) Tumor growth and dissemination after laparotomy and CO2

pneumoperitoneum: a rat ovarian cancer model. Obstet Gynecol 92:104-108.

9. Champault G, Taffinder N, Ziol M, Riskalla H, Catheline JM. (1997) Cells are present in the smoke created during laparoscopic surgery. Br J Surg 84:993-995.

10. Dobronte Z, Wittmann T, Karacsony G. (1978) Rapid development of malignant metastases in the abdominal wall after laparoscopy. Endoscopy 10:127-130.

11. Dorrance HR, Oein K, O'Dywer PJ. (1997) Laparoscopy promotes intrapeitoneal tumor growth in an animal model. MITAT 6:92

12. Goldstein DS, Lu ML, Hattori T, Ratliff TL, Loughlin KR, Kavoussi LR. (1993) Inhibition of peritoneal tumor-cell implantation: model for laparoscopic cancer surgery. J Endourol 7:237-241.

13. Gutt CN, Bruttel T, Brier C, Paolucci V, Encke A. (1999) CO_2-Pneumoperitoneum hemmt in-vitro die Proliferation von humanen Karzinomzellen. Langenbecks Arch Chir Suppl 535-540.

14. Hewett PJ, Thomas WM, King G, Eaton M. (1996) Intraperitoneal cell movement during abdominal carbon dioxide insufflation and laparoscopy. An in vivo model. Dis Colon Rectum 39:S62-6.

15. Hubens G, Pauwels M, Hubens A, Vermeulen P, Van Marck E, Eyskens E. (1996) The influence of a pneumoperitoneum on the peritoneal implantation of free intraperitoneal colon cancer cells. Surg Endosc 10:809-812.

16. Hughes ES, McDermott FT, Polglase AL, Johnson WR. (1983) Tumor recurrence in the abdominal wall scar tissue after large-bowel cancer surgery. Dis Colon Rectum 26:571-572.

17. Iwanaka T, Arya G, Ziegler MM. (1998) Mechanism and prevention of port-site tumor recurrence after laparoscopy in a murine model. J Pediatr Surg 33:457-461.

18. Jacobi CA, Ordemann J, Böhm B, Zieren HU, Liebenthal C, Volk HD, et al. (1997) The influence of laparotomy and laparoscopy on tumor growth in a rat model. Surg Endosc 11:618-621.

19. Jacobi CA, Ordemann J, Böhm B, Zieren HU, Sabat R, Müller JM. (1997) Inhibition of peritoneal tumor cell growth and implantation in laparoscopic surgery in a rat model. Am J Surg 174:359-363.

20. Jacobi CA, Sabat R, Böhm B, Zieren HU, Volk HD, Müller JM. (1997) Pneumoperitoneum with carbon dioxide stimulates growth of malignant colonic cells. Surgery 121:72-78.

21. Jacobi CA, Wenger FA, Ordemann J, Sabat R, Müller JM. (1998) Experimental study of the effect of intra-abdominal pressure during laparoscopy on tumor growth and port site metastasis. Br J Surg 85:1419-1422.

22. Jones DB, Guo LW, Reinhard MK, Soper NJ, Philpott GW, Connett J, et al. (1995) Impact of pneumoperitoneum on trocar site implantation of colon cancer in hamster model. Dis Colon Rectum 38:1182-1188.

23. Köster S, Melchert F, Volz J. (1996) Der Einfluss eines CO2-Pneumo-

peritoneums auf das intraperitoneale Tumorwachstum im Tiermodell. Geburtshilfe Frauenheilkd 56:458-461.

24.   Le Moine MC, Navarro F, Burgel JS, Pellegrin A, Khiari AR, Pourquier D, et al. (1998) Experimental assessment of the risk of tumor recurrence after laparoscopic surgery. Surgery 123:427-431.

25.   Lee S, Gleason N, Woodring J, Seplowitz R, Bessler M, Whelan R. (1998) Peritoneal irrigation with betadine solution following laparoscopic splenectomy significantly decreases port tumor recurrence in a murine model. Dis Colon Rectum 41:A24

26.   Lee SW, Southall J, Allendorf J, Bessler M, Whelan RL. (1998) Traumatic handling of the tumor independent of pneumoperitoneum increases port site implantation rate of colon cancer in a murine model. Surg Endosc 12:828-834.

27.   Lee SW, Whelan RL, Southall JC, Bessler M. (1998) Abdominal wound tumor recurrence after open and laparoscopic-assisted splenectomy in a murine model. Dis Colon Rectum 41:824-831.

28.   Lundberg O, Kristoffersson A. (1998) Effective of pneumoperitoneum induced by carbon dioxide and air on tumor load in a rat model. World J Surg 22:470-472.

29.   Martinez J, Targarona EM, Balague C, Pera M, Trias M. (1995) Port site metastasis. An unresolved problem in laparoscopic surgery. A review. Int Surg 80:315-321.

30.   Mathew G, Watson DI, Ellis T, De Young N, Rofe AM, Jamieson GG. (1997) The effect of laparoscopy on the movement of tumor cells and metastasis to surgical wounds. Surg Endosc 11:1163-1166.

31.   Mathew G, Watson DI, Rofe AM, Baigrie CF, Ellis T, Jamieson GG. (1996) Wound metastases following laparoscopic and open surgery for abdominal cancer in a rat model. Br J Surg 83:1087-1090.

32.   Mathew G, Watson DI, Rofe AM, Ellis T, Jamieson GG. (1997) Adverse impact of pneumoperitoneum on intraperitoneal implantation and growth of tumour cell suspension in an experimental model. Aust N Z J Surg 67:289-292.

33.   Neuhaus SJ, Ellis T, Rofe AM, Pike GK, Jamieson GG, Watson DI. (1998) Tumor implantation following laparoscopy using different insufflation gases. Surg Endosc 12:1300-1302.

34.   Neuhaus SJ, Watson DI, Ellis T, Rowland R, Rofe AM, Pike GK, et al. (1998) Wound metastasis after laparoscopy with different insufflation gases. Surgery 123:579-583.

35.   Paik PS, Misawa T, Chiang M, Towson J, Im S, Ortega A, et al. (1998) Abdominal incision tumor implantation following pneumoperitoneum laparoscopic procedure vs. standard open incision in a syngeneic rat model. Dis Colon Rectum 41:419-422.

36.   Reilly WT, Nelson H, Schroeder G, Wieand HS, Bolton J, O'Connell MJ. (1996) Wound recurrence following conventional treatment of colocrectal

cancer. A rare but perhaps underestimated problem. Dis Colon Rectum 39:200-207.

37. Reymond MA, Schneider C, Hohenberger W, Köckerling F. (1997) Pathogenese von Impfmetastasen nach Laparoskopie. Zentralbl Chir 122:387-394.

38. Reymond MA, Wittekind C, Jung A, Hohenberger W, Kirchner T, Köckerling F. (1997) The incidence of port-site metastases might be reduced. Surg Endosc 11:902-906.

39. Schaeff B, Paolucci V, Volz J, Koster S, Thomopulos J, Encke A. (1997) Auswirkungen intraperitonealer CO2 Applikation auf die intraperitoneale Metastasierung. Langenbecks Arch Chir Suppl 345-349.

40. Sellers GJ, Whelan RL, Allendorf JD, Gleason NR, Donahue J, Laird D, et al. (1998) An in vitro model fails to demonstrate aerosolization of tumor cells. Surg Endosc 12:436-439.

41. Southall JC, Lee SW, Allendorf JD, Bessler M, Whelan RL. (1998) Colon adenocarcinoma and B-16 melanoma grow larger following laparotomy vs. pneumoperitoneum in a murine model. Dis Colon Rectum 41:564-569.

42. Southall JC, Lee SW, Bessler M, Allendorf JD, Whelan RL. (1998) The effect of peritoneal air exposure on postoperative tumor growth. Surg Endosc 12:348-350.

43. Thomas WM, Eaton MC, Hewett PJ. (1996) A proposed model for the movement of cells within the abdominal cavity during CO2 insufflation and laparoscopy. Aust N Z J Surg 66:105-106.

44. Watson DI, Mathew G, Ellis T, Baigrie CF, Rofe AM, Jamieson GG. (1997) Gasless laparoscopy may reduce the risk of port-site metastases following laparascopic tumor surgery. Arch Surg 132:166-168.

45. Wexner SD, Cohen SM. (1995) Port site metastases after laparoscopic colorectal surgery for cure of malignancy. Br J Surg 82:295-298.

46. Whelan RL, Sellers GJ, Allendorf JD, Laird D, Bessler MD, Nowygrod R, et al. (1996) Trocar site recurrence is unlikely to result from aerosolization of tumor cells. Dis Colon Rectum 39:S7-13.

47. Wu JS, Brasfield EB, Guo LW, Ruiz M, Connett JM, Philpott GW, et al. (1997) Implantation of colon cancer at trocar sites is increased by low pressure pneumoperitoneum. Surgery 122:1-7.

48. Wu JS, Guo LW, Ruiz MB, Pfister SM, Connett JM, Fleshman JW. (1998) Excision of trocar sites reduces tumor implantation in an animal model. Dis Colon Rectum 41:1107-1111.

49. Wu JS, Jones DB, Guo LW, Brasfield EB, Ruiz MB, Connett JM, et al. (1998) Effects of pneumoperitoneum on tumor implantation with decreasing tumor inoculum. Dis Colon Rectum 41:141-146.

50. Wu JS, Pfister SM, Ruiz MB, Connett JM, Fleshman JW. (1998) Local treatment of abdominal wound reduces tumor implantation. J Surg Oncol 69:9-13.

16 Die akuten Blutungen
B. Böhm, W. Schwenk

Auch bei laparoskopischen Operationen können größere Gefäße verletzt werden, die mit einem hohen Blutverlust einhergehen. Selbst wenn es gelingen sollte, eine kreislaufwirksame Blutung laparoskopisch zu stillen, ist es dennoch fraglich, ob das laparoskopische Vorgehen mit einem Kapnoperitoneum ohne Gefährdung des Patienten fortgesetzt werden sollte. Auch bei einem Polytrauma oder stumpfen Bauchtrauma könnte im Rahmen der weiteren Diagnostik eine Laparoskopie erwogen werden, sofern sich der Patient in einem stabilen Zustand befindet. Generell wird man sich darüber Gedanken machen müssen, ob Patienten mit den Zeichen einer aktiven oder stattgehabten Blutung laparoskopiert werden sollten. Möglicherweise schadet der negative Einfluss des Pneumoperitoneums auf das Herz-Kreislaufsystem (s. Kapitel 2) mehr als die laparoskopische Methode nutzt.

16.1
Kreislaufveränderungen bei Blutungen

Der menschliche Organismus ist grundsätzlich bestrebt, seine Homöostase zu bewahren, so dass er sich im Falle einer Blutung durch komplexe Regulationsmechanismen an die veränderten Bedingungen anpasst. Die Gewebeperfusion, die unter normalen Bedingungen nach dem metabolischen Bedarf reguliert wird, indem sich sowohl das HMV als auch die Gefäßwiderstände der perfundierten Organe adaptieren, wird bei einer kreislaufwirksamen Blutung primär nach dem intravasalen Blutvolumen gesteuert.

Bei einem 70 kg schweren Menschen beträgt das Blutvolumen ungefähr 5 l. Die Reaktion des Organismus auf die Blutung hängt sowohl vom zeitlichen Verlauf bzw. der Intensität der Blutung als auch dem Ausmaß des Blutverlustes ab. Bei einer langsamen venösen Blutung von 500-1000 ml fällt der Blutdruck normalerweise nicht ab, weil der Organismus den Blutverlust durch eine Verschiebung von extravasalem Wasser und Elektrolyten in das Plasma kompensieren kann. Eine akute Blutung wäre dagegen schon eher bedrohlich. Sie wird in vier Schweregrade eingeteilt: Eine geringe Blutung (Grad I) von weniger als 15 % des Blutvolumens (bis 750 ml) führt zu einer geringen Tachykardie ohne Abnahme des Blutdruckes oder Veränderung der Atemfrequenz. Eine rasche Infusion von 2000 ml einer bilanzierten Elektrolyt-Lösung beseitigt in diesen Fällen effektiv die Hypovolämie. Ein Blutverlust (Grad II) von 15-30 % (750-1500 ml) wird dagegen nicht nur eine Tachykardie auslösen, sondern auch einen geringen Abfall des Blutdruckes verursachen. Zusätzlich werden die Durchblutung der Niere und die

Tabelle 16-1   Einteilung akuter arterieller Blutungen in Abhängigkeit vom gesamten Blutvolumen (in Prozent und in ml)

Grad	Beschreibung	Anteil am Blutvolumen	
Grad I	geringe Blutung	<15 %	bis 750 ml
Grad II	moderate Blutung	15-30 %	750-1500 ml
Grad III	schwere Blutung	30-40 %	1500-2000 ml
Grad IV	schwerste Blutung	40-45 %	2000-2500 ml

ausscheidung reduziert. Mit der Gabe von 3-4 l einer Elektrolyt-Lösung wird das Plasmavolumen und interstitielle Gewebe wieder aufgefüllt. Eine schwere Blutung (Grad III) von 30-40 % (1500-2000 ml) führt zur Tachykardie, Hypotension, Oligurie und Azidose. Eine rasche Infusion von 4-6 l einer Elektrolyt-Lösung und eine zusätzliche Bluttransfusion ist dringend erforderlich. Eine direkt lebensbedrohende Blutung (Grad IV) tritt bei einem Blutverlust von 40-45 % (2000-2500 ml) des Blutvolumens auf, die ohne sofortige effektive Behandlung auch bei herzgesunden Patienten in einem Herzstillstand mündet. Die sofortige Infusion von Elektrolytlösungen und Bluttransfusionen ist erforderlich. Eine schwere unbehandelte Blutung führt zum hypovolämischen Schock, der definiert ist als durch eine verminderte Vorlast bedingte Reduktion des Herzminutenvolumens mit Verschlechterung der Gewebeperfusion und Gefahr der Zellischämie.

Im Falle der akuten Hypovolämie reagiert der Organismus auf zweierlei Weise: Als erstes versucht er, eine minimale Zirkulation zu garantieren und den Kreislauf wieder aufzufüllen. In einem zweiten Schritt ändert sich die Mikrozirkulation, die Perfusion bestimmter Organe und der Zellmetabolismus. Letztlich ist der Organismus darauf ausgerichtet, die Blutzirkulation und Funktion des Herzens und des Gehirns aufrechtzuerhalten, indem er einerseits Flüssigkeit mobilisiert und andererseits den Anteil perfundierter Körperabschnitte einschränkt.

Das intravasale Volumen wird zunächst durch den transkapillären Transport von extrazellulärem Wasser in die Gefäße aufgefüllt. Durch die intravasale Zunahme der Plasmaproteine wird zugleich der onkotische Druck erhöht. Die sympathisch induzierte Vasokonstriktion der präkapillären Sphinkteren senkt die Perfusion im Gewebe, so dass ein Flüssigkeitstransport vom interstitiellen Gewebe in das intravasale Volumen resultiert, der durch den verminderten hydrostatischen und erhöhten onkotischen Druck in den Kapillaren noch gefördert wird. Dieser Flüssigkeitseinstrom in die Kapillaren kann bis zu 2 ml*min^{-1} betragen[7]. Bei einem Blutverlust von 500-1000 ml wird das Plasmavolumen innerhalb von 1-2 Tagen wieder vollständig aufgefüllt. Zusätzlich wird bei gleichzeitiger Zunahme der Proteinsynthese auch vermehrt Albumin (bis zu 4 g*h^{-1}) in das Plasma aufgenommen, wobei dieser Kompensationsmechanismus natürlich bei mangelernährten Patienten stark eingeschränkt ist. Durch den erhöhten onkotischen Druck wird dann der Flüssigkeitseinstrom aus dem Interstitium weiter begünstigt.

Der Flüssigkeitsausstrom aus dem interstitiellen Gewebe führt zu einer Kontraktion der Matrix des interstitiellen Gewebes, die vorwiegend aus kollagenen Fasern, Hyaluronsäure und Proteoglykanen besteht, wobei die spezifische Zusammensetzung der Matrix vom jeweiligen Organ abhängt. Die Festigkeit des Elastins und Kollagens gewährleistet die strukturelle Integrität der interstitiellen Matrix. Die Proteoglykane binden das Wasser und sorgen so für eine optimale Gewebehydratation. In dieser Matrix finden sich „größere" Mengen an Wasser und Elektrolyten, - vorzugsweise Natrium. Das größte Wasserreservoir ist im Interstitium der Haut und Muskulatur lokalisiert, wobei unter physiologischen Umständen die Hälfte des Wassers an die Matrix gebunden ist, während die andere Hälfte den freien Flüssigkeitstransport von den Kapillaren zu den Zellen und den Lymphgefäßen garantiert, so dass ein stetiger Durchfluss an Wasser, Elektrolyten, Proteinen und sonstigen Substanzen besteht. Dieses interstitielle Flüssigkeitsreservoir kontrahiert sich im Schock und dehnt sich bei der Zunahme des extrazellulären Volumens später wieder aus. Bei einem 70 kg schweren Patienten beträgt das innerhalb von einer Minute zirkulierende Plasmavolumen ungefähr 3 l. Der interstitielle Raum umfasst ungefähr 11 l und der intrazelluläre Raum ungefähr 26 l Wasser.

Im Schockzustand wird eine Mikrozirkulationsstörung in Gefäßen mit einem Durchmesser von weniger als 100 μm hervorgerufen. Normalerweise öffnen und schließen sich die Kapillaren periodisch, um das Gewebe optimal mit Nährstoffen und Sauerstoff zu versorgen. Im Schock werden die Kapillaren aber entweder nicht durchströmt oder nur stark verlangsamt mit einer geldrollenartigen Ansammlung von Erythrozyten (sludge), die sich durch eine Verbesserung der Gewebeperfusion wieder aufzulösen vermögen. In diesem Stadium ist die Anzahl der perfundierten Kapillaren vermindert, das zeitliche und lokale Wechselspiel des alternierenden Flusses gestört und die kapilläre Austauschfläche für Nährstoffe reduziert. In manchen Kapillaren stagniert sogar der Blutfluss und manche Kapillaren werden nur von Plasma durchströmt. In einem späteren Schockstadium erhöht sich zusätzlich der Tonus der postkapillären Sphinkteren, so dass der Flüssigkeitsverlust in das Interstitium gefördert wird.

Bei einer akuten Blutung wird das autonome Nervensystem rasch aktiviert. Durch den verminderten Druck in den Arterien wird über Barorezeptoren der Sympathikus stimuliert. Verliert der Patient innerhalb von 30 Minuten 30-40 % seines Blutvolumens, so kann er diesen Zustand nur dadurch überleben, indem der erhöhte Sympathikotonus einschneidende Veränderungen der Hämodynamik hervorruft. Das auslösende Moment für den Blutdruckabfall nach der Blutung ist die vermindert Vorlast, die zu einer herabgesetzten Herzauswurfleistung führt. Die Herzfrequenz und die Sauerstoffausschöpfung des Gewebes steigen an. Der periphere Gefäßwiderstand nimmt durch die Vasokonstriktion zu und die Urinausscheidung sinkt. Es entwickelt sich eine Azidose, weil das Laktat durch die Zunahme des anaeroben Stoffwechsels ansteigt.

Noradrenalin wird vermehrt ausgeschüttet und verursacht eine Vasokonstriktion der Gefäße, - primär der Arteriolen, aber auch der Venolen. Die arterielle Durchblutung der Haut, Muskulatur und des Splanchnikusgebietes (Leber, Gastrointestinaltrakt, Nieren) wird besonders stark reduziert. Die Erhöhung des Gefäßtonus in den venösen Kapazitätsgefäßen, die normalerweise 60 % des gesamten Blutvolumens aufbewahren, verschiebt 30-40 % des Blutes in das zirkulierende

System und unterstützt so direkt die Hämodynamik.

Der gesteigerte Sympathikotonus und die Noradrenalinfreisetzung erhöhen außerdem die Herzfreqenz und verstärken die Myokardkontraktion, so dass sich das HMV erhöht. Bei einer moderaten Blutung kann das HMV meistens noch aufrecht erhalten werden. Aus der Nebenniere wird dann vermehrt (bis zum 20fachen der basalen Sekretion) Adrenalin freigesetzt, wobei das Ausmaß der Adrenalinsekretion sehr eng mit dem Ausmaß der Blutung korreliert.

Gleichzeitig wird durch den erhöhten Sympathikusreiz und den verminderten MAP auch das Renin-Angiotensin-Aldosteron-System aktiviert: Das gebildete Angiotensin II verstärkt einerseits die Vasokonstriktion und führt andererseits zu einer Natrium- und Wasserretention, indem es direkt die Rückresorption von Natrium und die Sekretion von Aldosteron fördert, das wiederum die Natriumresorption erhöht (s. Kapitel 7). Es stimuliert außerdem die Sekretion von ACTH und ADH. Die primäre Funktion des ADH ist die Aufrechterhaltung des Flüssigkeitshaushaltes, so dass es bei einer Hypovolämie vermehrt freigesetzt wird. Die Sekretion von ADH hängt linear mit dem zentralvenösen Druck und Druck im Vorhof zusammen, - allerdings können auch die arteriellen Barorezeptoren eine ADH-Ausschüttung auslösen. Ein Blutverlust von mehr als 10 % erhöht die Erhöhung des ADH, wobei ADH-Spiegel von mehr als 30 pg*ml^{-1} vasokonstriktorisch wirken.

Die Hypothalamus-Hypophysen-Nebennieren-Achse wird ebenfalls durch eine Blutung stimuliert. Die paraventrikulären Kerne des Hypothalamus setzen nach afferenter Stimulation den Corticotropin-Releasing-Faktor (CRF) frei, der in der vorderen Hypophyse die Sekretion von ACTH auslöst und die Bildung von Glukokortikoiden in der Nebennierenrinde stimuliert. Dieser Mechanismus wird durch physische oder mentale Belastungen des Organismus in Gang gesetzt. In welcher Weise die Glukokortikoide exakt zur Kompensation der Hypovolämie beitragen, ist noch nicht eindeutig geklärt. Es scheint, dass sie eine Hyperosmolarität bedingen, die für den Flüssigkeitseinstrom aus dem Gewebe in die Gefäße erforderlich ist.

16.2
Therapie der akuten bedrohlichen Blutung

Die Therapie des hypovolämischen Schocks besteht primär in der Ergänzung des Plasmavolumens, um die Mikrozirkulation und Perfusion der Organe aufrechtzuerhalten. Je nachdem welche Lösungen zum Auffüllen des Kreislaufes verwendet werden, zeigen sich unterschiedliche Effekte. Isotonische kristalloide Lösungen (Molekulargewicht unter 10.000 Da) werden häufig bevorzugt, weil sie sich innerhalb von 20-30 min gleichmäßig im Extrazellulärraum verteilen. Nach 1 Stunde befinden sich noch ungefähr ein Drittel des infundierten Volumens intravasal. Werden dagegen Glukoselösungen infundiert, die sich im gesamten Körper gleichmäßig verteilen, verbleiben nur 7 % in den Blutgefäßen. Kristalloide Lösungen sind geeignete Mittel zur Ersttherapie, um das Plasmavolumen zu ergänzen. Selbst Blutverluste bis zu 30 % können durch die 3-4fache Menge an kristalloiden Lösungen adäquat therapiert werden, wobei der Hb um 10 g*dl^{-1} und das Albumin über

2 g*dl^{-1} betragen sollte.

Kolloide Substanzen (Molekulargewicht >10.000 Da) wie Albumin, Dextrane, Hydroxyäthylstärkelösung oder Frischplasmen können nicht ohne weiteres die Kapillarmembran passieren, so dass sie zunächst länger intravasal verbleiben. Obwohl Albumin dasjenige Makromolekül ist, dass zu 80 % für den onkotischen Druck verantwortlich ist, hat sich eine Behandlung des hypovolämischen Schocks mit Albuminlösungen nicht durchsetzen können, weil sie sich in Studien als nachteilig erwies. Inwieweit statt der kristalloiden Lösungen besser kolloide Lösungen verwendet werden sollten, wird weiterhin kontrovers diskutiert. Die Befürworter kolloidaler Lösungen weisen darauf hin, dass der notwendige Flüssigkeitseinstrom aus dem interstitiellen Gewebe vermindert werden kann, wenn kolloidale Lösungen verwendet werden, die länger intravasal verbleiben. Die Gegner weisen aber darauf hin, dass zum Zeitpunkt der Behandlung bereits eine Flüssigkeitsverschiebung aus dem Interstitium stattgefunden hat und weiterhin stattfindet, so dass auch das Interstitium aufgefüllt werden sollte. Auf jeden Fall sollten keine Albuminlösungen appliziert werden, weil diese nachweislich zu einer Verschlechterung des Zustandes und erhöhter Morbidität führen[4].

Da der Organismus bei adäquater Therapie die Hypovolämie in mehreren Phasen überwindet, ist es erforderlich, die Therapie in den verschiedenen Phasen unterschiedlich auszurichten. In der ersten Phase werden mindestens 2 l einer bilanzierten Elektrolyt-Lösung rasch infundiert und die Blutungsquelle beseitigt, wenn es noch weiter bluten sollte. Auf diese Weise können Blutungen des Grades I und II ausreichend behandelt werden. Zur Therapie von Blutungen des Grades III oder IV werden zusätzlich Blutkonserven benötigt. Die Infusionsgeschwindigkeit richtet sich in erster Linie nach den Vitalzeichen.

In der zweiten Phase nach der Beseitigung der akuten Bedrohung tritt eine Expansion des extrazellulären Volumens auf, die von einem verminderten Blutdruck, Tachykardie, Oligurie und Gewichtszunahme begleitet ist. Diese Phase ist also geprägt von einer Zunahme des extrazellulären Volumens bei gleichzeitiger Kreislauf-Depression. Die extrazelluläre Flüssigkeit dehnt sich im interstitiellen Gewebe aus, indem sich die interstitielle Matrix derartig verändert, dass sie jetzt mehr Elektrolyte und Proteine aufnehmen kann. Da es in dieser Phase keine Korrelation zwischen dem verminderten kolloidosmotischen Druck im Plasma und dem interstitiellen Volumen gibt[5], kann diese Flüssigkeitsaufnahme durch die Erhöhung des onkotischen Druckes (z.B. mit Albuminlösungen) auch nicht aufgehalten werden. Überflüssig appliziertes Albumin passiert unter diesen Umständen nicht mehr das Interstitium und verlässt es nicht über die Lymphgefäße, sondern es wird zum Großteil in die interstitielle Matrix eingelagert. Die zusätzliche Applikation von Albuminen verstärkt deshalb die interstitielle Flüssigkeitseinlagerung.

Das Ausmaß der Flüssigkeitseinlagerung hängt direkt vom Ausmaß des Schockes bzw. dem Blutverlust ab[1]. Der Versuch, die Ausdehnung des extrazellulären Volumens zu verhindern, indem z.B. weniger Flüssigkeit infundiert werden, führt zum Nierenversagen, multiplen Organversagen und Tod. In diesem obligatorischen Stadium der extrazellulären Flüssigkeitszunahme führen eine forcierte Diurese oder andere Maßnahmen der Flüssigkeitsretention zu einer weiteren Abnahme des intravasalen Volumens und verschlimmern damden Zustand des Patienten. Die Therapie besteht in dieser Phase in einer Erhöhung des Plasmavolumens mit einer ausreichenden Menge an Elektrolylösungen, um den Kreislauf zu stabilisieren. Verbessert sich dadurch auch die Nierendurchblutung, so steigt die glomeruläre Filtrationsrate an und der Patient scheidet auch wieder Urin aus. Die Urinausscheidung ist deshalb ein guter Indikator für eine adäquate Volumentherapie. Die zum Teil exzessive Zunahme der extrazellulären Flüssigkeit darf nicht mit einer Zunahme des intravasalen Plasmavolumens gleichgesetzt werden.

Nach 18-36 Stunden hat der Körper in der Regel seinen Flüssigkeitshaushalt „optimal" ausgedehnt und beginnt nun mit der dritten Phase, der Flüssigkeitverschiebung aus dem interstitiellen Kompartment in das intravasale. Erst in dieser Phase besteht das Risiko der Hypervolämie[6]. Die Kontraktion der interstitiellen Matrix führt zu einer Verminderung an Albumin und Elektrolyten in der Matrix mit konsekutivem Flüssigkeitstransport in das Gefäßsystem. Diese Phase macht sich klinisch dadurch bemerkbar, indem jetzt weniger Infusionen nötig sind, um den Kreislauf aufrechtzuerhalten bei gleichzeitigem Blutdruckanstieg. In dieser Phase sollte die Flüssigkeitszufuhr drastisch reduziert werden, um eine intravasale Hypervolämie mit ihren Folgen zu vermeiden. Jetzt erst ist auf eine gute Diurese zu achten, um die Folgen der massiven Autotransfusion abzufangen. Es dauert insgesamt mehrere Tage, bis das vermehrte Volumen im Körper vollständig mobilisiert ist.

16.3
Laparoskopie nach kreislaufwirksamen Blutungen

Ho et al.[3] untersuchten erstmalig, welchen Einfluss die Etablierung eines Pneumoperitoneums nach einer akuten Blutung auf das Herz-Kreislauf-Systems ausübt. Dazu wurden 32 Schweine in folgende Gruppen eingeteilt: 1. Kontrollgruppe ohne Blutung (n=8); 2. akute Blutung von 10 ml*kg^{-1}*h^{-1} (n=8); 3. akute Blutung von 20 ml*kg^{-1}*h^{-1} (n=8); und 4. eine akute Blutung von 20 ml*kg^{-1}*h^{-1} mit nachfolgender Infusion von 40 ml*kg^{-1} Ringer-Laktat-Lösung. Nach Implantation aller Katheter und nach stattgehabter Blutung bzw. Infusion mit Ringer-Laktat-Lösung wurde ein Kapnoperitoneum von 15 mm Hg über 1 Stunde aufrechterhalten. Nach einer Blutung fiel der MAP und das HMV ab, wobei die hämodynamische Verschlechterung mit zunehmender Blutung ausgeprägter war. Wurde nun noch ein erhöhter IAP durch das Kapnoperitoneum aufgebaut, so verringerte sich das Schlagvolumen bzw. HMV weiter. In der Gruppe 4, in der die Blutung durch die doppelte Menge an Ringer-Laktat-Lösung ausgeglichen wurde, besserte sich die hämodynamische Situation nur für kurze Zeit. Nach 30 min war kein Unterschied zum Zustand der Gruppe 3 ohne Kompensation mehr nachweisbar.

Die Autoren schlossen aus ihrer Studie, dass sich ein Kapnoperitoneum zusätzlich negativ auf die Kreislaufsituation auswirkt, denn dieselben Mechanismen, die

die Hämodynamik beeinflussen (s. Kapitel 2), wirken natürlich auch während oder nach einer Blutung. Es wäre nach Meinung der Autoren wenig sinnvoll, bei einem kreislauflabilen Patienten ein Kapnoperitoneum mit einem IAP von 15 mm Hg zu etablieren. Dies wird durch Steinmann et al.[8] bestätigt, die in einer Studie an 22 Hunden nachwiesen, dass der Aufbau eines Kapnoperitoneums bei einer größeren retroperitonealen Blutung mit den klinischen Zeichen des hypovolämischen Schockes sehr gefährlich ist, weil das Herz-Kreislaufsystem durch den erhöhten IAP noch weiter belastet wird.

Offen bleibt aber die Frage, inwieweit sich der erhöhte IAP auch bei einer adäquat behandelten Hypovolämie auswirkt. Die einmalige Infusion der doppelten Menge an Ringer-Laktat-Lösung war in der Studie von Ho et al.[3] möglicherweise nicht ausreichend gewesen, um das Plasmavolumen hinreichend aufzufüllen, so dass die Hypovolämie nur kurzzeitig kompensiert wurde. In einer eigenen Tierstudie an 12 Schweinen wurden deshalb kolloidale Lösungen (Hydroxyläthylstärkelösung) statt Ringer-Laktat-Lösung infundiert[2]. Die Tiere wurden in zwei Gruppen eingeteilt, um zu überprüfen, ob sich die Insufflation mit Helium (n=6) statt mit CO_2 (n=6) günstiger auf die Hämodynamik auswirkt. Bei allen Tieren wurde eine Blutung von 20 $ml*kg^{-1}$ über 30 min simuliert. Danach erhielten sie 2 $ml*kg^{-1}$ einer Hydroxyäthylstärkelösung über 30 min zum Ausgleich des Blutverlustes. Bei allen Tieren wurde danach ein Pneumoperitoneum von 12 mm Hg angelegt. Nach der Blutung kam es zu einer deutlichen Verschlechterung des Herz-Kreislauf-Systems, die aber durch die Infusion der kolloidalen Lösung vollständig aufgehoben werden konnte. Die darauffolgende Erhöhung des IAP führte zu keiner wesentlichen Verschlechterung der Hämodynamik, die über das übliche Maß hinausging. Auch die Insufflation von Helium zeigte gegenüber CO_2 keine Vorteile. Diese Studie belegt, dass ein Pneumoperitoneum von 12 mm Hg dann angelegt werden könnte, wenn die Blutung durch geeignete Maßnahmen ausreichend kompensiert wurde.

16.3
Empfehlungen zur laparoskopischen Chirurgie bei Blutungen

Obgleich die vorliegenden Daten noch zu dürftig sind, um sich ein abschließendes Urteil über den Stellenwert laparoskopischer Methoden bei akut bedrohlichen Blutungen zu bilden, ist offenbar, dass die Hypovolämie effektiv behandelt werden muss, bevor in Erwägung gezogen werden sollte, diese gefährdeten Patienten zu laparoskopieren. Wenn rasches Handeln erforderlich ist, um eine bedrohliche Blutung zu stillen, ist das laparoskopische Vorgehen weniger geeignet. Sollte bei einem kreislaufstabilen Patienten mit adäquat ausgeglichenem Plasmavolumen ein laparoskopisches Vorgehen indiziert sein, kann dieses bei sorgfältigem Monitoring ohne besonders erhöhtes Risiko durchgeführt werden.

16.4
Literatur

1.   Dawson CW, Lucas CE, Ledgerwood AM. (1981) Altered interstitial fluid space dynamics and postresuscitation hypertension. Arch Surg 116:657-662.
2.   Gründel K, Böhm B, Bauwens K, Junghans T, Scheiba R. (1998) Influence of acute hemorrhage and pneumoperitoneum on hemodynamic and respiratory parameters. Surg Endosc 12:809-812.
3.   Ho H, S., Saunders C, J., Corso F, A., Wolfe B, M. (1993) The effects of CO_2 pneumoperitoneum on hemodynamics in hemorrhaged animals. Surgery 114:381-388.
4.   Lucas CE, Ledgerwood AM, Higgins RF, Weaver DW. (1980) Impaired pulmonary function after albumin resuscitation from shock. J Trauma 20:446-451.
5.   Lucas CE, Ledgerwood AM, Rachwal WJ, Grabow D, Saxe JM. (1991) Colloid oncotic pressure and body water dynamics in septic and injured patients. J Trauma 31:927-931.
6.   Lucas CE, Ledgerwood AM, Shier MR, Bradley VE. (1977) The renal factor in the post-traumatic "fluid overload" syndrome. J Trauma 17:667-676.
7.   Skillman JJ, Awwad HK, Moore FD. (1967) Plasma protein kinetics of the early transcapillary refill after hemorrhage in man. Surg Gynecol Obstet 125:983-996.
8.   Steinman M, da Silva LE, Coelho I, Poggetti RS, Birolini D, Rocha e. (1998) Hemodynamic and metabolic effects of CO_2 pneumoperitoneum in an experimental model of hemorrhagic shock due to retroperitoneal hematoma. Surg Endosc 12:416-420.

17 Die Schwangerschaft
B. Böhm, T. Junghans

Während der Schwangerschaft sind dringliche Operationen selten, aber dennoch gelegentlich notwendig. Die beiden häufigsten Erkrankungen, die operativ behandelt werden müssen, sind die akute Appendizitis und Cholezystitis. Da die akute Appendizitis auch in der Schwangerschaft mit derselben Wahrscheinlichkeit auftritt wie bei nicht-schwangeren Patientinnen im selben Alter, muss mit ungefähr einer Appendizitis bei 2000 Schwangerschaften gerechnet werden. Die akute Cholezystitis wird während der Schwangerschaft seltener operativ behandelt als im vergleichbaren Alter, weil bei einigen Patientinnen auch eine konservative Therapie erfolgreich sein kann. Trotzdem scheint die Cholezystektomie bei ungefähr 1 von 10 000 schwangeren Patientinnen indiziert zu sein.

Nach Einführung der laparoskopischen Operationstechnik galt die Schwangerschaft aufgrund theoretischer Überlegungen zunächst als absolute und später als relative Kontraindikation. Es ist weiterhin kontrovers, ob die Schwangerschaft tatsächlich eine relative Kontraindikation zum laparoskopischen Vorgehen ist oder ob sie nur bei bestimmten zusätzlichen Risiken als operatives Verfahren ungeeignet ist.

Eine laparoskopische Appendektomie und Cholezystektomie wäre insofern wünschenswert, weil die Patientinnen von den Vorteilen des verminderten Schmerzmittelverbrauches, der geringeren Inzidenz von Wundkomplikationen und verbesserten Lungenfunktion profitieren würden. Andererseits stehen den Vorteilen auch potentielle Nachteile gegenüber wie die Verletzung des Uterus durch die Trokarplazierung, eine verminderte Durchblutung des Uterus und eine durch das Pneumoperitoneum induzierte Frühgeburt.

Um die möglichen Folgen eines Kapnoperitoneums richtig abschätzen zu können, sind die physiologischen Besonderheiten der Schwangerschaft zu berücksichtigen: In der Schwangerschaft kommt es zu einer Zunahme des Atemzugvolumens mit einer gleichzeitigen Verminderung der funktionellen Residualkapazität. Außerdem steigt der Sauerstoffverbrauch des Gewebes überproportional stärker an als das Herzminutenvolumen, so dass die arteriovenöse Sauerstoffdifferenz erhöht ist. Normalerweise nimmt das Herzminutenvolumen während der Schwangerschaft um 30-40 % zu. Der Blutdruck bleibt dabei konstant, was durch eine vermehrte Bildung von Prostacyclin und eine verminderte Stimulationsbereitschaft der α- und β-adrenergen Rezeptoren verursacht wird. In der fortgeschrittenen Schwangerschaft kann es in Rückenlage zu einer Kompression der Aorta und V. cava mit konsekutivem Blutdruckabfall kommen.

Ein Pneumoperitoneum könnte aufgrund der hinreichend beschriebenen hämodynamischen und respiratorischen Veränderungen zu zusätzlichen Beeinträchtigungen führen. So nimmt der intraoperative Beatmungsdruck durch eine Abnahme der Compliance und einen Anstieg der Resistance zu (s. Kapitel 4). Eine kontrollierte Hyperventilation, die zur Vermeidung einer Hyperkapnie und Azidose während eines Kapnoperitoneums erforderlich ist, könnte bei reduzierter pulmonaler Gasaustauschfläche in der Schwangerschaft schwieriger aufrechtzuerhalten sein. Eine Abnahme der funktionellen Residualkapazität bei gleichzeitiger Zunahme des Sauerstoffbedarfs könnte das Sauerstoffangebot vermindern. Durch den intraabdominellen Druck könnte zudem die arterielle Durchblutung des Uterus kompromittiert werden. Jede Veränderung des $PaCO_2$ und PaO_2 der Mutter könnte darüberhinaus den Fetus gefährden bzw. schädigen.

Zur Vermeidung all dieser Risiken wurde deshalb vorgeschlagen, Operationen möglichst nur im zweiten Trimenon der Schwangerschaft vorzunehmen, weil im ersten Trimenon die Wahrscheinlichkeit eines postoperativen Abortes relativ hoch ist und im dritten Trimenon die Operation durch den großen Uterus behindert wird.

17.1
Ergebnisse der laparoskopischen Chirurgie

Die Erfahrungen mit laparoskopischen Operationen in der Schwangerschaft sind noch sehr begrenzt[14]. Viele Autoren berichten über laparoskopische Appendektomien[6,11] und Cholezystektomien[6-9,13] in kleinen Patientengruppen, wobei auch Operationen im ersten Trimenon vorgenommen wurden[12]. In der überwiegenden Mehrheit war der postoperative Verlauf unauffällig und ohne Hinweise für eine Schädigung des Feten[6-9,11-13]. Das Pneumoperitoneum wurde dabei immer offen angelegt und der Druck auf maximal 12 mm Hg begrenzt. Die größte vergleichende, aber leider nicht-randomisierte Studie publizierten Curet et al.[3]. Nach 16 laparoskopischen und 18 konventionellen Eingriffen beschrieben die Autoren die bekannten Vorteile der laparoskopischen Chirurgie. Die Morbidität der laparoskopischen Operationen war bei schwangeren und nicht-schwangeren Patientinnen vergleichbar.

Dagegen berichteten Amos et al.[1] als einzige Arbeitsgruppe über besorgniserregende Ergebnisse nach 7 laparoskopischen Eingriffen. In 4 Fällen kam es zum Absterben des Feten nach der Operation. Da es sich um eine retrospektive Analyse handelt, konnten die Ergebnisse nicht hinreichend erklärt werden. Von den Autoren wurde jedoch zu bedenken gegeben, dass eine Azidose und Hyperkapnie möglicherweise die Ursache für diese schlechten Ergebnisse sein könnte.

Gegenwärtig liegen drei tierexperimentelle Studien an schwangeren Schafen vor, die den Einfluss eines Pneumoperitoneums auf den Fetus untersucht haben. In der ersten Studie untersuchten Hunter et al.[5] an 8 schwangeren Schafen im dritten Trimenon, welchen Einfluss ein Pneumoperitoneum mit Kohlendioxid oder Lachgas auf den Fetus hat. Nach Laparotomie und Eröffnung des Uterus wurde jeweils ein Katheter in die A. carotis und V. jugularis des Fetus implantiert. Ein weiterer Katheter wurde in die Fruchtblase gelegt. Nach Verschluss aller Inzisionen und Implantation von Kathetern in das Muttertier (A. carotis und V. jugularis) wurde ein Pneumoperitoneum mit 15 mm Hg in 10° Kopfhochlage etabliert. Außerdem wurde in zwei Tieren der IAP in Intervallen von jeweils 15 min auf 5, 10, 15 und 20 mm Hg erhöht. In diesem Experiment konnten Hunter et al. belegen, dass ein Kapnoperitoneum eine respiratorische Azidose und Hyperkapnie im Muttertier und auch im Fetus bewirkt. Durch eine adäquate Hyperventilation konnte diese Störung des Säure-Basen-Haushaltes aber abgeschwächt werden. Die Sauerstoffversorgung des Fetus war zu keinem Zeitpunkt beeinträchtigt. Während eines Pneumoperitoneums mit Lachgas trat dagegen keine Störung im Säure-Basen-Haushalt auf. Die schrittweise Erhöhung des IAP erhöhte graduell den arteriellen Druck, die Herzfrequenz und den $PaCO_2$ des Fetus, wobei dieser Effekt bei einem IAP von mehr als 15 mm Hg besonders ausgeprägt war.

Die Untersucher waren davon überzeugt, dass ein IAP von weniger als 15 mm Hg von den Feten gut toleriert wurde. Da das Kohlendioxid des Fetus nur durch Diffusion entlang der Plazentaschranke eliminiert wird, ist es unbedingt erforderlich, eine Hyperkapnie der Mutter durch eine kontrollierte Hyperventilation zu vermeiden. Dazu ist es nach Meinung von Hunter et al. nicht ausreichend, die Ventilation ausschließlich nach dem endexspiratorischen CO_2 ($ETCO_2$) zu regulieren, der mit einem Kapnographen gemessen wird, sondern die Einstellung der Ventilation sollte sich nach den Ergebnissen von Blutgasanalysen richten, weil das $ETCO_2$ erst verspätet erhöht ist. Curet et al.[4] widersprachen jedoch dieser Meinung und halten den Kapnographen für eine geeignete Methode zum Monitoring des Kohlendioxids bei schwangeren Patientinnen.

Die Grundlage der Argumentation von Curet et al.[4] war eine ähnliche Studie an Schafen, in der der Einfluss eines Kapnoperitoneums an 6 schwangeren Tieren untersucht und mit einer Kontrollgruppe von 6 nicht-schwangeren Tieren verglichen wurde. Der Studienaufbau unterschied sich im Vergleich zur oben genannten Untersuchung jedoch darin, dass die Katheter in den Fetus bereits 1 Woche vor der eigentlichen Intervention platziert wurden. Auch diese Tiere waren im dritten Trimenon schwanger. Zusätzlich zu den Messkathetern wurde von den Untersuchern auch ein Ultraschalllaufzeitmeter um die A. uterina platziert, um den Blutfluss in diesem Gefäß zu messen. Außerdem trugen die Schafe die Feten aus, um den Einfluss des Kapnoperitoneums auf die Rate der Fehlgeburten zu ermitteln. Im Vergleich zur Kontrollgruppe kam es in der Kapnoperitoneum-Gruppe zu einer Erhöhung der Herzfrequenz um 30 %, einer Zunahme des Druckes in der Fruchtblase auf 15 mm Hg, einer Hyperkapnie und Azidose sowie einer Abnahme der Durchblutung in der A. uterina um 40 %. Die Herzfrequenz der Feten war zwischen den Gruppen nicht unterschiedlich, allerdings stieg der Blutdruck der Feten in der Kapnoperitoneum-Gruppe deutlich um über 30 % an. Bei keinem Tier kam es zu einer Frühgeburt.

Während beim Muttertier keine wesentliche hämodynamische Beeinträchtigung bei einem IAP von 15 mm Hg gefunden wurde, wird der Anstieg des Blutdruckes beim Feten auf die Erhöhung des Druckes in der Fruchtblase und auf die sympathische Stimulation durch die Hyperkapnie zurückgeführt. Der IAP sollte auch für die Abnahme der arteriellen Durchblutung des Uterus verantwortlich sein. Dass die Sauerstoffversorgung des Fetus nicht beeinträchtigt wurde, wird von den Autoren auf die Azidose mit konsekutiver Rechtsverschiebung der Sauerstoff-Dissoziationskurve zurückgeführt, die die Sauerstoffabgabe im Gewebe erleichtert. Normalerweise diffundiert CO_2 rasch über die Plazenta. Indem die Mutter eine geringe respiratorische Alkalose erzeugt, wird ein CO_2-Gradient aufrechterhalten, damit die Azidose des Feten leichter ausgeglichen werden kann. Es ist deshalb bei den laparoskopischen Eingriffen unbedingt zu empfehlen, eine Hyperventilation vorzunehmen. Da alle Tiere in der Studie von Curet et al. gesund zur Welt kamen, scheint der Einfluss des Kapnoperitoneums in dieser kleinen Gruppe nicht relevant gewesen zu sein.

Die dritte Tierstudie haben Cruz et al.[2] an 9 Schafen durchgeführt. Jedes Tier wurde durch ein Cross-over-Design sowohl der Kontrollgruppe als auch der Insufflationsgruppe zugeordnet. Der IAP betrug 15 mm Hg über eine Zeitdauer von 60 min. Während des Kapnoperitoneums wurde durch eine kontrollierte Hyperventilation mit einer Steigerung des Atemminutenvolumens auf ungefähr 300 ml*min^{-1}*kg^{-1} Körpergewicht eine Azidose und Hyperkapnie vermieden. Es kam zu keiner wesentlichen Beeinträchtigung der Hämodynamik des Muttertieres und zu keiner Verminderung der Uterusdurchblutung. Der PaO_2 des Fetus blieb im Normbereich, der mittlere arterielle Druck war nur geringgradig erhöht und eine Veränderung der Herzfrequenz oder des Säure-Basen-Haushaltes wurde ebenfalls nicht festgestellt. Alle Tiere wurden zeitgerecht ohne Schäden entbunden.

Interessanterweise wurden die unerwünschten Effekte des Kapnoperitoneums beim Feten, wie sie in der Studie von Curet et al.[4] noch nachweisbar waren, von Cruz et al. [2] durch eine adäquate Hyperventilation mit Beseitigung der Azidose beim Muttertier ausgeglichen.

Aufgrund der Tierexperimente lässt sich bei aller Vorsicht folgender Schluss ziehen: Die pathophysiologisch relevanten metabolischen und zirkulatorischen Veränderungen der Mutter und des Fetus bei laparoskopischen Eingriffen beruhen wahrscheinlich vorrangig auf dem Kapnoperitoneum. Daher können diese Veränderungen durch eine adäquate Ventilation der Mutter soweit minimiert werden, dass eine Schwangerschaft prima vista keine Kontraindikation zum laparoskopischen Vorgehen darstellen muss. Auch die gaslose Laparoskopie wäre eine bedenkenswerte Alternative. Um eine endgültige Aussage über die Gefahren und Risiken der laparoskopischen Chirurgie bei schwangeren Patientinnen stellen zu können, wäre eine kontrollierte Studie notwendig, die aufgrund der Seltenheit der Operationsindikation nur als multizentrische Studie durchführbar ist. Bis dahin wird man sich weiterhin auf die erwähnten Beobachtungsstudien und tierexperimentellen Studien stützen müssen, um die Indikation zur Laparoskopie oder Laparotomie einer schwangeren Patientin zu stellen.

17.2
Empfehlungen zur laparoskopischen Chirurgie

Unter Berücksichtigung der gegenwärtigen Informationen ist den Empfehlungen der Society of American Gastrointestinal Endoscopic Surgeons (SAGES) ohne Einschränkung zuzustimmen, die Leitlinien zur laparoskopischen Chirurgie während der Schwangerschaft veröffentlicht hat[10].

Danach ist eine geburtshilfliche Konsultation vor der Operation unbedingt erforderlich. Eine operative Intervention sollte auf das zweite Trimenon verschoben werden, da zu diesem Zeitpunkt das fetale Risiko am geringsten ist. Der endexspiratorische $PaCO_2$, die arteriellen Blutgase und der Zustand des Fetus sind intraoperativ regelmäßig zu überprüfen. Das Pneumoperitoneum sollte in einer offenen Technik angelegt werden, um das Risiko der Verletzung des Uterus zu minimieren und die Patientin sollte halbseitlich gelagert werden, so dass der Uterus nicht auf die Vena cava oder Aorta drückt. Eine pneumatische Kompression der unteren Extremitäten zur Verbesserung des venösen Rückstromes ist außerdem empfehlenswert und der intraperitoneale Druck sollte auf ein Minimum reduziert werden (8-12 mm Hg oder besser gaslos).

Unter Berücksichtigung dieser Leitlinien wird man bei Schwangeren, die kein erhöhtes Risiko haben, eine laparoskopische Operation bei geeigneten Indikationen mit einem vertretbaren Risiko durchführen können.

17.3
Literatur

1.   Amos JD, Schorr SJ, Norman PF, Poole GV, Thomae KR, Mancino AT, et al. (1996) Laparoscopic surgery during pregnancy. Am J Surg 171:435-437.

2.   Cruz AM, Southerland LC, Duke T, Townsend HG, Ferguson JG, Crone LA. (1996) Intraabdominal carbon dioxide insufflation in the pregnant ewe. Uterine blood flow, intraamniotic pressure, and cardiopulmonary effects. Anesthesiol 85:1395-1402.

3.   Curet MJ, Allen D, Josloff RK, Pitcher DE, Curet LB, Miscall BG, et al. (1996) Laparoscopy during pregnancy. Arch Surg 131:546-550.

4.   Curet MJ, Vogt DA, Schob O, Qualls C, Izquierdo LA, Zucker KA. (1996) Effects of CO2 pneumoperitoneum in pregnant ewes. J Surg Res 63:339-344.

5.   Hunter JG, Swanstrom L, Thornburg K. (1995) Carbon dioxide pneumoperitoneum induces fetal acidosis in a pregnant ewe model. Surg Endosc 9:272-277.

6.   Lemaire BM, van Erp WF. (1997) Laparoscopic surgery during pregnancy. Surg Endosc 11:15-18.

7.   Martin IG, Dexter SP, McMahon MJ. (1996) Laparoscopic cholecystectomy in pregnancy. A safe option during the second trimester? Surg Endosc 10:508-510.

8.   Morrell DG, Mullins JR, Harrison PB. (1992) Laparoscopic cholecystectomy during pregnancy in symptomatic patients. Surgery 112:856-859.

9.   Pucci RO, Seed RW. (1991) Case report of laparoscopic cholecystectomy in the third trimester of pregnancy. Am J Obstet Gynecol 165:401-402.

10.   SAGES. (1998) Guidelines for laparoscopic surgery during pregnancy. Society of American Gastrointestinal Endoscopic Surgeons (SAGES). Surg Endosc 12:189-190.

11.   Schreiber JH. (1990) Laparoscopic appendectomy in pregnancy. Surg Endosc 4:100-102.

12.   Schwartzberg BS, Conyers JA, Moore JA. (1997) First trimester of pregnancy laparoscopic procedures. Surg Endosc 11:1216-1217.

13.   Soper NJ, Hunter JG, Petrie RH. (1992) Laparoscopic cholecystectomy during pregnancy. Surg Endosc 6:115-117.

14.   Steinbrook RA, Brooks DC, Datta S. (1996) Laparoscopic cholecystectomy during pregnancy. Review of anesthetic management, surgical considerations. Surg Endosc 10:511-515.

18 Die Gasembolien
T. Junghans, B. Böhm

In einer vielbeachteten Veröffentlichung berichteten Cottin et al.[8] über 7 Patienten, bei denen während laparoskopischer Operationen eine Gasembolie aufgetreten ist. Von diesen Patienten verstarben zwei an den Folgen der Gasembolie. Die Gasembolien traten hier jeweils während oder kurz nach der Insufflationsphase zur Etablierung eines Kapnoperitoneums auf. Als erstes klinisches Zeichen imponierte in den meisten Fällen eine Bradykardie und Zyanose.

In retrospektiven Studien wurde bei 15 von 113.253[38] und bei 7 von 1.194[19] laparoskopischen Operationen der klinische Verdacht einer Gasembolie geäußert, was einer Inzidenz von 0,002-0,6 % entspricht. Insgesamt finden sich in der Literatur 7 tödlich verlaufene Fälle[4,8,25,33,41,42] bei 37 beschriebenen Fällen von Gasembolien, die während laparoskopischer Operationen auftraten. Die tatsächliche Inzidenz von klinisch relevanten Gasembolien scheint in der laparoskopischen Chirurgie demnach sehr gering zu sein. Da jede Embolie zum Tode führen kann, sollten sich die laparoskopisch tätigen Operateure und Anästhesisten mit den Ursachen, der Pathophysiologie, der Prophylaxe und der schnellen und effektiven Therapie von intravenösen Gasembolien hinreichend vertraut machen.

18.1
Pathophysiologie der Gasembolie

Bei einer Gasembolie mit peripher-venöser Eintrittspforte kommt es zu spezifischen pathophysiologischen Veränderungen, die durch die Gasblasen hervorgerufen werden, wenn sie mit dem venösen Rückstrom das Herz erreichen. So rufen kleinere Gasbläschen auskultatorisch ein präkordiales „Plätschergeräusch" hervor, das mit zunehmendem intrakardialen Gasvolumen zu einem charakteristischen „Mühlsteingeräusch" anschwillt. Dieses Geräusch wird durch das intrakardial aufschäumende Blut-Gas-Gemisch ausgelöst. Die im Herzen angesammelten Bläschen werden in die A. pulmonalis ausgeschwemmt und verlegen in Abhängigkeit vom Gasvolumen und der Löslichkeit des applizierten Gases die peripheren oder zentralen Anteile der pulmonalen Strombahn, was konsekutiv zu einem erhöhten pulmonalarteriellen Druck führt (Abb. 18-1).

Verlegen die Gasbläschen die pulmonalarterielle Strombahn, so reduziert sich die für den Gasaustausch zur Verfügung stehende Lungenoberfläche und das pulmonale arteriovenöse Shuntvolumen erhöht sich. Dies führt zu einem Abfall des endexpiratorischen CO_2 (ETCO$_2$), das jetzt nur noch vermindert über die Lunge abgeatmet wird, und zu einem Anstieg des PaCO$_2$ mit Ausbildung einer respirato-

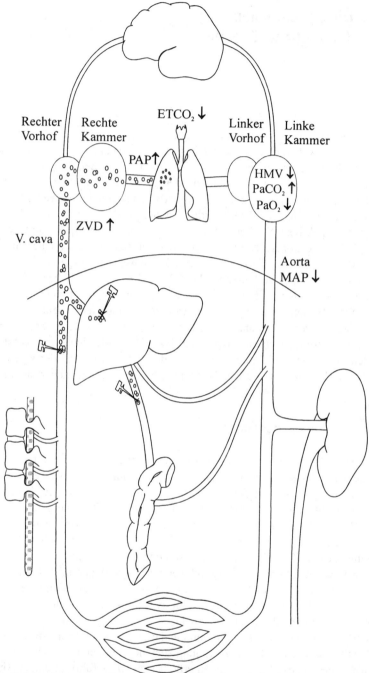

Abb. 18-1 Bei einer intravenösen Gasembolie steigen der pulmonalarterielle (PAP) und zentralvenöse Druck (ZVD). Als Folge der Lungenembolie sinken das endexspiratorische CO_2 ($ETCO_2$) und die linksventrikuläre Vorlast, so dass das HMV und der MAP fallen.

rischen Azidose.

Bei einer großvolumigen Gasembolie, die zentrale pulmonale Gefäße okkludiert, entsteht ein „Air-lock-Mechanismus' mit Ausflussbehinderung aus dem rechten Ventrikel, wodurch sich der Blutstrom zum linken Herzen vermindert. Durch das reduzierte linkskardiale Blutangebot fällt schließlich das HMV und der MAP. Der Kreislaufzusammenbruch wird zusätzlich von einer Hypoxie begleitet, die die Ischämie und Azidose der Organe aggraviert. Eine weitere Gefahr droht von dem erhöhten Widerstand in der pulmonalen Strombahn infolge der Gasembolie. Der akute massive Druckanstieg ist für den an niedrigere Drücke adaptierten rechten Ventrikel kaum zu bewältigen, so dass das Risiko eines akuten Rechtsherzversagens und auch einer plötzlich einsetzenden Störung im Reizleitungssystem besteht.

18.2
Eigenschaften der Insufflationsgase

Der Aufbau des Pneumoperitoneums durch ein insuffliertes Gas ist einerseits notwendiger Bestandteil der laparoskopischen Technik, - wenn die gaslose Laparoskopie unberücksichtigt bleibt -, aber andererseits auch eine Gefahrenquelle. Sollte eine Gasembolie auftreten, so ist ihre Auswirkung auf die Hämodynamik im Wesentlichen von dem Volumen des verschleppten Gases, seinen physikalischen und chemischen Eigenschaften und der zeitlichen Dynamik der Gasembolie bestimmt. Um das Risiko für den Patienten so gering wie möglich zu halten, wäre es wünschenswert, ein Gas zur Verfügung zu haben, das kostengünstig, farblos, transparent, nicht brennbar, sehr gut löslich in Blut und physiologisch inert ist. Bis heute erfüllt keines der verwendeten Gase alle diese Bedingungen, weder CO_2 oder Helium noch Argon oder N_2O

CO_2 erfüllt zumindest einen großen Teil dieser Anforderungen und hat sich bisher aufgrund seiner verträglichen Eigenschaften zur Etablierung des Kapnoperitoneums durchgesetzt. Es ist transparent, kostengünstig, nicht brennbar und vor allem sehr gut löslich in Blut. Der Ostwald-Löslichkeitskoeffizient von CO_2 in Plasma, angegeben als Gasvolumen pro Flüssigkeitsvolumen bei 37°C, beträgt etwa 0,7[46]. CO_2 wird deshalb relativ leicht über das Peritoneum absorbiert.

Von einigen Autoren wurde das physiologisch inerte Argon als alternatives Insufflationsgas verwendet. Es ist ebenfalls ein farbloses und nicht-entflammbares Gas, das einen Löslichkeitskoeffizienten von 0,03 hat und damit deutlich weniger löslich ist als CO_2. In Tierexperimenten wurde der Einfluss eines Argonperitoneums auf das Herz-Kreislaufsystem untersucht. Eisenhauer et al.[17] etablierten an Schweinen ein Pneumoperitoneum (15 mm Hg) mit Argon oder CO_2. Dabei sank in der Argongruppe das HMV um 30 %, während der systemische periphere Widerstand um nahezu 50 % anstieg. Bei einem Kapnoperitoneum veränderten sich dagegen beide Parameter nicht wesentlich. In einer eigenen tierexperimentellen Studie an Schweinen wurde der Einfluss eines CO_2- und Argonpneumoperitoneums bei verschiedenen intraperitonealen Drücken (8, 12, und 16 mm Hg) und

Tabelle 18-1   Angabe der Löslichkeit verschiedener Insufflationsgase im Plasma durch den
Ostwald Koeffizienten in ml Gas*ml^{-1} Plasma bei 37° C

Gas	Ostwald Koeffizient
CO_2	0,6230-0,6420
N_2O	0,4400-0,4780
Argon	0,0270-0,0303
N_2	0,0137-0,0145
Helium	0,0096-0,0101

verschiedenen Körperpositionen (Kopfhoch-, Horizontal- und Kopftieflage) untersucht. Argon erhöhte den MAP auf bis zu 114 % und den SVR auf bis zu 163 %[21]. Aus diesem Grund ist Argon als alternatives Insufflationsgas nicht empfehlenswert.

Auch Helium ist farb- und geruchlos und nicht entflammbar. Es ist ebenfalls schlechter im Blut löslich als CO_2 (Ostwald-Löslichkeitskoeffizient in Plasma: 0,01)[46] und gilt als physiologisch inert. Es zeichnete sich in tierexperimentellen und klinischen Studien im Vergleich zum CO_2 dadurch aus, dass es keine Hyperkapnie und Azidose induziert[21]. Die Nachteile sowohl von Helium als auch von Argon sind allerdings gewichtig. Sie sind erheblich teurer als CO_2 und ihre Löslichkeit im Plasma ist sehr viel geringer, so dass sich bei einer Gasembolie die Gefahr eines letalen Ausgangs möglicherweise deutlich erhöht.

Wie hoch das hämodynamische Risiko bei einer Gasembolie mit CO_2 ist, untersuchten Mayer et al.[31] an jeweils 5 Schweinen pro Gruppe, bei denen sie eine intravenöse Gasembolie mit Insufflationsraten von 0,3, 0,75 und 1,2 ml*kg^{-1}*min^{-1} über maximal 2 Stunden herbeiführten. Nach der Gasembolie stieg in allen Fällen der PAP an. Nach einem initialen Abfall nahm dann auch das $ETCO_2$ wieder zu. Der MAP stieg zwar bei der niedrigsten Insufflationsrate leicht an, fiel aber bei der höchsten Insufflationsrate ab und verursachte einen kardiogenen Schock, der bei 3 von 5 Tieren tödlich endete. Bei einem 20 kg schweren Tier bedeutet eine Embolierate von 1,2 ml*kg^{-1}*min^{-1}, dass in einer Stunde ungefähr 1500 ml Gas intravenös appliziert wurden. Dieses große Gasvolumen weist darauf hin, wie wichtig eine gute Löslichkeit des Gases im Blut ist, damit sich eine Embolie nicht fatal auswirkt.

Ob das Risiko, an den Folgen einer Gasembolie zu sterben, bei Verwendung von Argon oder Helium tatsächlich höher ist als bei Verwendung von CO_2, wurde in weiteren Studien untersucht. Roberts et al.[40] induzierten eine Gasembolie mit einer Rate von 0,1 ml*kg^{-1}*min^{-1} über 30 min. Als Gase wurden CO_2, N_2O, N_2, Argon und Helium verwendet. Alle Tiere in der CO_2- und N_2O-Gruppe tolerierten die Embolie mit den gut löslichen Gasen über den gesamten Zeitraum, während 3 von 5 Tieren in der N_2-Gruppe vor Ablauf der 30 min an der Gasembolie verstarben. Alle Tiere der Helium- und Argongruppe erlitten eine Kreislaufdepression mit schwerer Azidose und Tachykardie. Die leicht löslichen Gase, CO_2 und N_2O, waren demnach weitaus weniger gefährlich als Helium und Argon, was auch andere Arbeitsgruppen bestätigten[28,47].

In einer eigenen Studie wurde an Schweinen der Effekt einer kontinuierlichen intravenösen Gasembolie auf das Kreislaufsystem mit verschiedenen Gasen (Helium und CO_2) und verschiedenen Insufflationsraten (Helium: 0,1, 0,25 und 0,5 ml*kg^{-1}*min^{-1}; CO_2: 0,5, 1 und 2 ml*kg^{-1}*min^{-1}) untersucht. In der CO_2-Gruppe tolerierten alle Tiere Insufflationsraten von 0,5 und 1 ml*kg^{-1}*min^{-1} über einen Zeitraum von 10 min, ohne dass die Insufflation wegen einer Kreislaufdepression abgebrochen werden musste. Bei einer Rate von 2 ml*kg^{-1}*min^{-1} erlitten dagegen alle Tiere einen Kreislaufzusammenbruch als Folge der Embolie. Sie konnten aber alle erfolgreich reanimiert werden. In der Heliumgruppe verstarben bereits zu Beginn der Studie 2 Tiere mit denselben Insufflationsraten wie bei CO_2, so dass für die Heliumgruppe niedrigere Insufflationsraten gewählt wurden. Schließlich tolerierten alle Tiere der Heliumgruppe die reduzierte Insufflationsrate von 0,1 ml*kg^{-1}*min^{-1}, während nur 3 von 5 Tieren 0,25 ml*kg^{-1}*min^{-1} und nur ein Tier 0,5 ml*kg^{-1}*min^{-1} über 10 min ohne hämodynamische Dekompensation tolerierten. Somit konnte in der CO_2-Gruppe ein vierfach höheres Gasvolumen intravenös appliziert werden als in der Heliumgruppe, bis es zu einem Abfall des HMV oder MAP kam[20]. Offensichtlich wird durch die physikalischen und chemischen Eigenschaften des Gases festgelegt, wie schnell und über welche Zeitdauer sich der Gasembolus als Hindernis im kleinen Kreislauf klinisch bemerkbar macht, so dass der Organismus sehr viel höhere Volumina des sehr gut löslichen CO_2 übersteht als des schlechter löslichen Heliums oder Argons.

Während einer Lachgasnarkose vergrößern sich die gasgefüllten Räume des Körpers, weil N_2O wegen seiner höheren Löslichkeit als Stickstoff rasch in die luftgefüllten Höhlen diffundiert. Es wäre deshalb auch nicht verwunderlich, wenn sich durch eine Lachgasnarkose die Gasembolie in ihrer klinischen Ausprägung verschlimmern würde. Die Annahme, dass sich auch intravaskuläre Gasbläschen während einer Lachgasnarkose deutlich vergrößern, wurde in einem Tiermodell von Presson et al.[39] eindeutig bestätigt. Die Autoren injizierten Luft in den rechten Vorhof von Hunden und bestimmten die Größenänderungen der Gasbläschen in einer Lungenarteriole, während die Tiere wechselnd mit Luft oder Lachgas ventiliert wurden. Die Gasemboliebläschen waren bei Ventilation mit Lachgas deutlich größer als bei Ventilation mit Luft.

Auch Mehta et al.[26] untersuchten im Hundemodell den Einfluss von Lachgas bei induzierten Gasembolien. Wenn die Tiere ohne Lachgas narkotisiert wurden, riefen erst Embolievolumina von mehr als 2,5 ml*kg^{-1} einen MAP-Abfall hervor. Während einer Lachgasnarkose fiel der MAP aber bereits ab, wenn das Embolievolumen nur 0,5 ml*kg^{-1} betrug. Offensichtlich hat unter einer Lachgasnarkose bereits ein Fünftel des Gasvolumens dieselbe Wirkung auf das Herz-Kreislaufsystem wie ohne Lachgas. Steffey et al.[45] induzierten CO_2-Embolien im Schweinemodell und überprüften, wie hoch das Gasvolumen sein muss, um eine 40 %ige Erhöhung des PAP in einer Gruppe mit und ohne Lachgasnarkose zu erreichen. In der Gruppe ohne Lachgasnarkose war das erforderliche Embolievolumen mehr als fünfmal so groß (283 vs. 48 ml). In der Lachgasgruppe war das Volumen nicht nur deutlich kleiner, sondern der pulmonalarterielle Druck war auch stärker angestiegen und kehrte deutlich langsamer wieder zum Ausgangswert zurück. Aufgrund dieser Eigenschaft von Lachgas, die Wirkung einer Gasembolie noch zu verstärken, empfehlen die Autoren, dass bei Operationen mit einem erhöhten Risiko von intravenösen Gasembolien eine Lachgasnarkose vermieden werden sollte[23,24,45].

In einer eigenen Studie wurde bei 20 Schweinen mit einem Körpergewicht von 19,3 kg (15-27 kg) die Narkose mit einer Ventilation von Sauerstoff und Lachgas (1:2) (n=10) oder von Sauerstoff und Halothan (n=10) aufrechterhalten. In beiden Gruppen wurde mit CO_2 (n=5) oder Helium (n=5) ein Pneumoperitoneum etabliert und die Gasembolie mit unterschiedlichen Insufflationsraten von CO_2 (0,5, 1, 2 ml*kg^{-1}*min^{-1}) oder Helium (0,025, 0,05, 0,1 ml*kg^{-1}*min^{-1}) induziert, um in beiden Gruppen den Effekt der Lachgasnarkose zu ermitteln. Während der 10minütigen Insufflationsphase wurden alle hämodynamischen Parameter kontinuierlich aufgezeichnet. Die Gasinsufflationen wurden abgebrochen, sobald infolge der Gasembolie das HMV oder der MAP um mindestens 30 % abgefallen war. In beiden Gruppen mit Lachgasnarkose waren die Auswirkungen der Gasembolie deutlich stärker ausgeprägt als ohne Lachgasnarkose. In der CO_2-Gruppe fielen das $ETCO_2$, das HMV und der MAP stärker ab, wenn eine Lachgasnarkose verwendet wurde. Dieser Effekt war ab einem Embolievolumen von 1 ml*kg^{-1}*min^{-1} feststellbar. Während alle Tiere der CO_2-Gruppe ohne N_2O ein Volumen von 0,5 und 1 ml*kg^{-1}*min^{-1} über 10 min tolerierten, musste bei 2 von 4 Tieren der CO_2-Gruppe mit N_2O bereits beim Volumen von 1 ml*kg^{-1}*min^{-1} die Insufflation wegen eines Kreislaufzusammenbruches infolge der Embolie vorzeitig abgebrochen werden. Keines der Tiere beider Gruppen tolerierte ein Volumen von 2 ml*kg^{-1}*min^{-1}.

Auch in der Heliumgruppe fiel das $ETCO_2$ und das HMV in der Gruppe mit N_2O stärker ab. Während die Tiere in der Heliumgruppe ohne N_2O alle Volumina tolerierten, musste bei 3 von 5 Tieren der Heliumgruppe mit N_2O die Insufflation ab einer Rate von 0,1 ml*kg^{-1}*min^{-1} vorzeitig abgebrochen werden. Ein weiteres Tier starb nach 10 min, so dass nur eines von 5 Tieren dieses Volumen tolerierte. Insgesamt zeigte sich, dass im Falle einer Heliumembolie in Kombination mit einer Lachgasnarkose ein mindestens 10fach geringeres Volumen toleriert wurde als in der CO_2-Gruppe, was die Gefährlichkeit von Helium bei einer Gasembolie verdeutlicht.

Eine sorgfältige Analyse der publizierten Gasembolien offenbart, dass in 18 von 37 beschriebenen Fällen eine Lachgasnarkose während der laparoskopischen Operation durchgeführt worden war [2,4,6-8,10,12,13,16,18,32,35,41,44,48]. Bei den anderen 19 von 37 Fällen wurde in einem Fall nachweislich keine Lachgasnarkose eingesetzt[43] und in den restlichen Fällen wurde die Anästhesie nicht detailiert beschrieben[5,8,15,19,25,30,33,42], so dass nicht sicher ausgeschlossen werden kann, dass auch hier Lachgasnarkosen verwendet wurden. Aufgrund der experimentellen und klinischen Studienergebnisse sollte bei laparoskopischen Operationen mit einem erhöhten Embolierisiko möglichst kein Lachgas verwendet werden.

18.3
Ursachen der Gasembolie

Eine Gasembolie tritt nur dann auf, wenn das Gas einen Zugang zum venösen System findet und zugleich ein Druckgradient besteht, der einen Übertritt des Gases in das venöse System begünstigt[36].

In der Arbeit von Cottin et al.[8] trat in allen 7 beschriebenen Fällen innerhalb von 10 min nach der Etablierung des Kapnoperitoneums die Gasembolie auf. Der zeitliche Zusammenhang legt den Verdacht nahe, dass bei der peritonealen Insertion der Veress-Nadel das Gas intravenös appliziert wurde. Denkbar wäre die Fehlpunktion der V. cava oder einer direkt in sie drainierenden Vene (Abb 18-1). In mehr als 60 % der anderen Fälle trat die Gasembolie in der Initialphase des laparoskopischen Eingriffes auf[4,5,7,10,12,16,19,32,35,42,43, 48].

Eine Punktion von Venen, die in das portalvenöse Gebiet drainieren, kann ebenfalls zu einer sekundären Ausschwemmung in das Lebervenensystem und damit zu einer Gasembolie in den großen venösen Kreislauf führen. Dieser Mechanismus wurde von Root et al.[41] als Ursache einer tödlichen Gasembolie angesehen und in einer tierexperimentellen Studie verifiziert. Sie injizierten Hunden in 5 ml Einzeldosen insgesamt 85-120 ml Luft in die Milzvene und konnten Luftbläschen in der V. cava, dem rechten Vorhof und der A. pulmonalis nachweisen.

Gasembolien wurden jedoch nicht nur in der Anfangsphase der laparoskopischen Operation beschrieben, sondern auch während der Operation[4,18,44], wobei der auslösende Mechanismus unklar blieb. Brantley et al.[6] berichteten über zwei Patientinnen, bei denen es während der laparoskopischen Tubenkoagulation zu einer Bradykardie, Zyanose und Hypoxie kam, so dass die Autoren eine Gasembolie mit konsekutivem pulmonalem Shunting vermuteten. Allerdings konnte diese Vermutung weder durch objektive Befunde erhärtet werden, noch wurde der genaue Mechanismus dieses Ereignisses angegeben.

Die Verletzung eines parenchymatösen Organs mit aufgespannten, eröffneten Venen kann unter geeigneten Bedingungen eine Gasembolie verursachen. So trat während der Blutstillung im Leberparenchym mit dem Argon-Beam-Koagulator bei einer laparoskopischen Cholezystektomie eine reversible kardiopulmonale Dekompensation auf, die als Gasembolie gedeutet wurde[30]. In einer experimentellen Studie von Palmer et al.[37] wurde im Schweinemodell überprüft, ob es bei der Argon-Beamer-Koagulation zu Gasembolien kommt, wenn das Leberparenchym über eine Fläche von jeweils 8 cm^2 scharf eingeschnitten wurde. Während und nach der Argon-Koagulation wurde die Leber manuell bewegt, weil die Autoren in vorhergehenden Untersuchungen bemerkt hatten, dass in der hepatischen Zirkulation gefangene Gasbläschen bei solchen Manipulationen in die Lebervenen ausgeschwemmt werden. Die Gasembolien wurden durch pericaval platzierte Doppler-Ultraschall-Manschetten registriert. Je höher die Gasflussrate des Beamers war (bis maximal 20 l*min^{-1}) desto größer war die Anzahl der nachgewiesenen Embolien. Allerdings kam es unter diesen experimentellen Bedingungen nicht zu hämodynamischen Beeinträchtigungen. Möglicherweise ist bei der Argon-Koagulation eine direkte großvolumige Gasverschleppung über eine eröffnete Lebervene notwendig, um einen Kreislaufzusammenbruch zu verursachen.

In einer eigenen tierexperimentellen Studie wurde deshalb an Schweinen eine Gasembolie mit intravenösen Boli von 10, 20 und 30 ml CO_2 oder Argon induziert[22]. Das invasive Monitoring zeigte bei der Gasembolie mit Argon im Gegensatz zur Gasembolie mit CO_2 einen stärkeren Anstieg des pulmonal arteriellen Druckes, einen stärkeren Abfall des $ETCO_2$, des HMV und des MAP. In der Argongruppe (n=5) starben zwei Tiere nach 20 bzw. 30 ml Bolusgabe. Ein weiteres Tier konnte nach Gabe eines 30 ml Bolus erfolgreich reanimiert werden. In der CO_2-Gruppe (n=5) starb weder eines der Tiere, noch war eine Reanimation erforderlich.

Eine andere Arbeitsgruppe versuchte im Hundemodell zu klären, ob bei einer Verletzung der V. cava während eines Kapnoperitoneums mit 12-15 mm Hg eine Gasembolie auftritt, die mit einem transösophagealen Ultraschall nachweisbar ist. Die Eröffnung der V. cava über eine Länge von 1 cm führte nur bei 2 von 11 Tieren zu einer sonographisch nachweisbaren Gasembolie von einigen kleinen Bläschen, die aber die hämodynamischen Parameter nicht veränderten[14]. Es ist nicht auszuschließen, dass bei einem Pneumoperitoneum der Druck in der V. cava inferior immer über dem intraperitonealen Druck liegt, so dass das Risiko einer klinisch relevanten unterdruckinduzierten Gasverschleppung bei einer Lazeration der V. cava sehr gering ist. Es kommt in diesen Situationen also weniger zu einem „Ansaugen" der Luft als vielmehr zu einer profusen Blutung.

Verletzungen der Iliacalvenen können unter experimentellen Bedingungen zu massiven Gasembolien führen, wie Bazin et al.[3] im Schweinemodell belegten. Sie inzidierten die V. iliaca während eines Kapnoperitoneums über eine Länge von 3-4 mm und erhöhten dann sukzessive den IAP von 0 bis auf 30 mm Hg. Bei einem niedrigen IAP kam es zu einer massiven Blutung, während die Vene bei einem IAP von mehr als 20 mm Hg komprimiert wurde. Drücke von mehr als 20 mm Hg treten allerdings in der klinischen Situation selten auf. Zwischen Kompression und Blutung identifizierten sie einen Bereich bei einem IAP um 20 mm Hg, bei dem es in 4 von 6 Fällen zu einer Gasembolie kam, die mit einem transösophagealen Doppler-Ultraschall nachgewiesen wurde[3].

18.4
Diagnose der Gasembolie

Ein ideales Monitoring zur verläßlichen Entdeckung von Gasembolien sollte nichtinvasiv, kostengünstig, untersucherunabhängig, wenig personalintensiv, nicht belästigend sowie einfach handhabbar sein. Bis heute ist keine diagnostische Methode verfügbar, die alle diese Anforderungen erfüllt. Am leichtesten lassen sich Gasembolien nachweisen, wenn sie bereits symptomatisch geworden sind. Die Messung des Druckes in der A. pulmonalis, die allerdings wegen der Invasivität keinesfalls als Standardverfahren in Frage kommt, wäre genauso hinweisend wie das einfache und relativ kostengünstige Monitoring des $ETCO_2$, das kontinuierlich durch einen Kapnographen abgelesen werden kann. Die sicherste Detektionsmethode ist wahrscheinlich die direkte Visualisierung der intrakardialen oder intravasalen Gasbläschen durch den transösophagealen Ultraschall. Allerdings sind Ultraschallgeräte teuer und benötigen einen qualifizierten Untersucher.

Couture et al.[9] verglichen in einer experimentellen Studie die Sensitivität des $ETCO_2$-Monitorings, der transösophagealen Echokardiographie (TEE), der Druckmessung in der A. pulmonalis und der präkordialen Auskultation in der Entdeckung von Gasembolien. Bei jeweils 7 Schweinen wurde eine Gasembolie entweder als Bolus mit 0,05-5 ml*kg^{-1} CO_2 oder kontinuierlich mit einer Rate von 0,01-0,4 ml*kg^{-1}*min^{-1} induziert. Sie definierten eine Gasembolie als klinisches Ereignis, wenn entweder eine akute Änderung des Herzgeräusches, sichtbare Gasbläschen im TEE, ein Anstieg des pulmonalarteriellen Druckes um mindestens 3 mm Hg oder eine akute Änderung des $ETCO_2$ um mindestens 3 mm Hg auftrat. Das TEE-Monitoring hatte mit 100 % die höchste Sensitivität bei einem Bolus von mehr als 0,05 ml*kg^{-1} und mit 86 % bei kontinuierlichen Insufflationsraten ab 0,05 ml*kg^{-1}*min^{-1}. Alle anderen Methoden hatten eine deutlich geringere Sensitivität. Durch sie waren Embolien erst ab 0,2 ml*kg^{-1} mit einer hohen Sicherheit von 86-100 % nachweisbar. Bei einem 70 kg schweren Patienten könnte demnach mit dem TEE-Monitoring bereits eine Gasembolie von 3,5 ml und mit dem $ETCO_2$-Monitoring erst ein Volumen von 14 ml entdeckt werden. Mit dem TEE Monitoring konnten Derouin et al.[11] bei 11 von 16 laparoskopischen Cholecystektomien kleine Gasbläschen nachweisen, die sich jedoch in keinem Fall hämodynamisch oder respiratorisch auswirkten.

Eine weitere Möglichkeit, eine Gasembolie nachzuweisen, besteht in der Ableitung von Strömungsgeräuschen über dem Herzen mit dem Doppler-Ultraschall. Die Gasbläschen verursachen im strömenden Blut ein Geräuschmuster, das präkordial oder transösophageal abgeleitet und analysiert werden kann. Mann et al.[27] verglichen an 10 Schweinen mit einem Körpergewicht von 20-30 kg die Sensitivität des transösophagealen Doppler-Monitorings mit dem $ETCO_2$-Monitoring, indem sie Bolusinjektionen von 0,1-4 ml*kg^{-1} intravenös injizierten. Die Sensitivität des Doppler-Monitoring zur Detektion der Gasembolien war unter Injektionen von 0,1 ml*kg^{-1} höher als die des $ETCO_2$-Monitoring. In einer klinischen Beobachtungsstudie wurde von Michenfelder et al.[34] bei Operationen in aufrechter Oberkörperposition eine kontinuierliche präkordiale Doppler-Ultraschall-Überwachung durchgeführt. Dabei wurden von 69 Operationen bei 22 Patienten Luftembolien entdeckt, die durch Aspiration von Gasbläschen aus einem Rechtsherzkatheter eindeutig verifiziert wurden. Bei 20/22 Patienten wurde mit dem Doppler ebenfalls eine Gasembolie nachgewiesen. In 7 Fällen mit positivem Dopplersignal konnte die Luftembolie nicht verifiziert werden. Keiner der Patienten erlitt eine klinisch relevante intraoperative Komplikation. Gegenüber der Referenzmethode, der venösen Luftaspiration, hat der Doppler-Ultraschall bei der Erkennung von Luftembolien demnach eine Sensitivität von 91 % und eine Spezifität von 85 %.

Der transösophageale Doppler-Ultraschall erfordert eine sichere Positionierung in Höhe des Einflusses der V. cava superior in den rechten Vorhof[29], was angesichts intraoperativer intraabdomineller Manipulationen, Positionierung von Magensonden und Veränderungen der Körperposition schwierig einzuhalten ist.

18.5
Empfehlungen

Die größte Gefahr für eine Gasembolie besteht offensichtlich während oder kurz nach der Etablierung des Kapnoperitoneums durch eine Fehlplazierung des Insufflationsinstrumentariums. Besondere Vorsicht ist außerdem bei der laparoskopischen Präparation an parenchymatösen Organen geboten, weil hier ebenfalls das Risiko von Gasembolien erhöht zu sein scheint.

Die niedrige Inzidenz von Gasembolien rechtfertigt derzeit kein invasives oder kosten- und personalintensives zusätzliches Monitoring. Deshalb scheidet die momentan sensitivste Methode, der transösophageale Ultraschall, als routinemäßiges diagnostsiches Verfahren aus. Da die kontinuierliche $ETCO_2$-Überwachung den übrigen Methoden wie dem Doppler-Ultraschall und der kontinuierlichen Auskultation gleichwertig zu sein scheint und zudem kostengünstig und einfach handhabbar ist, sollte während laparoskopischer Operationen ein-Monitoring des $ETCO_2$ erfolgen. Ein plötzlicher Abfall des $ETCO_2$ um mehr als 3 mm Hg sollte immer an die Möglichkeit einer Gasembolie denken lassen.

Wenig lösliche Gase wie Argon und Helium sind bei bolusförmigen und kontinuierlichen Gasembolien deutlich gefährlicher als CO_2. Wegen der potenzierenden Wirkung von Lachgas sollte die N_2O-Ventilation bei laparoskopischen Operationen vermieden werden.

Bei jedem hämodynamischen Problem sollte das Pneumoperitoneum sofort abgelassen werden, um die Ursache herauszufinden. Sollte der Verdacht auf eine Gasembolie bestehen, so sollte die Ventilation mit 100 % O_2 fortgesetzt und Wiederbelebungsmaßnahmen eingeleitet werden. Dazu gehören eine Linksseiten- und Kopftieflagerung, die eine Gasausschwemmung aus der rechten Herzkammer in die pulmonale Strombahn verhindern soll. Eine Gasaspiration über den zentralvenösen Katheter kann versucht werden. Meistens dürfte eine externe Herzmassage in Rückenlage und die Applikation von Katecholaminen notwendig werden[1].

18.6
Literatur

1.   Alvaran SB, Toung JK, Graff TE, Benson DW. (1978) Venous air embolism: comparative merits of external cardiac massage, intracardiac aspiration, and left lateral decubitus position. Anesth Analg 57:166-170.
2.   Au-Yeung P. (1992) Gas embolism during attempted laparoscopic vagotomy. Anaesthesia 47:817
3.   Bazin JE, Gillart T, Rasson P, Conio N, Aigouy L, Schoeffler P. (1997) Haemodynamic conditions enhancing gas embolism after venous injury during laparoscopy: a study in pigs. Br J Anaesth 78:570-575.
4.   Beck DH, McQuillan PJ. (1994) Fatal carbon dioxide embolism and severe haemorrhage during laparoscopic salpingectomy. Br J Anaesth 72:243-245.
5.   Bradfield ST. (1991) Gas embolism during laparoscopy. Anaesth Intensive Care 19:474
6.   Brantley JC, Riley PM. (1988) Cardiovascular collapse during laparoscopy: a report of two cases. Am J Obstet Gynecol 159:735-737.
7.   Clark CC, Weeks DB, Gusdon JP. (1977) Venous carbon dioxide embolism during laparoscopy. Anesth Analg 56:650-652.
8.   Cottin V, Delafosse B, Viale JP. (1996) Gas embolism during laparoscopy: a report of seven cases in patients with previous abdominal surgical history. Surg Endosc 10:166-169.
9.   Couture P, Boudreault D, Derouin M, Allard M, Lepage Y, Girard D, et al. (1994) Venous carbon dioxide embolism in pigs: an evaluation of end-tidal carbon dioxide, transesophageal echocardiography, pulmonary artery pressure, and precordial auscultation as monitoring modalities. Anesth Analg 79:867-873.
10.   de Plater RM, Jones IS. (1989) Non-fatal carbon dioxide embolism during laparoscopy. Anaesth Intens 17:359-361.
11.   Derouin M, Couture P, Boudreault D, Girard D, Gravel D. (1996) Detection of gas embolism by transesophageal echocardiography during laparoscopic cholecystectomy. Anesth Analg 82:119-124.
12.   Desai S, Roaf E, Liu P. (1982) Acute pulmonary edema during laparoscopy. Anesth Analg 61:699-700.
13.   Diakun TA. (1991) Carbon dioxide embolism: successful resuscitation with cardiopulmonary bypass. Anesthesiol 74:1151-1153.
14.   Dion YM, Levesque C, Doillon CJ. (1995) Experimental carbon dioxide pulmonary embolization after vena cava laceration under pneumoperitoneum. Surg Endosc 9:1065-1069.
1.   Dion YM, Morin J. (1992) Laparoscopic cholecystectomy: a review of 258 patients. Can J Surg 35:317-320.
16.   Duncan C. (1992) Carbon dioxide embolism during laparoscopy: a case report. AANA J 60:139-144.

17. Eisenhauer DM, Saunders CJ, Ho HS, Wolfe BM. (1994) Hemodynamic effects of argon pneumoperitoneum. Surg Endosc 8:315-321.

18. Gillart T, Bazin JE, Bonnard M, Schoeffler P. (1995) Pulmonary interstitial edema after probable carbon dioxide embolism during laparoscopy. Surg Laparosc Endosc 5:327-329.

19. Hynes SR, Marshall RL. (1992) Venous gas embolism during gynaecological laparoscopy. Can J Anaesth 39:748-749.

20. Junghans T, Böhm B, Gründel K, Scheiba-Zorron R, Schwenk W. (1999) Effects of induced intravenous helium and CO2 embolism on the cardiovascular system. Minimal Invasive Chirurgie 8:52-56

21. Junghans T, Böhm B, Gründel K, Schwenk W. (1997) Effects of pneumoperitoneum with carbon dioxide, argon, or helium on hemodynamic and respiratory function. Arch Surg 132:272-278.

22. Junghans T, Böhm B, Neudecker J, Mansmann U, Gründel K. (1999) Auswirkungen von Argon-Gasembolien während eines Pneumoperitoneums. Chirurg 70:164-189.

23. Knuttgen D, Stolzle U, Koning W, Muller MR, Doehn M. (1989) Zur Problematik der Luftembolie bei sitzender Position. Anaesthesist 38:490-497.

24. Kytta J, Tanskanen P, Randell T. (1996) Comparison of the effects of controlled ventilation with 100 % oxygen, 50 % oxygen in nitrogen, and 50 % oxygen in nitrous oxide on responses to venous air embolism in pigs. Br J Anaesth 77:658-661.

25. Lantz PE, Smith JD. (1994) Fatal carbon dioxide embolism complicating attempted laparoscopic cholecystectomy--case report and literature review. J Forensic Sci 39:1468-1480.

26. M.Metha M.D., Sokoll, S.D.Gergis. (1984) Effects of venous air embolism on the cardiovascular system and acid base balance in the presence and absence of nitrous oxide. Acta Anaesthesiol Scand 28:226-231.

27. Mann C, Boccara G, Fabre JM, Grevy V, Colson P. (1997) The detection of carbon dioxide embolism during laparoscopy in pigs: a comparison of transesophageal Doppler and end-tidal carbon dioxide monitoring. Acta Anaesthesiol Scand 41:281-286.

28. Mann C, Boccara G, Grevy V, Navarro F, Fabre JM, Colson P. (1997) Argon pneumoperitoneum is more dangerous than CO2 pneumoperitoneum during venous gas embolism. Anesth Analg 85:1367-1371.

29. Martin RW, Colley PS. (1983) Evaluation of transesophageal Doppler detection of air embolism in dogs. Anesthesiol 58:117-123.

30. Mastragelopulos N, Sarkar MR, Kaissling G, Bähr R, Daub D. (1992) Argongas-Embolie während laparoskopischer Cholezystektomie mit dem Argon-Beam-One-Coagulator. Chirurg 63:1053-1054.

31. Mayer KL, Ho HS, Mathiesen KA, Wolfe BM. (1998) Cardiopulmonary responses to experimental venous carbon dioxide embolism. Surg Endosc 12:1025-1030.

32. McGrath BJ, Zimmerman JE, Williams JF, Parmet J. (1989) Carbon dioxi-

de embolism treated with hyperbaric oxygen. Can J Anesth 36:586-589.

33. McQuaide JR. (1972) Air embolism during peritoneoscopy. S Afr Med J 46:422-423.

34. Michenfelder JD, Miller RH, Gronert GA. (1972) Evaluation of an ultrasonic device (Doppler) for the diagnosis of venous air embolism. Anesthesiol 36:164-167.

35. Morison DH, Riggs JR. (1974) Cardiovascular collapse in laparoscopy. Can Med Assoc J 111:433-437.

36. Orebaugh SL. (1992) Venous air embolism,clinical and experimental considerations. Crit Care Med 20:1169-1177.

37. Palmer M, Miller CW, van Way CW, 3d, Orton EC. (1993) Venous gas embolism associated with argon-enhanced coagulation of the liver. J Invest Surg 6:391-399.

38. Phillips J, Keith D, Hulka J, Hulka B, Keith L. (1976) Gynecologic laparoscopy in 1975. J Reprod Med 16:105-117.

39. Presson RG, Jr., Kirk KR, Haselby KA, Wagner WW, Jr. (1991) Effect of ventilation with soluble and diffusible gases on the size of air emboli. J Appl Physiol 70:1068-1074.

40. Roberts MW, Mathiesen KA, Ho HS, Wolfe BM. (1997) Cardiopulmonary responses to intravenous infusion of soluble and relatively insoluble gases. Surg Endosc 11:341-346.

41. Root B, Levy MN, Pollack S, Lubert M, Pathak K. (1978) Gas embolism death after laparoscopic delayed by "trapping" in portal circulation. Anesth Analg 57:232-237.

42. Servais D, Althoff H. (1998) Tödliche Kohlendioxid-Embolie als Komplikation bei endoskopischen Eingriffen. Chirurg 69:773-776.

43. Shulman D, Aronson HB. (1984) Capnography in the early diagnosis of carbon dioxide embolism during laparoscopy. Can Anaesth Soc J 31:455-459.

44. Siegismund K, Kreller E, Held HJ. (1985) Pulmonale Gasembolie bei der Laparoskopie - eine seltene Komplikation. Zentralbl Gynakol 107:435-439.

45. Steffey EP, Johnson BH, Eger EI. (1980) Nitrous oxide intensifies the pulmonary arterial pressure response to venous injection of carbon dioxide in the dog. Anesthesiol 52:52-55.

46. Weathersby PK, Homer LD. (1980) Solubility of inert gases in biological fluids and tissues: a review. Undersea Biomed Res 7:277-296.

47. Wolf JS, Jr., Carrier S, Stoller ML. (1994) Gas embolism: helium is more lethal than carbon dioxide. J Laparoendosc Surg 4:173-177.

48. Yacoub OF, Cardona I, Jr., Coveler LA, Dodson MG. (1982) Carbon dioxide embolism during laparoscopy. Anesthesiol 57:533-535.

Druck: Weihert-Druck GmbH, Darmstadt
Bindearbeiten: Buchbinderei Schäffer, Grünstadt